高等学校"十四五"医学规划新形态教材

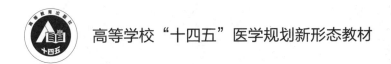

U0318232

急危重症护理学

Jiweizhongzheng Hulixue

主　　编　张春梅　甘秀妮

副 主 编　叶　磊　王钰炜　徐凤玲　刘秀梅

编　　委（按姓氏拼音排序）

曹　娟	江苏省人民医院	德　吉	日喀则市人民医院
甘秀妮	重庆医科大学	蒋德玉	遵义医科大学附属医院
焦金梅	首都医科大学	金倩倩	温州医科大学附属第二医院
李晓波	中国医科大学附属第一医院	林陶玉	苏州高新区人民医院
林浙兵	浙江省立育英儿童医院	刘秀梅	大连医科大学附属第一医院
宁艳娇	承德护理职业学院	彭　琳	华中科技大学同济医学院协和医院
王钰炜	浙江大学附属第二医院	王宗华	陆军军医大学
徐凤玲	安徽医科大学附属第一医院	徐建宁	浙江中医药大学
叶　磊	四川大学附属华西医院	余婷婷	贵州中医药大学第二医院
张川林	重庆医科大学附属第一医院	张春梅	温州医科大学
张　莉	新疆医科大学附属第一医院		

编写秘书　林浙兵

中国教育出版传媒集团

高等教育出版社·北京

内容提要

　　本教材结合护理学专业高等继续教育现状和医院临床护士培训实践要求，在保持基本知识、基本理论、基本技能的基础上，以急危重症护理理论与技能为重点，以人的健康为中心，强调生命至上原则，突出整体护理工作模式。全书共16章，涵盖院前急救与护理、灾难护理、急诊科和重症监护病房的设置与管理、急危重症病人转运、常见急症与救护技术，休克、创伤、急性中毒、器官衰竭的救护，营养护理、镇静镇痛管理及人文护理等相关知识。每章内容在覆盖基本知识的基础上注重突出最新研究及发展方向，教学上明确提出知识目标、技能要求与素质培养方向，以病例情境为先导，案例分析为推进，将授课课件与技能演练视频、急救案例、国内外共识与指南融入教材，增加拓展阅读与思政教育内容，并设置课后自我检测与教学讲解，有利于满足学生职业能力与素质培养训练的需求，体现出本书内容精炼、实用、创新的特色。

图书在版编目（CIP）数据

　　急危重症护理学 / 张春梅，甘秀妮主编 . -- 北京：高等教育出版社，2023.2
　　ISBN 978-7-04-059551-2

　　Ⅰ. ①急… Ⅱ. ①张… ②甘… Ⅲ. ①急性病 - 护理学 - 教材②险症 - 护理学 - 教材　Ⅳ. ① R472.2

　　中国版本图书馆 CIP 数据核字（2022）第 220614 号

策划编辑　瞿德竑　崔　萌　　责任编辑　瞿德竑　　封面设计　张雨微　　责任印制　赵　振

出版发行	高等教育出版社	网　　址	http://www.hep.edu.cn	
社　　址	北京市西城区德外大街4号		http://www.hep.com.cn	
邮政编码	100120	网上订购	http://www.hepmall.com.cn	
印　　刷	高教社（天津）印务有限公司		http://www.hepmall.com	
开　　本	889mm×1194mm　1/16		http://www.hepmall.cn	
印　　张	25.5			
字　　数	650 千字	版　　次	2023 年 2 月第 1 版	
购书热线	010-58581118	印　　次	2023 年 2 月第 1 次印刷	
咨询电话	400-810-0598	定　　价	62.00 元	

本书如有缺页、倒页、脱页等质量问题，请到所购图书销售部门联系调换
版权所有　侵权必究
物 料 号　59551-00

数字课程（基础版）

急危重症护理学

主编　张春梅　甘秀妮

登录方法：

1. 电脑访问 http://abook.hep.com.cn/59551，或手机扫描下方二维码、下载并安装 Abook 应用。
2. 注册并登录，进入"我的课程"。
3. 输入封底数字课程账号（20 位密码，刮开涂层可见），或通过 Abook 应用扫描封底数字课程账号二维码，完成课程绑定。
4. 点击"进入学习"，开始本数字课程的学习。

课程绑定后一年为数字课程使用有效期。如有使用问题，请点击页面右下角的"自动答疑"按钮。

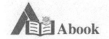

高等学校"十四五"医学规划新形态教材

急危重症护理学

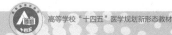

急危重症护理学数字课程与纸质教材一体化设计，紧密配合。数字课程包括教学 PPT、微课、自测题、拓展阅读等，在提升课程教学效果的同时，为学生学习提供思维与探索的空间。

| 用户名： | 密码： | 验证码： | 5360 | 忘记密码？ | 登录 | 注册 |

http://abook.hep.com.cn/59551

扫描二维码，下载 Abook 应用

高等学历继续教育护理学专业
系列教材建设委员会

主 任 委 员 曹建明（温州医科大学）

副主任委员 王世泽（温州医科大学）

周晓磊（安徽医科大学）

路孝勤（首都医科大学）

委　　　员 李永红（新疆医科大学）

徐　晨（重庆医科大学）

欧凤荣（中国医科大学）

张　华（北京协和医学院）

吴　斌（中南大学）

吴宝嘉（延边大学）

罗庆东（齐齐哈尔医学院）

▶▶▶ 序　言

　　以南丁格尔灯光为信，以希波克拉底誓言为约。百余年来，"提灯女神"的特有灯光不断汇聚，驱散了伤者的阴云，燃起了患者对生命的炽烈渴望。为更好继承与发扬南丁格尔精神，培养出更多高质量的护理人才，充分发挥教材建设在人才培养中的基础性作用，促进护理学专业的教育教学改革，温州医科大学牵头多所医学院校的护理同仁，共同打造以临床护理岗位需求为导向、以提升岗位胜任力为核心、符合现代护理教育发展趋势、信息技术与教育教学深度融合的针对护理学专业的新形态系列教材。

　　当前护理学专业系列教材缺乏针对提升学生自主学习和理论联系实际解决临床问题能力的内容，教材案例往往缺乏临床真实情境，部分内容拘泥于临床典型症状，限制学生思维的发展，难以满足高等护理教育与医院临床实践的需求。本系列教材结合护理工作程序，在保持注重教材基本理论知识、基本思维方法和基本实践技能的基础上，突出教学内容的精炼、易学、实用等特色，着力于学生职业能力和素质培养训练。

　　本系列教材紧扣国家护士执业资格考试要求及护理人员培训要求，以临床情境贯穿教材，采用"纸质教材 + 数字课程"的形式，突出医学理论与护理实践相结合、护理能力与人文精神相结合、职业素质与医德素养相结合，以启发学生理解和分析问题为本，培养学生的创造性思维，以及发现和解决问题的能力。系列教材涵盖《护理学基础》《健康评估》《内科护理学》《外科护理学》《妇产科护理学》《儿科护理学》《精神科护理学》《急危重症护理学》《急救护理学》《社区护理学》《老年护理学》《康复护理学》《护理心理学》《护理人际沟通与礼仪》《护理科研与论文写作》共 15 种，数字课程内容丰富，包括教学 PPT、彩图、自测题、动画、微视频、微课、基础与临床链接、典型案例及拓展学习内容等，充分满足学生泛在学习。

在此，特别鸣谢北京协和医学院、中南大学、延边大学、首都医科大学、中国医科大学、重庆医科大学、安徽医科大学、新疆医科大学、齐齐哈尔医学院等院校同仁对本系列教材编写工作的大力支持。

高等学历继续教育护理学专业
系列教材建设委员会
2022 年 11 月

▶▶▶ 前　言

急危重症护理学是护理学专业的核心课程之一，是以挽救病人生命、减少病人伤残、提高生命质量为目的综合性应用学科。在处理急危重症病人时，护士需要掌握并熟练运用多学科的医学与护理知识，从而能在紧急情况下，准确判断、快速反应，对病人实施及时有效的救治与护理。因此，急危重症护理学重点培养学生在具备多学科临床思维的同时建立"生命第一、时效优先"的急救理念与意识。

根据急危重症护理学这一特点，依据教育部《关于普通高等教育教材建设与改革的意见》精神，把握新时期高等继续教育教材需求，本书编委会邀请了国内高校与医院的知名学者与专家编写了本教材。

本教材在编写过程中，紧扣护理高等教育人才培养目标，以培养临床综合思维、专科技术应用能力为主线，突出急危重症护理思维方式和临床护理工作操作，参考国内外急危重症护理学最新理论和技术进展，并结合编者丰富的临床与教学经验。本教材内容编写既包含深入浅出的理论知识，也与护理临床实际密切结合，以临床案例为导入，逐层分析案例。教材以纸质教材与数字资源紧密结合的新形态教材形式，将授课视频与课件、专科技能讲解、国内外实践共识与指南、新研究方向与成果、急救案例、自测题等融入教材，力求全面推进素质教育，满足护理学科专科人才需求的要求。全书共分16章，具体介绍急危重症护理学的基本概念与历史、院前急救与护理、灾难护理、急诊科和重症监护病房的设置与管理、急危重症病人转运、常见急症与救护技术，休克、创伤、急性中毒、器官衰竭的救护，营养护理、镇静镇痛管理、人文护理及临终关怀等相关知识。本教材主要供全国高等医药院校护理学专业专升本学生使用，也可供在职急危重症护理工作者参考。

　　在编写、审定教材的过程中，各位编者参阅了大量国内外相关著作、文献，作风严谨求实，对编写大纲和书稿内容进行了反复斟酌和修改，为教材的编写付出了巨大的心血。在审定过程中也得到了高等教育出版社和各参编单位的大力支持、鼓励与帮助，在此一并表示衷心感谢。编写教材是一个系统性的工程，由于编者的水平所限，书中难免会存在缺点和疏漏，真诚期待各位读者提出宝贵意见与建议，以便进一步修订与完善。

张春梅　甘秀妮

2022 年 7 月

目　录

第一章　急危重症护理学概述 …………001
　第一节　急危重症护理学发展史 …………002
　　一、国际急危重症护理学的起源与
　　　　发展 ………………………………002
　　二、我国急危重症护理学的建立与
　　　　发展 ………………………………003
　第二节　急危重症护理工作范畴 …………003
　　一、院前急救 …………………………004
　　二、灾难救援 …………………………004
　　三、急诊科救护 ………………………005
　　四、重症监护 …………………………006
　第三节　急救医疗服务体系的组成与
　　　　　管理 ……………………………007
　　一、急救医疗服务体系的组成 ………007
　　二、急救医疗服务体系的管理 ………008

第二章　院前急救与护理 …………011
　第一节　概述 ……………………………012
　　一、院前急救的任务、特点 …………012
　　二、院前急救的基本流程、原则 ……014
　　三、院前急救模式 ……………………015
　第二节　院前急救护理 …………………017
　　一、现场评估与呼救 …………………017
　　二、现场救护技术 ……………………019
　　三、转运与医院衔接 …………………021
　　四、院前急救隐患与防范 ……………022

第三章　灾难护理 ………………025
　第一节　概述 ……………………………026

　　一、灾难、灾难医学、灾难护理的
　　　　定义 ………………………………026
　　二、灾难医学救援管理 ………………028
　　三、护士在灾难医学救援中的作用 ……029
　第二节　灾难现场的医学救援 …………030
　　一、灾难现场的检伤分类 ……………031
　　二、灾难的心理护理 …………………033
　　三、常见灾难事故的急救 ……………035

第四章　急诊科的设置与管理 …………038
　第一节　急诊科的设置要求 ……………039
　　一、急诊科的布局设置 ………………039
　　二、急诊科护理人员配备 ……………040
　第二节　急诊科的管理要求 ……………041
　　一、预检分诊 …………………………041
　　二、急救绿色通道 ……………………049
　　三、急诊胸痛、卒中、创伤中心
　　　　管理 ………………………………051
　　四、急诊科设备与药品管理 …………053
　　五、急诊科医院感染管理 ……………054

第五章　重症监护病房的设置与管理 …056
　第一节　重症监护病房的设置要求 ………057
　　一、重症监护病房的布局设置 …………057
　　二、重症监护病房护理人员配备 ………058
　第二节　重症监护病房的管理要求 ………058
　　一、收治原则与转出指征 ……………059
　　二、危重病人的风险评估 ……………059
　　三、重症监护病房的设备与药品管理 …067

四、重症监护病房的医院感染管理………069

第六章　急危重症病人的转运管理………074
　第一节　急危重症病人常见交接模式………075
　　一、急危重症病人的交接流程和要素………075
　　二、急危重症病人护理交接形式………076
　　三、常见急危重症病人的交接模式………077
　第二节　急危重症病人院内转运………079
　　一、急危重症病人院内转运前准备………079
　　二、急危重症病人院内转运中监护………081
　　三、急危重症病人院内转运后交接………082
　第三节　急危重症病人院际转运………082
　　一、急危重症病人院际转运前准备………083
　　二、急危重症病人院际转运中监护………084
　　三、急危重症病人院际转运后交接………085

第七章　急危重症病人的救护技术………086
　第一节　心肺脑复苏术………087
　　一、心搏骤停的原因、临床表现………088
　　二、基础生命支持………089
　　三、高级心血管生命支持………091
　　四、心搏骤停后治疗………094
　　五、儿童心肺复苏………096
　第二节　气道管理………098
　　一、海姆利希手法………098
　　二、人工气道建立………100
　　三、吸痰术………104
　第三节　氧疗………105
　　一、氧疗目的与指征………105
　　二、普通吸氧………107
　　三、可调式通气面罩吸氧………110
　　四、高流量氧疗………110
　第四节　机械通气………112
　　一、机械通气的目的与指征………113
　　二、有创机械通气………113
　　三、无创正压通气………117
　第五节　血管通路的建立与护理………119
　　一、建立血管通路的目的与指征………119
　　二、静脉穿刺置管与护理………120
　　三、动脉通路置管与护理………122

四、骨髓腔穿刺置管与护理………123
　第六节　胸腔闭式引流护理………125
　　一、胸腔闭式引流术原理、目的与指征………125
　　二、胸腔闭式引流术护理常规………127
　第七节　三腔双囊管护理………128
　　一、三腔双囊管目的与指征………129
　　二、三腔双囊管护理常规………129
　第八节　体外膜式氧合护理………131
　　一、体外膜式氧合工作原理………132
　　二、体外膜式氧合目的与指征………133
　　三、体外膜式氧合护理常规………134
　第九节　连续性血液净化技术与护理………136
　　一、连续性血液净化原理与目的………136
　　二、连续性血液净化应用指征………138
　　三、连续性血液净化建立与监测………139
　　四、连续性血液净化护理常规………141
　第十节　体外起搏护理技术………142
　　一、体外起搏目的与指征………142
　　二、体外起搏护理常规………143

第八章　急危重症病人的监护………145
　第一节　循环系统功能监测………146
　　一、无创监测………146
　　二、有创监测………148
　第二节　呼吸系统的监护………150
　　一、脉搏血氧饱和度………151
　　二、动脉血气分析………152
　　三、呼气末二氧化碳………154
　第三节　神经系统的监护………155
　　一、瞳孔………156
　　二、神志评估………157
　　三、颅内压监测………159
　　四、脑电图监测………160
　第四节　消化系统的监护………161
　　一、呕血、便血………161
　　二、腹泻………163
　　三、肝功能监测………164
　　四、腹内压监测………166
　第五节　泌尿系统的监护………167
　　一、尿量与尿常规………167

二、肾功能监测·······169
第六节　水、电解质和酸碱平衡的监护·······170
一、水、电解质监护·······170
二、酸碱平衡监护·······173

第九章　常见急症的救护·······177
第一节　发热·······178
第二节　呼吸困难·······184
第三节　昏迷·······192
第四节　抽搐·······197
第五节　急性胸痛·······203
第六节　腹痛·······210
第七节　上消化道出血·······215
第八节　咯血·······220
第九节　环境及理化因素损伤·······226
一、溺水·······226
二、电击·······229
三、中暑·······231
四、烧伤·······234
五、冻伤·······238
六、咬螫伤·······240
第十节　临床危象·······244
一、高血压危象·······244
二、高血糖危象·······247
三、低血糖症·······252
四、甲状腺危象·······254
五、嗜铬细胞瘤危象·······256
六、重症肌无力危象·······259

第十章　休克的救护·······264
第一节　概述·······265
一、定义·······265
二、病因与发病机制·······265
三、休克的评估·······268
第二节　各类休克的救护·······269
一、低血容量性休克的救护·······270
二、感染性休克的救护·······272
三、心源性休克的救护·······274
四、过敏性休克的救护·······277
五、神经源性休克的救护·······279

第十一章　创伤的救护·······281
第一节　概述·······282
一、创伤分类·······283
二、创伤评分系统·······283
第二节　多发性创伤·······286
一、病因与临床特点·······287
二、病情评估与判断·······288
三、救治与护理·······288
第三节　创伤救护技术·······291
一、液体复苏技术·······292
二、体温管理技术·······293
三、常用创伤救护技术·······294

第十二章　急性中毒的救护·······298
第一节　概述·······299
一、定义·······299
二、救治原则·······299
第二节　常见急性中毒的救护·······303
一、常见农药中毒的救护·······303
二、急性一氧化碳中毒的救护·······307
三、急性镇静催眠药中毒的救护·······309
四、急性酒精中毒的救护·······311
五、强酸强碱中毒的救护·······313
六、食物中毒的救护·······315

第十三章　器官衰竭的救护·······319
第一节　急性心力衰竭·······320
第二节　急性呼吸衰竭·······324
第三节　肾衰竭·······330
第四节　肝衰竭·······336
第五节　多器官功能障碍综合征·······341

第十四章　急危重症病人的营养护理·······347
第一节　概述·······348
一、急危重症病人代谢变化·······348
二、营养支持的目的与营养评估·······349
三、急危重症病人营养支持原则·······351
第二节　肠外营养方法·······352
一、适应证、禁忌证·······352
二、肠外营养喂养途径及护理·······353

三、肠外营养并发症预防与处理…………356

第三节 肠内营养方法………………358
　　一、适应证、禁忌证………………358
　　二、肠内营养喂养途径及护理………359
　　三、肠内营养并发症预防与处理……361

第十五章　急危重症病人的镇静镇痛管理…364
第一节 疼痛管理……………………365
　　一、评估方法………………………365
　　二、镇痛护理………………………368
第二节 镇静管理……………………370
　　一、镇静目的与原则………………370
　　二、镇静策略………………………371
　　三、镇静评估………………………371
　　四、镇静护理………………………373

第十六章　急危重症病人的人文护理………376
第一节 急危重症病人的人文关怀…………377

一、病人的权利与保护………………377
二、病人的心理需求…………………378
三、病人的人文护理技巧……………380
第二节 急危重症病人家属关怀……381
　　一、急危重症病人家属心理应激……382
　　二、护理对策………………………384
第三节 临终关怀护理………………386
　　一、安宁疗护………………………386
　　二、生命历程理论…………………387
第四节 器官捐献与伦理……………388
　　一、器官捐献的伦理原则…………389
　　二、器官捐献的伦理问题与监督……390
　　三、医务人员在器官移植中的道德责任…391

参考文献 ……………………………392

▶▶▶ 第一章
急危重症护理学概述

【学习目标】

知识：

1. 掌握院前急救、灾难救援、急救医疗服务体系的概念。

2. 熟悉院前急救、灾难救援、急诊科救护、重症监护的工作范畴。

3. 熟悉急救医疗服务体系的组成与管理。

4. 了解国内外急危重症护理学的起源与发展概况。

技能：

1. 能够分析我国急危重症护理学的现状及未来发展趋势。

2. 正确运用所学知识对急救医疗服务体系的管理进行评价。

素质：

培养护士树立急危重症护理学的专业价值观、高度的社会责任心、团结协作精神和奉献精神。

急危重症护理学是以现代医学科学、护理学专业理论为基础，以挽救病人生命、提高抢救成功率、减少伤残率为目标，研究各类急性病、急性创伤、慢性病急性发作及危重病人抢救与护理的跨学科综合性应用学科。急危重症护理学的内容和范畴不断拓展，在医疗服务体系中显示出举足轻重的地位和作用。

第一节　急危重症护理学发展史

急危重症护理学在我国经历了急诊护理学、急救护理学、急危重症护理学等名称的不断演变，涵盖的研究内容也在不断拓展。急危重症护理学包括急诊和危重症护理领域的理论知识及技术，已成为护理学科的一个重要专业。目前，急危重症医疗服务体系基本健全、急救网络逐步形成。

一、国际急危重症护理学的起源与发展

现代急危重症护理学可追溯到19世纪弗洛伦斯·南丁格尔年代的急救护理实践，在克里米亚战争期间，弗洛伦斯·南丁格尔将病情严重的伤病员进行集中管理，使其病死率由42%降至2%，证实了危重伤病员早期集中在单独区域内治疗和护理的重要性。1923年，沃尔特·丹迪博士在约翰·霍普金斯医院为神经外科术后危重病人开通由受过专门训练的护士管理的医疗单元。1930年，马丁·基施纳博士在德国图宾根大学的外科病房设计并建立了一个联合术后恢复和重症监护的病房。20世纪50年代初期，北欧暴发脊髓灰质炎大流行，病人被集中到同一个病区救治，并通过采用气囊面罩对气管切开病人进行手动辅助通气，使病死率由85%~90%降至40%，重症监护病房（intensive care unit，ICU）的雏形由此产生。丹麦于1953年12月正式成立了重症监护专科。1958年，美国南加州大学医学中心开设了休克病房，集中治疗严重休克病人，这也是美国开设的第一个ICU。其后，欧美各地医院纷纷开设ICU监护危重病人。20世纪70年代，美国正式成立了危重医学会，ICU在美国、澳大利亚及欧洲各国医院开始陆续建立。ICU的成立和发展带动了相关生命支持和重症监护技术的发展，ICU医护团队的作用与地位逐步得到确立和认可，危重病人的管理也逐步得到发展与规范。

法国于1936年建立了急救医疗系统，1964年专门成立了快速反应军医队伍，24 h内可到达任何灾害现场。1959年美国开始实施急救医疗，1963年首次运用分诊技术。1972年，英国皇家护理学院事故与急救护理团体成立，该团体不断更新急救知识与技能，形成了急救护理课程的雏形。1973年，美国国会通过了《急救医疗服务体系EMSS法案》，之后形成了全国急救医疗网，建立了院前急救、急诊科救护及重症监护体系。20世纪70年代中期，在国际红十字会的参与下，联邦德国提出了急救事业国际化、国际互助和标准化的方针，要求急救车装备必要的仪器，国际统一紧急呼救电话号码及交流急救经验等。1979年，急诊医学正式成为一门独立的医学学科。到20世纪90年代，急救医疗服务体系得到了迅速发展，研究囊括了院前急救、院内急诊、危重病救治、灾难医学等多项内容，并逐步向国际化、地区化合作、协调与互助的方向发展。此后，急危重症护理学在国际上迅猛发展，在救治急危重症病人方面发挥了重要作用。

急危重症专科护士培训始于20世纪30~40年代，部分医院通过对护士进行短期培训，使

之成为急危重症护理领域的专业人才，许多大学还专门开设了急危重症专科护士研究生项目课程。发达国家十分重视急诊护士和ICU护士的培训工作，20世纪60年代，加拿大、英国等开始建立专科护士培养制度。1981年，日本急救医学会护理分会制订了急救护理专家的教育课程和实践技能标准，主要围绕护士的急救能力进行培养，包括抢救技术、病情分类、治疗优先顺序调整、评估病人及其家属需求、提供援助等方面。美国急诊专科护士培训内容包括急诊灾难的评估及确定优先事项、对医疗和心理紧急情况的快速反应及救生干预、创伤护理核心课程、高级心脏生命支持技术、儿科急诊护理课程等。

二、我国急危重症护理学的建立与发展

我国急危重症护理工作起源于20世纪50年代的抗日战争和解放战争时期，参照苏联模式，在大中城市建立了急救站，主要用于现场伤员抢救和运送。20世纪70年代以来，随着我国的对外开放和国民经济的快速发展，急危重症护理也开始步入了新的发展阶段。1982年，北京协和医院成立了我国首个ICU。1980—1983年，卫生部先后颁布了《关于加强城市急救工作的意见》和《城市医院急诊室（科）建设方案》，对建立健全急救组织管理、加强急救相关培训等提出了具体意见，规定了急诊科的任务、急诊医疗工作的方向、组织管理以及急诊工作的规章制度等，促进了急诊医学与急诊护理学的发展。1986年，《中华人民共和国急救医疗法》颁布实施。1989年，我国成为世界危重病急救医学学会会员，急危重症护理工作也因此步入正轨。

目前，我国各级医院已普遍设立急诊科，坚持"以病人为中心"，开通"绿色生命通道"，各城市普遍设立了"120"急救专线电话，建立了以急救中心（站）为主体的院前急救网络，逐步形成了集独立型、院前型、依托型、指挥型为一体的运作模式，全国急救医疗网络在持续不断地完善。2003年，严重急性呼吸综合征流行后，国家颁布了《国家突发公共卫生事件总体应急预案》，原国家卫生部和各省市也相继建立了应急医疗指挥中心，院前急救硬件设施建设得到突飞猛进的发展，急诊医学与急危重症护理学在应对大型灾难中的地位得到进一步提升，已经独立发展出灾难医学和灾难护理学。

我国急危重症护士培训起步相对较晚，急危重症护理学成为独立学科时间较晚，但近年来发展迅速，《急危重症护理学》已是各高校护理专业必修科目。中华护理学会也分别成立了门急诊护理和危重症护理专业委员会。与此同时，针对在职护士的急诊和危重症专科培训已成为一种更高层次的培训方式。我国对急危重症专科护士的培训内容涉及急诊急救、危重症监护、学科发展与专科护士发展趋势、循证护理、护理科研、护理教育及灾难应对等方面，培训了大量急危重症护理人员。我国的急危重症护理学在院前急救、院内急诊、危重症救治乃至灾害救援等方面发挥着越来越重要的作用。

（甘秀妮　罗成琴）

第二节　急危重症护理工作范畴

急危重症护理学是急救医学和危重症医学的重要组成部分，随着医学的发展，其研究范畴日益扩大，内容更加丰富。

一、院前急救

（一）概述

院前急救，也称院外急救，是指在医院之外的环境中对各种危及生命的急症、创伤、中毒、灾难事故等伤病者进行现场救护、转运及途中救护的统称，即从病人发病或受伤到医院就医之前这个阶段的救护。

院前急救包括现场急救和途中监护两大任务。现场急救指在发病现场对病人进行初步救护，包括复苏、止血、包扎、固定、解毒等。途中监护指从发病现场转送到医院途中实施的监测及护理，为后续救治争取时机。院前急救现场医疗条件有限，面临的医疗问题不可预知，因此院前急救总的原则是：急救与呼救并重、先排险再救护、先救命再治病、先重症再轻症、先救护再转运。院前急救对于维持病人生命、防止再损伤、减轻病人痛苦、提高抢救成功率、降低致残率等具有极其重要的意义，直接影响急救的质量。

（二）院前急救的工作范畴

院前急救作为社会保障体系的重要组成部分，为公众提供基本医疗服务和公共卫生服务，其主要工作范畴如下。

1. 对院外呼救的病人提供院前急救　这是院前急救的首要和经常性任务。呼救的病人一般分为3种类型：①短时间内有生命危险的病人，如急性胸痛、休克、严重创伤、热射病、急性中毒等。这类病人需要就地实施紧急处理，目的在于挽救病人生命、维持其生命体征。②病情紧急但短时间内尚无生命危险的病人，如急腹症、重症哮喘、重症肺炎、消化道出血等。这类病人也需要现场处理，目的在于稳定病情、减轻病人在转运过程中的痛苦以及预防并发症的发生。③慢性病病人，这类病人通常不需要现场急救，只需提供救护车转运服务。

2. 突发公共卫生事件或灾难性事故发生时的紧急救援　在自然灾难和人为灾难中，伤病员多，伤情重，现场情况复杂，在做好现场医疗急救的同时，还要与现场消防、交通、公安等其他救援力量密切配合，并做好自身安全防护措施。救援部门应制订相关抢救预案，加强现场伤员分类和救护，并根据不同情况快速分检分流。

3. 执行特殊任务时的救护值班　特殊任务指当地的大型集会、重要会议、国际比赛、外国元首来访等救护值班。执行任务时要随时应对可能出现的各种意外事件。

拓展阅读1-1
现场救护第一目击者
行动专家共识

4. 普及急救知识和技能　为提升公众现场救护水平，实现非急救人员和专业急救人员救护的紧密衔接，要大力开展急救知识和技能的普及工作，使在急救现场的第一目击者有能力为病人实施必要的初步救治。

5. 通信网络中的枢纽任务　急救通信网络包括病人与急救中心的联络、急救中心与转运工具上急救人员的联络、急救医院内部的联络、急救中心与上级领导部门和其他救援系统的联络。急救中心起承上启下、沟通信息的枢纽作用。

二、灾难救援

（一）概述

世界卫生组织（World Health Organization，WHO）将灾难界定为：任何能引起设施破坏、经济严重受损、人员伤亡、人的健康状况及社会卫生服务条件恶化的事件，当其破坏力超过了所发生地区应用本身资源应对的能力而不得不向该地区以外的地区求援，以应对这些后果即为灾难。灾难具有两个要素：其一，灾难是自然或人为破坏事件，具有突发性；其二，灾难的规模和强度超出了受灾地区的自身应对能力。

灾难救援是指在灾前、灾时、灾后，社会各界为帮助受灾者和潜在受灾者应对灾难而采取的措施，可体现为灾难预防与应急准备、监测与预警、应急处置与救援、事后恢复与重建等。灾难救援过程中需要依靠强有力的组织体系和多部门的协作和保障，依托灾难应对指挥体系和应急救援网络，借助一切可使用资源，共同实施救援。

（二）灾难救援的工作范畴

1. 建立灾难事件应急预案体系　针对灾难的性质、特点和可能造成的社会危害，制订针对性的预防与预警机制、处置程序、应急保障措施以及事后恢复与重建措施等，同时建立健全灾难监测体系和预警体系。自然灾害、事故灾难和公共卫生事件的预警级别按照灾难发生的紧急程度、发展势态和可能造成的危害程度分为一级、二级、三级和四级，分别用红色、橙色、黄色和蓝色标示，一级为最高级别。

2. 灾难应急救援　立即组织有关部门，调动应急救援队伍和社会力量，采取应急处置措施，做好受灾人群的心理疏导工作。

3. 灾后恢复重建　灾难的威胁和危害得到控制或消除后，采取措施防止发生次生、衍生灾难事件或社会不安全事件，对灾难造成的损失进行评估，组织受影响地区尽快恢复生产、生活和社会秩序，制订恢复重建计划。

4. 灾难救援相关培训　健全灾难应急管理培训制度，组建、培训应急救援队伍，并为其配备必要的防护装备和器材，确保其自身安全。开展灾难预防与应急救援相关理论知识与技能培训。面向社会公益宣传灾难急救知识，培养公众的安全意识和自救互救能力。

5. 其他　建立并完善应急物资储备保障制度，完善重要应急物资的监管、生产、储备、调拨和紧急配送体系。构建应急通信保障体系，完善公用通信网络，建立有线与无线相结合、基础电信网络与机动通信系统相配套的应急通信系统，确保灾难应对工作的通信畅通等。

三、急诊科救护

（一）概述

急诊科是医院急诊诊疗的第一站，是院前急救的延续，也是急危重症病人最集中、抢救和管理任务最繁重的科室。急诊科在医院须有相对独立区域，布局和流程合理，急救设施齐备，人员相对固定，24 h开放，承担来院急诊病人的紧急诊疗服务，为抢救病人生命、获得后续的诊治提供支持和保障。

（二）急诊科救护的工作范畴

1. 急诊急救医疗　急诊科是医院急诊诊疗的首诊场所，主要承担急、危、重症病人的诊治、抢救和留院观察工作。急诊病人应根据病情的轻重缓急及隶属专科安排就诊的优先顺序，实行"三区四级"管理。依据急诊预检分诊分级标准，根据病情可将急诊病人分为Ⅰ～Ⅳ级：Ⅰ级是濒危病人，Ⅱ级是危重病人，Ⅲ级是急症病人，Ⅳ级是非急症病人。从功能上将急诊科分为三大区域：红区是抢救监护区，用于Ⅰ级和Ⅱ级病人的处置；黄区是密切观察区，用于Ⅲ级病人的处置，原则上按照时间顺序处置病人，当出现病情变化或分诊护士评估有必要时可考虑提前应诊，病情进行性加重的病人应立即送入红区处置；绿区是Ⅳ级病人诊疗区。急诊科应制订各种急诊抢救的实施预案，能够立即对危及生命的急危重症病人实施及时有效的抢救。进入急诊绿色通道抢救的主要急危重症包括心搏骤停、致命性胸痛、脑卒中、急性中毒、严重创伤、创伤致命性并发症（气道梗阻、血气胸、失血性休克等）、急腹症、中暑、电击伤、淹溺等。

2. 科研、教学与培训　科研、教学与培训的目的是提高急诊医疗服务质量，促进急诊学科建设。急诊科病人疾病谱广泛、病情重、变化快，医护人员应积极开展有关急症的病因、病程、发病机制、诊断、紧急救护等研究，掌握急诊医疗、护理专业的前沿动态、新技术、新知识，通过科研不断提高急诊急救临床、教学与管理水平。同时应加强急救知识技能培训，重视相关法律法规、人文素质等培训学习，提升急诊临床思维能力及沟通能力。

3. 灾难事故的紧急救护任务　灾难事故救援中最关键的是针对伤员的医学救援，现场急救技术是灾难事故救援中的主要急救手段。在自然灾难或突发公共卫生事件发生时，急诊医护人员快速前往现场参加救护，根据现场环境和条件灵活运用急救技术，为后续治疗争取时间。

四、重症监护

（一）概述

重症监护病房是医院集中监护和救治危重病人的场所，由专业的医护人员对因各种原因导致一个或多个器官与系统功能障碍危及生命或具有潜在高危因素的病人及时提供系统的、高质量的医学监护和救治技术，是急救医疗服务体系的重要组成部分。

（二）重症监护的工作范畴

1. 收治各类急危重症病人　ICU负责承担各类急危重症病人的综合救治。收治的对象主要为心搏骤停、休克、脓毒症、严重创伤、多发伤、急性呼吸衰竭、急性冠脉综合征、急性心力衰竭、严重心律失常、高血压危象、急性肾衰竭、消化道大出血、重症胰腺炎、高危手术术后、水电解质紊乱、酸碱平衡失调、内分泌危象、重症哮喘、急性中毒、电击伤、器官移植、多器官功能障碍综合征等。

2. 器官功能监测与支持　ICU通过借助现代化医疗仪器设备及各种诊疗、监测、支持技术，对危重症病人各系统、电解质及酸碱平衡等进行动态监测、生命支持、并发症防治等，以确保病人得到最佳救治，改善生存质量，促进疾病转归与康复。

常见诊疗与监测技术：①心血管系统相关技术：心电监测、有创动脉压监测、深静脉置管术、中心静脉压监测、临时心脏起搏术、主动脉内球囊反搏术、电除颤术、心肺脑复苏术、脉搏指示连续心排血量监测术等。②呼吸系统相关技术：氧疗术、气管插管术、气管切开术、机械通气术、呼气末CO_2监测、动脉血气分析监测、俯卧位通气、体外膜式氧合技术、支气管肺泡灌洗术、胸腔闭式引流术等。③神经系统相关技术：颅内压监测术、脑电图监测术、脑电双频指数监测等。④泌尿系统相关技术：膀胱压监测术、血液净化技术等。⑤消化系统相关技术：胃肠减压术、胃肠内（含鼻空肠）营养术、胃肠外营养术等。⑥其他：重症超声技术、腹腔冲洗引流术、静脉溶栓术、镇痛镇静术、调温术等。

3. 危重症病人感染控制　危重症病人自身免疫力较差，是医院感染的高发人群，预防与控制医院感染是保障危重症病人安全的重要措施。ICU要加强医院感染管理,包括医院环境、物品、医务人员、病人及探视家属的管理,严格执行呼吸机相关性肺炎(VAP)、中央导管相关血流感染(CLABSI)、导尿管相关尿路感染(CAUTI)等预防措施,同时合理使用抗生素,加强耐药菌感染管理。

4. 教学与科研 ICU医护人员应承担急救与危重症相关专业的教学、培训工作,同时需结合专业领域热点、难点问题,开展前沿性科学研究,以促进学科发展。

(甘秀妮 罗成琴)

第三节 急救医疗服务体系的组成与管理

急救医疗服务体系(emergency medical service system,EMSS)是集院前急救、院内急诊科救护、重症监护和各专科"生命绿色通道"为一体的急救医疗网络系统。其主要目标是建立一个组织结构严密、行动迅速并能实施有效救治的医疗组织,通过第一时间到达现场,提供快速、准确、及时的处理后将病人迅速转运至附近有条件的医院接受进一步系统的救治。

EMSS建设是医疗卫生系统工作的重要内容,是构建紧急医疗救援网络的重要组成部分,在医疗急救、重大活动保障、突发公共事件紧急救援等方面发挥着重要作用,直接关系到公众的生命健康与安全。早在20世纪中期,发达国家就开始重视并完善EMSS,法国于1936年率先建立了急救医疗系统,即一种以专科医生开展现场救护为主的全国性服务。美国、英国、德国等随后亦逐步完善了EMSS。目前,急救医疗服务已向国际化、全球化发展,国际SOS救援中心现已在多个国家和地区设立办事机构和急救中心,对推动全球医疗服务网络发展发挥了重要作用。

一、急救医疗服务体系的组成

EMSS主要由院前急救、急诊科救护、重症监护组成,其中,院前急救由急救中心(站)负责,包括病人呼救受理、现场急救和途中监护;院内急救由急诊科和ICU负责。它们的职责与任务既各自独立,又相互协调,构成一个科学高效、统一指挥、衔接紧密的急救网络。EMSS既适用于日常急诊医疗工作(如急性胸痛、急性脑卒中等病人的救护),又适用于灾害或意外事故的紧急救护(如火灾、水灾、地震、爆炸、重大交通事故等),以保障急危重症病人得到及时、有效的救治。我国EMSS起源于抗日战争和解放战争时期对伤员的战地初级救护和快速转运,新中国成立之初,部分城市建立了院前急救医疗的专业机构——"救护站",用于病人的简单初级救护和单纯转运。1980年,《关于加强城市急救工作的意见》正式颁发,我国EMSS进入快速发展阶段,各地逐步建立并日趋完善了急救医疗网络。目前,EMSS将院前急救中心(站)、急诊科救护与重症监护有机联系形成了一个完整的体系,全国统一急救呼救号码"120",地市级城市均有急救中心或急救站,二级以上医院均设有急诊科,综合性医院都建立了ICU,并配备了专业的医疗人员。2020年,国家卫生健康委员会联合国家发展改革委、教育部、工业和信息化部等8部委共同制定了《关于进一步完善院前医疗急救服务的指导意见》,对进一步推动EMSS标准化、规范化建设,提高我国院前医疗急救服务能力具有重要的指导作用。国内EMSS的发展,已逐步接近国际先进水平。

（一）院前急救

院前急救是 EMSS 的首要环节，其主要任务是初步稳定病人病情、维持基本生命体征、防止次生损伤以及减轻病人痛苦，随后快速、安全将病人转送至有条件的医院接受进一步救治。

（二）急诊科救护

急诊科救护是院内救护的首要环节，病人送达医院后，按照预检分诊标准安排就诊，急诊科医护人员需实施首诊负责制，根据病人具体病情做出留观室观察、急诊手术、收住专科病房或 ICU 治疗等决策。对于如急性胸痛、严重创伤等急危重症病人，接诊医院应快速开通"生命绿色通道"，确保人员到位、设备到位、药品到位，实行优先抢救、优先检查、优先住院原则，为病人争取最佳抢救时机，提高救治成功率。

（三）重症监护

重症监护作为 EMSS 的重要组成部分，负责对危重症病人进行专业化集中监测、治疗与护理。如心搏骤停、严重创伤、急性呼吸衰竭、急性心肌梗死等病人在急诊科经过初步评估、抢救或手术后，需要进一步转入 ICU，借助先进的医疗技术和现代化仪器设备予以加强、支持治疗，以最大限度挽救病人生命、维持其生存质量。

二、急救医疗服务体系的管理

EMSS 管理主要涉及急救网络建设、通信网络信息化建设、急救运载工具和装备配置、院前院内急救衔接机制、急救人员培训、急救服务质量管理、公众急救知识与技能的普及等。

（一）加强急救网络建设

急救网络由急救中心（站）、急救网络医院及下设的急救医疗机构组成，各网点医疗机构依托"120"指挥调度平台，形成统一指挥、合理分流、就近派车、快速反应、快速救治的系统网络。我国人口众多，各地经济水平及卫生资源的配置差异大，应根据各地区人口分布、城乡功能布局、服务需求、卫生资源等情况合理规划急救网络布局。城市地区应不断完善以急救中心为主体，二级以上医院为支撑的城市医疗急救网络，有条件的大型城市可以在急救中心下设急救分中心或急救站，农村地区可建立"县级急救中心—中心乡镇卫生院—乡镇卫生院"三级急救网络，实现合理的服务或出诊半径，以充分满足群众医疗急救服务需求。同时对照《急救中心建设标准》，不断加强对急救中心（站）建设的投入和指导，持续优化急救网络，确保急救中心（站）建设符合标准。

（二）加强通信网络信息化建设

EMSS 通信网络信息化建设重点从以下六方面加强，一是不断完善急救中心（站）指挥调度信息化平台建设，我国大陆院前医疗急救呼叫号码统一为"120"，应遵循就近、就急、就专科的原则，实现急救呼叫统一受理，车辆人员、急救资源等统一调度管理，以提高调度效率。二是通过建立计算机辅助受理系统等，实现呼救受理、辅助指挥与决策、数据记录及管理、呼叫号码与位置显示、救护车定位追踪等功能。三是通过推动急救调度信息与电信、公安、交通、应急管理等部门及消防救援机构的信息共享与联动，实现快速定位、智能规划交通路线，调控道路交通信号灯等功能，缩短应急、转运时间。四是运用院前急救实时信息传输系统，实现救护现场病人电子病历与调度中心、医院信息系统数据共享，助推远程医疗。五是探索居民健康档案与调度平台的有效对接，提高指挥调度和信息分析处理能力。六是建立健全全国院前医疗急救工作信息管理系统，加强急救相关信息管理，提高急救系统监测预警水平。

（三）优化急救运载工具和装备配置

急救运载工具既是运送病人的载体，又是现场和途中施救、监护的场所。目前我国院前急救已形成了水陆空三位一体、转运兼救治一体的立体化模式。实施院前急救的运载工具分为陆地、航空及水上救护三类，其中救护车最为常用。急救中心应遵循合理、必须、均衡原则，完善不同用途和性能救护车的配备。一方面，要结合各地经济、人口数量等情况，按照每 5 ~ 10 万人配备 1 辆救护车原则，偏远地区可根据实际情况增加配备数量。部分地区可根据医疗、经济等条件配备航空、水上急救运载工具，弥补救护车在交通路况、极端天气、洪水地震等情况下难以实施转运的不足，亦使院前急救选择最急需、最合适的运载工具成为可能。另一方面，各类急救运载工具及其装载的医疗、通信设备在符合国家、行业标准和有关规定的基础上，需进一步提高装备智能化、信息化水平，并在确保安全的前提下，不受行驶路线、行驶方向、行驶速度和信号灯等限制，最大限度满足急救医疗服务需求。不断完善急救运载工具的使用管理制度，各类运载工具以及人员着装应统一标识，统一标注急救中心（站）名称和院前医疗急救呼叫号码；运载工具及其配备的抢救仪器、物品、药品等完备充足，随时处于备用状态。

（四）完善院前院内急救衔接机制

病人转送至医院后，院前急救人员应与急诊科医护人员进行有效衔接，需严格实行首诊负责制，规范院前院内工作交接程序。充分整合心内科、神经内科等相关专科科室，建立院前院内"一体化绿色通道"，提高病人救治效率。还可根据当地条件积极建设急救中心（站）与胸痛中心、卒中中心、创伤中心、危重孕产妇救治中心、危重儿童和新生儿救治中心的实时交互智能平台，规范急诊救治流程，控制各环节急救时限，推进急诊急救一体化建设。

（五）加强急救人员培训

根据院前急救、急诊科、ICU 工作特点，健全院前院内专业急救人员培训体系，系统开展分专业、分层级的急救理论知识、技能以及相关法律法规与制度等培训。建立急救人员准入制度，确保其经过专业培训且具备相应业务水平后方可执业。建立急救人员复训、晋级与考核制度，促进急救人员业务水平不断提高。EMSS 管理员、调度员、运载工具驾驶员等也应接受相关培训，取得执业资质。搭建急救人员长期职业发展平台，在政策、制度上予以支持，以充分调动其积极性，保障人才队伍建设。

（六）加强急救服务质量管理

我国各地经济水平差异大、卫生资源配置不均衡，各地急救医疗规范、标准尚未统一，应进一步完善 EMSS 急救工作相关法律法规、规章制度、标准规范、工作流程及考核指标，如进一步规范急救运载工具装配的配置标准、院前院内急救流程、急救人员的培训与考核制度等。不断加强急救医疗质量控制，提升急救医疗服务质量。同时，密切区域、国际的学术交流与合作，建立具有中国特色社会主义的 EMSS。

（七）加强公众急救知识与技能的普及

拓展阅读 1-2
健康中国健康知识普
及行动

院前急救环节，第一目击者若能准确运用急救知识和技能尽快施救，病人成功救治率将大幅提升。因此，公众急救知识与技能的普及显得尤为重要。可通过建立公众急救培训管理体系，整合急救中心、红十字会、公立医院及社会化培训机构等多方力量，制订培训计划，统一培训内容，面向公众开展心肺复苏、止血包扎、固定搬运等基本急救技能培训，重点针对公安民警、消防救援人员、公共交通工作人员、学生等群体。同时利用新媒体网络平台，广泛宣传普及急救知识，提高公众自救互救能力。

（甘秀妮　郑秋兰）

数字课程学习

📥 教学 PPT　　📝 自测题

▶▶▶ 第二章
院前急救与护理

【学习目标】

知识：

1. 掌握院前紧急呼救、现场评估、检伤分类的内容和方法。

2. 掌握院前急救的任务和特点，掌握现场和途中救护的措施和要点。

3. 熟悉院前急救的工作流程以及院前急救的注意事项。

4. 了解国内外常见的院前急救模式。

技能：

1. 正确运用所学知识按照院前急救流程为病人实施现场评估、现场救治、转运和途中监护。

2. 能指导公众正确呼救。

3. 学习过程中培养警觉意识、批判性思维、创新性思维以及应对突发情况的应变能力。

素质：

救护时能够临危不乱，有效沟通，注意隐私保护，体现人文关怀意识。

院前急救医疗服务体系的建设和管理是急危重症护理学研究的重点。院前急救是急诊的突击队，及时有效的院前急救，对于维持病人的生命、防止再损伤、减轻病人痛苦、提高抢救成功率、降低致残率具有极其重要的意义。

第一节　概　述

情境导入

某地发生车祸，现场司机王某，中年男性，痛苦貌明显，趴在方向盘上。另一车司机张某上前查看并询问王某状况，王某诉胸部疼痛严重。

情境一：

张某立即拨打"120"呼救。

请思考：

张某拨打"120"应告诉指挥中心哪些信息？

院前急救是指病人在到达医院之前接受到的医疗救治活动，包括对病人进行的现场环境评估与伤病情评估、现场救护、转运及途中持续救治与监护、院前院内联络及病情交接等内容。为强调急救时效性，提高抢救成功率，广义的院前急救还应包括现场第一目击者对伤病员进行的必要评估、正确呼救，甚至必要的基础急救措施。

一、院前急救的任务、特点

院前急救最早源于战争伤员的救治与转运。新中国成立后关于急救的第一个正式文件是1980年10月卫生部颁布的《关于加强城市急救工作的意见》，文件对我国急救工作建设提出一系列意见建议。1986年，国家邮电部、卫生部根据国家通信网自动电路编号国家标准有关规定正式确定我国急救呼救电话号码为"120"。我国院前急救体系建设也开始正式规范运行。

（一）院前急救的任务

从工作内容或流程的角度划分，院前急救的任务包括指挥调度、现场医疗救治与转运、急救知识科普及研究等。指挥调度系统是院前急救网络的通信中枢，是公众与指挥中心、指挥中心与救护站点或院前急救团队、指挥中心与上级行政管理部门三部分的通信桥梁，通过接收公众呼救、派出院前急救团队、承上汇报事件数据的方式发挥作用。现场医疗救治与转运是院前急救任务的核心，由医护人员在病人入院前为其实施评估、救治和转运等工作。急救科普与研究也是院前急救重要的任务之一，通过科普帮助公众具备预防、初级急救、正确呼救等急救常识，主动参与急救，提高急救成功率，降低病死率和伤残率。通过科研使得院前急救理念、流程、工具、技术等方面不断创新进步，提高院前急救水平。

从类型的角度划分，常见的院前急救任务包括日常呼救病人的院前急救、特殊任务的急救保障、突发公共卫生事件或灾害时的应急医疗救援等。

1. 日常呼救病人的院前急救　从频率和数量的角度来看，该任务是院前急救的主要任务。

公众在日常生活中突发伤病情或慢性病急性加重时，经公众自我评估需要现场救治或转运到医院进一步诊治时，均可通过呼叫专用号码呼救，由急救体系提供院前急救服务。日常呼救的病人中有一部分为短时间存在生命危险的，及时的院前急救能够迅速干预，挽救病人生命，为其提供入院进一步救治的机会。另一部分病人短时间内无生命危险，院前急救通过适当措施，能够稳定病情，减轻病人痛苦，并通过转运至就近有能力的医院让病人获得进一步诊治的条件。

2. 特殊任务的急救保障 在大型集会、大型活动、大型赛事、重要人物来访等特殊事件期间，院前急救团队需按预案在指定位置值班待命，防备相关人员出现意外伤病情，一旦有需要，能够及时提供现场的医疗急救服务，保障参与人员的健康。

3. 突发公共卫生事件或灾害时的应急医疗救援 院前急救是突发公共卫生事件或灾害医学救援的重要组成部分，院前急救的效率直接关系到整个救援工作的成效。与日常院前急救不同的是，在突发公共卫生事件或灾害时，院前急救团队不仅是单一医院或急救站内部协作施救，更多的是需要临时根据指挥部或自发地同多个他院急救团队、多部门协同施救，服从除原医院外，更高级别的指挥中心的调度。

4. 急救及灾害救护科普培训及相关科研 为提高救护成效，最重要的措施在于使公众具备自救互救能力。因此科普培训也是院前急救工作的重要任务。院前急救从业人员联合社区等机构对公众提供多种途径和形式的日常急救及灾害应急救护的培训，帮助公众掌握基本常识和技能，以便在需要时自救互救或配合院前急救医护人员实施救护。此外，院前急救相关科研是助力学科发展的重要方式。设备工具研发、救护流程优化等都是院前急救科研的热点。

（二）院前急救的特点

1. 病种多样复杂 无论是日常呼救的院前急救任务，还是灾害情况下的现场医学救援，病人可能因为各种各样的伤病情况而呼救。伤病情的种类多种多样，严重程度千差万别，院前急救医护人员需要能够现场进行全面评估，短时间内做出判断和干预。因此从事院前急救的医护人员必须熟练掌握各种常见急症、危急重症的评估、干预知识和相关技能。

2. 急救环境多变，条件差 院前急救发生在医院之外，可能出现于各种环境中，如街道、居民房、郊外、山河峡谷等，可能发生在白天也可能发生在夜晚，医护人员必须克服地形、光线、噪声等诸多影响，为病人施救。

3. 任务随机性大 院前急救任务，特别是日常呼救的院前急救任务和灾害情况下的现场医学救援无论从时间还是地点等要素方面看，其任务产生通常突然发生，难有规律。因此，院前急救医护人员必须随时待命，随时提供救护。

4. 现场医护人员能得到的即时支援有限 与在医院内部进行诊疗活动能够及时获得各种辅助检查设备的检查参考不同，同时也与在院内能够按需启动多学科会诊联动诊治病人不同，院前急救团队只能在现场依靠有限的医疗器具，依靠 2 ~ 3 名现场团队成员完成各种评估和救治。在现场的即时支援有限，可能包括指挥中心的通信指导、现场个别公众力所能及的协助。

5. 对医护人员综合素质要求高 院前急救要求从业医护人员必须具备良好的身体素质应对繁重的救护任务，必须具备健康的心理面对各种伤病负性刺激，必须具备全面的医学救护知识和技能在有限支援的情况下高效处理各种伤病情，必须具备包括有效沟通技能、协作能力、社会经验在内的一系列素质要求。

二、院前急救的基本流程、原则

情境二：

"120"指挥中心派出的院前急救人员到达现场。

请思考：

1. 院前急救人员应该按怎样的流程处理病人？

2. 院前急救时应注意哪些事项？

现代急救医疗服务体系（emergency medical service system，EMSS）集院前急救、院内急诊、重症监护及各专科重点病种绿色通道为一体。院前急救是其中重要的一环，是医疗服务中公益性体现的重要部分。院前急救体系的成功建设运营需要依靠政府和社会多方面支持，从而在院前急救网络硬件建设、专业急救医护人员的技能培训、公众急救知识科普等方面进行投入，以促进院前急救体系的有效运行。

（一）院前急救的基本流程

从医护人员角度，院前急救基本流程包括接收出诊指令并出发、现场救护、转运等。

1. 接收出诊指令并出发 "120"指挥中心接到公众呼救电话后，将通过急救电话或出诊系统发出的出诊指令，急救网点的出诊系统提醒护士接收信息。院前急救护士接收到出诊信息后，通过呼救系统打印出诊信息单，明确呼救人基本信息、联系方式、呼救地址、病人基本情况等，通知团队集结出发，确保接到"120"指令后 5 min 内出车。在前往呼救现场的途中，院前急救护士需电话联系呼救者，核实现场情况，并给予必要的指导及心理干预。

2. 现场救护 到达现场后，院前急救团队需要充分评估环境，确认环境安全，方可进入现场急救。具体救护过程主要包括评估、急救与沟通。

（1）评估：初级评估与次级评估相结合，明确病人有无威胁生命的情况，若无威胁生命的情况，评估目前首要病情是什么。

（2）急救：根据评估结果综合运用急救护理技术，配合医生完成现场急救。常用急救护理技术包括生命体征测量、心肺复苏术、气管插管配合、简易呼吸器辅助通气、静脉输液/注射技术、包扎止血固定技术等。

（3）沟通：沟通目的包括收集病史、安抚病人及家属、解释急救目的与配合需要、获得病人及家属知情同意等。沟通应该覆盖院前急救的全过程。

3. 转运 坚持"就近、就急、就能力"、尊重家属意愿的原则，正确使用搬运转运技术，将病人转运到合适的医疗机构接受进一步的诊治。转运前获得病人及家属知情同意，转运过程中持续严密监护维持急救，并及时联系后方医院做好接收准备。到达医院后做好病人交接，并开具相应院前急救医嘱。

4. 后续处理 院前急救团队在完成出诊任务后应及时向"120"指挥中心汇报各关键时间点、病人信息及救治经过，做好院前急救记录。出诊护士对出诊物资进行补充检查，以备下次院前急救任务使用。

（二）院前急救的原则

1. 就近、就急、就能力　为保证院前急救的及时性，"120"指挥中心会"就近就急"安排出诊，同时考虑到一些特殊疾病的诊治能力，在指挥派遣时"120"指挥中心还会考虑"就能力"原则。在处置完毕进行后续转运时，院前急救医护人员也有必要按照"就近、就急、就能力"的原则进行转运。对于家属仅重视医院级别和名气的要求，院前急救人员有必要做好沟通和健康宣教。

2. 急救与呼救并重　现代院前急救系统并不单纯强调专业医护团队的现场救治，同时也重视通过日常科普让公众具备一定的急救常识。因此在公众呼救时，"120"指挥中心和赶赴现场途中的医护人员均可以通过电话指导等方式，指导第一目击者进行一些力所能及的简单处理，以提高抢救成功率。另外，"急救与呼救并重"还包括院前急救团队在经过迅速评估后，如有必要也可以通过汇报指挥中心请求增援的方式保障院前急救成效。

3. 先救治后转运　院前急救不是"抬起来就跑"的工作，而是一系列专业的医学评估与救护行为。院前急救人员到达现场后，要以"评估救治病人，挽救病人生命，稳定病情"为第一要务，在完成必要处理的基础上安排及时转运，要避免因现场处置的缺失而延误病人救治。但是也要注意的是，"先救治后转运"也并非单纯强调"救治"而轻视"转运"，并非要求院前急救人员如同在院内一样完成所有医疗救护行为后才安排转运。如何救治和转运，需要现场医护人员运用临床思维，权衡利弊，做出有效安排。

4. 先救命后救伤　现场病人的病情是多样而复杂的，一个病人可能复合多个医学问题。在面对诸多医学问题时，院前急救人员必须明确"救命"是第一位的，所有流程并非一定按部就班。在院前急救的所有流程中，只要发现病人存在或新出现威胁生命的问题，应该立即实施救命措施，而非机械地执行操作流程。

5. 先重伤后轻伤　当现场出现多名伤病员时，院前急救人员需要按照群体伤处置流程或灾害检伤分类流程，对所有伤病员进行检伤分类，优先安排救治危重伤员，处置或转运轻伤员。

6. 转运与救护一致性　转运工作是院前急救的重要组成部分，是现场救护的延续，与现场救护具有同等重要的地位。转运过程中既要维持救护措施，还需要完成进一步的评估，并与后方医疗机构进行信息沟通。随着目前信息技术的发展，目前部分医疗机构的救护车已经能够通过 5G 技术实现与院内图像视频音频的实时信息交互，让院前院内联动更加无缝化。

三、院前急救模式

院前急救模式主要是指院前急救系统组成模式，特别是指挥中心与急救站或院前急救团队之间的工作运行模式。因国情不同，地域情况不同，世界范围内尚无统一的院前急救模式。

（一）国际模式

学术界通常把国外的院前急救模式描述为"把病人带往医院"和"把医院带给病人"两种情况。前者以美国、英国为代表，也称"英美模式"；后者以法国、德国为代表，也称"法德模式"。

在"英美模式"中，从事院前急救的人员主要为急救员（emergency medical technician，EMT），EMT 的正式职业可能是消防员、警察或其他工作者。他们经过专门培训后获得资质认定，专职或兼职从事 EMT 工作。美国呼救电话"911"类似我国"120"获得呼救后，发出派车指令，由急救员出诊到达现场进行简单的院前急救并尽快将病人转诊到相应医院接受治疗。

在"法德模式"中，以法国为例，从事院前急救的人员主要是专业院前急救医护人员，并配备装备精良的救护车。法国呼救电话"15"获得呼救信息后，由院前急救团队出诊在现场进行专业救护并转运。救护车装备精良，被称为"移动ICU"，因此相当于把一家小型医院带到现场为病人提供医疗服务。当然，除了由医护人员组成的院前急救团队外，消防队、诊所等也有救护车，经过培训的消防员也会作为补充，在现场辅助配合急救医生完成救护或转运。在德国的院前急救体系中，空中转运和急救也是其一大亮点。

拓展阅读2-1
德国"通用德国汽车俱乐部"（ADAC）

（二）国内模式

我国地域广阔，且急救事业起步晚，因此我国存在多种院前急救模式。部分参考书以代表性城市命名模式，难以记忆，本书以"120"中心主体任务类型以及以"120"中心与政府部门和医院建设关系两个角度描述国内院前急救模式的分类。当然，随着政策优化、城市建设进步以及功能定位调整，各种模式之间的界限逐渐模糊，功能逐渐有所扩展。因此，以下模式从主要区别点角度进行分类，区别并不绝对。

1. 以"120"中心主体任务类型分类

（1）单纯调度指挥型："120"中心和承担院前急救的各家医院或急救站无行政隶属关系。"120"中心对全市或辖区内医院或急救站具有调度指挥权。"120"中心的任务是接受公众呼救，并通过网络系统按照"就近就急就能力"的原则通知相应医院或急救站点出诊，同时收集每例院前急救的关键数据信息。"120"中心工作人员并不直接参与具体救护。成都、广州等为此模式的代表。此外，"120"中心还承担一定的科普教育的工作。

（2）单纯院前急救型：在这种模式中，"120"中心按照一定规则将全市划分为若干区域并在各区域建设若干急救站，以实现全市院前急救服务全覆盖。急救站可建在某医院内部，也可能并不建设在医院内。急救站与医院之间没有隶属关系。院前急救任务完全由"120"中心负责。"120"中心接到公众呼救后派出相应站点的急救小组出诊现场，完成现场救护后根据需要将病人转诊到相应医院进一步诊治，病人交接给医院后，该次院前急救任务结束。医院完全不负责院前急救工作。上海为此模式代表。香港急救电话"999"，由消防署承担日常院前急救任务，也可划分为此模式。

（3）院前院内急救结合型："120"中心既承担调度指挥、院前急救任务，也有自身的医疗机构，现场处置完毕后可转诊到所属医院进一步诊治。北京、沈阳为此模式的代表。

2. 以"120"中心与政府部门和医院建设关系分类

（1）独立型：由政府部门直接建设、直接管理，独立于任何地方医院以外运营。"120"中心与地方医院之间是合作关系。根据地方院前急救模式，对"120"中心和地方医院之间的任务分工进行划分，可能由"120"中心全权负责院前急救，也可能由"120"中心和地方医院合作完成院前急救。

（2）依托型：由卫生行政部门委托地方具备相应业务能力的医院建设指挥中心。指挥中心的硬件设施、人员归属于地方医院，由地方医院进行日常管理，负责区域内所有急救网点的院前急救调度和救治。依托的医院除指挥辖区内的其他急救网点派出急救团队进行现场救护外，自身也负责一定区域的现场救护。

（叶 磊）

第二节　院前急救护理

情境三：

院前急救护士查体发现王某面色苍白，大汗淋漓，呼吸费力。测量生命体征提示病人 HR 125 次 /min，R 32 次 /min，BP 92/50 mmHg，SpO_2 75%。另一车司机张某也诉在车祸碰撞中伤及手指，急救护士查见张某左手拇指有长约 2 cm 伤口，缓慢出血。

请思考：

院前急救人员应如何进行急救？

院前急救护理是急救体系重要环节，是急救护士按照院前急救规范流程，根据现场评估结果，综合运用院前急救护理技术挽救病人生命的过程。同时，院前急救护理也需要注意及时安全地转运病人，途中保持与院内急救体系的无缝衔接。

一、现场评估与呼救

现场评估是院前急救初步评估的第一步，从初次接触病人开始。现场评估对于保障病人及院前急救人员生命安全具有重要意义。

（一）标准预防

在未知任务的现场，院前急救人员可能受到潜在可传染微生物的污染。急救人员应该假设急救环境或病人体液等存在传染性，在开始现场评估之前即穿戴好个人防护装备（personal protective equipment，PPE），包括穿工作服、戴口罩、戴防护手套，如果需要为病人进行气道管理，则有必要佩戴面罩或护目镜。如果需要进入充满有毒气体的现场，戴防毒面具和穿隔离衣也是必要的。需要提醒的是，如果有多名病人，在接触不同病人时，需要更换手套，做好手卫生。

（二）现场安全评估

急救人员在乘坐救护车即将到达现场时，即开始了对现场安全的评估，从而决定合适的救护车停泊位置。该位置既应该方便救援队员进入现场，又应该保证在结束任务或中途发生意外时救护团队能够快速驶离现场。

对于事故现场，救援团队应该评估现场是否存在易燃易爆物品的危险，是否有电击危险，现场地形是否存在危险因素，如河流边、山坡位置、车流量大的公路旁，现场是否可能发生滑坡、房屋或山体倒塌。必要时应该获得额外支援后才能进入现场实施救护。例如，救援现场正有火情发生，在消防队员完成现场清理或安全评估前进入现场救护的做法不值得提倡；在没有同伴或足够安全装备情况下，也不能贸然进入危险区域；在不得已的情况下进入危险区域实施救护时，也应事先规划好，发生意外时，救护队员有临时躲避或安全撤离的路线。

对于犯罪现场，在救护团队到达现场时，犯罪行为可能已经或尚未终止，但危险仍然存在。

医护人员在准备施救或施救的同时，也应警惕藏匿在现场的危险人物。如果警察等执法人员还没有赶到现场，医护人员不应该贸然进入已知的犯罪现场。这既是在保护医护人员的人身安全，也是为了协助警方保护证据。

院前急救任务现场可能还有大量围观群众。这些围观群众可能对现场救护产生帮助（如第一目击者提供的病史信息值得重视），也有可能造成妨碍（如造成交通堵塞）。救护团队在对伤病员进行救治时也有必要对围观群众进行引导。

（三）病人总数评估

在判断环境安全后，救护团队可以进入现场开始救护。在正式实施救护前，需要确定病人总数量。通常来讲，一辆救护车只能处理一个严重伤病员。当病人数量超过了团队的有效救护能力范围时，院前急救团队需要汇报指挥中心请求支援。当现场出现成批伤员时，现场医护人员需要汇报指挥中心后，按照成批伤员预案进行检伤分类，并与增援的院前急救团队合作处理。在复杂场景中，确定病人总数不是一件容易的事情，例如现场病人昏迷，而又缺少第一目击者时，院前急救医护人员需要考虑可能存在其他病人的可能性。

（四）伤病情评估

为了保证院前急救的效率和质量，提高救护成功率，现场伤病情评估应该按照目的明确、层次清楚的必要流程进行。在初次接触病人时，需要在有限时间内迅速做出判断和处理。因此该阶段评估的主要目的是判断病人是否存在威胁生命的情况，找出病人主要的健康问题，称之为初级评估。现场评估通常由院前急救团队中的队长负责完成。

1. 整体状况评估　从开始接触病人起，初级评估即开始。负责评估的院前急救成员应从正面接近病人，首先向病人表明身份。与此同时留意观察病人的年龄、性别、体位、面部表情、肢体活动情况等，注意观察有无严重的活动性出血，如果有，应指挥队友进行快速止血，人手有限时，需要评估者完成止血。对于创伤病人，应怀疑脊柱损伤的可能性，需要在评估的同时对病人实施脊柱运动限制技术。院前急救医护人员分工协作，制动与评估同步进行。

2. 意识评估　在分工协作为病人实施简单救治的同时，负责初级评估的医护人员继续评估病人的意识形态。在该阶段建议使用简单的评估方式进行评估，如 AVPU 法。医护人员应询问病人特定问题，如"究竟发生了什么情况？"如果病人能够正确回答，则说明病人气道畅通，意识清楚，病人意识程度为 A；若病人无法正确回答问题，仅对声音有反应，则存在意识障碍，意识程度为 V；若病人对问话没有反应，仅对疼痛刺激有反应，则意识程度为 P；若病人对疼痛刺激也无反应，则意识程度为 U。对于意识程度 VPU 三个级别的病人，都需要进一步快速评估，寻找导致意识障碍的原因。

3. 气道评估　如果病人能够正确回答问题，说明病人气道畅通。若病人无法说话/发声或意识障碍，评估者就需要通过视、听、感觉进一步评估气道情况。如果存在气道阻塞，此为危及病人生命的情况，团队应该暂停后续评估，立即开始尝试开放气道。

4. 呼吸评估　了解病人气道开放情况后，接下来需要评估病人的呼吸状态，包括胸腹部呼吸动度，有无呼吸肌辅助，有无反常呼吸等。对于通气不足的情况，队长应指挥队员给予病人吸氧或辅助通气。

5. 循环评估　循环方面的评估包括：有没有活动性出血？活动性出血是否已经控制？循环状况怎么样？此阶段可以通过触摸大动脉搏动判断体循环状态，若能触摸到桡动脉则提示病人目前收缩压至少 80 mmHg，若能触摸到股动脉则提示收缩压至少 70 mmHg，若能触摸到颈动脉则提示收缩压至少 60 mmHg。在触摸动脉搏动时除了关注脉率外，还需要注意脉搏的节律和力度。如不能触摸到大动脉搏动，则应暂停初级评估，并立即组织团队医护人员现场实施心肺复苏。此外，皮肤温度、湿度、颜色及毛细血管充盈时间等也是反映外周循环状况的重要信息，在循环评估环节应注意观察。

6. 创伤病人快速检查　对于创伤病人，应根据受伤机制进行局部或全身快速检查。对于明确的局部外伤，仅需要对受伤局部进行评估和处理；而对于车祸、高坠伤等受伤者则需要进行快速全身检查，从而快速寻找到各种可能的致命损伤。在时间和伤情允许的情况下，才进行后续更加详细的评估。为避免漏诊，提高检查效率和质量，全身快速检查依据"从头到足（head to toe）"的顺序进行评估，即"头面部—颈部—胸部—腹部—骨盆—会阴—四肢—背部枕部"。每个部位均需要评估是否存在病理征象。

二、现场救护技术

院前急救任务病种多样，病情复杂，需要医护人员综合运用多种救护技术，由于现场条件的限制，各项技术在运用时可能还需要因地制宜、灵活变通。因此现场救护对医护人员提出了很高的要求。主要技术的相关理论及操作程序见本书相关章节，本章节仅围绕主要救护技术在现场运用时的要点、与院内运用的区别及运用注意事项等方面进行阐述。

（一）心肺复苏技术

心肺复苏（cardiopulmonary resuscitation，CPR）技术是针对呼吸心搏骤停的病人用人工方法替代并恢复其自主循环和呼吸，从而挽救病人生命，力求使病人神经功能恢复的系列技术。在院前急救时遇到呼吸心搏骤停病人对所有医护人员都是巨大挑战。为了减少疲劳，保障救护效率，有必要做好双人心肺复苏，甚至更多人的配合。狭义的双人心肺复苏是指两个施救者分别负责某些技术项目合作完成心肺复苏抢救。这需要两名施救者事先有过配合训练。对于专业的院前急救团队来讲，强调狭义的双人 CPR 存在重要意义和可操作性。但在实际院前急救科普中，还有必要推荐广义的双人 CPR，即分别有两人或多人在完成 2 min 单人 CPR 后，定时轮换操作。如此的优点在于可降低对现场两名施救者的要求，便于调度指挥电话指导现场第一目击者早期实施救护。

（二）人工气道

可用于院前急救场景中的人工气道方式有很多，各有优缺点。

1. 口咽通气管 / 鼻咽通气管　口咽通气管从舌后面插入口腔，操作时建议使用压舌板辅助按压舌，避免使用过短的口咽通气管或操作时把舌推向后方，造成进一步气道阻塞。鼻咽通气管从鼻孔插入，插入动作应轻柔，避免在怀疑颅底骨折或筛板骨折的病人使用。口咽通气管不适用于清醒病人，鼻咽通气管可以用于清醒病人。

2. 简易呼吸器　简易呼吸器通气又称为球囊面罩法通气，是一种无创的通气方式，可作为气管插管前的辅助通气，在院前场景广泛适用，例如病人通气障碍、呼吸心搏骤停气管插管前辅助，或呼吸心搏骤停初级生命支持阶段人工呼吸。使用简易呼吸器通气的难点在于保证足够潮气量及保持面罩密封。为了保证潮气量充足，需要在通气过程中保持气道充分开放，必要时可以在病人肩颈下垫软枕。因单手操作困难而致潮气量不足的，一方面需要通过日常反复训练解决，另一方面是在现场通过同伴协助改为双手挤压简易呼吸器球体。而解决保持面罩密封问题，一方面需要反复训练"E-C手法"，提高操作技术；另一方面现场由双人进行操作，一人密封面罩，另一人挤压球囊。

3. 气管插管　是有创的气道管理技术。正确的气管插管能确保有效通气，在转运过程中也能保证持续通气。但是气管插管要求操作者对解剖结构非常熟悉，有足够的经验和技术完成该操作，因此对操作者提出很高要求。院前急救护士应该熟练完成现场紧急气管插管的物资准备，熟知全部操作步骤，以及困难气道插管可能的难点和解决办法，能够熟练配合院前急救医生操作。考虑到气管插管的上述难点，以及相关研究对于其他一些无创通气技术的效果结论，美国心脏学会《2000国际心肺复苏及心血管急救指南》已经将气管插管通气是复苏"金标准"的传统观念删除，目前更多的是无创通气技术在院前急救中大力推广。

4. 喉罩　可以由经过训练的操作者在不需要喉镜协助的情况下置入，与气管插管不同，是一种非直视下插管即"盲插"的气道管理技术。盲插置入喉罩后，通过给喉罩气囊注气可以将病人气管密封，从而通过喉罩导管端通气，是院前急救中可行的通气技术。但是喉罩并不能长时间使用，需要在到达急诊科后由有经验的医生更换确定性人工气道，如气管插管。

5. 食管气道联合导管　是另一种可在院前使用的"盲插"导管。食管气道联合导管有独特的结构：两个导管管腔、两个气囊、两组不同位置的开口。盲插后，通过检查导管究竟是置入到了食管还是气道，就可以通过特定的管腔进行有效通气。

（三）电除颤

当病人通过心电监护仪或心电图诊断确定发生心室颤动或无脉性室性心动过速时需要进行电除颤治疗。具体操作步骤包括开机、选择能量（单相波除颤器选择360 J，双相波除颤器选择120~200 J的厂家推荐值）、充电、确认环境安全、放电、恢复心肺复苏、评价效果。需要注意的是当放电完毕后，应该立即从闭胸心脏按压开始恢复徒手心肺复苏，2 min心肺复苏后再次评估心律情况，确认是否除颤成功或者是否需要下一次除颤。

在院前急救中，推荐在公共场所配备自动体外除颤器（automatic external defibrillator，AED）。AED因为其高度智能化，操作步骤简单，具有语音和图示提醒每一个步骤，公众经过简单培训就可以完成操作，在院前急救中有很好的推广价值。

（四）用药途径管理技术

院前急救用药的主要途径仍然是静脉通路。但在院前急救的复杂场景，可能因各种原因难于迅速建立静脉通路，骨通道则成为一个可选择的抢救阶段用药途径。骨通道又称骨髓腔（intraosseous，IO）输液技术，是将特殊穿刺针置入骨髓腔内进行采血、输液、输血的技术。因为骨髓腔内骨骺端的静脉窦在骨小梁的支撑下不存在塌陷的问题，所以即便在静脉塌陷无法穿刺时也能快速穿刺成功。经骨髓腔可以输注的药物与静脉通路相同。但骨髓腔输液只在抢救阶段使用，原则上只保留24 h。骨髓腔输液的护理要注意通路固定、镇痛护理等。

（五）创伤生命支持技术

在院前急救时遇到创伤病人，在现场应为病人包扎、止血、固定。根据病人情况综合使用指压止血、绷带包扎压迫等方法止血，使用夹板等完成固定。工具选择三角巾、绷带、弹力网套等均是常用选项，但在现场急救时，特别是成批伤时，有可能需要因地制宜地选择材料完成包扎、止血、固定。

需要注意的是对于怀疑有脊柱损伤的病人，在搬运时要注意保护脊柱，脊柱运动限制（spinal motion restriction，SMR）技术应该成为院前急救医护人员的必备技术。SMR 包括正确使用颈托脊柱板等保护工具、正确使用手法固定病人、正确轴线翻身等。相应手法包括头锁法（用于固定头颈部，在创伤评估过程中应贯穿始终）、双肩锁法（用于帮助病人左右或上下平移时固定）、头肩锁法（用于协助病人轴线翻身时固定）、胸锁法（转换手法时的过渡固定）及肩背锁法（特殊场景和病人姿势时的固定）。院前急救人员合理运用设备工具正确运用动作手法，理论上能够尽可能减少脊柱二次损伤，但目前关于 SMR 利弊尚存争议。

三、转运与医院衔接

（一）转运与途中救护

1. 转运途中进一步评估　现场初级评估主要针对病人危及生命的情况，做出必要处理。经过初步处理后，在转运途中医护人员有了更充足的时间和条件，对病人进行进一步的评估。该阶段评估的目的在于进一步明确病情，获得病情基线数据。内容主要包括病史收集、意识评估、生命体征测量、创伤病人重复局部或全身创伤检查。

（1）病史采集：在现场，特别针对现场创伤，初期病史采集并非必需。病史未完整采集并不妨碍必要处理措施的实施。在救护车转运途中，医护人员有条件进行病史采集。为了保证病史采集的效率，建议按照相应标准化流程进行病史采集。国际范围内，较普遍推荐的病史采集模式为"SAMPLE"模式。

1）症状体征（sign and symptoms，S）：通过问诊和查体，收集病人的症状和体征。

2）过敏史（allergies，A）：了解病人的过敏史信息，如果对药物过敏，还应详细询问过敏表现及当时的处理情况与效果。

3）用药史（medication，M）：重点采集病人长期服用及近期服用的药物情况，有助于了解病人既往诊疗经过。

4）既往史（past history，P）：重点采集病人既往疾病情况和诊疗经过。

5）最近一次进食情况（last meal，L）：重点采集病人发生本次伤病情前最近一次进食进饮或服药情况，如果是女性病人"L"也包括采集病人末次月经的情况。

6）发生了什么事？（event，E）：多数急性伤情都有较明显的诱因。重点采集导致本次发病或受伤的事件及相关因素，伤情发生发展经过，导致伤情加重或缓解的因素等。有助于帮助评估并做出诊疗决策。

（2）意识评估：相比现场，因为时间充裕，危及生命问题多数已经控制，所以转运途中的意识评估推荐以量表类评估方式进行。常见的进一步意识评估的方式推荐使用格拉斯哥昏迷评分（Glasgow coma scale，GCS）。

（3）生命体征测量：在现场初级评估阶段，对于心率、血压等指标，只要求通过触摸主要大动脉搏动的方式进行粗略估计。在转运途中则可以通过心电监护仪设备或工具测量准确数据并记录。对于有条件的院前急救团队，生命体征测量除常规的心率（或脉率）、呼吸频率、血压、脉搏血氧饱和度外，还包括呼气末二氧化碳、随机血糖、心电图等指标。

（4）创伤病人重复局部或全身检查：在转运途中再次重复创伤局部或全身检查的步骤以减少漏诊可能，步骤内容与现场评估相同。但考虑到转运途中的不稳定性，途中进一步评估时不要求对病人进行翻身检查背部。

2. 途中持续评估与监护 途中持续评估相对更加简化。转运途中医护人员需要持续对病人进行监护，并对比之前获得基线数据，以了解病情变化。若转运路途遥远，建议对重症病人每 5 min 进行一次评估，对于稳定病人，每 15 min 进行一次评估。而短距离转运时，因时间不充足，则可以用这种简化的持续评估代替完整的进一步评估，单纯了解病情的变化。

3. 转运途中保持治疗的延续 院前急救讲求急救与转运并重的原则。在转运过程中，医护人员要保证必要治疗措施的持续，并不能因为转运行为而导致必需救护措施的暂停，例如医护人员转运过程中注意检查治疗仪器是否持续正常运转，已建立的静脉通路是否保持输液通畅等。

（二）院前院内衔接

院前院内进行有效衔接是院前急救最终成功的关键要素。院前急救团队在转运病人的途中需要通过有效通信工具与目的地医疗机构取得联系，汇报相关信息，以便对方进行针对性准备，简化不必要流程，使得后续处置更加顺畅，提高效率。院前院内衔接时沟通的信息要有重点，必要的沟通信息包括病人的病情或创伤机制、病人的伤病情程度及已经接受的处理、病人目前病情数据（例如生命体征）、预计到达医院的时间等。院前急救交接文书的准备也是衔接的重要内容。院前急救团队转运病人到达目标医疗机构后，应该现场与接诊医护人员查看病人，对病人发病情况、救治经过、现存问题、目前病情以及其他必要信息进行介绍和交接，必要时交接相关医疗文书。

四、院前急救隐患与防范

院前急救因为任务环境条件差、随机性大、情况复杂等原因，存在很多安全及质量隐患，具有很高的医疗风险。注意识别并消除隐患，提高院前急救成效，保护医护人员权益，促进和谐医患关系，对于院前急救工作具有重要意义。

（一）院前急救常见隐患

1. 因制度与管理不健全导致的质量隐患 院前急救是急救体系重要一环，若相关管理制度不完善或落实不严格，院前急救人员可能因为缺乏指导和监督导致院前急救质量存在隐患。

（1）制度不完善，落实不严格，整体管理存隐患：若院前急救团队缺乏必要制度或制度考虑不周全，则管理存在漏洞。例如对于人员资质没有明确要求，院前急救人员能力缺乏监管，自然可能导致院前急救质量差。有制度但是落实不严，则制度流于形式，无法真正为确保院前急救质量提供制度保障。例如虽有劳动纪律相关要求，但管理者对各种不符合院前急救行为规范的言行视若无睹，则团队没有约束力，院前急救人员的迟到、早退、脱岗就会对保障院前急救任务的安全带来威胁。

（2）信息沟通质量差导致出诊延误或影响质量：院前急救团队接受指挥中心指令是接受院前任务的第一步，也是重要一步。若医护人员未接受过相关培训，对于如何接受指令缺乏认识，则可能不能抓住信息重点，影响出诊。又或者指挥中心信息发布技术或硬件落后，也可能影响指令发布效率和准确性。当院前急救团队接受到不完整或错误的信息，例如地址一字之差，则出诊团队可能到达后无法及时找到病人，这对病人救治是致命的隐患。

（3）物资交接与准备质量隐患影响救护成效：院前急救任务复杂，因此出诊物资的事先准备极其重要。出诊物资的准备和交接由各班组负责。每次任务后都需要团队及时清点和补充物资，为下一个任务做准备。若出诊团队存在侥幸心理不及时清点补充物资，下一次任务就可能因为缺少设备物资，或设备不能正常使用，而造成医疗事故。

2. 因院前急救人员原因导致的隐患　院前急救人员（医生护士或急救员）是院前急救的主体。急救人员的态度行为是成功救治伤病员的关键。急救人员自身素质能力不符合要求时，会给院前急救带来巨大威胁。

（1）责任心不强：院前急救任务重，责任心不强的医护人员也是不足以胜任的。例如在转运病人过程中，医护人员不是陪伴病人而是坐在了驾驶舱，那么怎么能够观察到病人的病情变化？当病人病情变化时怎么能够及时干预？又如医护人员不重视医疗文书规范，关键信息漏记或记录不妥，既可能为后续医疗诊治带了妨碍，也可能产生医疗纠纷。

（2）技术不过硬：院前急救任务对医护人员提出了很高的要求，要求具有全科业务素质。在技术上，院前急救医护人员需要具备各种危急重症的业务技能。医护人员自身技术不过硬，可能造成评估失误、漏诊、处置不合理等问题，是院前急救时常见的医疗质量安全隐患。

（3）经验不丰富：院前急救因其特点，并非单纯的医疗活动。医护人员需要有足够的临床经验以应对各种疑难危急重症情况，也需要有足够的社会经验，在条件艰苦、支援人员有限的情况下，院前医护人员需要辨识出可能的与本次任务相关的非医学因素，例如本次中毒是否有可能为投毒所致？本次刀伤是否需要报警？该病人是否存在吸毒的可能性？该病人目前情绪激动或神志恍惚，除了医疗救治外，还需要警惕什么？

3. 因院前急救任务本身导致的隐患　院前急救任务艰巨而复杂，各种情况难以预料，对于所有急救人员都是挑战。而且院前急救任务可能不单纯是医学问题，其中可能掺杂社会风险。因此院前急救人员需要有经验和能力辨别任务各环节风险，并积极应对。

（1）伤病情过于严重超出急救人员能力范围：每个人或团队的能力都是有限的，若现场伤病情过于严重超出急救人员能力，现场急救人员需要抓住重点，及时干预最紧急的情况，同时及时请求增援或安排合理转运。

（2）伤病情复杂可能出现漏诊：作为首诊的急救人员，因为在艰苦的环境条件下、在有限的时间内对病人进行快速评估、紧急救护与转运，所以可能会出现漏诊的风险。

（3）现场存在危险因素威胁急救人员的人身安全或健康：院前急救现场存在各种危险，既威胁着病人也威胁着急救人员安全。所以院前急救原则第一条就强调"先排险后施救"。例如在因打斗而产生的院前急救现场，暴力行为人可能仍在现场，他的存在或藏匿就可能对急救人员造成人身伤害。又比如进入煤气中毒的现场，因为防护不到位，急救人员也可能因为吸入有毒气体而造成中毒，导致现场伤害范围或程度扩大。这些隐患不仅仅影响救治质量，甚至威胁急救人员健康和生命。

（二）院前急救隐患的防范

1. 健全完善管理制度　制度是所有工作的基础，所谓有章可循。各院前急救管理者要认真结合相关行业法律法规及文件精神，认真调研院前急救工作现状，对工作流程、预案演练、考核考评等方面进行细致规定和认真优化。同时强调制度的培训和落实，重视日常督导，减少管理漏洞。

2. 强调流程标准化与临床辩证思维的能力训练　院前急救是一项全面考验医护人员业务素质的工作。为了能够适应院前急救特点，从业医护人员既要重视标准化作业流程的学习，又要注重临床思维的训练。标准化的流程能够帮助医护人员系统准确地实施评估与救护，避免遗漏；临床思维的运用能够帮助医护人员具体问题具体分析，从而避免制度流程的僵化，为病人提供针对性的救护。

3. 急救人员资质遴选很重要　院前急救工作对医护人员提出了综合素质的高要求。在遴选合格院前急救人员时必须考虑其政治素养、奉献精神与服务态度、业务能力及社会经验等。单纯强调任何一方面的能力都可能给院前急救工作带来隐患，只有综合素质合格的院前急救人员才能真正肩负起救死扶伤的重任。

4. 社会层面强调多系统参与院前急救　院前急救任务极其复杂，不单纯是医学任务，涉及方方面面的合作。例如为了实现及时将医疗服务送到病人身边，就需要交通管理部门对于道路疏导提供协助。指挥中心的调度指挥系统也需要和交通管理部门的实时交通信息进行互通，以便高效调度。又比如现场医护人员发现可疑犯罪现场或是伤病情本身就由犯罪伤害造成的，就需要警方现场协助处理，甚至先由警方控制犯罪行为，医护人员才能实施医学救护。出诊医护人员也有配合警方调查、提供信息、保护现场证据等义务。而公众也是院前急救的重要参与者。具有急救常识的第一目击者可能成为现场第一救援者，或者是出诊医护人员的重要辅助人员，对于提高院前急救成功率具有重要意义。总之，院前急救涉及多部门合作，多部门的通力协作才能更好地减少隐患，提高院前急救整体效率。

（叶　磊）

数字课程学习

教学 PPT　　　自测题

第三章

灾难护理

【学习目标】

知识：

1. 掌握灾难、灾难医学、灾难护理的定义。

2. 掌握灾难医学救援的特点与基本原则。

3. 熟悉常见灾难医学救援中的问题及可能的解决方案。

技能：

1. 对不同类型灾难的医学救援特点进行评估与判断。

2. 正确运用所学检伤分类方法对灾难现场病人有效进行检伤分类。

3. 正确运用所学心理危机干预模式对灾难现场病人开展有效的心理护理。

素质：

1. 灾难护士高度的责任感、同情心、人文精神和心理承受能力。

2. 培养护士以公众健康为己任的责任感、使命感，以及无畏精神和奉献情怀。

我国是世界上灾难发生最严重的国家之一，以洪涝、台风、干旱和地震灾难为主，分布地域广，发生频度高。灾难的突发性及破坏性时刻威胁着人类健康，减少灾难带来的伤残和死亡是灾难护理关注的重要课题。

第一节　概　述

> **情境导入**
>
> 某公路上一辆中巴车遭遇泥石流，中巴车坠落在河滩上，车辆严重变形侧翻。"120"调度指挥中心接到交警报警，调度员立即派出3辆救护车赶赴现场，同时向领导及上级有关部门报告伤情，请求组织增援力量。
>
> **情境一：**
>
> 急救人员在现场发现：1人股骨开放性骨折，1人疑有颈椎损伤，1人开放性气胸，1人左手掌离断伤，1人肠外溢，14人皮肤擦伤及裂伤，1人死亡。
>
> **请思考：**
>
> 1. 现场急救的护士，应如何实施灾难现场的救治与护理？
>
> 2. 护士在灾难救援中的作用是什么？

世界卫生组织（WHO）及国际护士理事会（International Council of Nurses，ICN）都指出护士是灾难救援的核心成员，是灾难现场的第一反应者。护士的灾难护理能力水平的高低，直接影响着灾难救援的质量和结局，因此，护士必须具备充分的理论知识及娴熟的操作技能，通过有效的组织管理和护理干预，减少灾难带来的死亡、伤害、疾病、残疾、心理社会问题和其他与健康相关的影响。

一、灾难、灾难医学、灾难护理的定义

（一）灾难

世界卫生组织对灾难的定义为：任何能引起设施破坏、经济严重损失、人员伤亡、健康状况受损及社会卫生服务条件恶化的事件，当其破坏力超过了所发生地区的承受能力而不得不向社区外部寻求专门援助时，就可称为灾难。2017年联合国国际减灾战略署将灾难定义为：灾难事件与暴露情况、脆弱性和应对能力间的相互作用，导致任何规模的社区或社会功能的严重中断，造成人员伤亡、物资损失、环境损害等一种或多种不良结局。

（二）灾难的分类

灾难主要来自天体、地球、生物圈三个方面，以及人类本身的行为，其成因非常复杂。根据不同的分类方法，可对灾难进行以下分类。

1. 按成因分类

（1）二元分类：按诱发因素将灾难分为两类，即自然灾难和人为灾难。自然灾难是非人力

支配和操纵的各种自然物质、自然力所导致的灾难，包括气象灾难（如暴风雪和热带气旋）、水文灾难（如洪水和泥石流）、地质灾难（如地震和火山爆发）、生物灾难（如昆虫侵袭和传染病）、气候灾难（如干旱和热浪）等。人为灾难是指在社会经济建设和生活活动中失误或故意破坏所导致的灾难，包括水灾、火灾、爆炸、交通事故等。

（2）三元分类：在二元分类体系的基础上，将那些由自然和人为因素共同作用产生的灾难划分为准自然灾难或混合灾难，如人类过度开采地下水造成土壤劣化。

2. 按发生顺序分类　许多自然灾难，特别是等级高、强度大的自然灾难发生以后，常常诱发出一连串的其他灾难接连发生，这种现象称灾难链。

（1）原生灾难：指灾难链中最早发生的起作用的灾难，如地震、洪水等。

（2）次生灾难：指由原生灾难所诱导出来的灾难，如地震引发的海啸。

（3）衍生灾难：指由原生灾难和次生灾难演变衍生形成的灾难，如地震后发生的停产、通信交通破坏、社会恐慌等。

3. 按发生方式分类　灾难形成的过程有长有短，有缓有急。

（1）突发灾难：突然发生、难以预测，在很短时间内就表现出巨大危害的灾难，如地震、火山爆发等。

（2）渐变灾难：在致灾因素下，需要较长时间才能逐渐显现成灾难，如土地沙漠化、水土流失等。

（三）灾难医学

灾难医学是研究灾难预防和灾难准备相关的医学问题，以及灾难后的紧急医学救援、卫生防疫、疾病防治和心理健康问题的一门医学学科，在灾难预防、灾难管理、灾难反应、灾难救援等多方面发挥作用。对灾区居民实施紧急卫生保障，抢救生命、医伤治病，最大限度地减少受伤人员的死亡和伤残，是减灾对策中的首要问题，也是灾难医学产生和发展的基础。

1995 年，卫生部颁布了《灾难事故医疗救援工作管理办法》，这是我国灾难医学的开端。2006 年，国务院发布《国家突发公共事件总体应急预案》后陆续公布了专项应急预案，国家灾难救援逐步走上了正轨和日常化。

我国现代灾难救援医学模式是要把灾难带给人民群众的生命和财产损失降至最低，其特征是：①医学救援的社会化；②组织结构网络化；③抢救现场化、知识普及化；④跨学科、跨部门、跨地区、跨国界合作。

（四）灾难护理

国际护士理事会鼓励护士解决防灾减灾、备灾、救灾、灾后重建各方面的所有灾难护理需求。

1. 定义　世界灾难护理学会（World Society of Disaster Nursing, WSDN）将灾难护理描述为：系统、灵活地运用护理学独有的知识与技能，同时与其他专业领域合作，为减轻灾难对人类的生命、健康所构成的危害而实施的活动。灾难护理涵盖医学、心理学、社会学等多个学科的内容，涉及创伤急救技术、初级治疗、伤情评估与伤患转送、心理诊疗，参与灾难指挥及管理、传染病预估与处置，以及评估救灾人力、物力和数据库的建立、未来灾难应对等多个方面，并且贯穿于预防灾难、应对灾难、协助灾后重建的全过程。我国学者在灾难护理的定义上强调在灾难的整个过程中为受灾者提供所需的医疗护理服务。

2. 灾难护理的特征

（1）灾难护理具有特殊性、复杂性的特点。除涉及灾难医学外，还应涉及心理学、管理学、地质学、气象学等学科，不单纯是医学上的救护，还是一门综合性、实践性较强的新兴交叉学科。

（2）灾难护理具有连续性、整体性的特点。连续性体现在灾难护理贯穿于灾难的各个阶段（灾前预防，灾时应对，灾后重建），整体性体现在灾难护理涵盖的内容较为广泛，包括心理、生理的紧急救治以及社会功能的整体康复。

3. 灾难护理的研究内容　①公众的心理干预及灾后创伤后应激障碍（post-traumatic stress disorder，PTSD）。②灾难护理理论、组织、装备、人员等方面。③灾难现场救护水平。④重视灾难伤后的抢救时间窗。⑤批量灾难病人分类系统。⑥灾难护理教育。⑦强化国内外灾难护理的协作网络等。

二、灾难医学救援管理

（一）灾难救援与灾难医学救援

灾难救援是指灾难发生后，政府、社会团体、个人组织等各界力量参与救灾，以减轻人员伤亡和财产损失为目标的行为。其首要任务是抢救生命，遵循人道需求优先原则，同时也需要按照安全救援、科学救援原则进行救援。可分为非医学救援和医学救援。非医学救援是指非医学专业人士进行的一切救援措施，如搜救营救、转移疏散等。

灾难医学救援是有关灾难救援的医学学科，主要研究灾难预防和准备阶段相关医学问题。灾难医学救援是灾难发生后，对人类生命、健康伤害减少到最低程度所需要的知识、方法、组织和技能的总称。

灾难医学救援的特点是：①灾难救援组织机构的随机性；②灾难救援现场的危险性；③灾难伤情救护的复杂性；④救护活动的阶段性；⑤灾难医学救援的社会性；⑥灾难救援的特殊性；⑦灾难救援的协作性；⑧灾难现场各种物品供应的紧迫性；⑨灾难现场卫生防疫的重要性。

灾难医学救援的基本原则是：①人道救援原则；②快速反应原则；③安全救援原则；④自救互救与专业救援互补原则；⑤区域救援原则；⑥科学救援原则；⑦检伤分类与分级救治原则；⑧灾难准备原则。

（二）灾难医学救援组织管理

灾难医学救援组织管理是指在灾难救护工作中，伤病员救护和传送工作的组织形式及基本制度，如救护机构的设置、救护任务和救护范围的区分，经过训练有一定组织能力的人进行调度、控制和协调救援工作，管理病人的脱险、抢救、治疗、转送等工作。

在灾难医学救援组织过程中，由于灾难现场救护条件受限，无法处理复杂的伤情及收容大量病人，多采用救护与转送相结合模式的分级救护。承担灾难病人救护的各医疗机构，按技术高低和措施的复杂程度，从低到高依次配置，将病人分级分类救治。病人在转送至第二级或第三级治疗的过程中，得到逐步完善的治疗。但并不是每个伤病员都需要经过三级救护，应依据病情轻重决定最终治疗机构的等级。

（三）灾难医学救援中的伦理问题

在灾难救援中，由于诸多不可预知及不可控制等情况存在，使救援工作变得更加复杂和不确定，从道德和伦理层面，面临如下几个问题：①人道救援与资源分配：人人享有平等的救护权，但在灾难现场，通常面对确定有限救助对象和紧缺资源分配的困境。因此，通过科学的检伤分类，合理地将资源分配给最需要、能最大限度地挽救伤残的病人是较为合理的资源分配。②限制自由：灾难发生时，由于疫情、资源紧缺、次生灾难、灾民受惊吓而精神失控等出现各种突发事件，为控制现场的混乱，隔离传染源，将对受灾人群实施自由限制。假如限制自由能有效防止对他人的伤害，那么限制自由也会缓和它所带来的道德困境。③知情同意原则与紧急救护的矛盾。④利他与利己：灾难环境会出现各种风险威胁，医务人员在灾难现场会面临各种险情。一个受伤或死亡的医务人员将无法继续他们的救援工作，并且可能从救援人员转变为需要被救援的人员。因此，在灾难救援中，医务人员保证自己的身心健康也同样重要。

三、护士在灾难医学救援中的作用

护士作为救灾团队中的重要组成部分，是灾难医疗救援的重要力量，充当第一反应者、分诊员、护理工作者、协调员、信息提供者或教育者以及咨询师等角色。《护士条例》规定，护士有义务参与公共卫生和疾病预防控制工作。在发生严重威胁公众生命健康的突发事件时，护士应当服从安排，参加医疗救护。只有护士具备基本的素质要求或能力，能够迅速有效地做出反应，灾难医学救援才能成功。

（一）灾难护理中护士应具备的素质要求

灾难救援护士应具备的素质包括：①政治素质；②心理素质（高尚的医德、积极稳定的情绪、高度的责任心和同情心）；③熟练的护理操作；④沟通与协调能力；⑤敏锐的观察能力；⑥对各种疾病的认知能力和丰富的知识；⑦独立思考的能力；⑧优良的全科护理人员素质；⑨良好的身体素质；⑩其他（了解灾区风俗等）。

（二）灾难护理中护士的能力要求

1. 根据灾难发生的不同周期，护士的能力和角色不同　ICN 与 WHO 等国际组织合作开发了灾难护理能力框架用于指导灾难护理教育及培训课程的设置、建立护理标准、灾难护理能力的评估，该框架有利于提高护士备灾和救灾能力，实施以循证为基础的灾难护理实践和推动灾难护理专业的发展。

（1）准备/预备期：主要是护士个人准备训练和制订灾难应急反应计划。一方面，护士的技能准备：①快速判断伤情，加强危重病人病情观察；②掌握基本急救技能，如必要的气管插管或气管切开配合、输液扩容抗休克治疗、外伤包扎固定技术、伤病员的转送等。另一方面，护士的心理准备：①高尚的医德；②积极而稳定的情绪；③独立思考的能力；④良好的沟通技巧。第三方面，护士的体能准备：在灾区一线，护理人员每天都要处理大量病人，不能按时休息，生活没有规律，而且随时都有被传染的危险。因此，良好的身体素质是对灾难护理人员的最基本要求，没有强健的体魄和充沛的精力，根本无法履行职责、治病救人。

（2）反应/实施期：主要包括：①机构内人员的通信联系；②建立病人接收点并分类；

③分配担架员、志愿者；④安排病人分流或转运；⑤建立分类区域，将不同病人安置在不同地点，方便医疗机构的处理；⑥灾难安全保障，防止无关人员进入处置区域；⑦合理分配工作人员的职责。

（3）恢复/重建/评价期：主要包括：①护理安置区的伤病员直到转移至外部的医疗机构；②恢复和补充医疗用具；③重建/修复医疗实施和设备；④评价和修改灾难应急计划；⑤严重事故的人员报告；⑥识别和奖励积极反应行为；⑦矫正消极反应行为。

2. 根据护士职业发展阶段，护士的能力和角色不同　ICN"灾害护理核心能力2.0版"中将灾难护士能力分为3级。一级能力适用于所有注册护士，包括医院、诊所和保健中心的护士和所有护士教育者。二级能力适用于任何已达到第一级能力，并且是或渴望成为机构、组织或系统内指定的灾难响应者的护士。如护士长及在机构的应急预案中担任领导的护士。三级能力是针对特定灾难护理的高级护士，指具备一级和二级能力，并准备应对各种灾难和紧急情况，在可部署团队中服务的护士，如频繁应对国家或国际灾难的护士、军事护士及开展灾难护理综合研究的护士。

对于一级能力要求，应至少具备以下8个方面的能力。①准备和规划：除任何特定的紧急情况以外，为了提高对灾难事件期间所采取行动的准备和信心而采取的行动；②沟通：在工作地点或紧急任务中传达基本信息并记录决策的方法；③事件管理系统：国家/组织/机构所需的灾难/应急响应的结构以及使其有效的行动；④安全与保障：确保护士及同事和病人不因不安全做法而增加应对负担；⑤评估：收集有关指定病人/家庭/社区的数据，为后续护理干预奠定基础；⑥干预：在灾难事件的事件管理中为评估病人/家庭/社区而采取的临床或其他措施；⑦恢复：为促进灾后个人/家庭/社区/组织恢复职能或将其恢复到更高水平而采取的任何措施；⑧法律与道德：灾难/紧急护理的法律与道德框架。

第二节　灾难现场的医学救援

情境二：

第一辆救护车赶到现场发现现场满地散落的病人，还有的被困在客车里，交警、路政人员正在搬抬病人。急救人员立即投入现场救援。

请思考：

病人检伤分类的目的是什么？

灾难医学救援过程中的主要任务包括：①现场医疗救治；②疏散和运送病人；③疾病预防控制；④药品、器械等卫生和医疗设备的准备与补充；⑤心理救援与康复；⑥灾后重建与医疗培训等等。因此，作为护理人员，需要重点掌握灾难现场的检伤分类、灾难事故的急救、心理救援等内容。

一、灾难现场的检伤分类

（一）检伤分类的定义与目的

1. 定义　检伤分类是指在有大规模病人时，根据生理特征、显著的解剖损伤、致伤机制、伤情的轻重缓急及需要得到医疗救援的紧迫性和救治的可能性进行快速分类的过程。

2. 目的　检伤分类是灾难现场医疗救援的首要环节，重点是将重症病人尽快从伤亡人群中筛选出来，在人力和资源有限的情况下，尽最大的努力抢救尽可能多的病人。

（1）确立优先急救方案：将重症病人尽快从伤亡人群中筛选出来，利用优先的急救资源，优先抢救危重病人。

（2）为转运和分级救治打基础：灾难现场，应对每一位病人实施检伤分类，以确定其个人在伤亡群体中的伤情登记，分区收容救治，保证人员合理分工，促进救援的有序展开。

（3）灾难伤情初步评估：检伤分类有助于护士正确、全面地了解受伤病人数、伤情类型与轻重，以便及时、准确地向救援指挥部门汇报灾情，指导救援组织。

（二）检伤分类的原则

基于损伤严重程度、存活概率、可利用的资源等要素进行检伤分类。分类过程中，应遵循如下原则。

1. 简单快速原则　平均每位病人分类时间≤1 min。

2. 救命优先原则　灾难现场检伤分类一般不对病人进行治疗，但当出现动脉大出血、气道梗阻等危及生命情况，且简单手法和处理即可缓解病人的紧急状况时，则先救后分或边救边分。

3. 分类分级原则　灵活掌握分类标准，先重后轻，合理调配。

4. 重复检伤原则　护士每隔一段时间再次对病人进行伤情动态评估。

5. 公平有效原则　为尽可能地挽救更多的病人，兼顾公平和有效是现场检伤分类的基本伦理原则。

6. 自主决策原则　检伤人员有权依据现场需要和有限资源情况，自主决定病人流向和医学处置类型。

（三）检伤分类的种类

1. 收容分类　是接收病人的第一步，目的是快速识别能挽救的病人，并帮助其迅速脱离危险环境，到相应区域接受进一步救治。

2. 救治分类　是决定救治实施顺序的分类。依据病人的数量和现场可利用的救护资源，将轻、中、重度病人分开，以便确定救治优先权。

3. 后送分类　是根据病人伤情的紧迫性和耐受性、需采取的救治措施和后送工具，以确定病人尽快转运到确定性医疗机构顺序的分类。

（四）检伤分类的等级和标识

病人按优先级分为4类，并将相应标识贴于病人的左胸或左上臂。①红色：第一优先，亟须抢救者。为非常严重的创伤，如及时治疗有生存机会的病人。②黄色：第二优先，可延迟处理者。为有重大创伤但可短暂等候而不危及生命或导致肢体残缺。③绿色：第三优先，轻微伤者。为可自行走动没有严重创伤,其损伤可延迟处理,大部分可在现场处置而不需送医院。④黑色:第四优先,死亡者。为死亡或无法救治的致命损伤病人。

(五)常用检伤分类方法

检伤分类方法的选择应遵循 3 个要素:分诊敏感性、灾难严重性和可行性。

1. ABCD 也称院前模糊定性法,以下其中一项出现明显异常,即可快速分类为重伤;相反,如果四项全部保持正常,则可分类为轻伤。① A(asphyxia):窒息与呼吸困难。② B(bleeding):出血与失血性休克。③ C(coma):昏迷与颅脑外伤。④ D(dying):正在发生的突然死亡。

2. START 基于行动能力、呼吸、循环和意识的简明检伤分类和快速急救系统,适用于短时间内大批病人的初步检伤,要求每名病人分拣时间不超过 1 min。救治方面一般仅做开放气道、控制大出血、胸腔减压、自我注射解毒剂四项处理。

(1)第一步,检查行动能力:将能自行移动或轻症病人集中在指定地点并贴以绿色标识,第三优先。

(2)第二步,评估呼吸:对不能行走的病人,畅通气道检查呼吸(注意保护颈椎),无呼吸者贴以黑色标识,死亡。呼吸频率 > 30 次 /min 或 < 6 次 /min 者,贴以红色标识,危重病人,第一优先。呼吸频率为 6 ~ 30 次 /min 者,进入第三步评估。

(3)第三步,评估循环:桡动脉搏动不能触及,或甲床毛细血管充盈时间 > 2 s,或脉搏数 > 120 次 /min 者,贴以红色标识,危重病人,第一优先。甲床毛细血管充盈时间 < 2 s,或脉搏数 < 120 次 /min 者,进入第四步评估。

(4)第四步,评估意识:不能完成指令性动作者贴以红色标识,第一优先。能听从简单指令性动作者贴以黄色标识,第二优先。

3. JumpSTART 是对 START 修正后用于受伤儿童(1 ~ 8 岁)检伤分类的方法。分组方法和分类依据与 START 相似,但基于儿童的生理特点对分类依据做了以下调整。

(1)对于不能行走者,开放气道仍无呼吸也不能触及脉搏的,贴黑色标识。

(2)开放气道无呼吸但能触及脉搏者,予以 5 次人工呼吸后仍无呼吸者,贴黑色标识。

(3)开放气道后呼吸频率 > 45 次 /min 或 < 15 次 /min 者,贴红色标识,第一优先。

(4)呼吸频率为 15 ~ 45 次 /min 者,不能触及脉搏的贴红色标识,能触及脉搏再看 AVPU 反应,对 P 反应不恰当或无反应(U)者贴红色标识,第一优先;对 A、V 或 P 反应恰当者贴黄色标识,第二优先。

4. SALT 融检伤分类、紧急救治、后续处置与转送为一体,适用于大规模伤亡事件的预检分诊系统,分为总体分类和个体评估两大步。

(1)总体分类:根据病情将病人分为五大类,分别标记不同的颜色,即红色(亟须抢救者)、黄色(可延迟处理者)、绿色(轻微伤者)、灰色(姑息治疗者)和黑色(死亡者)。除了姑息治疗者,其他同 START 检伤分类法。姑息治疗者是在现有医疗资源下存活率很低的病人,如可用资源增多,这些病人很可能被分到红色组。总体分类时,对于可以行走的放第三位评估,招手 / 有目的动作的放第二位评估,存在明显生命威胁的放第一位评估。

(2)个体评估:在灾难现场必须对每位病人进行个体评估和动态评估,常见外伤的检伤分类见表 3-1。

表 3-1 常见外伤的检伤分类

分类	伤情	标识
亟须抢救者 病情危重，需要短时间内处理危及生命的外伤，存活率高	• 机械性气道梗阻 • 开放性胸外伤 • 张力性气胸 • 颌面部创伤与潜在气道损伤 • 不稳定的胸部和腹部外伤 • 不完全截肢 • 活动性出血 • 全身 40%～60% 体表面积二度或三度烧伤	红色
可延迟处理者 能够耐受延迟的救治，不会影响最终结局	• 稳定的腹部伤口，可能有内脏损伤，但血流动力学稳定 • 需要清创的软组织损伤 • 颌面部创伤，无气道损伤 • 挤压伤，无挤压综合征 • 创伤性截肢，无活动性出血 • 稳定性颈椎损伤 • 吸入浓烟，无呼吸窘迫 • 血管受损，有足够的侧支循环 • 需要清创，手术处理和外固定的骨科外伤 • 大部分眼外伤和中枢神经损伤 • 全身 14%～40% 体表面积二度或三度烧伤	黄色
轻微伤者 只需简单急救，应迅速引导出受灾区域	• 表皮的伤口 • 封闭、无并发症的骨折 • 爆炸性声损伤 • 精神或情绪障碍 • <15% 全身体表面积的一度或二度烧伤	绿色
神经系统 在资源有限的情况下无法救治的病人，但不应放弃治疗	• 濒死呼吸 • 多发伤合并严重的颅脑贯通伤 • 高位脊髓损伤 • 爆炸引起的多发伤 • >60% 体表面积的二度或三度损伤	灰色

二、灾难的心理护理

面对灾难现场，耳闻目睹各种悲惨的情境，体验到哀痛、愤怒、焦虑等负面情绪，灾难现场的每位人员（包括病人、医护人员）都可能产生灾难心理危机，通常可以自行缓解；而某些病例的急性应激相关症状不缓解，演化成创伤后应激障碍。

（一）危机事件的心理反应

灾难对个体产生的一般性心理反应主要表现为认知、情绪、行为和生理 4 个方面，这些表现可作为评估和测量的潜在线索。

1. 生理反应 生理层面的诸多变化，包括心率增快、血压升高、肌肉收缩、排汗增加、脑血流增加、气管扩张、消化道蠕动减慢、消化液分泌减少等,严重者会出现疲劳、头痛、失眠、噩梦、恶心、腹泻、尿频、尿急、心悸、胸闷、呼吸困难等。

2. 认知反应 认知效能降低,如注意力不集中或注意力狭窄,感知力或理解能力下降,判断力下降等。

3. 情绪反应 情绪负担,包括积极和消极的情感状态,如愤怒、焦虑、内疚、羞耻、悲伤、嫉妒、厌恶等。

4. 行为反应 以行为的形式表达强烈的情绪反应,常包括哭泣、尖叫、叫喊、殴打、回避、锻炼、节食、祈祷、酒精依赖等。

(二)灾难现场心理危机状态

Caplan 认为遭受心理危机的个体要经历 4 个阶段的状态。

1. 第一阶段 警觉性提高,开始体验到紧张。

2. 第二阶段 当发现自己常用的问题解决方法无效时,个体焦虑程度开始增加。

3. 第三阶段 经尝试各种方法未能有效地解决问题,内心紧张程度持续地增加,并寻求和尝试新的解决方法。此时心理干预效果最佳。

4. 第四阶段 如果当事人经过前三阶段仍未能有效地解决问题,其很容易产生习得性无助。

(三)灾难现场心理危机干预原则

干预时,与当事人沟通相关信息,取得信任,并减轻其紧张情绪,尽量使危机当事人接受支持和帮助,并尽力帮助当事人坦然面对危机,采取适当的应对行为。灾难心理危机干预原则包括:①整体性与个性化原则,不同病人对事件的反应,采取不同的心理干预方法;②适时性与发展性原则;③保护性与保密性原则;④平等性与中立性原则;⑤正常化原则,让病人了解到灾难所带来的压力和悲伤是正常的、合理的。

(四)灾难现场常用的心理干预与护理方法

灾难现场护士实施心理干预的目标:①快速加强安全感,促进身心稳定;②提供适应性应对策略,协助其身心康复;③安抚和引导情绪激动或不安的病人,加强信息沟通。同时,应注意民族文化的差异、风俗习惯的不同,以及语言沟通障碍等问题。

1. 早期心理干预 早期干预侧重于提供支持,帮助病人接受所不幸与自身的反应,鼓励面对、表达和宣泄,帮助病人尽可能利用资源,同时学习新的应对方式,并帮助解决实际存在问题。早期干预的 9 个主要因素包括:①对安全感、食住等基本需要的供给;②帮助对灾难的理解、减轻生理上的警觉和提供教育支持等心理上的援助;③对是否还需要其他治疗的评估;④包括应激源是否仍存在,是否提供了充足的服务等;⑤主动出击和传播信息,通过网上或媒体传播关于创伤和康复的知识;⑥对管理者、组织者提供技术帮助、咨询和培训,使其有能力重建社区结构,加强家庭康复和社区安全;⑦帮助康复和恢复,包括小组干预或家庭干预;⑧对幸存者进行评估,确定易感性、高风险个体及群体;⑨提供治疗,包括通过教育减轻症状和改善功能。

2. 灾难现场心理急救模式 美国国立儿童创伤应激网(National Childhood Traumatic Stress Network,NCTSN)和国立创伤后应激障碍防治中心提出心理急救 8 项核心实践措施:①接触和投入；②安全和舒适；③稳定情绪；④收集信息；⑤实际帮助；⑥联系社会援助；⑦应对信息；⑧联合协助性服务设施。在每个措施内，心理急救为病人提供了各种具体建议，同时参考个性化需要和提供服务的环境。

3. RAPID 心理干预框架　美国约翰·霍普金斯大学公共卫生学院提出了 RAPID 心理干预框架，供公共卫生专业人员、灾难"第一响应人"和受灾群众使用。其核心实践措施包括：①印证式倾听（R，reflective listening）；②需求评估（A，assessment of needs）；③优先次序（P，prioritization）；④干预（I，intervention）；⑤处置（D，disposition）。该框架是在短时间内建立关系后，通过实施倾听和表达同理心，了解到个体最真实和最急需的要求，并依照轻重缓急进行分流，通过各种干预措施稳定那些最需要照护的人，减缓他们的悲痛，并强调后续的追踪与转介。

4. 危机事件应激报告（critical incidence stress debriefing，CISD）　也称紧急事件晤谈，CISD 引导灾难后的幸存者、亲历者谈论应激危机事件，分 7 个阶段进行干预：①介绍阶段；②事实阶段；③感受阶段；④反应阶段；⑤症状阶段；⑥教育阶段；⑦再登入阶段。

5. 认知行为疗法（cognitive behavior therapy，CBT）　是通过学习和实践，改变思维或信念和行为的方法来改变不良认知，尤其是通过认知非理性和自我否定部分，达到消除不良情绪和行为的短程心理治疗方法。Gilliand 的六步法是运用认知行为疗法进行危机干预的典型方法，分为：①确定问题；②确定受助；③提供支持：强调与病人的沟通和交流，使病人了解护士是完全可以信任，是能够给予其关心帮助的人；④寻求变通：护士要让病人认识到有许多变通的应对方式替代方案可供选择；⑤帮助受助；⑥获得承诺。

三、常见灾难事故的急救

（一）地震灾难的救护

地震是常见的自然灾难之一，由地球内部缓慢积累的能量对地壳产生的巨大压力超过岩层所能承受的限度，岩层突然发生断裂或错位，使积累的能量急剧地释放出来，引起地球表层震动，并以地震波的形式向四周传播。地震可以直接引起灾难，如房屋、基础设施、工程结构的破坏，也可导致次生灾难，如地震运动引发的山体滑坡、海啸等。

1. 地震灾难现场伤情特点　地震所致创伤的常见类型包括：①机械性损伤；②挤压伤和挤压综合征；③休克与地震伤；④饥饿与低血糖；⑤淹溺、烧伤、冻伤等；⑥其他伤害，如各种新发和复发疾病，昆虫、蛇、犬类的咬伤等。其特点有：压砸伤和挤压伤多发；休克多，病情变化快，感染发生率高；挤压综合征发生率高，抢救难度大，病人获救相对滞后；致残率、死亡率高。

2. 地震现场的急救护理措施

（1）保持呼吸道通畅：对埋在废墟中的病人，快速清除压在伤者头面部、胸腹部的重物或沙土，清理口中异物，建立通风孔道，以防缺氧窒息。

（2）优先救治危重病人：遇颅脑外伤、意识不清、面色苍白、血压下降、休克状态、大出血等危重症病人，优先救护，尽快送医院。

（3）妥善急救处理：外伤、骨折的病人用敷料或其他洁净物品进行包扎、止血和固定。

（4）正确实施搬运：搬运过程中，注意防止损伤脊髓。所有脊柱骨折都要用平板搬运，途中要将病人与平板之间用宽布带妥善固定。

（5）密切观察伤情：地震的震动和恐怖心理可加重原有心脏病、高血压的病情，对此类病人要特别注意观察，以防病情加重或复发引起猝死。

（6）伤口护理：开放伤口早期清创并抗感染，注射破伤风抗毒素。

（7）心理护理：积极给予现场病人心理抚慰。

3. 地震挤压综合征的护理要点　挤压综合征是指病人被重物挤压引起的肢体肿胀发绀。主要临床表现为：①受压部位多数有压痕，解压后迅速肿胀，皮肤发硬，皮下淤血；②严重者受压肢体感觉、运动功能障碍，远端皮肤发白、发凉；③由于肿胀，大量体液流至"第三间隙"，可出现细胞外液减少，有效循环血量不足，如脉搏细速、面色苍白、血压降低等，甚至发生休克，若得不到及时有效的处理，严重者可致死亡。

护理要点：①及早解除压迫：力争及早解除重物压迫，保持伤肢制动，不能对患处按摩、热敷或结扎。②伤肢现场护理：避免抬高伤肢，可适当冷敷，减少毒素吸收。③尽早补充液体：若条件许可，应立即对病人进行早期静脉补液，预防挤压综合征引起的急性肾衰竭。④液体管理：循环稳定后，尽快给予甘露醇和碱性药进行利尿，从而预防高钾血症和急性肾衰竭。可鼓励病人多饮水，尤其建议饮用碱性饮料，以碱化尿液，避免肌红蛋白在肾小管内沉积。⑤稳定病人情绪：给予言语鼓励，在无禁忌证的前提下，可适当镇痛和镇静。⑥密切观察伤情：密切关注病情变化，对于严重挤压和高钾血症病人，应尽早进行肾替代治疗。

（二）重大传染性疾病的救护

传染病是最常见的突发公共卫生事件类型之一。传染病是由各种病原体引起的能在人与人、动物与动物或人与动物之间相互传播的一类疾病。重大传染病疫情是指某种传染病在短时间内发生，波及范围广泛，出现大量的病人或死亡病例。其发病率远远超过常年的发病水平，包括各类传染病暴发、流行或大流行，具有不确定性、紧迫性、数量多、病情重、死亡率高等特征。

《中华人民共和国传染病防治法》将法定传染病分为甲、乙、丙 3 类，共 39 种，可通过空气传播、飞沫传播、粪-口传播、接触传播、垂直传播、性传播、血液传播等。传染病及重大传染病护理要点如下。

1. 灾前　①建立传染病监测体系；②制订应急预案；③做好人员培训与物资储备，要求护士在平时就应掌握医院感染防控、穿脱防护服、环境的消毒管理、入院病人的宣教、出院病人终末消毒、职业暴露等知识点，并完善疫情防控相关工作流程。

2. 灾中　①立即启动应急预案。②加强环境卫生综合治理，重视病房、社区卫生管理与防疫工作。③做好尸体处理，防止可能的疫情扩散渠道。④实施人文关怀：通过营造积极向上、充满希望的治疗氛围，增加病人的康复信心；对于隔离病人，积极寻求多方帮助，通过远程视频连线其家人，协助病人每日与家属视频通话；利用电话随访、科普讲座等形式开展延续性护理服务，促进沟通，提升满意度。⑤支持性护理：传染病病人的常见症状有发热、皮疹等，部分重症病人可出现神经系统感染、内脏出血，甚至休克等，因此，在严格落实各类传染病消毒隔离要求的基础上，护理人员应具备常见症状的观察能力，并进行针对性的支持护理。

3. 灾后　①改进传染病监测体系。②评估相关危险因素，制订应对措施：结合当地卫生防疫的力量、医疗救治力量，做好灾后传染病的护理工作规划。③做好传染病的预防工作：运用传染病的流行病学知识，根据不同传染病的特点，针对传染病流行的传染源、传播途径及易感人群三个要素，实施有效的预防措施。④重视健康教育：做好灾民的健康教育，包括伤口处理、饮水安全、尸体处理等。

（王宗华）

数字课程学习

📥 教学 PPT　　　✏ 自测题

第四章

急诊科的设置与管理

【学习目标】

知识：

1. 掌握急诊预检分诊的概念、常用方法及程序；急救绿色通道的概念及范围。

2. 熟悉急救绿色通道的流程及管理；急诊科医院感染管理；急诊胸痛、卒中、创伤中心管理等。

3. 了解急诊科的布局和设置；急诊科护理人员的配备；急诊科设备与药品管理。

技能：

1. 正确运用所学知识对常见急症病人进行病情评估、分诊、救治与处置。

2. 正确运用所学知识对急诊科的环境、人员和设备进行管理。

素质：

学习过程中培养警觉意识、批判性思维、创新性思维以及应对突发情况的应变能力。

急诊科是医院急症诊疗的首诊场所，同时承接着院前急救的任务，是急救医疗服务体系的重要组成部分。急诊科实行 24 h 开放，为来院的各类急危重症病人实施救治，一切医疗护理过程均以"急"为中心，体现时间就是生命，为病人及时获得后续的专科诊疗服务提供支持和保障。因此，科学、高效、完善的急诊科设置及管理是提高急诊科救护质量的关键。

第一节 急诊科的设置要求

急诊科在医院临床医疗工作中具有重要作用，主要任务为：接收自行就诊或院外救护转送的需要紧急救治的各类病人；负责对急诊和院外转送来的危重病人的抢救工作；承担灾害、事故的院内、院外急救工作；开展急救护理的科研和培训；开展急救知识的宣传教育活动等。

2009 年 5 月，卫生部制定并颁发了《急诊科建设与管理指南（试行）》，为急诊科的设置和管理制定了标准，要求具备条件的医院按照此标准，加强对急诊科的建设和管理，不断提高急诊医疗水平，目前条件尚不能达到要求的医疗机构，要加强对急诊科的建设，增加人员，配置设备，改善条件，健全制度，严格管理，逐步建立规范化的急诊科。

一、急诊科的布局设置

（一）急诊科的布局

急诊科的布局要从应急出发，以方便就诊和抢救，要最大限度地利用急诊资源，节省就诊时间。急诊科应独立或相对独立，位于医院的一侧或前部，设有醒目的引导标识；设有急诊与急救两条通道，各自有独立的出入口，急救车能直达急救通道出入口；设有无障碍通道，方便轮椅、平车出入；内设医疗区和支持区；应当宽敞、明亮，通风良好。

（二）急诊科的设置

1. 医疗区

（1）预检分诊处（台）：是急诊病人就诊的第一站，应设在急诊科入口处明显的位置。标志清楚，光线、空间充足，便于检查病人，并有保护病人隐私的设施。备有血压计、听诊器、手电筒、体温表、血糖仪、监护仪、压舌板、诊查床、候诊椅等常用的医疗检查物品；配置电话、对讲机、呼叫器等通信设备；放置平车、轮椅、饮水设施等，有条件的医院可设置自助银行或自助缴费机，并配备导医、运送人员和保安。分诊护士对就诊病人进行评估，根据病情轻重缓急进行分类、登记，引导急救流程，并将预检信息录入计算机管理系统。

（2）急诊抢救室：为急诊抢救危重病人的主要场所，应设在靠近急救通道，宽敞明亮，门宜高大，以便搬运和抢救病人，并根据医院的规模，设置相应数量可实行外科处置的抢救床。抢救室内的设置需遵循以下要求：①配有基本的急救器械、检查器械及抢救药品，如呼吸机、除颤器、气管插管及气管切开包、抗休克药、抗心律失常药、止血药、降压药等；②有足够的照明设施，采用旋转式无影灯，可调方向、高度和亮度；③有足够的电源插座，避免电线交错及多次连接；④抢救床旁设有中心供氧装置、负压吸引系统、心电监护仪、轨道式输液架等。

（3）诊疗室：因医院的特色、科室而异。综合性医院设有内、外、妇、儿、眼、口腔、耳鼻喉、骨科等诊疗室，有条件的医院还可增设神经内外、科，创伤科等分科诊室。儿科有独立急诊接诊区。传染病和肠道急诊均应有隔离区。室内除必要的检查床、桌、椅、计算机、隐私保护装置外，还须按各专科特点备齐急诊所用的各种器械和抢救用品。

（4）清创室：应与外科诊疗室相邻，分清洁区、污染区，入口处设洗手池，并有明显标志。配有清创、缝合、换药等用物，配有中心供氧和吸引装置，合理摆放简易手术床、移动手术台、无影灯、器械柜、污物桶、消毒设施等。无菌物品按消毒规范要求专柜放置。

（5）急诊手术室：有条件可设置急诊手术室，尽量紧靠创伤复苏单元。其规模应根据急诊科与医院手术室的距离、手术室人员编制等而定。室内的设置应参照手术室的标准要求，配备完善的洗手设施和相应的手术包、手术器械及必要的麻醉、消毒、抢救设备，能适应急诊应急的各种手术或清创。

（6）治疗室和处置室：急诊科应有独立的治疗室和处置室，一般设在靠近护士站或各诊疗室中央，便于为急诊病人进行治疗和护理。应配备无菌物品柜、治疗台、治疗车、注射盘及输液、抽血、消毒等用品，用于各项治疗前以及输液前的准备。

（7）急诊观察室：急诊科应根据急诊病人流量和专业特点设置观察床，收治需要在急诊临时观察的病人。观察床的数量应根据医院承担的医疗任务和急诊病人量来确定。观察室的设施按普通病区的要求配置，要有中心供氧装置、负压吸引装置，轨道式输液架等。

（8）急诊注射室：是为急诊病人进行静脉输液、静脉注射、肌内注射、过敏试验等药物治疗的场所。室内设有可调节的半卧式输液椅和输液轨道。除一般配置外，还应配有必要的抢救设备和用品，如氧气、吸引器、装有急救用品的抢救车等。

（9）急诊重症监护室（emergency intensive care unit，EICU）：为各种休克、严重创伤、急性中毒、急性呼吸衰竭、心力衰竭及多器官功能衰竭等各种急危重症病人提供连续监护和强化治疗。室内配备监护仪、除颤器、呼吸机、心电图机、供氧装置和负压吸引器等。

（10）急诊病房：有些医院在急诊科设立急诊病房，室内设施按住院病房的标准配备。

2. 支持区

（1）急诊医技部门：应设置药房、X 线检查室、检验室、超声室、心电图、CT 室等医技部门，24 h 为急诊病人进行检查。

（2）辅助支持部门：包括挂号收费处、保安及后勤部门。目前已有部分医院对急诊后勤实行了社会化管理，导医、保洁、病人的运送以及物品的传递等杂务，由经过培训的非医务工作者来完成。

二、急诊科护理人员配备

（一）急诊科护理人员资质要求

急诊科护士应具有 3 年以上临床护理工作经验，经规范化培训合格，掌握急诊危重症病人的急救护理技术、常见急救操作技术的配合及急诊护理工作内涵与流程。并要定期接受急救技能的再培训，再培训间隔时间原则上不超过 2 年。三级综合医院急诊科护士长应当由具备主管护师以上任职资格和 2 年以上急诊临床护理工作经验的护士担任；二级综合医院的急诊科护士长应当由具备护师以上任职资格和 1 年以上急诊临床护理工作经验的护士担任。护士长负责本科室的护理管理工作，是本科室护理质量的第一责任人。

（二）急诊科护理人员编制

急诊科应根据医院的规模、每日就诊人次、病种和急诊科医疗和教学功能等配备相应数量的护理人员。有固定的急诊护士，且不少于急诊科在岗护士的75%。急诊科护理人员与医院总床位数之比为（1~1.5）∶100，急诊观察室和急诊病房护士与病床之比为0.5∶1，急诊抢救室和监护室护士与病床比为（2.5~3）∶1，同时配有一定数量的护理辅助人员。大型综合性医院一般要求设科护士长1名、护士长若干名，高级职称、中级职称、初级职称人员若干，形成三级人员负责制的合理梯队。

（焦金梅）

第二节　急诊科的管理要求

情境导入

某医院急诊科，分诊护士接到"120"电话通知，将在10 min后有一病人被送至急诊。病人男性，20 min前在车祸中受伤。病人意识清楚，诉胸部疼痛、呼吸困难、喘憋，右胸部有明显外伤，肋骨骨折，骨折断端刺破胸壁，伤口随呼吸有气体进出。现场给予止血、包扎，仍有呼吸困难和喘憋。分诊护士立即通知急诊科相关人员，准备迎接病人。

情境一：

10 min后，"120"急救车到达，分诊护士协助"120"急救人员将病人推进急诊科，立即进行病人交接和预检分诊。

请思考：

1. 何谓预检分诊？分诊的作用有哪些？
2. 常用的预检分诊方法有哪些？该病人应该用哪些分诊方法？

急诊科是急诊、急救、重大灾害事件救护的重要场所。科学配置人力资源，建立健全、完善的规章制度和应急预案，优化工作流程，加强质量管理，持续质量改进，保障急诊病人安全等，是急诊科管理的主要内容。

一、预检分诊

急诊科是救治急危重症病人的重要场所，就诊人数、时间、病种随机性大，病人的病情重、变化快。为保证病情危急、需立即抢救的病人能够获得及时有效的救治，同时使等待治疗的病人需求得到满足，需要有经验的急诊科护士迅速对所有来诊病人按疾病危险程度进行分类，对可能有生命危险的病人立即实施抢救，提高急诊病人的救治速度及质量。

（一）预检分诊的概念和作用

预检分诊是指急诊病人到达急诊科后，由分诊护士根据病人的主要症状和体征，快速、准确地评估其病情严重程度，判别病情级别及隶属专科，根据不同等级安排就诊顺序及就诊区域，科学合理地分配急诊医疗资源的过程。

预检分诊的作用是护士根据病人的初步评估结果，按病情的轻重缓急安排合理的就诊顺序，采取必要的急救措施，合理安排医疗资源，缩短病人的候诊时间，保证急危重症病人得到及时的救治。同时，护士通过快速、准确、有效地分诊，适时安慰病人，与病人建立和谐的护患关系，增加病人的满意度。另外，将急诊病人的信息录入分诊系统，通过整理、统计和分析，可以为急诊科管理、科研和教学提供基础数据和决策依据。

（二）常用的预检分诊方法

1. 望闻问切法　在分诊时，护士首先要判断病人有无生命危险，若有生命危险，应立即入抢救室进行急救，收集资料可同时或随后进行。分诊护士可以运用看、问、听、闻、触、查的方法进行主、客观资料的收集。

（1）看：用眼快速观察病人，包括意识状态、面容、肤色、呼吸、体位、有无外出血等情况。

（2）问：询问病人、家属或其他目击者，了解发病经过，当前的病情及既往病史等。

（3）听：用耳听病人的呼吸、咳嗽声音，有无异常的杂音等。除此之外还要注意倾听病人的主诉。

（4）闻：闻病人呼出的气味、排泄物以及呕吐物的气味等。

（5）触：对病人进行触诊。如测脉搏，了解脉率、脉律及周围血管充盈度；感知皮温、毛细血管充盈度、膀胱充盈度；通过触诊了解疼痛的部位、范围及程度等。

（6）查：测量生命体征或必要的辅助检查，如血、尿、便常规，血糖、血淀粉酶、尿淀粉酶等。

需要注意的是，在收集资料过程中，看、问、听、闻、触、查，不分先后次序，可边看边问、边问边查、边听边触，也可视病人的病情确定先后次序。

2. "SOAP" 预检分诊法　即通过主观资料、客观资料、评估、计划4个步骤进行分诊。

（1）主观资料（S，subjective）：收集病人的主观资料，包括主诉及伴随的症状。

（2）客观资料（O，objective）：收集病人的客观资料，包括体征、各种辅助检查结果等。

（3）评估（A，assess）：将收集的资料进行综合分析，得出初步判断。

（4）计划（P，plan）：根据判断结果，进行专科分诊，按轻重缓急安排就诊。

3. 疼痛的 "PQRST" 分诊法　PQRST 分诊法常用于疼痛病人的评估，即诱因、性质、放射、程度、时间。

（1）诱因（P，provoke）：疼痛发生的诱因及加重与缓解的因素。

（2）性质（Q，quality）：疼痛的性质，如绞痛，钝痛，电击样、刀割样、针刺样及烧灼样疼痛等。

（3）放射（R，radiate）：有无放射痛及放射部位。

（4）程度（S，severity）：疼痛的程度。

（5）时间（T，time）：疼痛开始、持续、终止的时间。

4. 创伤的 "CRAMS" 评分法　CRAMS 评分法常用于急诊创伤病人的评估，即将循环、呼吸、胸腹、运动、语言按轻、中、重度异常分别赋值2分、1分、0分，CRAMS 值即为5个项目得分总和。分值范围为0~10分，9~10分为轻度，7~8分为重度，≤6分为极重度（表4-1）。

表 4-1 CRAMS 评分法

评分	2分	1分	0分
循环	毛细血管充盈正常、收缩压≥100 mmHg	毛细血管充盈延迟或收缩压（85～99）mmHg	毛细血管充盈消失或收缩压＜85 mmHg
呼吸	正常	费力、表浅或呼吸频率＞35次/分	无自主呼吸
胸腹	无压痛	有压痛	腹肌抵抗、连枷胸或胸腹部穿透伤
运动	正常	对疼痛有反应	无反应或不能动
语言	正常	胡言乱语或语言不恰当	发声听不懂或不能发声

5. 改良早期预警评分系统（modified early warning score，MEWS）包括收缩压、心率、呼吸频率、体温、AVPU 评分（表 4-2）。AVPU 分别为 A（alert）是否清醒、V（vocal）对语言刺激有无反应、P（pain）对疼痛刺激有无反应、U（unresponsive）对所有刺激是否均无反应。各项参数所得分值之和为总分，每个参数的分值为 0～3 分，总分 15 分，分值越大，病情越严重。MEWS 将急诊病人病情分值化，由此安排就诊的先后顺序。

表 4-2 MEWS 评分法

参数	分值						
	3	2	1	0	1	2	3
收缩压（mmHg）	＜70	71～80	81～100	101～199		≥200	
心率（次/min）		＜40	41～50	51～100	101～111	112～129	≥130
呼吸（次/min）		＜9		9～14	15～20	21～29	≥30
AVPU 评分				清醒	对声音有反应	对疼痛有反应	无反应
体温（℃）		＜35.0		35.0～38.4		＞38.4	

（三）预检分诊的程序

急诊的病人病情重，变化快，护士应快速、准确地进行分诊，病人一进入急诊，护士应立即启动分诊程序，有效分流非急危重症病人，及时救治急危重症病人。分诊程序应及时而简洁，一般要求在 3～5 min 内完成，包括接诊、护理评估、分诊、分诊处理 4 个过程。

1. 接诊 是分诊护士对来诊的急诊病人主动接待和快速了解病情的过程。

（1）保持急救通道的畅通：急救通道是急危重症病人的救治入口，应时刻保持通畅，并安排专职人员迎接和等待救护车，以便争分夺秒搬运和处理急危重症病人。同时，分诊护士应及时接听医疗救护中心的电话，并初步了解相关信息，如疾病种类、病情、意识状态、人数、到达时间等，接到电话后立即通知有关医生、护士及辅助人员，准备抢救和急救物品，保持急救通道通畅，做好接诊准备。

（2）登记急诊病人信息：所有的急诊病人都要进行信息登记，包括姓名、性别、年龄、就诊时间、职业、家庭住址、联系方式、初步诊断、生命体征、病情等级、病人的流向（诊室、抢救室、手术室、门诊等）。对于需要开启急救绿色通道的病人，可在病情稳定后或家属到达后进行登记。

2. 护理评估　急诊护理评估是常规收集急诊病人的主观和客观信息的过程。一般可分为初次评估、次级评估和动态评估。

（1）初级评估：又称快速评估，是指对急诊的就诊病人进行有重点地快速收集资料，并将资料进行分析、判断、分类和分科，一般应在 2~5 min 完成，对急危重症病人，应做到一进急诊就立即进行评估。快速评估遵循 A—B—C—D—E 顺序，主要目的是快速识别有生命危险需要立即抢救的病人，若发现其中任何一项不稳定，均应立即送往抢救室进行抢救。

A——气道及颈椎　检查病人能否发音，胸腹是否有起伏，判断气道是否通畅。观察有无气道异物梗阻的原因，如舌后坠、松脱牙齿 / 口腔内异物、呕吐物 / 分泌物、出血块、口唇或咽喉部肿胀等，其中舌后坠是意识不清病人气道阻塞最常见原因。对于气道部分或完全阻塞的病人，应立即送入抢救室，采取措施开放气道，对于创伤病人要注意固定颈椎予以制动。

B——呼吸功能　检查病人是否有自主呼吸，呼吸是否正常、胸廓起伏情况。观察呼吸频率、节律、深度，以及皮肤颜色、气管位置、软组织和胸廓的完整度等。听诊呼吸音是否存在或减弱。对于外伤病人应注意是否有张力性气胸、连枷胸合并肺挫伤及开放性气胸所造成的换气功能障碍。

C——循环功能　检查有无脉搏，脉搏的情况（频率、强弱、节律），外出血情况，皮肤情况（颜色、温度、湿度），毛细血管充盈时间，判断循环功能状况。测量血压亦可了解循环功能，但应注意血压有时不能反映早期周围循环灌注不良状况。对于循环功能不良的病人，应立即送入抢救室进行抢救。

D——神志状况　评估病人是否清醒，可用 AVPU 法快速评估其清醒程度。如有意识改变，应检查瞳孔大小和对光反射，或用格拉斯哥昏迷评分（Glasgow coma scale，GCS）进行评分，进一步评估病人的神志状况。

E——暴露病人 / 环境控制　评估时可移除病人的衣物以评估和识别任何潜在的疾病或损伤症状。若病人携有各类管路，查看管路是否通畅，固定是否牢固安全，是否有明显标记。注意给病人保暖和保护其隐私。

（2）次级评估：初次评估后，若病人情况稳定，没有生命危险，应进行次级评估，目的是识别疾病与损伤的指征，包括问诊、测量生命体征和重点评估，可以同时进行，在 3~5 min 完成分诊级别的确定。

1）问诊：目的是了解病人急诊就医的主要原因。问诊时应注意沟通的方式和技巧，应耐心倾听病人的主诉，注意病人及陪诊者的情绪反应、面部表情，态度中立，随机应变，尽量用开放性的问题问诊，且注意尊重病人的隐私。对于非外伤性疾病，应询问发病的原因、诱发的因素、过去的病史、本次疾病发作时伴随的症状、院前用药及治疗效果等。对于创伤性疾病，应询问受伤经过，以评估直接、间接和相关伤势。

2）生命体征：包括体温、脉搏、呼吸、血压和血氧饱和度，是反映病人当时生理状况的重要指标，应按照病情需要进行测量。对于重症或受伤病人，生命体征的测量可在次级护理评估之前进行。测量时须注意细节和评估病人的病情。

3）重点评估　主要是采集病史和"从头到足"的系统检查。

①神经系统：评估精神状态（如有无意识混乱、不合作、定向力差、癔症等）；言语（如是否连贯、有无失语、发音含糊等）；肢体活动度；格拉斯哥昏迷评分；有无头痛（频率、类型）；有无血肿（位置、大小、范围）；有无头晕、恶心、呕吐；步态等。②呼吸系统：评估呼吸频率、节律和效果；有无喘息 / 喘鸣音；有无流涎；呼吸时胸部扩张情况（是否对称，有无疼痛，

如有疼痛，其部位、性质等）；有无咳嗽、咳痰（痰的量、色、质，是否易于咳出）；听诊呼吸音等。③心血管系统：评估心率、心律、血压、脉搏情况；有无胸痛、放射痛、心悸、气促、出汗、头晕、晕厥、面色苍白、水肿；是否使用血管活性药等。④消化系统：评估有无恶心、呕吐（呕吐频率，呕吐物的颜色、量、性质等）；大便习惯，有无便秘、腹泻；有无咖啡色呕吐物或黑便；有无背痛；腹部触诊有无异常；有无腹部手术史；肠鸣音是否正常等。⑤泌尿系统：评估排尿频率；是否有排尿困难、会阴部疼痛、灼热感；有无血尿现象；有无尿急 / 排尿不畅、尿潴留；有无腰痛、肋脊角钝痛等。⑥骨骼肌系统：评估局部有无红、肿、畸形或伤口；有无局部痛或压痛；评估肢体活动范围、末梢循环和感觉；评估肢体活动度（是否伴有疼痛、麻痹、感觉异常，皮肤苍白）；评估毛细血管充盈时间等。⑦其他：评估眼有无局部发红、疼痛、流泪、瞳孔大小和对光反应等；评估耳有无疼痛、分泌物、听觉丧失、耳鸣等；评估鼻有无出血、分泌物、异物、疼痛等。评估喉有无疼痛、异物感，声音嘶哑或说话困难，有无语言障碍、舌肿胀、流涎等。⑧产科 / 妇科：评估末次月经；对孕妇要询问预产期，胎动、胎心率情况；有无阴道流血或溢液；有无羊水漏出或胎膜破裂；有无腹痛（频率、性质）。如为经产妇，要了解生产方式是顺产还是剖宫产，有无流产史等。⑨皮肤评估：评估皮肤完整性、皮肤颜色、温度和弹性；如为外伤，记录皮肤擦伤部位，伤口大小、深度、有无分泌物；如有压疮，评估压疮部位、面积、程度；有无皮疹、水疱等。

（3）动态评估：指对急诊待诊病人进行动态观察，一般应每隔 5 ~ 10 min 再评估一次，视病情变化进行必要的调整分类与就诊顺序等。

情境二：

分诊护士立即为病人进行护理评估，生命体征：T 36.5℃，P 115 次 /min，R 28 次 /min，BP 105/80 mmHg，SpO$_2$ 88%，右侧胸廓变形，伤口有渗血，右肺呼吸音消失。病人意识清楚，呼吸浅快，面色苍白。否认肝炎、糖尿病、高血压病史，否认外科手术史、药物过敏史。

请思考：

1. 根据护士的评估结果，该病人的病情应为几级？
2. 分诊护士应该对病人做哪些处置？

---

3. 分诊 《急诊病人病情分级试点指导原则（征求意见稿）》提出根据急诊病人的病情严重程度和需要急诊医疗资源的数量将病人分为 4 级（表 4-3，表 4-4）。

表 4-3 急诊病人病情分级原则

级别	标准	
	病情严重程度	需要急诊医疗资源数量
1 级	A 濒危病人	—
2 级	B 危重病人	—
3 级	C 急症病人	≥2
4 级	D 非急症病人	0 ~ 1

表 4–4 列入急诊病人病情分级的医疗资源

列入急诊分级的资源	不列入急诊分级的资源
实验室检查（血和尿）	病史查体（不包括专科查体）
ECG、X 线	床旁检测（POCT）
CT/MRI/ 超声	
血管造影	
建立静脉通路补液	输生理盐水或肝素封管
静脉注射、肌内注射、雾化治疗	口服药物
	处方再配
专科会诊	电话咨询细菌室、检验室
简单操作（n=1）	简单伤口处理
如导尿、撕裂伤修补	如绷带、吊带、夹板等
复杂操作（n=2）	
如镇静镇痛	

（1）1 级：濒危病人。病情可能随时危及病人生命，需立即采取挽救生命的干预措施，急诊科应合理分配人力和医疗资源进行抢救。

临床上出现下列情况要考虑为濒危病人：气管插管病人，无呼吸 / 无脉搏病人，急性意识障碍病人，以及其他需要采取挽救生命干预措施病人，此类病人应立即送入急诊抢救室。

（2）2 级：危重病人。病情有可能在短时间内进展至 1 级，或可能导致严重致残者，应尽快安排接诊，并给予病人相应处置及治疗。

病人来诊时呼吸循环状况尚稳定，但其症状的严重性需要很早就引起重视，病人有可能发展为 1 级，如急性意识模糊 / 定向力障碍、复合伤、心绞痛等。急诊科需要立即给此类病人提供平车和必要的监护设备。严重影响病人自身舒适感的主诉，如严重疼痛［疼痛数字分级评分法（NRS）≥7 分］，也属于该级别。

（3）3 级：急症病人。病人目前明确没有在短时间内危及生命或严重致残的征象，应在一定的时间段内安排病人就诊。

病人病情进展为严重疾病和出现严重并发症的可能性很低，也无严重影响病人舒适性的不适，但需要急诊处理缓解病人症状。在留观和候诊过程中出现生命体征异常者（表 4–5），病情分级应考虑上调一级。

（4）4 级：非急症病人。病人目前没有急性发病症状，无或很少不适主诉，且临床判断需要很少急诊医疗资源（≤1 个）的病人。如需要急诊医疗资源≥2 个，病情分级上调 1 级，定为 3 级。

表 4–5 生命体征异常参考指标（急诊病情分级用）

	<3 个月	3 个月~3 岁			3~8 岁	>8 岁
		3~6 个月	6~12 个月	1~3 岁		
心率（次 /min）	>180		>160		>140	>120
	<100	<90	<80	<70	<60	<60

续表

	<3个月	3个月~3岁			3~8岁	>8岁
		3~6个月	6~12个月	1~3岁		
呼吸*（次/min）	>50	>40			>30	>20
	<30	<25			<20	<14
血压——收缩压（mmHg）**	>85	>90+年龄×2				>140
	<65	<70+年龄×2				<90
脉搏血氧饱和度		<92%				

注：*评估小儿呼吸时尤其要注意呼吸节律；**评估小儿循环时须查毛细血管充盈时间和发绀，病情评估时血压值仅为参考指标，有无靶器官损害是关键，血压升高合并靶器官损害，则分级上调一级；成人单纯血压升高（无明显靶器官损害证据）时，若收缩压>180 mmHg，则病情分级上调一级；要重视低血压问题，收缩压低于下限者分级标准均应上调一级。

《医院急诊科规范化流程》（WS/T390-2012）根据病人病情严重程度及占用的医疗资源数目将病人分为4级。参照国外预检分诊标准的指标，遵循《流程》的基本原则，经过专家咨询论证后进行分诊标准的修订和制定（表4-6，图4-1）。

表4-6　急诊预检分级标准流程

分诊级别	指标维度	指标条目	响应时间（min）
I级（急危）	危急征象情况指标	心搏/呼吸骤停	即刻
		气道阻塞/窒息需紧急气管插管/切开	
		休克征象/急性大出血	
		突发意识丧失/抽搐持续状态	
		胸痛/胸闷（疑急性心肌梗死/主动脉夹层/肺栓塞/张力性气胸/心脏压塞）	
		特重度烧伤/脑疝征象	
		急性中毒危及生命	
		脐带脱垂，可见胎先露部位/孕妇剧烈腹痛	
		其他：凡分诊护士认为病人存在危及生命，需紧急抢救的情况	
	单项客观指标	脉搏≤40次/min或≥180次/min	
		收缩压<70 mmHg或≥220 mmHg	
		呼吸频率≤8次/min或≥36次/min	
		SpO_2<85%	
		体温>41℃或<32℃	
	综合指标	MEWS≥6分	

续表

分诊级别	指标维度	指标条目	响应时间（min）
II 级 （急重）	高风险（不需即刻抢救）/潜在危险情况	活动性胸痛，怀疑急性冠脉综合征但不需要立即进行抢救，稳定	< 10
		有脑梗死表现，但不符合 I 级标准	
		腹痛（疑绞窄性肠梗阻/消化道穿孔/急性腹膜炎等）	
		中毒病人（但不符合 I 级标准）	
		突发意识程度改变（嗜睡、定向障碍、晕厥）	
		糖尿病酮症酸中毒/骨筋膜隔室综合征	
		精神障碍（有自伤或伤人倾向）	
		阴道流血，异位妊娠，血流动力学稳定	
		创伤病人，有高危险性受伤机制	
		其他：凡分诊护士认为病人存在高风险，但不需紧急抢救或潜在危险情况	
	单项客观指标	脉搏 41 ~ 50 次/min 或 141 ~ 179 次/min	
		收缩压 70 ~ 80 mmHg 或 200 ~ 219 mmHg	
		$SpO_2 < 85\% ~ 89\%$	
		疼痛评分 8 ~ 10 分	
	综合指标	MEWS：4 ~ 5 分	
III 级（急症）		MEWS：2 ~ 3 分或病人有急性症状和急诊问题	< 30
IV 级 （亚急症）	IVa	MEWS：0 ~ 1 分或病人有轻微症状	< 60
	IVb	没有急性发病情况或特殊门诊病人	< 120

高风险创伤机制病人或年龄 > 90 岁，在原有分级基础上上调一级！

注：高风险创伤机制：3 m 以上跌倒；乘客甩出车外；同乘人员严重受伤或死亡。

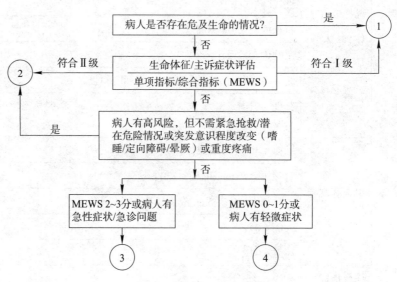

图 4-1 急诊预检分诊标准流程

4. 分诊处理　将进入急诊科的病人，经评估、分诊后，根据不同的病种和病情，给予及时、合理的处置。

（1）急危重症病人处理：病情危急者立即开通急救绿色通道，送入抢救室进行抢救，或进急诊手术室施行急诊手术处理，之后进入急诊重症监护室进行加强监护治疗。在紧急情况下，若医生未到场，护士应先采取必要的应急措施，以争取抢救时机，如给氧、吸痰、建立静脉通路、气管插管、人工呼吸、胸外按压、除颤等，以及紧急给药，如镇静解痉、降血压、降颅内压等。

（2）一般病人处理：由专科急诊就诊处理，视病情分别将病人送入专科病房、急诊观察室或带药离院。

（3）传染病病人处理：疑似传染病者应进行隔离，确诊后及时转入相应的病区或传染病医院进一步处理，同时做好传染病报告工作与消毒隔离措施。

（4）成批伤病员处理：遇成批伤病员就诊时，护士除积极参与抢救外，还应协助应急预案的启动、急救物品、药品、仪器的准备、人员的分工、救治区域分区设置、组织实施有效急救措施、病人及家属安抚等协调工作，尽快使病人得到分流处理。

（5）特殊病人处理：因交通事故、吸毒、自杀、刑事案件等涉及法律问题者，给予相应处理的同时应立即通知有关部门；无家属的病人应先处理，同时设法联系其亲属。

（6）病人转运处理：需辅助检查、急诊住院、转 ICU、去急诊手术室或转院的病人，途中均须有医护人员陪送、监护，并做好交接工作。

（7）清洁、消毒处理：按规定做好用物、场地、空间清洁消毒，以及排泄物的处理。

（8）各项处理记录：在急诊病人的处理中应及时做好各项记录。在抢救过程中执行口头医嘱时，应复述一次，经二人核对后方可用药，抢救结束后应在 6 h 内据实补齐。各项记录书写要规范、清楚，并做好交接工作，重症病人应进行床头交班。

二、急救绿色通道

情境三：
　　分诊护士为病人进行护理评估的同时，开通静脉通路、协助医生处置病人、完成各项检查，并为病人开通急救绿色通道。同时通知病人家属来院为病人办理入院手续。
请思考：
　　1. 何谓急救绿色通道？
　　2. 分诊护士可为哪些病人开通急救绿色通道？
　　3. 护士为该病人开通急救绿色通道的原因有哪些？

急救绿色通道即急救绿色生命安全通道，是指对急危重症病人一律实行优先抢救、优先检查、优先住院的原则，医疗相关手续酌情补办。急救绿色通道能够有效缩短救治时间，提高生命救治成功率，提高病人预后生存质量。

（一）急救绿色通道的范围

原则上所有生命体征不稳定和预见可能危及生命的各种类型急危重病人均应纳入急救绿色通道。包括但不仅限于以下急诊病人：①各种急危重症病人，如休克、昏迷、心搏骤停、严重心律失常、急性心肌梗死、急性肺栓塞、张力性气胸、急性中毒、急性严重器官功能衰竭等的生命垂危者；②无家属陪同且需急诊处理的病人；③突发公共卫生事件或灾害性事故发生时的批量伤员，如外伤、中毒等。

（二）急救绿色通道的流程

预检分诊护士根据病人病情的轻重缓急判断是否开通急救绿色通道，符合开通条件的病人按照急救绿色通道流程进行救治（图 4-2）。

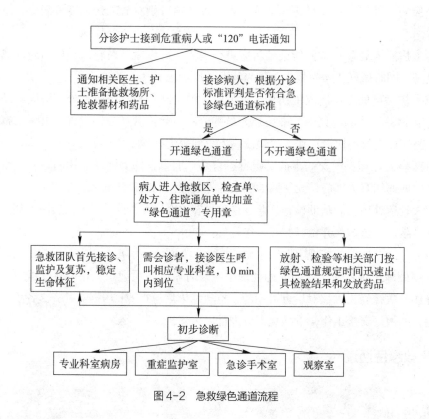

图 4-2　急救绿色通道流程

（三）急救绿色通道的管理

1. 标志醒目，抢救优先　急救绿色通道的各环节、相关科室都应有醒目的标志，收费处、化验室、药房等设急救绿色通道病人专用窗口，检查科室如 CT 室、B 超室、X 线检查室等应在门旁张贴绿色通道病人优先的标志。

2. 配置合理，培训规范　根据《急诊科建设与管理指南（试行）》的基本要求，合理配备急诊人力资源、急救设备和药品。开展急救技术操作规程的全员培训，医护人员实行持证上岗、依法行医。

3. 流程畅通，通信方便　根据急诊科布局，设置简单明了的急救绿色通道流程图，贴于急救大厅或急救通道入口处，方便病人及家属快速进入急救绿色通道的各个环节。根据情况选用对讲机、固定电话、移动手机等通信设备，设立急救绿色通道专线，不间断地接收院内、外急救的信息。

4. 分诊准确，救治及时　分诊护士快速分辨"重病"和"轻病"的就诊者，及时救治急危重症病人，有效分流非急危重症病人。当医疗资源严重短缺时，绿色通道的作用是让最大数量的人能够获得及时的救治。

5. 首诊负责，无缝衔接　首诊负责是指第一位接诊医生（首诊医生）对其接诊病人的检查、诊断、治疗、会诊、转诊、转科、转院等工作负责到底的制度。并与挂钩合作的基层医疗机构建立急诊、急救转接服务制度，使急危重症病人得到连续的有效治疗。

6. 分区救治，分级管理　将急诊科从功能结构上分为三大区域：①红色区，即抢救监护区，适用于一级和二级病人处置。②黄色区，即观察诊疗区，适用于三级病人，原则上按照时间顺序处置病人，当出现病情变化或分诊护士认为有必要时可考虑提前应诊，病情恶化的病人应被立即送入红色区。③绿色区，即四级病人诊疗区。实行"三区四级"，按轻重缓急安排就诊顺序，有利于保障急诊病人医疗安全。

7. 规范文书，医护一致　设置急诊抢救记录单，详细及时记录抢救过程，包括给药剂量、时间、方法及各项技术操作、病情变化等，医护记录一致，避免自相矛盾。建立危重病人转运、气管插管等各类知情同意书，要求医患双方签名，确实做到有据可查，为以后可能发生的医疗纠纷提供证据。

8. 定期评价，持续改进　医院、科室均应定期评价急诊医疗服务体系对紧急事件处理的反应性，急诊高危病人在"绿色通道"平均停留时间，并且根据评价结果持续改进质量。

三、急诊胸痛、卒中、创伤中心管理

（一）急诊胸痛中心管理

为进一步规范和提高胸痛病人救治水平，保证医疗质量和医疗安全，2017 年国家卫生与计划生育委员会制定了《胸痛中心建设与管理指导原则（试行）》，对胸痛中心的建设和管理提出了要求。

1. 急诊胸痛中心的建设

（1）在二级及以上的综合医院或相关专科医院设置胸痛中心，设置心血管内科、呼吸内科、心脏大血管外科或胸外科、急诊医学科、医学影像科等与胸痛救治相关的诊疗科目，设置 ICU 或收治危重胸痛病人的病床。

（2）具备开展直接经皮冠状动脉介入治疗和溶栓治疗、急性肺动脉栓塞溶栓治疗、张力性气胸紧急持续性引流及外科手术治疗的相关条件。

（3）具备开展急性主动脉夹层的急诊介入治疗和外科手术的相关条件，或与具备条件的医院建立转诊机制。

（4）配备具有相关资质的专业技术人员。具备胸痛病人的综合抢救能力。

2. 急诊胸痛中心的管理

（1）建立以胸痛中心为基础的多学科联合诊疗模式。

（2）建立胸痛中心绿色通道，及时接诊胸痛病人。急诊科设置胸痛诊室，建立急性胸痛优先就诊机制。对于需要紧急救治的胸痛病人，实施"先救治，后付费"。

（3）对急性胸痛病人进行快速识别，在 10 min 内完成首份心电图。对于确诊为 ST 段抬高心肌梗死（ST-segment elevation myocardial infarction，STEMI）的病人应在 10 min 内使用双抗药物；对于出现症状＜12 h 的 STEMI 病人，应直接行经皮冠状动脉介入治疗（percutaneous coronary intervention，PCI），从接诊到导丝通过时间不超过 90 min，如果采用药物溶栓治疗，从接诊到进针时间不超过 30 min。

（4）按照相关疾病诊疗指南、技术操作规范和临床路径，制订各类胸痛相关疾病的救治和转诊流程。

（5）建立院前院内无缝衔接流程，经院前急救中心（站）救护车转运和基层转诊病人，入院后直接送达介入手术室（造影室）。

（6）建立针对本院、院前急救中心（站）、基层医疗卫生机构的培训教育体系，提高相关人员的协同救治能力。

拓展阅读 4-1
以胸痛中心为基础的多学科联合诊疗模式图

（7）建立专人负责的胸痛病人信息登记、诊疗数据记录、随访管理、健康宣教制度，并对胸痛病人诊疗数据进行统计分析，提出提升医疗质量和医疗安全的改进措施。

（二）急诊卒中中心管理

为进一步规范和提高卒中诊疗水平，保证医疗质量与病人安全，国家制定了《医院卒中中心建设与管理指导原则（试行）》，对急诊卒中中心的建设和管理提出了要求。

1. 急诊卒中中心的建设

（1）在二级及以上的综合医院或相关专科医院设置卒中中心，设置神经内科、神经外科、急诊医学科等与卒中诊疗与康复相关的诊疗科目，具有收治重症卒中病人的重症监护病房。

（2）设置卒中急救绿色通道，配备相应的设备、设施，如颅脑 CT 或 MRI 检查、全脑血管造影、血生化等辅助检查，溶栓、取栓、介入、开颅手术等治疗设施。有条件的医院应设立脑血管病专病急诊室。

（3）成立卒中急救小组，小组成员由经过培训的相关诊治和检查科室的医生和经过专业培训的护理团队等组成。

（4）建立与基层医疗机构对口帮扶和协作关系，建立与院外急救体系对接和接受上级医院会诊、远程卒中救治及病人转诊的机制和制度。

（5）建立符合标准的卒中病例信息登记、统计分析、随访系统及数据库。

2. 急诊卒中中心的管理

（1）成立以医院主管业务领导为主任，以相关职能部门、临床、医技和信息部门科室负责人为成员的卒中诊疗管理领导小组，下设办公室，明确部门职责及工作制度。

（2）成立以神经内科、神经外科、介入医学科、急诊医学科医生、护士为主体，卒中诊疗相关专业医务人员为依托的救治小组。设立脑血管病急诊窗口，保证卒中中心绿色通道畅通。

（3）按照卒中相关诊疗指南、技术操作规范，如《中国急性缺血性脑卒中诊治指南》《中国急性出血性脑卒中诊治指南》《缺血性卒中基层诊疗指南》等，制定各类卒中病种救治预案和工作流程。

（4）建立卒中住院登记及随访登记数据库，建立专人负责的卒中病例管理、随访管理的相关制度。

（5）设置专人负责的卒中健康宣教、继续教育、科研工作小组。

（三）急诊创伤中心管理

为进一步规范和提高创伤病人救治水平，保证医疗质量和医疗安全，国家卫生健康委员会制定了《创伤中心建设与管理指导原则（试行）》，对创伤中心的建设和管理提出要求。

1. 急诊创伤中心的建设

（1）在二级及以上综合医院设立创伤中心。设置急诊医学科、骨科、神经外科、普外科、心胸外科、泌尿外科、五官科、介入科、麻醉科、医学影像科、输血科等与创伤救治相关的诊疗科目。具备创伤基础和高级生命支持设备、床旁检测和诊断设备，如除颤器、呼吸机、心电监护仪、床旁超声、急诊 CT 等。

（2）急诊抢救室具备一定数量、满足需求的抢救床位和复苏床位。设置创伤复苏单元，一定数量的创伤重症监护室病床以及创伤普通病床。

（3）能够快速完成创伤重点超声评估（focused assessment sonography in trauma，FAST）、胸片、骨盆 X 线检查、全身快速 CT 检查、血管造影检查、力争做到介入时间及手术时间提前，特殊病人能够在 1 h 内实施急诊手术。

（4）具备开展紧急气管插管、环甲膜切开、胸腔闭式引流、心包穿刺术等创伤后手术的相关能力和条件。

（5）有创伤综合救治团队，配备具有相关资质的专业技术人员。具备严重创伤病人的综合抢救能力。

（6）建立院前登记系统与院内登记系统，建立统一的病人确认码，做到创伤病人的全病程追踪。

2. 急诊创伤中心的管理

（1）建立以创伤救治为核心的多学科联合诊疗模式。

（2）建立创伤中心绿色通道，及时接诊创伤病人。对于需要紧急救治的创伤病人，实施"先救治，后付费"。

（3）按照创伤相关疾病诊疗指南、技术操作规范和临床路径，制订各类创伤相关疾病的救治和转诊标准流程。

（4）建立院前救治与院内救治之间的无缝衔接流程，经院前急救中心（站）救护车转运和基层转诊的严重创伤病人，到达医院后直接送达创伤复苏单元、重症监护室，必要时可直接送达手术室。

（5）建立针对医院、创伤救治点/中心、院前急救中心（站）、区域内相关医疗卫生机构的培训教育体系，提高相关创伤救治人员的协同救治能力。

（6）建立专人负责的创伤病人信息登记制度、诊疗数据记录、随访、健康宣教制度，并定期对创伤病人诊疗过程进行随访、统计、分析，总结提高医疗服务质量和加强病人安全的措施。

拓展阅读 4-2
5210 急救模式

四、急诊科设备与药品管理

（一）急诊科设备的管理

1. 增设设备专管护士　由工作经验丰富、专业知识扎实的高年资护士承担，由急诊科护士长直接监管。其主要任务是负责各种急救设备的日常管理、维修保养以及新设备使用的培训考核，同时加强对设备使用环境的检查，保证仪器设备的正常使用。

2. 严格遵守操作规程　急诊仪器设备必须由专业医护人员进行操作。对于新进设备，应组织相关人员的培训，掌握设备的正确操作规程、维修及保养知识，严格按照其说明和步骤进行使用，避免人为故障。

3. 建立定期保养制度

（1）每天应擦拭设备表面，若被血液、体液污染应立即消毒。

（2）应注意检查各种仪器的管路是否老化，并且做到用后立即消毒。注意设备用电安全及防电措施，防止漏电。

（3）每周对所有急诊设备进行一次全面的维护，包括零部件的清洁与检查，并将维护结果详细登记在设备维护登记本上。

4. 建立设备档案 每台仪器建立设备档案，包括其名称、产地、购买日期、附件、保修时间及使用说明书。另外，还应记录仪器使用时间、运转情况、有无故障及维修情况，作为对仪器使用的评估依据。

（二）急诊科药品的管理

1. 抢救车内所有药品，只能供急诊病人按医嘱使用，用后应及时补充。

2. 抢救车应指定专人管理，负责药品领取供应和保管工作。每周核查并做好登记。

3. 急救药品应班班交接，并做好登记，保证急救药品 100% 的完好率。

4. 定期清点检查药品，防止积压变质，如发现有沉淀、变质、变色、过期、标签模糊等药品时，须停止使用，并报药剂科处理。

5. 按药剂科要求，对毒麻、限制药品，贵重药品进行保管。保持一定基数，设专用抽屉存放并加锁，每日交接班时清点，按医嘱使用后，由医生开专用处方并携带空安瓿向药房领回。

五、急诊科医院感染管理

急诊科是各种细菌、病毒聚集、活跃、传染的主要场所，不仅要有严格的消毒隔离制度而且要有严格的防范措施，才能有效防止疾病的交叉感染，降低医院感染率，提高医疗护理质量。急诊科应当遵循《医院感染管理办法》及相关法律法规的要求，加强医院感染管理，严格执行标准预防及手卫生规范，并对特殊感染病人进行隔离。急诊医院感染管理应达到以下要求。

1. 急诊整体环境应洁净、宽敞、明亮、通风。应与普通门诊分开，自成体系，设单独出入口。

2. 根据医院实际情况制订急诊医院感染管理制度。

3. 建立预检分诊制度，发现传染病病人或疑似传染病病人，应指定到隔离诊室就诊，已被污染的区域应及时进行消毒处理。

4. 保持各室空气清新，定时开窗通风；地面、诊桌、诊椅、诊查床、平车、轮椅等应每日常规消毒，被血液、体液污染后及时擦洗和消毒；各种急诊监护仪器的表面应每日清洁，污染后及时清洁和消毒。

5. 严格遵守无菌技术操作原则，凡侵入性诊疗用物，均做到一人一用一灭菌；与病人皮肤黏膜直接接触的物品应一人一用一消毒，干燥保存。

6. 一次性使用医疗用品必须在消毒灭菌有效期内使用，不得重复使用。

7. 使用中的消毒液应保持有效性，根据其性能定期监测并有记录；根据规定定期对各类无菌物品的消毒灭菌效果进行监测，符合要求。

8. 诊室、治疗室、观察室、厕所等使用的清洁工具（抹布、拖把等）定点放置，拖把标志明显，分别清洗消毒，不得交叉使用。

9. 各诊室应配置适合的流动水洗手设施和手消毒剂，医务人员操作前后均应认真洗手或手消毒。

10. 严格执行《医疗废物管理条例》，认真做好医疗废物的分类收集、密闭转运、无害化处理和交接登记等工作。

（焦金梅）

数字课程学习

📥 教学 PPT　　　📝 自测题

第五章

重症监护病房的设置与管理

【学习目标】

知识：

1. 掌握重症监护病房的概念、收治原则与转出指征。

2. 掌握危重病人常用风险评估方法。

3. 熟悉重症监护病房的布局、设备、药品与医院感染管理要求。

4. 了解重症监护病房人员配置要求。

技能：

1. 具备复杂病情观察与判断能力，正确运用所学知识对危重病人进行准确的风险评估，并进行有效的病情观察和判断处理。

2. 能够熟练使用抢救物品，掌握基本的救护技能。将重症监护病房设备与药品管理、医院感染管理知识正确运用到临床工作中。

素质：

1. 具有扎实的业务素质，对于高强度、高压力的 ICU 工作不畏艰辛，敢于挑战。

2. 培养护士同理心，能够转换身份，设身处地为病人考虑。

重症监护病房（intensive care unit，ICU）是重症医学的临床基地，应用系统、连续、高质量的医学监护和诊疗技术对各种原因导致一个或多个器官与系统功能障碍、危及生命或具有高危因素的病人进行综合救治，是医院集中监护和救治重症病人、应对重大突发公共卫生事件重症救治的专业科室，是医院现代化和整体医疗实力的标志。

第一节　重症监护病房的设置要求

情境导入

某三级甲等医院经多年运行，面临多种设施问题不能满足当地居民就医需求，现规划在新城区建设新院区，预设置床位数1100张，须按照三级医院评审要求设置ICU。

请思考：

1. 按照我国ICU设置建设规模要求，此医院ICU应设置多少张床位？
2. 根据收治病人数量及病情，护士人数与床位数如何配置？

ICU规模应符合医院功能任务和实际收治重症病人的需要，并向全院开放床位。

一、重症监护病房的布局设置

（一）ICU整体布局

应划分医疗区、办公区、污物处理区和生活辅助区等功能区域，各区域相对独立，以减少干扰并有利于感染控制，建筑装饰须遵循不产尘、不积尘、耐腐蚀、防潮防霉、防静电、容易清洁和符合防火要求的总原则。各功能区房间的数量和空间可根据ICU病床规模、工作人员数量等因素确定。

（二）ICU区域设置

应与其主要服务的医疗区域邻近，以方便重症病人的转运，应尽可能邻近手术室、医学影像科、检验科和输血科（血库）等区域，方便重症病人的检查和治疗。内部布局要考虑ICU内不同的空间与（或）功能的位置与配置的设定，空间在物理限定中大多以正方形、圆形、矩形方案或组合形式进行建设，提供使医护人员能够便利观察的条件和在必要时尽快转运病人的通道。

（三）ICU通道流向设置

应当规划合理的包括人员流动和物流在内的医疗流向，为医务人员、病人和医疗污物等设置符合医院感染控制相关要求的进出通道，有条件者设置洁净物品供应通道和自动化物流传输通道，最大限度地减少各种干扰及交叉感染因素。

（四）ICU病室设置

1. 床位设置　国内三级综合医院ICU服务病床数以占医院病床总数的2%～8%为宜，可根据实际需要适当增加，每个ICU管理单元以8~12张床位为宜。ICU床位使用率以75%为宜，当全年床位平均使用率超过85%时，应适度扩大规模，每天至少应保留1张空床以备应急使用。每个床单元的使用面积不小于15 m²，每个ICU应最少配备一个单间病房，单间病房的使用面积不小于18 m²，用于收治隔离病人。层流正压和负压隔离病室的设置应根据病人专科来源及卫生行政部门的要求设定，同时建议根据综合情况与需求设置单间病室，满足收治特殊隔离病人的需求。

2. 手卫生设施 安装足够的洗手设备，单间每床1套，开放式病房至少每2床1套，每套设施至少包括非手接触式洗手池、洗手液和擦手纸。每床床旁放置快速手部消毒装置1套，其他区域根据需要进行配置，必要时能够保证自然通风。

3. 通风与采光设施 ICU应当有良好的自然采光和通风条件；为保持室内空气环境，病室空气调节系统能独立控制，各功能区域或每个单间病房的温度和湿度；有条件的ICU最好装配气流方向从上到下的空气净化系统。

4. 噪声控制 尽可能将监护仪器的报警、电话铃声、打印机、医务人员交谈声等减小到最低的水平，地面覆盖物、墙壁和天花板应该尽量采用吸音建筑材料。

二、重症监护病房护理人员配备

在ICU的工作中，护理工作在ICU日常医疗工作中占很大的比重，因此，ICU必须有足够数量的护理人员，护士人数与床位数之比不少于（2.5~3）∶1，根据收治床位数量和收治病种的不同，调整ICU护理人员值班的人数。ICU护理人员必须经过重症护理相关知识技术的专业培训，掌握重症医学的基础及专科知识和操作技术，具备独立工作能力。ICU护士长应当具有中级以上专业技术职务任职资格，在危重症监护领域工作3年以上，具备一定的管理能力。

除常规临床护理技术外，应根据专科发展及收治病人种类等需要，掌握各系统重症病人的常规护理，监护设施的使用，如氧疗技术、呼吸机使用技术、心肺复苏技术、重症康复技术、血液净化技术等，同时掌握人工气道护理，各类导管的护理，各系统器官功能监测护理，水、电解质及酸碱平衡监测护理，营养支持护理，心理护理等。

ICU护士应具备良好的职业素养，有一定沟通应急协作能力和管理能力，鼓励通过日常培训和继续教育等途径，不断更新知识，提高重症监护的专业技能，适应日益新增的技术和环境发展需求。

（张　莉）

第二节　重症监护病房的管理要求

重症监护病房是对危重病人提供系统、连续、高质量的集中监护和救治的场所。在ICU日常工作和管理中，应明确病人的收治原则和转出指征，对病人进行准确的风险评估，从而实施针对性护理。同时，ICU的设备和药品管理以及医院感染管理也尤为重要。

一、收治原则与转出指征

（一）收治原则

ICU 是为病人提供高级生命支持的病房，一般遵循以下收治原则。

1. 急性、可逆、已经危及生命的器官或者系统功能障碍或衰竭，经过严密监护和加强诊疗短期内可能得到恢复的病人。

2. 存在各种高危因素，具有潜在生命危险，经过严密的监护和有效诊疗可能减少死亡风险的病人。

3. 在慢性器官或系统功能不全的基础上，出现急性加重且危及生命，经过严密监护和诊疗可能恢复到原来或接近原来状态的病人。

4. 重大突发公共事件的重症病人。

5. 其他适合在 ICU 进行监护和诊疗的病人。

慢性消耗性疾病、不可逆性疾病以及不能从加强监测治疗中获得益处的病人，一般不是 ICU 的收治范围。

（二）转出指征

在 ICU 治疗期间病人达到下列治疗效果者应当转出 ICU。

1. 器官或系统功能衰竭已基本纠正或接近原来的功能状态，无须生命支持治疗者。

2. 病人和（或）家属不同意继续在 ICU 诊疗者。

3. 病情状况不能继续从加强监护诊疗中获益者。

二、危重病人的风险评估

（一）病情危重程度的评估

急性生理与慢性健康评分 II（acute physiology and chronic health evaluation II，APACHE-II）是目前常用的病人病情危重程度评估量表，由急性生理评分（acute physiology score，APS）（表 5-1）、慢性健康状况评分（chronic health score，CHS）（表 5-2）及年龄评分（表 5-3）三部分组成，其分值越高，表示病人病情越重，预后越差，病死率越高。

表 5-1　急性生理评分（APS）

监测指标	异常升高值				0 分	异常降低值			
	4 分	3 分	2 分	1 分		1 分	2 分	3 分	4 分
肛温（℃）	≥41	39.0~40.9			38.5~38.9	36.0~38.4	34.0~35.9	32.0~33.9	30.0~31.9	≤29.9
MAP（mmHg）	≥160	130~159	110~129		70~109		50~69		≤49
HR（次/min）	≥180	140~179	110~139		70~109		55~69	40~54	≤39
R（次/min）	≥50	35~49		25~34	12~24	10~11	6~9		≤5
PaO_2（mmHg）					>70	61~70		55~60	<55

续表

监测指标	异常升高值					异常降低值			
	4分	3分	2分	1分	0分	1分	2分	3分	4分
(A-a)DO₂ (mmHg)	≥500	350~499	200~349		<200				
pH	≥7.7	7.6~7.69		7.5~7.59	7.33~7.49		7.25~7.32	7.15~7.24	<7.15
HCO₃⁻ (mmol/L)	≥52	41~51.9		32~40.9	22~31.9		18~21.9	15~17.9	<15
Na⁺ (mmol/L)	≥180	160~179	155~159	150~154	130~149		120~129	111~119	≤110
K⁺ (mmol/L)	≥7	6.0~6.9		5.5~5.9	3.5~5.4	3~3.4	2.5~2.9		<2.5
Cr (mg/dL)	≥3.5	2.0~3.4	1.5~1.9		0.6~1.4		<0.6		
Hct (%)	≥60		50.0~59.9	46~49.9	30~45.9		20~29.9		<20
WBC (×10⁹/L)	≥40	20.0~39.9	15~19.9		3~14.9		1~2.9		<1
GCS	分值等于15减去实际GCS分值								

注：当 $FiO_2 < 0.5$ 时用 PaO_2，当 $FiO_2 \geq 0.5$ 时用（A-a）DO_2。

表 5-2　慢性健康状况评分（CHS）

慢性健康评估要点	无器官衰竭	常规手术前存在器官衰竭或免疫抑制	急诊手术前或不能手术但存在器官衰竭或免疫抑制
分数	0	2	5

注：只有当病人存在以下慢性病时才进行 CHS 评分：①肝硬化及明确的门静脉高压；②美国纽约心脏病学会心功能Ⅳ级；③慢性阻塞性、梗阻性或血管性肺疾病导致活动重度受限；④长期接受透析治疗；⑤因治疗影响机体对感染的抵抗力。

表 5-3　年龄评分

年龄（岁）	≤44	45~54	55~64	65~74	≥75
分数	0	2	3	5	6

（二）意识障碍的评估

ICU 病人常伴有不同程度的意识障碍，以昏迷及谵妄较为常见。昏迷程度的评估通常采用格拉斯哥昏迷评分（Glasgow coma scale，GCS）（表 5-4）。谵妄是多种原因引起的意识状态的急性波动性改变，表现为短时间内出现意识障碍和认知功能改变，常用 ICU 意识模糊评估法（confusion assessment method for the ICU，CAM-ICU）（表 5-5）进行评估。

表 5-4　格拉斯哥昏迷评分（GCS）

睁眼反应	得分	言语反应	得分	运动反应	得分
自主睁眼	4	正常交谈	5	遵嘱运动	6
呼唤睁眼	3	回答错误	4	刺痛定位	5

续表

睁眼反应	得分	言语反应	得分	运动反应	得分
刺痛睁眼	2	胡言乱语	3	刺痛躲避	4
刺痛无反应	1	只能发声	2	刺痛屈曲	3
		不能发声	1	刺痛伸直	2
				刺痛无反应	1

表 5-5　ICU 意识模糊评估法（CAM-ICU）

意识模糊特征	阳性标准
特征 1：意识状态急性改变或波动 病人的意识状态是否与其基线状况不同？或在过去的 24 h 内，病人的意识状态是否有任何波动？表现为镇静量表（如 RASS）、GCS 或既往谵妄评估得分的波动。	任何问题答案为"是"
特征 2：注意力障碍 数字法检查注意力 指导语：跟病人说："我要给您读 10 个数字，任何时候当您听到数字'8'，就捏一下我的手表示。"然后用正常的语调朗读下列数字，每个数字间隔 3 s。 6 8 5 9 8 3 8 8 4 7 当读到数字"8"病人没有捏手或读到其他数字时病人做出捏手动作，均记为错误。	错误数 > 2
特征 3：意识水平改变 如果 RASS 的实际得分不足 0 分（清醒且平静）为阳性。	RASS 不为"0"
特征 4：思维混乱 是非题 （1）石头是否能浮在水面上？ （2）海里是否有鱼？ （3）1 斤是否比 2 斤重？ 您是否能用榔头钉钉子？ 当病人回答错误时记录错误的个数 执行指令 先跟病人说："伸出这几根手指"（检查者在病人面前伸出 2 根手指示范），然后说："现在用另一只手伸出同样多的手指"（这次检查者不做示范）。 * 如果病人只有一只手能动，第二个指令改为要求病人"再增加一个手指"。 如果病人不能成功执行全部指令，记录 1 个错误。	错误总数 > 1

CAM-ICU 总体评估：特征 1 和特征 2 同时为阳性，再加上特征 3 或特征 4 其中一项为阳性即为 CAM-ICU 阳性

符合标准：阳性（谵妄存在）　不符合标准：阴性（谵妄不存在）

（三）疼痛的评估

　　疼痛是第五大生命体征，应常规对危重病人进行疼痛评估，对于能自主表达疼痛者，可通过视觉或数字评估工具进行疼痛程度评估，如视觉模拟法（visual analogue scale，VAS）、数字分

级评分法（numeric rating scale，NRS）、面部表情评分法（faces pain scale，FPS）等；不能自主表达者可使用重症监护疼痛观察工具（critical care pain observation toll，CPOT）（表5-6）进行评估，其分值越高，表示病人疼痛程度越高。

表 5-6　重症监护疼痛观察工具（CPOT）

指标	条目	描述	得分
面部表情	放松、自然	无肌肉紧张表现	0
	表情紧张	皱眉、眉毛下垂、眼窝紧缩、轻微的面肌收缩，或其他改变（如侵入性操作中睁眼或流泪）	1
	面部扭曲、表情痛苦	出现上述所有面部运动，并伴有眼睑紧闭（可以表现出张口或紧咬气管插管）	2
身体活动	没有活动或正常体位	根本不动或正常体位	0
	防卫活动	缓慢、小心地活动，触摸或摩擦痛处，通过活动寻求关注	1
	躁动不安	拔管，试图坐起，肢体乱动/翻滚，不听指令，攻击医务人员，试图爬离床	2
肌肉紧张度	放松	被动运动时无抵抗	0
	紧张、僵硬	被动运动时有抵抗	1
	非常紧张或僵硬	强烈抵抗，无法完成被动运动	2
机械通气顺应性（插管病人）或发声（无插管病人）	耐受呼吸机或活动	无报警，通气顺畅	0
	咳嗽但可耐受	咳嗽，可触发报警但报警可自动停止	1
	人机对抗	不同步：人机对抗，频繁引起报警	2
	言语正常或不发声	说话音调正常或不发声	0
	叹息、呻吟	叹息，呻吟	1
	喊叫、哭泣	喊叫，哭泣	2

（四）镇静的评估

合理镇静不仅能改善机械通气人机协调性，还能降低病人氧耗，增加舒适感，促使病人更好地配合治疗。Richmond 躁动–镇静量表（Richmond agitation sedation scale，RASS）（表5-7）是 ICU 病人常用的镇静评估工具，该工具评分范围为 -5 ~ +4 分。浅镇静的目标值为 RASS -2 ~ 0 分，深镇静的目标值为 RASS -3 ~ -4 分，当合并应用神经肌肉阻滞剂时，镇静目标应为 RASS -5 分。然而，接受神经肌肉阻滞剂治疗的病人，因其达到一定肌松深度后将失去神经肌肉运动反应，难以通过主观镇静评分对其进行镇静深度评估。此时，客观脑功能监测将是一种补充措施，如脑电双频指数（bispectral index，BIS）。其数值范围是 0 ~ 100，0 代表无脑电活动，100 代表完全清醒。一般认为 BIS 数值在 40 ~ 70 是理想镇静状态，BIS < 40 可能镇静过深，BIS > 70 可能镇静无效。

（五）营养风险评估

危重病人病情重，自身营养状况通常较差，因此需要做好营养风险评估，及时补充营养。

常用的营养风险评估工具有营养风险筛查2002（nutritional risk screening 2002，NRS-2002）和重症病人的营养风险（NUTRIC）（表5-8）。

表5-7　Richmond躁动-镇静量表（RASS）

分数	状态描述	
+4	有攻击性	有暴力行为
+3	非常躁动	试着拔除呼吸管、鼻胃管或静脉滴注
+2	躁动焦虑	身体激烈移动，无法配合呼吸机
+1	不安焦虑	焦虑紧张，但身体只有轻微的移动
0	清醒平静	清醒自然状态
-1	昏昏欲睡	没有完全清醒，唤醒后可维持清醒状态超过10 s
-2	轻度镇静	没有完全清醒，唤醒后无法维持清醒状态超过10 s
-3	中度镇静	对声音有反应
-4	重度镇静	对身体刺激有反应
-5	昏迷	对声音及身体刺激都没有反应

表5-8　重症病人的营养风险（NUTRIC）

参数	范围	评分值
年龄（岁）	< 50	0
	50 ~ 74	1
	≥ 75	2
APACHE-Ⅱ（分）	< 15	0
	15 ~ 19	1
	20 ~ 27	2
	≥ 28	3
序贯器官衰竭评估（SOFA）（分）	< 6	0
	6 ~ 9	1
	≥ 10	2
器官功能不全的个数	0 ~ 1	0
	≥ 2	1
转入ICU前的住院时间（d）	0	0
	≥ 1	1
白细胞介素-6（IF-6）（pg/mL）	< 400	0
	≥ 400	1

注：得分0~5分为低营养失调风险；6~10分提示临床转归不佳（死亡、机械通气），此类病人很可能从积极的营养支持治疗中获益。

（六）深静脉血栓形成风险评估

危重病人因长期卧床、缺乏运动，血流速度减慢，容易形成深静脉血栓。临床上对静脉血栓栓塞症（venous thromboembolism，VTE）进行风险评估常用VTE风险评估（Caprini模型）（表5-9）。

表 5-9 VTE 风险评估（Caprini 模型）及预防方案

高危评分	病史	实验室检查	手术
5 分 / 项	脑卒中（1 个月内）		选择性下肢关节置换术
	急性脊髓损伤（瘫痪）（1 个月内）		髋关节、骨盆或下肢骨折
	多发性创伤（1 个月内）		大手术（超过 3 h）*
3 分 / 项	年龄≥75（岁）	抗心磷脂抗体阳性	大手术持续 2 ~ 3 h*
	浅静脉、深静脉血栓形成或肺栓塞病史	蛋白 C 阳性	
	血栓家族史	蛋白 S 阳性	
	肝素引起的血小板减少	YJJ	
	现患恶性肿瘤或化疗	狼疮抗凝物阳性	
	其他先天或后天血栓形成	血清同型半胱氨酸酶升高	
2 分 / 项	年龄 60 ~ 74（岁）		关节镜手术（>60 min）*
	既往恶性肿瘤		腹腔镜手术（>60 min）*
			大手术（<60 min）*
1 分 / 项	年龄 40 ~ 59（岁）		计划小手术
	肥胖（BMI > 25 kg/m²）		近期大手术（1 ~ 3 个月）
	口服避孕药或激素替代治疗		下肢石膏或肢具固定
	妊娠期或者产后（1 个月内）		中心静脉置管
	原因不明的死胎史，复发性自然流产（≥3 次），有毒血症或发育受限原因早产		
	卧床的内科病人		
	炎性肠病史		
	下肢水肿		
	静脉曲张		
	严重的肺部疾病、含肺炎（1 个月内）		
	肺功能异常（慢性阻塞性肺疾病）		
	急性心肌梗死（1 个月内）		
	充血性心力衰竭（1 个月内）		
	败血症（1 个月内）		
	输血（1 个月内）		
	其他高危因素		

注：①每个危险因素的权重取决于引起血栓事件的可能性，如癌症的评分是 3 分，卧床的评分是 1 分，前者比后者更容易引起血栓形成。②＊只能选择一个手术因素。③干预方案：0 ~ 1 分：低危，尽早活动＋物理预防；2 分：中危，药物预防＋物理预防；3 ~ 4 分：高危，药物预防＋物理预防；≥5 分：极高危，药物预防＋物理预防，不能单用物理预防；>9 分：有肺栓塞危险；>11 分：有易栓症危险。

（七）压力性损伤风险评估

评估压力性损伤风险，采取积极有效的护理措施可减少危重病人压力性损伤发生率。目前危重病人常用的压力性损伤风险评估工具包括 Braden 压力性损伤风险评估量表（表 5–10）和 Waterlow 压力性损伤风险评估量表（表 5–11）。

表 5–10　Braden 压力性损伤风险评估量表

	1分	2分	3分	4分
1. 感觉 对压力相关的不适做有意义反应的能力	完全受限 接收到疼痛刺激时，病人无法做出呻吟、退缩或抓握的反应（也可能是由于使用镇静药或意识改变），绝大部分体表无法感知到疼痛	非常受限 当接收到疼痛刺激时，只能以呻吟或躁动不安表示，全身有 1/2 以上的体表无法知觉到不适或疼痛刺激	轻微受限 对言语指令有反应，但总是无法在感受到不适时，表达其不适或需由他人协助翻身，1~2 个肢体无法知觉到不适或疼痛刺激	未受损害 对言语指令有反应，对不适与疼痛刺激有知觉能力
2. 潮湿 皮肤暴露在潮湿环境中的程度	持续潮湿 皮肤几乎一直处于潮湿状态，每次移动病人时，病人的皮肤都是潮湿的	经常潮湿 皮肤经常是潮湿的，每班至少更换床单 1 次	偶尔潮湿 大约每天需要更换床单 2 次	很少潮湿 皮肤通常是干燥的，依常规更换床单即可
3. 活动 身体活动的程度	限制卧床 活动范围限制在床上	可以坐椅子 无行走能力或行走能力严重受限，无法承受自己的体重或需协助才能坐进椅子或轮椅	偶尔行走 每个班的大多数时间是在床上或椅子上，但在白天偶然可在协助下，或不需要协助自行走动	经常行走 每天至少走出病室 2 次，醒着时至少每 2 h 会在病房内走动
4. 移动 改变或控制体位的能力	完全无法移动 无法凭自己的能力对身体或肢体位置做调整，即使是轻微的调整	非常受限 偶尔能轻微地调整身体或肢体的位置，无法凭自己的能力做经常或大幅度调整	轻微受限 时常能凭自己的能力小幅度的自由调整身体或肢体位置	未受限 能凭自己的能力时常改变体位及做大幅度的体位调整
5. 营养 通常的进食形态	非常差 从未吃完送来的正餐，很少吃超过送来的 1/3，水分摄取差，未食用液体营养补充品，如太空饮食，每天吃 2 份或 2 份以下蛋白质（肉、蛋、奶制品等），无论病人是否接受静脉营养补充，持续以下任意情况 5 日以上：禁食或进食清流质饮食	可能不足 很少吃完送来的正餐，一般来说只能吃完送来的 1/2，偶尔食用液体营养补充品，每天吃 3 份蛋白质（肉或豆、奶制品），所摄取的液态食物或管饲未达到理想需要量，如每日进食量少于 1 500 kcal	足够 一般能吃完每餐的 1/2 以上，每日吃四餐含肉或奶制品的食物，偶尔拒绝吃一餐，或管饲或肠外营养	非常好 每顿正餐都吃掉大半，从不拒绝用餐，在两餐间，偶尔还吃点心，不需要营养补充品。通常食用 4 份或以上的蛋白质（肉或豆、奶制品）

续表

	1分	2分	3分	4分
6. 摩擦力和剪切力	有问题 需中度到极大的协助，才能移动身体，且无法将身体完全抬起，在床单上不滑动。卧床或坐轮椅上，时常会向下滑动，需极大协助，痉挛或躁动不安，使病人皮肤几乎持续受到摩擦	潜在的问题 不能有效移动，或只需些许协助，在移动过程中，皮肤可能在床单、椅子、约束带等设备上出现一些滑动，大多数时候能在床或椅子上维持相当好的姿势，但偶尔会滑下来	无明显的问题 能凭自己的能力在床上或椅子上移动。在移动时，可将自己完全抬起，总是能在床上或椅子上维持良好的姿势	

注：9分及以下提示极度危险，10~12分提示高度危险，13~14分提示中度危险，15~18分提示轻度危险。

表 5–11　Waterlow 压力性损伤风险评估量表

体重指数 BMI（kg/m²）		皮肤类型		性别和年龄		营养状况评估工具	
中等（BMI 20~24.9）	0	健康	0	男	1	A– 近期体重下降	B– 体重下降评分
高于中等（BMI 25~29.9）	1	薄如纸	1	女	2	是　到 B	0.5~5 kg = 1
肥胖（BMI≥30）	2	干燥	1	14~49 岁	1	否　到 C	5.1~10 kg = 2
低于中等（BMI≤20）	3	水肿	1	50~64 岁	2	不确定到 C 并计 2 分	10.1~15 kg = 3
		潮湿	2	65~74 岁	3	C– 病人进食少或食欲差	> 15 kg = 4
		颜色异常	2	75~80 岁	4	否 =0　是 =1	不确定 = 2
		破溃	3	>81 岁	5		

失禁		运动能力		特殊因素				
完全控制 / 导尿	0	完全	0	组织营养状况		神经系统缺陷		大手术或创伤
偶尔失禁	1	躁动不安	1	恶病质	8	糖尿病	4~6	骨 / 脊柱手术　5
大 / 小便失禁	2	冷漠的	2	多器官衰竭	8	运动 / 感觉异常	4~6	手术时间 >2 h　5
大小便失禁	3	限制的	3	单器官衰竭	5			
		卧床	4	外周血管病	5	截瘫	4~6	手术时间 >6 h　8
		轮椅	5	贫血（Hb < 80 g/L）	2			
				吸烟	1			
				药物				
				长期应用细胞毒性药物 / 大剂量糖皮质激素、抗生素				4

注：10~15 分提示危险，16~20 分提示高度危险，>20 分提示非常危险。

（八）跌倒风险评估

跌倒是指突发的、不自主的、非故意的体位改变，包括同一个平面的跌倒和从一个平面到另一个更低平面的跌倒。住院病人一旦发生跌倒，极有可能出现骨折、出血等并发症，严重者甚至会导致昏迷、死亡。因此，做好病人跌倒风险评估，采取预防措施十分关键。目前评估工具常采用跌倒风险临床判定法（表 5–12）和 Morse 跌倒风险评估量表（表 5–13）。

表 5–12　跌倒风险临床判定法

跌倒风险等级	病人情况
跌倒低风险	昏迷或完全瘫痪
跌倒中风险	存在以下情况之一： 过去 24 h 内曾有手术镇静史； 使用 2 种及 2 种以上高跌倒风险药物
跌倒高风险	存在以下情况之一： 年龄≥80 岁； 住院前 6 个月内有 2 次及 2 次以上跌倒经历，或此次住院期间有跌倒经历； 存在步态不稳、下肢关节和（或）肌肉疼痛、视力障碍等； 6 h 内使用过镇静镇痛、催眠药物

注：当病人不符合表 5–12 中任何条目时，宜使用 Morse 跌倒风险评估量表（表 5–13）进行评估，根据总分判定为跌倒低风险、跌倒中风险、跌倒高风险。

表 5–13　Morse 跌倒风险评估量表

项目	评分标准
跌倒史	无 = 0 分；有 = 25 分
超过一个疾病诊断	无 = 0 分；有 = 15 分
使用助行器具	没有需要 / 卧床休息 / 坐轮椅 / 护士帮助 = 0 分
	拐杖 / 手杖 / 助行器 = 15 分
	依扶家具 = 30 分
静脉输液	否 = 0 分；是 = 20 分
步态	正常 / 卧床休息 / 轮椅 = 0 分
	虚弱 = 10 分
	受损 = 20 分
精神状态	正确评估自我能力 = 0 分
	高估 / 忘记限制 = 15 分

注：总分 125 分，< 25 分为低风险，25～45 分为中风险，> 45 分为高风险。

三、重症监护病房的设备与药品管理

（一）重症监护病房的设备管理

ICU 集中了医院最先进的治疗与监测设备，主要包括心电监护仪、呼吸机、输液泵、微量注射泵、肠内营养输注泵、电动床、设备带、心电图机、血气分析仪、除颤器、喉镜、纤维支气管镜、升降温设备、血液净化仪等。设备的正常使用在危重病人救治过程中非常关键，直接关乎病人救治的效率与质量，故 ICU 需加强对设备的管理。

1. 成立 ICU 设备管理小组　成立以科主任、护士长为核心的科室设备管理小组，小组成员分工负责科室设备的日常管理维护、制度拟定、使用培训等。

2. 建立健全设备管理制度　建立设备日常使用管理与培训、故障报修、设备不良事件上报等制度，健全设备操作、维护保养、应急预案及应急调配流程等。

3. 设备的日常使用管理　设备管理执行"四定"制度，即定数量、定点放置、定人负责、定期检查。设备应位置固定、摆放有序，心电监护仪、呼吸机、输液泵等 ICU 常用设备，应放置在床旁仪器架或吊塔上，处于备用状态；其他备用设备集中放在仪器室，使用后及时消毒并归位。设备上附规范、简洁的操作规程，也可利用信息化技术实现扫码获取设备相关资料。设立固定的设备管理员，负责各种设备的管理、维护、保养工作。建立严格的交接班制度，每班认真交接设备的数量、状态以及有无特殊情况等。

4. 建立应急预案及应急调配流程　建立设备应急预案及应急调配流程，当出现设备故障、公共卫生事件等突发情况时，能够及时有效地应对处置。ICU 的监护及治疗设备一般不外借，如遇特殊情况，遵循院内应急调配流程。

5. 加强设备使用培训　加强对设备的操作流程、故障识别处理、设备风险应急预案等培训，要求医护人员能够熟练掌握设备的性能及操作规范，防范因设备使用不当给病人带来的风险。特殊设备应由医院考核合格并授权的医护人员操作。

6. 注重设备的维护保养　设备管理员应建立设备档案，记录每台设备的基本信息、日常保养、维修记录等，定期检查设备的工作性能与状况，制定具体的维护计划，并做好防尘、防湿、清洁、消毒等日常维护工作。贵重设备应建立专用登记本，准确记录设备的使用时间和工作状态。设备有故障或损坏，需专区放置并贴上提醒标识，及时维修。

（二）重症监护病房的药品管理

重症病人治疗药物种类繁多，一旦发生混淆或用药错误，将直接威胁病人的生命安全，故应加强 ICU 的药品管理。

1. 抢救车药品的管理　抢救车内药品要求做到定点存放，专人管理，基数固定，效期标识清楚，每班交接并检查有效期。抢救车应放置于明显且固定的位置，便于随时抢救病人，车内药品、物品使用后及时清点并补齐。

2. 麻醉及精神药品的管理　麻醉及精神药品设专柜或保险柜存放，双层加锁，双人管理。建立麻醉药使用登记本，注明使用病人基本信息、药物使用信息、医嘱执行信息等。药品按需规定基数，交接清楚。药物使用前，由医生开医嘱及专用麻醉处方，护士双人核查；使用后保留空安瓿，剩余药液必须由双人确认后妥善处置，不得留存。

3. 高危药品的管理　高危药品也称为高警示药品，是指使用不当或用药错误会对病人造成伤害/死亡的药品，包括高浓度电解质、肌肉松弛药及细胞毒性药品等。病区原则上不存放高危药品（抢救药除外），如确有需要，应设高危药品专柜放置，标识醒目，定量管理，每班交接。护士执行该类药品医嘱时，须严格执行查对制度，由双人复核，确保配制与使用准确，并严密监测药品不良反应。

4. 抗菌药物的管理　遵照《抗菌药物临床应用管理办法》，应结合重症感染病人血液检查结果及临床表现等，合理选用抗菌药物。特殊使用级抗菌药物应掌握用药指征，经专业技术人员会诊后，由具有处方权的医生开具处方方可使用。

5. 药品的存放管理　药品每周检查，防止出现药品过期或药品混淆的情况。严格执行每类药品贮存条件，并做好检查登记，一般药品应干燥、遮光保存。需冷藏储存的药品（如胰岛素、破伤风抗毒素注射液等）放于 2~8℃ 的药品专用冰箱，需避光保存药品按要求保存，特殊及贵重药品应单独存放并加锁保管。

四、重症监护病房的医院感染管理

医院感染是指住院病人在医院内获得的感染，包括在住院期间发生的感染和在医院内获得、出院后发生的感染，但不包括入院前已开始或入院时已处于潜伏期的感染。ICU 的病人病情危重、机体免疫功能低下，加上各种侵入性操作以及长期使用多种抗菌药物，是医院感染的高危人群。危重病人一旦发生医院感染，会加重病情，增加住院时间及医疗费用，甚至增加病死率，因此预防和控制医院获得性感染是危重病人救治成功的基础。

（一）健全组织体系，完善规章制度

ICU 应建立医院感染管理小组，全面负责科室医院感染管理工作，制定相关规章制度，并监督实施。

（二）工作人员的管理

1. 着装符合要求　ICU 的工作人员均需佩戴口罩及帽子，穿工作服，不得穿露脚趾的拖鞋，以防病人体液污染。外出时需更换工作服，防止交叉感染。

2. 手卫生规范　严格执行《医务人员手卫生规范》（WS/T313-2019），强调接触病人前、进行无菌操作前、体液暴露后、接触病人后、接触病人周围环境后规范执行手卫生。

3. 职业防护

（1）标准预防，即认定病人血液、体液、分泌物、排泄物均具有传染性，需进行隔离，不论是否有明显的血迹、污染，或是否接触非完整的皮肤和黏膜，接触上述物质者必须采取防护措施，包括手卫生、安全注射以及根据预期可能的暴露选用手套、隔离衣、口罩、护目镜或防护面屏等。

（2）医务人员应掌握防护用品的正确使用方法，接触疑似为强传染性疾病的病人（如禽流感、新型冠状病毒肺炎病人）应采取二级防护措施，佩戴医用防护口罩，当可能发生喷溅时应采取三级防护措施。

拓展阅读 5-1
经空气传播疾病医务人员的分级防护要求

（3）医护人员自我防护的重要措施还包括疫苗接种，如乙肝表面抗体阴性者，上岗前宜注射乙肝疫苗。

（4）医护人员应掌握职业暴露处理及上报流程，若发生职业暴露，应立即按照流程进行处理及上报。

4. 工作人员的院感培训　所有工作人员，包括医生、护士、进修人员、实习学生、保洁人员等，应定期接受医院感染预防与控制相关知识和技能的培训。

（三）病人的管理

1. 病人的安置与隔离应遵循以下原则：应将感染、疑似感染与非感染病人分区安置；在标

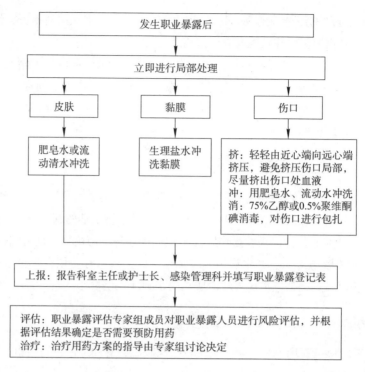

图 5-1 职业暴露处理及上报流程

准预防的基础上，根据疾病的传播途径（如接触传播、飞沫传播、空气传播等），采取相应的隔离防护措施。

2. 多重耐药菌感染或定植病人宜单间隔离，如隔离房间不足，可将同类耐药菌感染或定植病人集中安置。经空气传播感染的病人（如开放性肺结核），应隔离于负压病房。接受器官移植、粒细胞缺乏症等免疫功能严重受损的病人，应安置于单间病房，予以保护性隔离。隔离病人尽量使用一次性物品。

3. 多重耐药菌感染或定植病人的治疗及护理由相对固定的人员进行，同一人员不可同时照顾负压隔离和保护性隔离的病人。患有呼吸道感染、腹泻等感染性疾病的医务人员，应避免直接接触病人。

（四）探视的管理

1. 探视应有明确的时间及人数限制，提倡视频探视。

2. 严格限制不必要的探视，特殊情况需入室探视时，应遵循医院感染预防控制规定，探视前进行卫生手消毒，穿专用探视服，佩戴口罩、帽子，必要时穿鞋套。探视服专床专用。

3. 探视时应避免接触病人及病人的床单位和物品。

4. 探视结束后，严格执行手卫生，探视服、帽子等按规定处置。

5. 对于疑似患有强传染性疾病的病人，应避免探视或者采用视频探视。

6. 有疑似或确诊的呼吸道感染症状探视者或婴幼儿及老年体弱者，应避免入室探视。

（五）环境与物品的管理

1. 环境的管理

（1）空气：每日开窗通风至少 30 min，可采用包括空气洁净技术在内的多种空气消毒方法。

安装空气净化系统的 ICU，应每周清洁消毒空气净化系统出、回风口 1～2 次，做好空气洁净设备的维护与监测，保持洁净设备的有效性。

（2）温湿度：医疗区域内的温度应维持在 24℃±1.5℃，相对湿度应维持在 55%～65%。

（3）墙面和门窗：保持无尘和清洁。一般情况下用清水擦洗，有血迹或体液污染时，立即用 1 000 mg/L 含氯消毒剂擦拭消毒。

（4）地面：病室所有地面每天清洁消毒 1～2 次，有血迹、体液、分泌物或排泄物污染时，用 1 000 mg/L 含氯消毒剂擦拭。各式清洁工具专区专用，每天至少消毒一次。

（5）装饰：装饰应遵循不产尘、不积尘、耐腐蚀、防潮防霉、防静电、容易清洁和消毒的原则。不应在室内摆放干花、鲜花或盆栽植物。

2. 物品的管理

（1）医疗区域的物体表面应保持清洁，每天清洁消毒 1～2 次，被病人体液、排泄物等污染时，应随时清洁并消毒。

（2）医疗设备：仪器按钮、操作面板等被频繁接触的物体表面每日进行擦拭消毒；一般性诊疗器械（如听诊器、叩诊锤、手电筒、软尺等）专床专用，如交叉使用，用后立即消毒；病人持续使用的医疗设备（如监护仪、输液泵、氧气流量表等）表面，每天清洁消毒 1～2 次；病人交叉使用的医疗设备（如超声诊断仪、除颤器、心电图机等）表面，直接接触病人的部分用后立即清洁消毒，不直接接触病人的部分每周清洁消毒 1～2 次；多重耐药菌感染或定植病人使用的医疗器械、设备专人专用或一用一消毒。

3. 床单位的管理　病人床单位应每天清洁消毒 1～2 次，达到中水平消毒；床单、被罩、枕套、枕芯、被褥、床间隔帘应保持清洁，定期更换，如有血液、体液或排泄物等污染，应随时更换。病人转出后需严格进行床单位终末处置，特殊感染病人床单位终末处置后，必要时需进行环境物表微生物监测。

4. 病人生活用品的管理　病人生活用品专人专用，每天清洁、消毒，腹泻病人的便盆应一用一消毒。

（六）医院感染监测及报告

1. 定期监测环境、物品、医护人员双手消毒效果，当怀疑医院感染暴发、ICU 新建或改建以及病室环境消毒方法改变时，应随时监测。

2. 积极开展目标性监测，即针对感染高危人群、高发部位、高危因素等开展医院感染监测，ICU 医院感染目标性监测主要包括呼吸机相关肺炎、血管导管相关血流感染、导尿管相关尿路感染、多重耐药菌监测等。

（1）呼吸机相关肺炎的预防和控制措施：呼吸机相关肺炎（ventilator-associated pneumonia，VAP）是指建立人工气道并接受机械通气时所发生的肺炎，包括发生肺炎 48 h 内使用人工气道进行机械通气者。预防和控制措施如下。

1）优先考虑无创通气，严格掌握气管插管或切开适应证；宜选择经口气管插管，使用气囊上方带侧腔的气管插管；有创通气者，每日评估机械通气及气管插管的必要性，尽早脱机或拔管。

2）建议使用 0.2% 氯己定（洗必泰）漱口或口腔冲洗，每 6～8 h 一次。

3）若无禁忌证，应抬高床头 30°～45°，并协助病人翻身拍背及振动排痰。

4）在进行与气道相关的操作时，应严格遵守无菌技术操作规程，呼吸机管路及配件应一人一用一更换，长期使用者应每周更换，有明显分泌物污染时，应及时更换；呼吸机管路的冷凝水及时倾倒，防止冷凝水流向病人气道；湿化液应使用无菌水，每日更换。每 6~8 h 监测气管插管气囊压，保持气囊压力在 25~30 cmH$_2$O；及时清除声门下分泌物，气囊放气或拔除气管插管前应确认气囊上方的分泌物已被清除。

5）避免不必要的深度镇静，应定期唤醒病人并行自主呼吸训练，每日评估镇静必要性，尽早停用镇静药。

（2）中央导管相关血流感染的预防和控制措施：中央导管相关血流感染（central line associated-bloodstream infection，CLABSI）是指病人在留置中央导管期间或拔除中央导管 48 h 内发生的原发性血流感染，与其他部位存在的感染无关。预防和控制措施如下。

1）根据病人病情尽可能使用腔数较少的导管；成人置管部位尽可能选择锁骨下静脉，不宜选择股静脉。

2）置管操作时严格遵守无菌技术操作规程，采取最大无菌屏障。认真执行手卫生，戴帽子、口罩、无菌手套，穿无菌手术衣。插管部位应铺大无菌巾，并使用有效含量≥2 g/L 氯己定 – 乙醇溶液进行皮肤消毒。紧急状态下的置管，若不能保证无菌原则，应当在 2 天内拔除导管或更换穿刺部位重新置管。

3）置管后应用无菌透明贴膜覆盖穿刺点，病人多汗、渗血明显时可选用无菌纱布；穿刺点覆盖敷料定期更换，无菌纱布至少每 2 天更换一次，无菌透明敷料至少每周更换一次，出现潮湿、松动、污染时应立即更换，保持穿刺点干燥，并密切观察有无感染征象。

4）接触导管接口或更换敷料时，严格执行手卫生，并戴无菌手套；当怀疑中央导管相关性血流感染时，如无禁忌，应立即拔管，并留取静脉血及导管尖端进行微生物检测。严格掌握中央导管留置指征，若无使用必要应尽早拔管。

（3）导尿管相关尿路感染的预防和控制措施：导尿管相关尿路感染（catheter-associated urinary tract infection，CAUTI）是指病人留置导尿管期间或拔除导尿管后 48 h 内发生的尿路感染。预防和控制措施包括：

1）严格掌握留置导尿管的适应证，避免不必要的留置导尿；每日评估必要性，尽早拔除导尿管。

2）置管操作时严格遵守无菌技术操作规程，使用 0.5%~1% 的聚维酮碘棉球消毒尿道口及其周围皮肤黏膜，棉球不能重复使用。插管动作轻柔，避免损伤尿道黏膜。

3）集尿袋低于膀胱水平，防止反流。做好导尿管的日常维护，防止滑脱。保持尿液引流系统的密闭性，采集微生物尿标本时应在导尿管侧面以无菌操作方法针刺抽取尿液，其他尿标本从集尿袋开口采集，其余时刻不随意打开导尿管及集尿袋接口。每日会阴擦洗 2 次，避免进行常规膀胱冲洗。

4）长期留置导尿管宜定期更换，普通导尿管 7~10 天更换，特殊类型导尿管按说明书更换，更换导尿管时应更换集尿袋。

（4）多重耐药菌感染的预防和控制措施：多重耐药菌（multidrug resistant organism，MDRO）是指对临床使用的三类或三类以上抗菌药物同时呈现耐药的细菌。常见多重耐药菌包括耐甲氧西林金黄色葡萄球菌、耐万古霉素肠球菌、耐碳青霉烯类抗菌药物肠杆菌科细菌、耐碳青霉烯类抗菌药物鲍曼不动杆菌、多重耐药/泛耐药铜绿假单胞菌等。预防和控制措施包括：

1）医务人员在直接接触病人前后，进行无菌技术操作前，接触病人使用的物品或处理其分泌物、排泄物后，必须严格执行手卫生。

2）对所有病人实施标准预防措施，对确诊或高度疑似多重耐药菌感染病人或定植病人，在标准预防的基础上，实施接触隔离措施：①尽量选择单间隔离，也可以将同类多重耐药菌感染病人或定植病人安置在同一房间，并设立"接触隔离"标识。无法实施单间隔离时，应进行床旁隔离。②与病人直接接触的医疗器械、器具及物品专人专用或一用一消毒。③医护人员相对固定，接触多重耐药菌感染病人或定植病人的伤口、溃烂面、黏膜、体液、分泌物、排泄物时，应当戴手套，必要时穿隔离衣；完成诊疗护理操作后，及时脱去手套和隔离衣，并进行手卫生。

3）加强环境清洁、消毒工作，清洁工具专区专用，对医务人员和病人频繁接触的物体表面采用适宜方法消毒。出现多重耐药菌感染暴发或者疑似暴发时，应当增加清洁消毒频次。换下的床单、被套、衣物以及床单位所有垃圾单独处理。

4）医务人员应严格遵守无菌技术操作规程，尤其在实施侵入性操作时。

5）严格执行抗菌药物临床使用的基本原则，正确、合理地实施个体化抗菌药物给药方案。

6）多重耐药菌感染或者定植病人转诊之前应当通知接诊科室，采取相应隔离措施。转出后床单位做好终末消毒。

3. 定期分析医院感染发病趋势、相关危险因素和防控工作存在的问题，及时调整预防与控制方案。

4. 临床医护人员发现有医院感染流行趋势时，应立即报告医院感染管理科，积极配合调查发病原因，控制蔓延；发现医院感染暴发时，应立即按照医院感染暴发处置应急预案上报并采取紧急处理措施。

（甘秀妮 李 霞）

数字课程学习

📥 教学 PPT　　　📝 自测题

第六章

急危重症病人的转运管理

【学习目标】

知识：

1. 掌握转运的交接流程及内容。

2. 掌握转运过程中的监护要点、突发事件的应对措施。

3. 熟悉 SBAR 交接模式。

4. 了解其他常见的交接模式。

技能：

1. 正确运用所学知识对急危重症病人进行有效的交接。

2. 危重症病人转运过程中能够准确判断病情变化并进行有效处置。

素质：

培养护士在转运过程谨慎、细心、条理清晰的做事风格。

为了得到更好的治疗条件，有时病人需要进行转运。因此，护士做好转运前的准备、转运中的护理和转运后的交接工作，对于保障病人的安全、减轻痛苦、预防和减少并发症、提高救治效果具有十分重要的意义。

第一节　急危重症病人常见交接模式

护理交接是病人照护过程中，护理人员之间传递和交流病人重要诊疗信息，促进护理延续性，使护士与团队之间共享数据，拦截危险或预测风险。急危重症病人病情复杂、变化速度快，临床检查、治疗、用药等处置多，护理交接的疏漏都可能引发严重的不良后果，急危重症病人的护理交接质量直接影响其护理质量、护理安全及病人满意度。

一、急危重症病人的交接流程和要素

（一）急危重症病人的交接流程

交接质量取决于交接过程中信息传达的准确度和完整性，但它是一个容易被打断或受到干扰的医护交流过程，接班护士能力与信心也会影响到信息接收的准确度和完整性，影响交接质量。

交接一般分为 4 个阶段。

1. 交班者准备　交班者组织交接内容，为交班做准备。

2. 接班者到达　接班护士按要求着装提前到岗，巡视所分管的病人，了解新入院、危重、抢救、手术后及当日待手术病人的病情变化。

3. 开始交接　交接方式包括书面交班、口头交班及床旁交班。传达病人具体问题和未完成的护理任务，是交接班的优先事项。本班工作完成不彻底或不符合要求者接班者应及时提出并纠正。

4. 接班　接班者整合病人信息并承担其护理。

（二）急危重症病人的交接要素

护士做好病人、病情方面的准备及交班时的周围环境及物品准备。交接过程中的关键要素通常包括以下几个方面。

1. 病人动态　包括病人总人数、出入院、转科、转院、分娩、手术等人数，危重病人、抢救病人、大手术前后或有特殊检查处置的病人及死亡等情况。

2. 病人病情　包括病人的意识、生命体征、症状和体征、与疾病相关的检查结果，治疗护理措施及效果（如各种管路是否在位、通畅，引流液的颜色、性状、量，输液药物及滴速，注射部位有无红肿渗漏；受压部位皮肤情况）；病人的心理与情绪变化，病人对疾病的态度，家庭、单位的态度和社会支持情况等。

3. 护理工作　医嘱执行情况，重症护理记录，各种检查、标本采集及各种处置完成情况，对尚未完成的工作也应向接班者交代清楚。

4. 药品与设备　贵重、毒、麻、精神药品及抢救药品、器械、仪器的数量、性能等，交接

班者均应交接清楚并签全名。

5. 其他需要特殊交代的事情。

二、急危重症病人护理交接形式

目前护理交接的形式主要包括床旁交接、集体口头交接、书面交接。不同的交接形式具有不同的内在特性和优缺点，对交接信息沟通的效果和所用时间长短不一。

（一）床旁交接

床旁交接是一种面对面的交流形式，交班护士在每例病人床旁向接班护士交接病人的信息和护理措施。床旁交接的优点在于能聚焦于病人，直接观察病人情况，增加与病人和家属的交流机会，有利于建立良好的护患关系；病人相关的护理文书和用药能被交接护士同时核对，如有错误能及时修正；护士在床旁对病人进行体格检查，能确保交接班信息的准确；交接班护士能互相学习，共同探讨问题并协作解决从而达到共同协作的目的。但床旁交接费时较长，易受病房环境影响，床旁交接不宜讨论病人隐私问题，病人突发需求会打断护士交接班，可能让护士遗漏重要信息，影响护理的延续性等。

在急危重症病人的床旁交接时，注意站位（图6-1）。

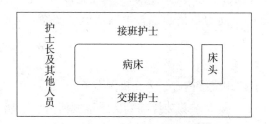

图6-1 床旁交接人员站位图

1. 关注危重病人的整体状况 遵循"从头到足"的原则，判断病人意识，检查其全身皮肤状况、各管路是否固定在位、通畅、有效期、标识是否正确；检查评估病人护理措施是否得当，评估现存的和潜在的护理风险。

2. 关注危重病人使用的各种仪器设备 查看呼吸机的模式、参数和监测指标；查看心电监护仪的历史信息、报警值设置的合理性；确认使用中的输液泵、营养液输注泵具体的速度、剩余量，查看输注的种类、滴速与病情记录是否相符；查看其他正在使用中的仪器是否参数正确、功能完好。

3. 标准化的床旁交接流程 床旁交接时，应注意主动问候病人，注意规范的沟通方式，保护病人隐私。交班者首先报告病人的姓名、年龄、诊断、病情、治疗、心理状态、检查的阳性结果、饮食、睡眠、各种高危评分情况、已完成的治疗及待进行的治疗和检查、已完成的护理措施，报告需要重点关注的护理问题。接班者结合晨间护理中发现的问题进行对比分析，确认交接内容准确无误。

4. 整理 床旁交接完后回护士站，接班护士针对交接时存在问题进行短暂交流讨论，内容主要是专科知识、病情观察、用药管理、安全管理、风险防范等，理出今日重点关注的内容。

（二）集体口头交接

护理交接经常也在护士站、医生办公室等地点进行集体交接，一般是晨交班，夜班护士将病区所有病人主要情况口头汇报给日班护士。部分医院医生、护士共同进行集体交接班，在夜班护士和夜班值班医生交接各自领域内容后，由科主任、护士长安排当日的重点工作。集体口头交接参加人数较多，便于共同沟通病人信息，也便于科主任和护士长管理工作，传达信息。有的医务工作者更偏向于办公室集体口头交接，主要是因为病人的某些隐私信息必须要被讨论和商议，没有病人和家属在场，更有利于保护病人的隐私信息，从而促进问题的解决。护士、医生共同交接时交接内容重复较多，所用时间较长，病人不在场的情况下可能发生交接信息错误或不完整。临床实际过程中，除夜班交班护士外，其他护士被动接收信息较多，参与性不强，有时也会出现接班护士注意力不集中，交接流于形式的情况。

（三）书面交接

书面交接是接班护士通过已经写好的护理文件获得病人信息的一种交接形式，一般由交班护士在交接表格中填写病人的详细信息和需要完成的护理计划，被认为是较为正式的形式。书面交接时，交接护士仅通过填写的表格信息得知病人之前的病情信息，无法面对面交流。在临床实践过程中，书面交接用于不同科室、不同医院间等护士无法面对面交接的情况，如病房与手术室的交接，病房护士和手术室护士均填写手术交接单向对方交接病人信息。书面交接内容均有统一标准化的格式，可提供简洁、长期的病人信息记录，也包括护士给予病人的护理措施，同时可以缩短交接班时间，提高交接班效率。然而，书面交接班时，交接班护士无法面对面地讨论问题，也不能向对方询问有关病人的问题和细节，相应削弱了交接班的作用，影响交接班的效果。

> 拓展阅读6-1
> 核心制度规范落实了吗？

三、常见急危重症病人的交接模式

（一）SBAR模式

SBAR模式是世界卫生组织推荐的一种标准化交接模式，按照现状、背景、评估、建议对急危重症病人进行病情和护理问题的交接。

现状（S，situation）：病人目前的状况、主要病情、治疗要点、特殊护理及监测项目。

背景（B，background）：病人的既往病史、过敏史和用药情况等。

评估（A，assessment）：依据现有资料对病人进行专业评估，如病人的神志、瞳孔、生命体征、检查结果、用药评估、管路评估和预见性护理风险评估等。

建议（R，recommendation）：建议重点关注的护理问题与没有完成的护理事项，如注意病人的特殊病情、特殊药物和特殊护理（气道、管路、皮肤、疼痛）等。

SBAR交接模式作为快速有效的一种护理沟通技术，不但能够使医生同护士之间的交流更加便利，内容精简且具有针对性，而且能够提高医护沟通效率，提升护士的综合素质，促进病人安全及团队协作。但是，使用此方案首先要对使用人员进行充分培训，否则容易造成工具性信息流失。

（二）ISBAR模式

简介（I，introduction）：自我介绍，简述病人基本资料、入院原因。

现况（S，situation）：病人目前的现况或者有何主诉，已经关注了哪些方面，哪些方面正在恶化，有何症状。

既往史（B，background）：病人以前有什么既往史、目前使用什么药物、治疗措施、近期的生命体征、检查结果及病人情况变化。

评估（A，assessment）：病人现存的问题是什么，潜在的危险是什么，潜在的并发症有哪些，需要继续关注什么。

建议（R，recommendation）：给予专业的建议。

ISBAR 运用于 ICU 交班，能促进护理文件的书写及护理活动的完成，保证在病区间交接的时候有效信息顺利移交，保证工作的有效性及延续性。但是 ISBAR 模式也需要充分对使用者进行培训，确保使用者能清楚理解 ISBAR 的使用方法，才能进行有效沟通。

（三）SOAP 模式

主观资料（S，subjective）：病人的主诉，病史。

客观资料（O，objective）：病人的生命体征、检查结果。

评估（A，assessment）：如鉴别诊断、护理诊断。

计划（P，plan）：新的诊疗、医嘱及护理计划。

这个模式主要是基于认知层面，帮助交班的完成，尤其是在 ICU，在信息量较大的病房，能有效提高沟通的有效性。SOAP 模式应用于 ICU 的交班中能促进详细地检查，侧重点是病人的客观资料的收集，从而增加交班的质量。

（四）以问题为导向的交接模式

由接班护士就病人一般情况、生命体征、用药情况、特殊管路、病人护理问题与预见性护理风险等几大方面分别向交班护士提问，交班护士进行解答，并由交接班人员同时就以上内容分步骤对病人进行护理查体。双方交换意见和建议后，护士长组织简短的集体讨论。

以问题为导向的交接模式，打破定向思维，使接班护士的思维模式变被动聆听为主动提问，以问题带动思维，理论与实践相结合，可促进接班护士对于病人病情的思考与分析；也可督促交班护士做好充分准备，提高接班质量。

（五）反式交接模式

接班护士提前到岗，查看病人的病历资料、护理记录，了解病人的基本情况。晨间大交班时，交班护士讲述病人的病情、治疗效果、主要护理问题；床旁交接时，接班护士主动陈述病人的主要病情、观察要点和治疗护理情况后，再由交班护士补充，形成"陈述—补充—陈述"循环，至交接班完毕。

反式交班模式将交接班更加结构化和标准化，增强护士规范交接班意识，可提高交接的准确性，从而提升护士对危重病人病情的知晓度，确保交接班质量。

拓展阅读 6-2
《医疗质量安全核心制度要点》

（张春梅）

第二节　急危重症病人院内转运

情境导入

张某，男，49岁。系高空作业坠落致外伤，颈椎MRI显示：C5、C6颈脊髓损伤，入住骨科治疗，行椎间盘切除、椎管减压联合植骨内固定术。

情境一：

病人术后第二天出现呼吸费力，动脉血气结果显示Ⅰ型呼吸衰竭，立即行气管插管，呼吸机辅助呼吸，准备转入ICU进一步治疗。

请思考：

1. 该病人的转运分级？
2. 医护人员转运该病人需具备怎样的资质？
3. 转运前需要做好哪些准备工作？

急危重症病人病情危重，由于诊断和治疗的需要，常需实施院内转运。院内转运是指在同一医疗单位不同医疗区域之间的转运。转运区域涉及各个临床科室（如急诊、手术室、重症监护病房及普通病房）或功能科室（如导管室、磁共振室）等。为降低院内转运风险，全面的风险评估，充分的转运前准备，严密的转运中监护，详细、全面的转运后交接等是保障院内转运安全的关键。

一、急危重症病人院内转运前准备

（一）转运决策

院内转运是为了实施诊疗措施和必要的检查，以期改善病人的预后。但因急危重症病人病情危、急、重、变化快，同时需要多种生命支持手段，转运工作风险大，能否转运取决于对转运获益及风险的综合评估。

（二）知情同意

转运前，医护人员应和病人及家属充分沟通解释，告知转运的必要性、存在的问题和潜在的风险，获得病人及家属的知情同意并签字。不具备完全民事行为能力的病人由其法定代理人签字。为挽救病人生命需紧急转运，而法定代理人或被授权人无法及时签字，可由医疗机构负责人或者授权的负责人签字。

（三）转运分级评估

医护人员从病人生命体征、意识、呼吸支持、循环支持、主要临床问题和预计转运时间六项进行评估，根据转运风险由高到低，确定转运分级为Ⅰ、Ⅱ、Ⅲ级。若病人六项评估结果等级不同，则按照最高等级确定转运分级。转运分级标准详见表6-1。

表 6-1 转运分级标准

评估项目	Ⅰ级	Ⅱ级	Ⅲ级
生命体征情况	在生命支持条件下，生命体征不平稳	在生命支持条件下，生命体征相对平稳	无需生命支持条件下，生命体征尚平稳
意识状态（GCS）	昏迷，GCS < 9 分	轻度昏迷，GCS 9～12 分	GCS > 12 分
呼吸支持情况	人工气道，呼吸支持条件高，$PEEP \geqslant 8\ cmH_2O$，$FiO_2 \geqslant 60\%$	人工气道，呼吸支持条件不高，$PEEP < 8\ cmH_2O$，$FiO_2 < 60\%$	无人工气道，可自主咳痰
循环支持情况	泵入 2 种及 2 种以上血管活性药	泵入 1 种及 1 种以上血管活性药	无需血管活性药
临床主要问题	急性心肌梗死、严重心律失常、严重呼吸困难、反复抽搐、致命创伤、主动脉夹层、主动脉瘤等	ECG 怀疑心肌梗死、非 COPD 病人 $SaO_2 < 90\%$、外科急腹症、剧烈头痛、严重骨折、持续高热等	慢性病症
转运时间	$\geqslant 20\ min$	$\geqslant 10\ min$ 且 $< 20\ min$	$< 10\ min$

注：前 5 项为主要评估项目，依据 5 项中的最高级别进行分级；转运时间为次要指标，可依据实际情况进行相应调整；$1\ cmH_2O = 0.098\ kPa$。

（四）转运人员准备

急危重症病人转运时，根据病人的转运分级，配备不同资质和专业技能的医护人员。转运人员及设备配备标准详见表 6-2。若病人在转运过程中仍需体外膜式氧合（extracorporeal membrane oxygenation，ECMO）、主动脉内球囊反搏（intra-aortic balloon pump，IABP）等支持治疗，应适当增加专业转运人员的数量。转运传染性疾病病人时，医护人员应遵守相关规定，做好自身防护。

（五）转运设备和药物准备

转运前根据病人的转运分级，配备不同转运设备和药物（表 6-2）。检查转运设备，确保性能良好。根据转运目的地和病人实际情况准备符合要求的转运床、通信设备等。因疾病特征需特殊仪器支持或药物的病人，根据需要及时补给，如在转运过程中需 ECMO、IABP 等支持，应携带特殊用具如离心泵手动摇把和管道钳等；颅内压增高病人，应备 20% 甘露醇注射液。

表 6-2 转运人员及设备配备标准

人员	Ⅰ级	Ⅱ级	Ⅲ级
医生	急诊工作时间 ≥2 年；急诊住院医师培训Ⅰ阶段第三年；掌握急救技能：闭胸心脏按压、气管插管、除颤、电复律	急诊工作时间 ≥2 年；急诊住院医师培训Ⅰ阶段第二年；掌握基本急救技能	急诊工作时间 ≥1 年；急诊住院医师培训Ⅰ阶段第一年；掌握基本急救技能
护士	N3 能级护士；取得急诊专科护士证书；熟练使用抢救仪器	N2 能级护士；熟练使用抢救仪器	N1 能级护士；基本能使用抢救仪器

续表

人员	Ⅰ级	Ⅱ级	Ⅲ级
仪器设备	氧气2瓶、转运监护仪、转运呼吸机或 PEEP 简易呼吸器、口咽气道、微量泵 2 个、AED、便携式吸痰器、插管用物、穿刺用物	氧气1瓶、转运监护仪、简易呼吸器、口咽气道、微量泵 1 个、AED（必要时）、穿刺用物	氧气1瓶、指夹式脉氧仪、简易呼吸器（必要时）、穿刺用物
药品	肾上腺素、多巴胺、胺碘酮、咪达唑仑、利多卡因、阿托品、等渗盐水	肾上腺素、咪达唑仑、等渗盐水	等渗盐水

注：以上分级标准为推荐配备标准，各医院可根据自身实际情况按照推荐原则进行调整。

（六）病人准备

转运前对危重病人的病情进行详细全面的检查和评估，对存在或潜在的危及病人生命的相关问题进行紧急处理，如气道高风险病人积极建立人工气道；创伤病人使用颈托等保持脊柱稳定；气胸及大量胸腔积液的病人放置胸腔闭式引流管；应用药物控制不利于转运的原发疾病等。

转运前应详细核对病人身份信息，将转运设备（转运监护仪、转运呼吸机、氧气装置等）与病人正确连接，并观察运行效果。保持静脉通路通畅，确保特殊药物的准确执行，保证治疗的连续性。妥善固定管路，检查管路连接紧密性，防止转运途中管路脱落、扭曲、阻塞等事件的发生。

（七）转运前联络协调

提前规划最佳转运路线，并通知相关部门（如电梯、转运目的地等）做好充分准备。必要时进行转运演练以提高转运安全性。

二、急危重症病人院内转运中监护

> **情境二：**
> 医护人员已做好转运前各项准备，开始实施转运。
> **请思考：**
> 1. 转运途中病人的重点监护内容是什么？
> 2. 转运过程中如何做好管路的护理？

（一）体位

根据病人的病情选择合适体位，四肢勿超出转运床边缘。转运行进应匀速平稳，防止碰撞，上、下坡时保持病人头侧在上方。

（二）病情观察

医护人员分工明确，动态监测病人生命体征，观察意识状态、面色、末梢循环等，同时保证微量泵、呼吸机及 ECMO 等仪器设备正常运转。转运过程中仪器屏幕应面向医护人员以便观察，及时识别并处理影响监护数据准确性的干扰因素，如路途颠簸、体位变化等。

（三）管路的管理

保持管路通畅，避免牵拉、扭曲或打折。引流瓶或引流袋应按规定放置，防止引流液逆流，必要时可短暂夹闭引流管。

（四）突发事件的处理

1. 心搏骤停 立即给予心肺复苏，静脉注射肾上腺素，必要时可实施电除颤；同时紧急联络最近的具备抢救条件的部门，以实施进一步抢救，复苏成功后返回病房或 ICU 予以高级生命支持。

2. 管路脱出 应立即对管路性质（高、中、低危）进行评估，并采取针对性的处理措施。如气管插管类高危管路脱出，应立即开放病人气道予简易呼吸器辅助呼吸以保证病人供氧，条件允许的情况下，可重新建立人工气道。

3. 仪器故障 各类仪器出现报警后应立即判断报警原因并及时正确处理；若无法立即排除故障应立刻更换备用设备或采取其他替代治疗。

三、急危重症病人院内转运后交接

> **情境三：**
> 医护人员到达 ICU 后正确搬运，并妥善安置病人。
> **请思考：**
> 双方医护人员交接包括哪些内容？

当病人到达接收科室后，由转运方向接收方医护人员进行交接，内容包括病人一般信息、生命体征、治疗经过、现存主要问题及后续治疗、皮肤情况、病人的心理状态等，双方医护人员进行书面签字并确认。条件允许的情况下，可使用核查单确保交接的完整性和安全性。

（徐凤玲）

第三节 急危重症病人院际转运

> **情境导入**
> 李某，男，38 岁。既往有高脂血症，因饱餐后突发上腹部疼痛，伴阵发性加剧。病人血淀粉酶 658 U/L，血清脂肪酶 1 256 U/L，诊断为急性胰腺炎，入住消化内科治疗。
> **情境一：**
> 入院第四天，病人腹部疼痛加剧，腹胀进行性加重，肠鸣音消失，心率 123 次 /min，血压 86/46 mmHg，呼吸急促，频率 35 次 /min，少尿，血清肌酐及血尿素氮等相关指标提

示病情加重，考虑为重症急性胰腺炎，为进一步治疗拟转入上级医院。

请思考：

1. 转运前需要做好哪些准备工作？
2. 接收医院需要做好哪些准备工作？

为了使急危重症病人能够在更合适的医疗单元获得更加专业的医疗或护理照护，以取得更理想的预后，常需实施院际转运。院际转运是发生在不同医疗单位之间的转运，包括上下级医院间的纵向转运和同等级医院间的横向转运。院际转运常面临较大的风险和挑战，充分的转运前准备、严密的转运监护、突发事件的应急处理能力是保障院际转运安全的重要环节。

一、急危重症病人院际转运前准备

（一）转运决策

急危重症病人病情危、急、重、变化快，需要多种生命支持手段，且院际转运时间长、转运道路颠簸等因素，转运风险大。能否转运应由转出医院和接收医院共同对转运的获益及风险进行评估与商议，并最终由接收医院主管医师决定。

（二）知情同意

转运前，医护人员应和病人及家属充分沟通解释，告知转运必要性、存在问题、潜在风险及可能产生的费用等，获得其知情同意并签字。不具备完全民事行为能力的病人由其法定代理人签字。为挽救病人生命需紧急转运时，而法定代理人或被授权人无法及时签字，可由医疗机构负责人或者授权的负责人签字。

（三）转运方式评估

院际转运方式的选择需要综合考虑病人的疾病特征、转运距离、转运缓急、转运环境、转运人员、转运仪器设备、准备时间、路况与天气及病人的经济能力等情况。

转运方式通常包括陆路转运及飞行转运。陆路转运的优点是花费少，启动迅速，不易受不良天气状况的影响，转运途中易于监测，护送人员更熟悉转运环境。陆路转运通常由救护车完成；在大规模灾难期间成批重症伤员转运时，如条件许可亦可考虑铁路运输。飞行转运适合长途转运、陆路通行困难或要求更快时间内完成的转运。飞行转运的准备时间较陆路转运明显延长，且起飞前及着陆后可能仍需要车辆转运。因此，需综合考虑后选择合适的转运方式。国际长距离转运可通过 SOS 等专业组织完成。

（四）转运人员准备

转运人员应由医生、护士和专职司机共同组成，有条件的医院可以成立专业转运队伍。转运人员中至少有 1 名具备重症护理资格的护士，并且可根据病情需要配备其他专业人员如呼吸治疗师等。若病人需要 ECMO、IABP 等支持治疗，以及存在路途遥远、夜间出诊等特殊情况，应适当增加专业医护人员和专职司机。

参与转运的医护人员均应接受基本生命支持、高级生命支持、人工气道建立、机械通气、休克救治、外伤处理等专业培训，能熟练操作转运设备。转运传染性疾病病人时，医护人员应遵守相关规定，做好自身防护。

（五）转运设备及药物准备

救护车应满足《中华人民共和国卫生行业标准——救护车》中抢救监护型救护车的标准。传染病病人需配备负压救护车，基本条件为负压值 -30～-10 Pa。救护车内需配备符合卫生行业标准的车载转运床、转运呼吸机、心电监护仪、除颤器、供氧装置、负压吸引装置、微量泵等仪器；同时还需配备气管插管用物、简易呼吸器、吸痰管、听诊器、血压计、输液器材、体温表、消毒液、胶带及备用电池等物品。

药物配备应包含抢救复苏时及维持生命体征平稳的用药，如肾上腺素、去甲肾上腺素、多巴胺、阿托品、去乙酰毛花苷、利多卡因、胺碘酮、地塞米松、地西泮、咪达唑仑、碳酸氢钠、呋塞米、10% 葡萄糖酸钙、20% 甘露醇、等渗盐水等。病情特殊需要者还应携带专用药物。

（六）病人准备

院际转运时间长，转运前应对危重病人病情进行详细全面的检查和评估，对存在或潜在的危及病人生命的相关问题进行紧急处理。如评估病人气道安全性，气道高风险病人积极建立人工气道，确保气道通畅；循环不稳定的病人，给予有效的液体复苏或血管活性药，尽可能使病人收缩压≥90 mmHg，平均动脉压≥65 mmHg，使得血流动力学能维持组织灌注；气胸及大量胸腔积液的病人应放置胸腔闭式引流管；创伤病人使用颈托等保持脊柱稳定；不利于转运的原发疾病应用药物控制。

上述问题妥善处理后，转运人员再次详细核对病人身份信息，将转运设备（转运监护仪、转运呼吸机、氧气装置等）与病人正确连接，并观察运行效果。妥善固定管路，检查管路连接紧密性，防止转运途中管路脱落、扭曲、阻塞等事件的发生。由于救护车医疗舱内狭小，应合理安排救护车内人员座位，明确职责分工，以便观察病情、治疗及抢救。建议病人家属随车，以便沟通病情及授权抢救。

（七）接收医院准备

接收医院应指定人员负责转运工作的联络和统筹，指定人员与转诊医院保持动态联络，及时了解病人病情及后续治疗。同时确保病人所需的急救设备、物品、药品处于备用状态，协调接诊医护人员做好充分准备。

二、急危重症病人院际转运中监护

情境二：
根据转运距离和病人病情实施救护车转运，各项转运前准备工作已完成，转运人员已到位，病人在救护车上已妥善安置，开始向上级医院转运。
请思考：
1. 转运途中病人的监护重点内容是什么？
2. 转运途中应注意哪些行车安全？

（一）病情监测

转运途中严密监测病人病情是确保转运安全的关键，同时尽可能保持原有监测、治疗措施的连续性。动态观察病人意识状态和镇痛镇静效果。监测病人的心率、心律、血压、中心静脉压、心排血量等，观察病人面色、末梢循环及尿量等，维持病人循环稳定。观察病人呼吸频率、节律、幅度及氧合状态等；机械通气病人，动态观察呼吸机的潮气量、气道压力等参数，保持呼吸道通畅，按需吸痰。做好水、电解质、酸碱情况等相关指标监测，尽可能维持内环境稳定。妥善固定病人管路，保持通畅；每次移动病人后，应再次核查管路的位置，确保有效引流。随车医生可根据病情及救护车条件选择适合病人的最优体位，长途转运中，应及时、有效翻身，防止皮肤压力性损伤。做好转运途中病人的生命体征、监测指标、接受的治疗、突发事件及处理措施等记录。

（二）行车安全

司机、医务人员和病人家属均应系好安全带，妥善固定病人。不超速行驶，谨防急刹车，遇到交通严重堵塞或交通事故时，请求交通警察协助。

（三）突发事件的处理

1. 心搏骤停　立即给予心肺复苏，静脉注射肾上腺素，必要时可实施电除颤；同时将病人紧急转入沿途就近的医院进行救治。

2. 转运中断或延迟　恶劣天气、严重拥堵、交通事故等原因导致转运中断或延迟时，立即启动院际转运应急预案，多方位、多途径保障病人安全。严密观察病人病情变化，确保所有仪器设备运行正常，及时安抚病人及家属情绪。必要时请求交警协助，开辟绿色生命通道。如需抢救立即联络沿途最近医院，确保病人及时得到救治。

三、急危重症病人院际转运后交接

情境三：

1 h 后，转运救护车到达上级接收医院，转运方医护人员通过绿色通道将病人转运至 ICU，双方医护人员对病人进行初步检查后，搬运病人至病床并妥善安置。

请思考：

双方医护人员交接包括哪些内容？

到达接收医院后，病人通过急诊绿色通道直接进入 ICU 或相关科室。双方医护人员应进行详细交接。在搬运病人前后均应详细确认和核查病人生命体征和病情，妥善安置病人后再详细交接转运记录和当地病历资料，交接完成后应书面签字确认。

拓展阅读6-3
新冠肺炎急危重症病人院际转运防护要点

（徐凤玲）

数字课程学习

 教学PPT　　 自测题

第七章

急危重症病人的救护技术

【学习目标】

知识：

1. 掌握常见急危重症救护技术目的、指征。

2. 掌握常见急危重症救护技术操作要点。

3. 了解常见急危重症病人救护技术原理。

技能：

1. 正确运用所学知识对心搏骤停病人开展有效的急救。

2. 能快速、准确地判断急危重症病人病情，并根据病情采取正确的急救护理技术。

素质：

护士提升救护意识，增强责任感和使命感，具备救死扶伤的精神。

急危重症病人病情复杂，病情变化快。因此临床医务人员除了需要扎实的各种临床专科知识和操作技能外，还需要熟练掌握各种抢救技能，如心肺复苏、气管插管、胸腔闭式引流等，以便及时挽救生命。

第一节　心肺脑复苏术

情境导入

王某，男，47 岁。在陪同病人急诊就诊时，突然意识不清倒地。

急诊护士立即对病人进行评估，并呼救、启动应急反应系统，对病人进行心肺复苏。

请思考：

1. 导致心搏骤停的心律失常有哪些？

2. 成人心搏骤停救治流程是什么？

心肺复苏（cardiopulmonary resuscitation，CPR）是针对心搏、呼吸停止所采取的应急抢救措施，用闭胸心脏按压暂时替代心脏自主搏动和血液循环，用人工通气代替自主呼吸，达到挽救生命和促进苏醒的目的。心肺脑复苏主要由三部分组成，即基础生命支持、高级生命支持和心搏骤停后的治疗。为成功挽救心搏骤停病人的生命，美国 AHA 于 1992 年 10 月正式提出"生存链"概念。生存链中各个环节环环相扣，中断任何一个环节，都可能影响病人的预后。生存链按院内和院外出现心搏骤停进行划分，以明确病人获得救治的不同途径。为提高病人的生存质量，《2020 AHA 心肺复苏及心血管急救指南更新》在原有"双五环"生命链的基础上增加了复苏后康复环节，形成"双六环"生命链（图 7-1）。

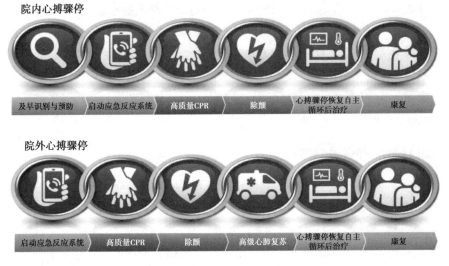

图 7-1　成人生命链

一、心搏骤停的原因、临床表现

心搏骤停（cardiac arrest，CA）是指各种原因所致心脏有效射血功能的突然停止，是心脏性猝死的最主要原因。

（一）原因

导致心搏骤停的主要原因包括心源性和非心源性因素。

1. 心源性因素　是因心脏本身的病变所致。绝大多数心脏性猝死发生在有器质性心脏病的病人。冠状动脉粥样硬化性心脏病是导致成人心搏骤停的最主要病因。

2. 非心源性因素　是由于心脏以外的原因（如各种原因所导致的呼吸停止、严重的电解质紊乱与酸碱平衡失调影响到心脏的自律性和心肌的收缩性、严重创伤导致低血容量引起心肌严重缺血缺氧等）导致的心搏骤停。

（二）临床表现

1. 意识突然丧失，可伴有抽搐和大小便失禁。
2. 大动脉搏动消失，触摸不到颈动脉搏动。
3. 呼吸停止或异常呈叹息样呼吸，继而停止。
4. 面色苍白或青紫。
5. 双侧瞳孔散大。

其中突发意识丧失、呼吸停止和大动脉搏动消失，称为心搏骤停"三联征"。

（三）心搏骤停时常见的心律失常

心搏骤停时最常见的心律失常为心室颤动（ventricular fibrillation，VF）、无脉性室性心动过速（ventricular tachycardia，VT）、心脏静止和无脉性电活动。依据是否需要进行电除颤及电击是否能够有效恢复灌注性心律，又分为可电击性心律和非可电击性心律两类。

可电击性心律包括心室颤动和无脉搏室性心动过速，其发病率最高，抢救成功率也最高。抢救成功的关键在于及早电除颤和及时有效的心肺复苏。非可电击性心律指心室停顿和无脉搏电活动。无脉搏电活动涵盖一组不同的无脉搏心律：假性电机械分离，心室自主节律、心室逸搏节律及除颤后心室自主节律等，复苏效果普遍极差。处理两组心律失常的主要区别在于前者需要进行电除颤。其他抢救措施包括闭胸心脏按压、气道管理和通气、静脉通路建立、应用肾上腺素及纠正可逆性病因等均相同。

（四）如何判断心搏呼吸骤停

心搏呼吸骤停的判断越迅速越好，只需进行病人有无应答反应、有无呼吸及有无心搏三方面的判断。院内急救可能略有区别（如监测下的心搏骤停），但也应避免不必要的延误，如找听诊器听心音、测量血压、连接心电图、检查瞳孔等。

1. 判断病人有无反应　循环停止 10 s，大脑因缺氧而发生昏迷，故意识消失是心搏骤停的首要表现。判断意识消失的方法是拍打或摇动病人，并大声呼唤。

2. 判断有无呼吸　心搏骤停者大多呼吸停止，偶尔也可有叹息样或不规则呼吸，部分病人则有明显气道梗阻表现。判断的方法是：用眼观察病人胸廓有无隆起的同时，施救者将自己的耳面部靠近病人口鼻，感觉和倾听有无气息。判断时间不应超过 10 s。若不能肯定，应视为呼吸不正常，立即采取复苏措施。

3. 判断有无心搏 徒手判断心搏骤停的方法是触觉颈总动脉搏动，首先用示指和中指触摸到甲状软骨，再向外侧滑到甲状旁沟即可。脉搏检查也应在 10 s 内完成。

二、基础生命支持

基础生命支持（basic life support，BLS）是指采用徒手和（或）辅助设备来维持心搏骤停病人循环和呼吸的最基本抢救方法。其关键要点包括闭胸心脏按压、开放气道、人工通气、电除颤等，下面就成人基础生命支持进行阐述（图 7-2）。

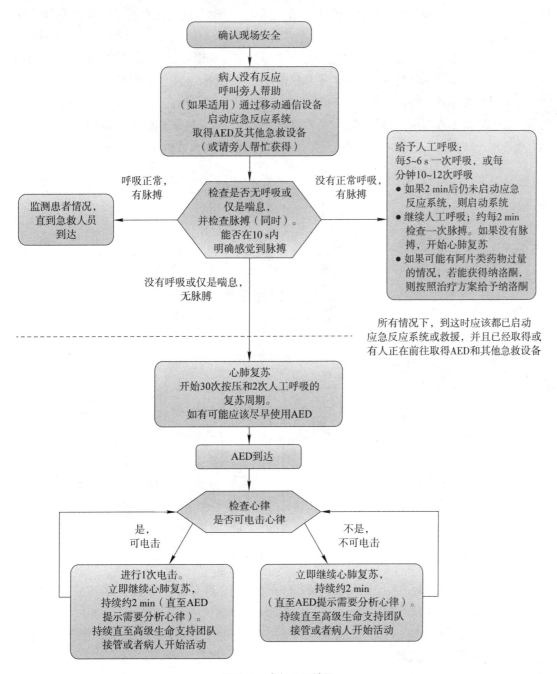

图 7-2 成人 BLS 流程

（一）BLS 的基本步骤

1. 判断意识及反应 施救者在判断抢救现场安全的情况下，快速识别和判断病人有无意识，可轻拍病人双肩并大声呼叫："喂，你能听见我说话吗？"，确定病人有无反应，无反应病人仰卧于坚实平面上。

2. 启动急救反应系统 如病人无反应、无意识，应立即呼叫帮助，启动急救医疗服务体系（emergency medical service system，EMSS）。在院外，请他人协助拨打"120"；在院内，立即呼叫紧急快速反应小组，获取除颤器或自动体外除颤器（automated external defibrillator，AED）等急救设备与物品。

3. 检查呼吸和大动脉搏动 检查颈动脉有无搏动，同时判断病人有无呼吸。检查时间控制在 5~10 s 之间。

4. 闭胸心脏按压 一旦判断病人发生心搏骤停，或不确定是否有脉搏时，均应立即开始闭胸心脏按压。按压时，施救者一只手的手掌根部放在病人胸部正中、胸骨下半部（图 7-3），另一只手平行叠加在上，两手手指交叉紧扣，手指尽量向上抬起，保证手掌根部用力在胸骨上，避免发生肋骨骨折（图 7-4）。施救者身体稍微前倾，双肩在病人胸骨正上方，双臂绷紧伸直，肩、肘、腕在同一轴线上，垂直向下用力按压。按压和放松的时间大致相等，按压时高声匀速计数。

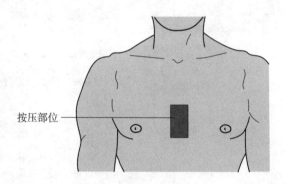

按压部位

图 7-3 闭胸心脏按压的部位

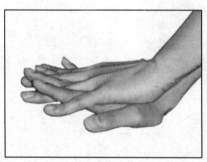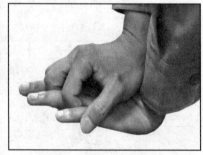

图 7-4 闭胸心脏按压手法

5. 开放气道（airway，A） 可用仰头抬颏法开放气道。疑有头、颈部损伤者应采用托颌法开放气道，但如托颌法无法开放气道，则采用仰头抬颏法开放气道（图 7-5，图 7-6）。

6. 人工通气（breathing，B） 如果病人没有呼吸或不能正常呼吸，应立即给予口对面罩/口对口或球囊-面罩等方式进行人工通气。每 30 次按压后，通气 2 次，每次通气应持续 1 s，见到胸廓起伏即可。如病人自主循环存在，但需要呼吸支持，人工通气的频率为每分钟 10 次，即每

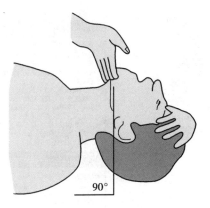

图 7-5　仰头抬颏法

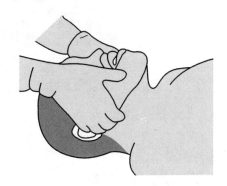

图 7-6　托颌法

6 s 给予人工通气一次。

7. 早期除颤（defibrillation，D）　80%～90% 的心搏骤停由心室颤动所致，除颤是终止心室颤动最迅速、最有效的方法。因除颤具有时效性，尽早除颤可显著提高复苏成功率。除颤后立即给予 5 组 CPR（约 2 min）后再检查脉搏和心律，必要时再给予除颤。对非目击的心搏骤停（>4 min），应先进行 5 组 CPR，然后再给予除颤，其目的是先使心脏获得灌注，从而使除颤更有效。单相波除颤器除颤能量选择 360 J，双相波除颤器除颤能量选择 120～200 J，后续除颤能量相同或选择更高能量。

8. 高质量心肺复苏要点

（1）按压频率 100～120 次/min，按压深度 5～6 cm。

（2）按压期间，保证胸廓完全回弹。按压放松时，手掌根部不离开胸壁，同时也不要倚靠在病人胸壁上施加任何压力。

（3）减少闭胸心脏按压中断的次数，缩短中断时间，尽可能将中断控制在 10 s 以内。

（4）避免过度通气，成人每次通气量 500～600 mL 即可。

（5）为避免按压者疲劳，提高 CPR 按压质量，当有两人以上施救时，应每 2 min 更换按压者或当 AED 提示"分析心律"时更换。建议利用实时视听反馈装置作为保证心肺复苏质量的方法。

拓展阅读 7-1
胸外按压时间比

（二）心肺复苏效果的判断

心肺复苏有效的标志包括：①大动脉搏动恢复：停止按压后，可触摸到颈动脉搏动；②自主呼吸出现；③瞳孔由散大开始回缩；④面色及口唇由发绀转为红润；⑤神志：病人有眼球活动，睫毛反射与对光反射出现，甚至手脚开始抽动，肌张力增加。

三、高级心血管生命支持

高级心血管生命支持（advanced cardiovascular life support，ACLS）是在基础生命支持的基础上，通过应用辅助设备、特殊技术和药物等进一步提供更有效的呼吸、循环支持，以恢复自主循环或维持循环和呼吸功能。可归纳为高级 A、B、C、D，即 A（airway）——开放气道；B（breathing）——人工通气；C（circulation）——循环支持；D（differential diagnosis）——寻找心搏骤停原因（图 7-7）。

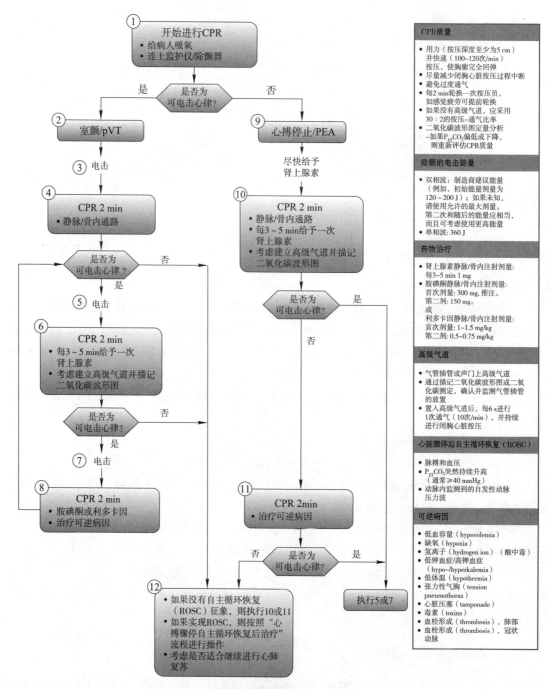

图 7-7 成人心搏骤停救治流程

（一）开放气道

1. 口/鼻咽气道 因口咽气道可引起恶心和呕吐，甚至喉痉挛，适用于意识丧失、无咽反射的病人。鼻咽气道适用于清醒或半清醒（咳嗽和咽反射正常）的病人，但对于严重颅面部外伤疑有颅底骨折的病人应慎用，防止其误置入颅内。

2. 气管插管 在心搏骤停最初几分钟，整个机体处于低血流状态，心脏和脑部供氧受到血流中断的影响最大，此时胸外按压比通气更加重要，应避免建立人工气道而影响闭胸心脏按压和除颤，病人自主循环恢复（return of spontaneous circulation，ROSC）后再行气管插管。气管导管插入后，可通过听诊双肺有无呼吸音及是否对称判断气管插管的位置，呼气末 CO_2 波形图被认为是确认和监测气管插管位置较为可靠的方法。

3. 其他 包括喉罩、喉导管等，在心肺复苏时可用于困难气道的病人。

（二）人工通气

心肺复苏时，置入高级气道后，应每 6 s 进行一次通气（10 次/min），同时进行不间断的闭胸心脏按压。如果有氧气，应给予高浓度或纯氧。病人恢复自主循环后再根据动脉血气分析情况调节氧浓度，维持血氧饱和度 ≥94%。

（三）循环支持

1. 心电、血压监测 连接心电监护仪进行持续心电监测，及时发现心律失常，以采取相应的急救措施。如观察到规则心律，立即检查有无脉搏。当不确定是否有脉搏时，应立即开始闭胸心脏按压。此外，ACLS 复苏期间，有条件的医疗单位还应注意监测有创动脉压和呼气末二氧化碳（$ETCO_2$），以监控和优化 CPR 质量，指导血管活性药物的使用，监测自主循环是否恢复。当 $ETCO_2 < 10$ mmHg 时，应加强胸外按压质量，当 $ETCO_2$ 突然增加（≥40 mmHg）时提示病人 ROSC。

2. 建立给药途径 心搏骤停时，在不中断 CPR 和快速除颤的前提下，应迅速建立给药途径。静脉通路是 ACLS 复苏期间给药的首选路径。如果不可建立静脉通路，也可接受骨内通路。对无法建立静脉通路者，可建立骨内通路进行液体复苏、给药和采集血液标本。如果无法建立静脉或骨内通路，某些药物可经气管内给药，常用药物有肾上腺素、阿托品、利多卡因、纳洛酮和加压素等。经气管内给药的剂量应为静脉给药的 2~2.5 倍，用 5~10 mL 生理盐水或注射用水稀释后，将药物直接注入气管。尽管可经气管内给予某些药物，但因经气管内给药时，药液量不可超过 10 mL，否则影响通气量，甚至导致窒息，应尽量选择经静脉或骨内通路给药方法，以保证确切的给药和药物作用。

3. 心肺复苏常用药物

（1）肾上腺素：是复苏时的首选药物，对于不可电击心律的心搏骤停病人，早期给予肾上腺素可改善其生存率。用法是 1 mg 经静脉或骨内通路推注，每 3~5 min 一次。给药后应推注 20 mL 液体，促进药物更快到达中心循环。

（2）胺碘酮：因胺碘酮可提高 VF/无脉性 VT 对电除颤的成功率。推荐用于对 CPR、除颤及肾上腺素无反应的 VF/无脉性 VT，首选胺碘酮，首次 300 mg 静脉注射，如无效，再给予 150 mg 静脉注射。此外，胺碘酮还可用于复发性、血流动力学不稳定的 VT。

（3）利多卡因：不作为常规用于心搏骤停后治疗，但利多卡因作为胺碘酮的替代药物可用于 VF/无脉性 VT 所致的心搏骤停后治疗。初始剂量为 1~1.5 mg/kg 静脉注射，如 VF/无脉性 VT 持续存在，5~10 min 后，再以 0.5~0.75 mg/kg 剂量静脉注射，最大剂量 3 mg/kg。

（4）镁剂：能有效终止尖端扭转型室性心动过速，可给予硫酸镁 1~2 g 溶于 5% 葡萄糖溶液 10 mL 中缓慢静脉注射。而后可用 1~2 g 硫酸镁溶于 5% 葡萄糖 50~100 mL 中，缓慢静脉滴注。

（5）碳酸氢钠：在特定情况下考虑使用，如心搏骤停前已存在代谢性酸中毒、高钾血症、三环类抗抑郁药过量时可适当补充碳酸氢钠，初始剂量 1 mmol/kg 静脉滴注，之后根据血气分析结果调整用量，防止产生碱中毒。

（6）阿托品：是副交感神经拮抗剂，用于血流动力学不稳定的缓慢性心律失常。首次 1 mg

静脉注射，每隔 3~5 min 可重复一次，最大总剂量不超过 3 mg。

（7）腺苷：用于治疗稳定的窄 QRS 波形室上性心动过速的一线药物，可有效终止涉及房室结或窦房结的折返性室上性心动过速。当做好电复律准备时，可考虑用于不稳定窄 QRS 波形折返性室上性心动过速。首次剂量 6 mg 快速静脉注射，必要时 1~2 min 后给予第二剂腺苷 12 mg。给药期间，注意监测心电图变化。

（四）寻找心搏骤停原因

在复苏期间，组织急救医疗系统实施人员和医护人员对心肺复苏过程进行回顾总结，可以提高心肺复苏的团队表现，并通过尽早描记 12 导联心电图、及时采集血标本进行检验、影像学检查等措施，便于迅速明确引起心搏骤停的原因，及时对可逆性病因采取相应的救治措施。引起心搏骤停的原因可用英文单词首字母归纳为 "Hs" 和 "Ts"。Hs 为低氧血症（hypoxia）、低血容量（hypovolemia）、氢离子（酸中毒）[hydrogenion（acidosis）]、低钾血症/高钾血症（hypo-/hyperkalemia）和低温（hypothermia）。Ts 为张力性气胸（tension pneumothorax）、心脏压塞[tamponade（cardiac）]、毒素（toxins）、肺动脉血栓形成（thrombosis，pulmonary）和冠状动脉血栓形成（thrombosis，coronary）。

四、心搏骤停后治疗

心搏骤停病人出现 ROSC 后进行系统性心搏骤停后综合治疗，对于提高病人生存率和改善其神经功能预后至关重要，复苏后治疗是生存链的重要组成部分。脑复苏是自主循环恢复后，主要针对保护和恢复中枢神经系统功能的治疗，其目的是在心肺复苏的基础上，加强对脑细胞损伤的防治和促进脑功能的恢复，脑复苏决定病人的生存质量。出现 ROSC 后，应将病人转运到拥有心搏骤停后综合治疗系统的医院或重症监护病房，并关注心肺功能和重要器官的处理与优化：①优化通气，预防高氧血症、低氧血症，减少肺损伤；②优化血流动力学状态，防治低血压；③目标体温管理（targeted temperature management，TTM），优化生存和神经功能的恢复；④识别并治疗急性冠脉综合征；⑤控制血糖；⑥进行神经系统护理，多模式预测预后恢复情况，并协助病人进行康复。成人心搏骤停后即刻治疗流程见图 7-8。

1. 优化通气和氧合　保持气道通畅，及时监测动脉血气分析结果和二氧化碳波形图。通过调整通气和吸入氧浓度，维持血氧饱和度在 92%~98%，$PaCO_2$ 在 35~40 mmHg 或 $ETCO_2$ 在 35~40 mmHg。当血氧饱和度达到 100% 时，应降低氧浓度或停用氧气，注意避免过度通气。

2. 维持有效的循环功能　自主循环恢复后注意避免低血压，治疗引起心搏骤停的可逆性病因，维持有效循环功能。如在复苏期间使用了骨内通路，可考虑更换为静脉通路。为避免低血压加重脑损伤，建议复苏后维持收缩压≥90 mmHg 或平均动脉压≥65 mmHg。给予晶体溶液或血管活性药、正性肌力药和增强心肌收缩力药物等，根据病人具体情况，治疗措施可选择：静脉输注 1~2 L 的生理盐水或乳酸林格液；肾上腺素每分钟 0.1~0.5 μg/kg 静脉输注；多巴胺每分钟 5~10 μg/kg 静脉输注；去甲肾上腺素每分钟 0.1~0.5 μg/kg 静脉输注。此外，应注意监测脉搏、心率和节律，及时识别心律失常。

3. 脑复苏　脑复苏是心肺复苏的目的，达到防治脑缺血缺氧、减轻脑水肿、保护脑细胞、恢复脑功能到心搏骤停前水平的目标。低温治疗够促进心搏骤停后神经功能的恢复，所有 ROSC 后持续昏迷的病人均应采取低温治疗，目标体温控制在 32~36℃，至少维持 24 h。常用的方法有物理降温法（如冰袋、冰毯、冰帽降温）或应用 4℃诱导性低温治疗。同时，注意防治脑缺氧

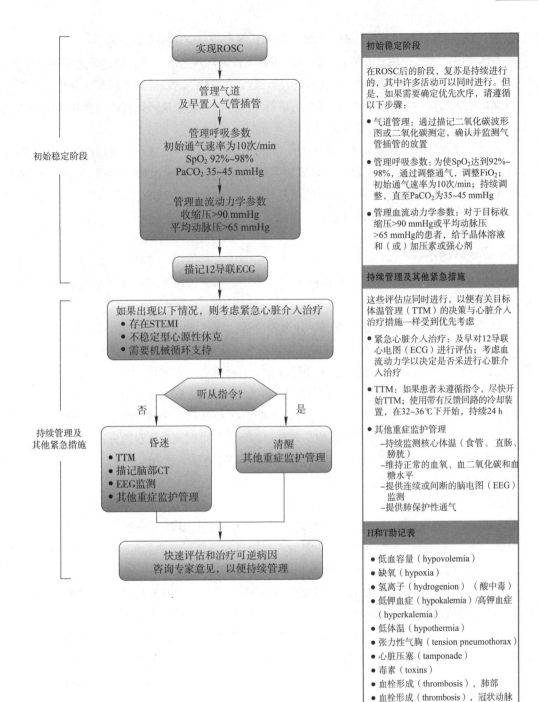

图7-8　成人心搏骤停后即刻治疗流程

和脑水肿，主要措施包括：①脱水，应用渗透性利尿药脱水，应注意防止过度脱水，以免造成血容量不足，难以维持血压的稳定；②促进早期脑血流灌注；③高压氧治疗。

4. 识别并治疗急性冠脉综合征　引起心搏骤停最常见的原因是心血管疾病和冠状动脉缺血，因此，ROSC后应尽快描记12导联（或18导联）心电图，以确定是否存在急性ST段抬高，以便做好急诊行经皮冠状动脉介入治疗（percutaneous coronary intervention，PCI）准备。对血流动力学不稳定的疑似心源性心搏骤停的病人，即使无ST段抬高，也建议急诊行冠状动脉造影。

5. 血糖控制　ROSC后的高血糖状态可加重脑血流及脑代谢紊乱，促使脑水肿形成，加重脑缺血损伤。在脑复苏治疗时积极处理高血糖，如无禁忌，应避免输注含糖液体。

6. 心搏骤停后预后评估 心搏骤停后应采用多模式进行预后评估，包括神经系统体格检查、血清标志物检测、神经影像学检查及电生理检测。建议 TTM 结束 72 h 后进行预后评估；对于未采取 TTM 的病人，应在自主循环恢复 72 h 后进行预后评估，但如果怀疑有镇静药物残留影响或瘫痪干扰临床检查时，可进一步延长时间。

7. 康复 康复计划应该从病人入院开始，贯穿整个住院过程，对心搏骤停存活者持续进行其生理、认知和社会心理需求，制订多模式康复评估和治疗，以确保最佳生理、认知和情感健康以及恢复社会 / 角色功能。全面个性化的康复计划可以缩短病人 ROSC 后的 ICU 住院时间，促进神经系统功能的恢复，改善生存状态。

五、儿童心肺复苏

儿童心搏骤停的原因与成人心搏骤停不同，救治心搏骤停患儿的流程与成人也有所不同，可概括为以下几个步骤。

1. 检查反应及呼吸 轻拍患儿双肩，并大声说话："喂! 你怎么了? "。对于婴儿，轻拍足底。如患儿无反应，快速检查是否有呼吸。如没有自主呼吸，或呼吸不正常，大声呼救，并启动紧急反应系统，获得自动体外除颤器或手动除颤器，并准备开始进行 CPR。

2. 启动紧急反应系统 院内复苏或多人在场时，应立即派人启动紧急反应系统并获取除颤器 / 监护仪或 AED；院外单人复苏应首先进行 5 个回合 CPR 后，再启动紧急反应系统。然而，目击心搏骤停时应首先启动紧急反应系统，并获得除颤器，再回到患儿身边进行 CPR。

3. 评估脉搏 婴儿触摸肱动脉、儿童触摸颈动脉或股动脉，如 10 s 内无法确认是否触摸到脉搏，或脉搏明显缓慢（ <60 次 /min），立即闭胸心脏按压。

4. 闭胸心脏按压 儿童闭胸心脏按压时使用单手或双手按压法，掌根按压胸骨下 1/2（中指位于双乳头连线中点）；婴儿闭胸心脏按压时，单人使用双指按压法，位于乳头连线下；双人使用双手环抱法，拇指置于胸骨下 1/2 处。闭胸心脏按压时，按压速率为每分钟 100～120 次，按压幅度至少为胸廓前后径的 1/3（婴儿约为 4 cm，儿童约为 5 cm）。

5. 打开气道及人工通气 采用仰头提颏法打开气道。怀疑可能存在头部或颈部外伤的患儿，采用托颌法打开气道。患儿无自主呼吸，或呼吸不正常时，先给予 2 次人工呼吸。

6. 按压与通气 未建立高级气道时，对于儿童和婴儿，单人心肺复苏时，按压 / 通气比例同成人，但当双人心肺复苏时，按压 / 通气比例为 15∶2，因为儿童和婴儿发生心搏骤停多是由于呼吸因素所致。如果患儿有自主循环存在，但需要呼吸支持，通气频率为 20～30 次 /min（即每 2～3 s 通气一次）。

7. 除颤 目前认为儿童合理的除颤能量是 2～4 J/kg。首剂量可先考虑 2 J/kg，后续电击能量为 4 J/kg 或更高级别能量，但不能超过 10 J/kg 或成人剂量。

8. 心搏骤停的处理流程 详见图 7-9。对于需要插管的患儿，建议使用有套囊的气管插管，以减少漏气现象及换管需要。为最大限度增加获得良好复苏预后的概率，应尽早给予肾上腺素，理想情况下应在不可电击心律（心搏停止和无脉性电活动）心搏骤停后 5 min 内给药。ROSC 之后应评估患儿的癫痫发作情况，癫痫持续状态和任何惊厥性癫痫发作应予以治疗。此外，心搏骤停患儿在初次住院后需经过较长康复期，因此应正式评估其生理、认知和社会心理需求并给予相应支持。至少在心搏骤停后第一年还需对儿科心搏骤停存活者进行持续神经系统评估。

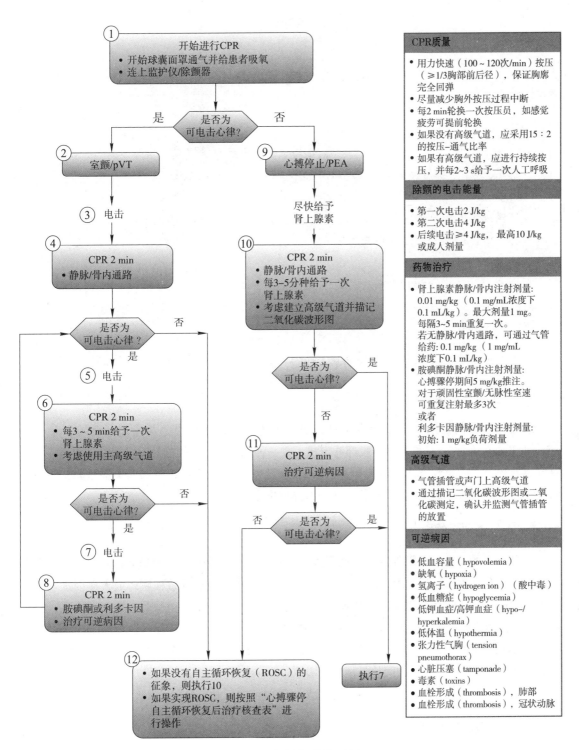

① 开始进行CPR
- 开始球囊面罩通气并给患者吸氧
- 连上监护仪/除颤器

是否为可电击心律？

是 → ② 室颤/pVT

否 → ⑨ 心搏停止/PEA

③ 电击

④ CPR 2 min
- 静脉/骨内通路

是否为可电击心律？ **否** →

是

⑤ 电击

⑥ CPR 2 min
- 每3~5 min给予一次肾上腺素
- 考虑使用主高级气道

是否为可电击心律？ **否** →

是

⑦ 电击

⑧ CPR 2 min
- 胺碘酮或利多卡因
- 治疗可逆病因

⑨ 心搏停止/PEA

尽快给予肾上腺素

⑩ CPR 2 min
- 静脉/骨内通路
- 每3~5分种给予一次肾上腺素
- 考虑建立高级气道并描记二氧化碳波形图

是否为可电击心律？ **是** →

否

⑪ CPR 2 min
治疗可逆病因

是否为可电击心律？ **是** → 执行7

否

⑫
- 如果没有自主循环恢复（ROSC）的征象，则执行10
- 如果实现ROSC，则按照"心搏骤停自主循环恢复后治疗核查表"进行操作

CPR质量
- 用力快速（100~120次/min）按压（≥1/3胸部前后径），保证胸廓完全回弹
- 尽量减少胸外按压过程中断
- 每2 min轮换一次按压员，如感觉疲劳可提前轮换
- 如果没有高级气道，应采用15∶2的按压-通气比率
- 如果有高级气道，应进行持续按压，并每2~3 s给予一次人工呼吸

除颤的电击能量
- 第一次电击2 J/kg
- 第二次电击4 J/kg
- 后续电击≥4 J/kg，最高10 J/kg或成人剂量

药物治疗
- 肾上腺素静脉/骨内注射剂量：0.01 mg/kg（0.1 mg/mL浓度下0.1 mL/kg）。最大剂量1 mg。每隔3~5 min重复一次。若无静脉/骨内通路，可通过气管给药：0.1 mg/kg（1 mg/mL浓度下0.1 mL/kg）
- 胺碘酮静脉/骨内注射剂量：心搏骤停期间5 mg/kg推注。对于顽固性室颤/无脉性室速可重复注射最多3次或者利多卡因静脉/骨内注射剂量：初始：1 mg/kg负荷剂量

高级气道
- 气管插管或声门上高级气道
- 通过描记二氧化碳波形图或二氧化碳测定，确认并监测气管插管的放置

可逆病因
- 低血容量（hypovolemia）
- 缺氧（hypoxia）
- 氢离子（hydrogen ion）（酸中毒）
- 低血糖症（hypoglycemia）
- 低钾血症/高钾血症（hypo-/hyperkalemia）
- 低体温（hypothermia）
- 张力性气胸（tension pneumothorax）
- 心脏压塞（tamponade）
- 毒素（toxins）
- 血栓形成（thrombosis），肺部
- 血栓形成（thrombosis），冠状动脉

图7-9 儿童心搏骤停处理流程

（李晓波）

第二节 气道管理

情境导入

患儿，男，7岁。边吃坚果边看动画片，一直大笑并在家中奔跑。

情境一：

男孩妈妈突然听到高声呛咳，跑到客厅发现男孩不能说话，面色发绀，呼吸困难，紧急拨打"120"呼救，并迅速展开急救。

请思考：

1. 该男孩最可能发生了什么？

2. 这种情况下应如何急救？

气道管理是急诊医护人员需掌握的基本技能，是维持急危重症病人生命体征的重要手段。

一、海姆利希手法

急性气道异物梗阻可直接导致窒息，如不紧急处理，往往会危及生命。海姆利希手法（Heimlich maneuver），又称为膈下腹部冲击法，是一种简便、有效的抢救因食物、异物卡喉而导致气道异物梗阻的急救方法。海姆利希手法是通过给膈肌下软组织以突然向上的压力，驱使肺内残留的空气形成气流快速进入气管，从而将异物排出。

（一）气道梗阻的原因

1. **饮食不慎** 儿童及婴幼儿会厌软骨发育不成熟，反射功能及防御功能相对较弱，进食常有嬉闹，且有口含异物的习惯，易将口腔中的物品误吸入呼吸道导致梗阻；成人多因进食急促或进食时谈笑，使此食物团块滑入呼吸道引起梗阻；老年人咳嗽反射减弱，吞咽功能差，稍有不慎可使食物或活动性义齿误入呼吸道而引起梗阻。

2. **酗酒** 大量饮酒时，由于血液中乙醇浓度升高导致中枢神经系统受到抑制，使咽喉部肌肉松弛而吞咽功能降低，食物团块易滑入呼吸道。

3. **昏迷** 各种原因导致昏迷出现舌根后坠，胃内容物反流易阻塞或误吸入呼吸道。

（二）气道梗阻的识别与判断

1. **一般表现** 哭闹、阵发性呛咳、呼吸困难、面色发绀，继而窒息、神志不清，甚至昏迷，应怀疑气道异物梗阻。

2. **特殊表现** 由于异物进入气道后，病人感到极度不适，常不由自主用手呈"V"形置于颈前喉部，面部痛苦不堪。在上述情况的基础上，继续询问病人："您是卡（呛）住了吗？"，病人点头，则可确认病人为气道梗阻，需立即采取措施解除气道梗阻。

3. **呼吸道不完全梗阻** 病人可有咳嗽或咳嗽微弱无力，呼吸困难，当病人吸气时，可以听到异物冲击性的高啼声，面色、口唇、甲床发绀。

4. **呼吸道完全梗阻** 病人突发气急，无法说话，不能呼吸，不能咳嗽，面色青紫，如不及时处理，可因窒息导致心搏骤停，出现生命危险。

（三）救治方法

1. **急救原则** 立即解除气道梗阻，保持呼吸道通畅。

2. **急救措施**

（1）成年人和1岁以上的儿童气道异物梗阻急救措施

1）立位海姆利希手法：抢救者站于病人身后，双臂环抱其腰部，嘱病人弯腰，头部前倾。施救者一手握拳，握拳手的拇指侧紧抵病人剑突和脐之间；另一手紧握该拳，以快速向上向内的力量冲击病人腹部，反复冲击，直至异物排出。

2）卧位海姆利希手法：如果施救者手臂不能环绕病人腰部，或病人神志不清，可让其采取仰卧位，施救者骑跨于病人大腿两侧，一手掌放于病人腹部正中位置，两手掌根重叠；使用快速向上、向内的力量冲击腹部，检查口腔，直至异物排出。如病人意识丧失，应立即实施心肺复苏。

3）自行腹部冲击法：此为病人的自救方法。病人一手握拳，用握拳手的拇指侧紧抵剑突和脐之间，另一手握紧该拳，使用快速向上向内的力量冲击腹部。如果不成功，病人应迅速将上腹抵压在坚硬的平面上如椅背、桌缘、栏杆等，进行向内、向上冲击，可重复进行直至异物排出。

4）胸部冲击急救法：胸部冲击的方法可替代腹部冲击法用于妊娠晚期或过度肥胖的病人。①立位胸部冲击法：施救者站于病人背后，用双臂绕过病人腋窝，环绕病人胸部，一手握拳，拳眼朝向病人胸骨的中点，另一手紧握该拳，向后冲击，直至异物排出；②仰卧位胸部冲击法：如施救者不能环抱病人，则可以让病人采取仰卧位，施救者骑跨于病人大腿两侧，双手掌根重叠，置于胸骨正中两乳头连线中点，向上、向内冲击，直至异物排出。

（2）婴儿气道异物梗阻急救措施

1）背部拍击法：适用于有反应的1岁以内的婴幼儿，施救者取坐位，前臂置于大腿上，将婴儿面朝下俯卧于施救者前臂上，施救者一手托住婴儿下颌并固定头部，保持头低位，另一手掌根部在婴儿背部肩胛骨区用力叩击5次。

2）胸部冲击法：适用于有反应的1岁以内的婴幼儿。背部拍击后，将一手托住婴儿的后颈部，双臂固定婴儿，小心翻转婴儿，使其仰卧于施救者前臂上，仍维持头低位，实施5次胸部冲击，位置同闭胸心脏按压。

如能看到婴儿口中异物，可小心将其取出；不能取出，重复上述动作，直至异物排出。对于意识丧失的婴儿应立即实施心肺复苏。

情境二：

经过现场救治后，男孩呼吸困难的情况有所改善，怀疑仍为呼吸道不完全性梗阻，为进一步救治，由救护车转送至医院。

请思考：

1. 如何进一步改善病人呼吸困难的情况？

2. 如何正确建立人工气道？

二、人工气道建立

人工气道是指运用各种辅助设备及特殊技术在生理气道与空气或者其他气源之间建立的有效连接，从而保证气道的通畅，维持机体有效通气。虽然人工气道的建立使病人失去了上呼吸道的加温、加湿、滤过功能，并削弱了自主清除呼吸道内异物的能力、不便于发音、降低病人的生活质量、增加医院感染的概率，但作为一种抢救的手段，人工气道的建立有利于痰液的引流、增进通气的有效性，导管气囊的存在可以使口咽部的分泌物、呕吐物不易进入肺部，并且能减少漏气，保证正压通气的有效实施。人工气道的应用指征应综合考虑循环、呼吸及中枢神经系统等方面的因素。

人工气道是重要的抢救和治疗措施，但对病人也有不良影响。影响的程度与人工气道类型、使用时间、护理质量等有关。①呼吸道的正常防御机制被破坏：正常情况下，机体通过上呼吸道的防御机制（湿化、滤菌、咳嗽、纤毛运动及杀菌等）防止细菌进入下呼吸道，使下呼吸道保持无菌状态。人工气道的建立，跨过了上呼吸道，使下呼吸道直接与外界相通，结果使气管支气管树易受细菌感染，导致肺部感染。②抑制正常咳嗽反射：气管插管经过声门，使声带不能有效关闭，而气管切开管的气体通道又不经过声门，结果使机体咳嗽反射受到影响，病人不能有效咳嗽，其后果是分泌物在大气道潴留，误吸的分泌物也不能有效排除，极易发生肺部感染和呼吸道梗阻。③影响病人的语言交流：气道插管或气管切开的病人均不能发声，影响语言交流，常使病人感到孤独和恐惧，在重症医学科的特殊环境下尤为如此。可采用写字板等方式让病人进行有效交流。④病人的自尊受到影响：对于神志清醒的病人，人工气道的建立常常使病人的自尊心受到伤害。经过人工气道呼吸，大量分泌物从人工气道直接排出、不能说话等，均使病人感到难堪。此时帮助病人建立自信是很必要的。

（一）环甲膜穿刺术

环甲膜穿刺术是操作者通过用刀、穿刺针或其他锐器，从环甲膜处刺入，建立新的呼吸通道，快速解除气道阻塞和（或）窒息的急救方法。

1. 适应证

（1）急性上呼吸道完全或不完全阻塞，不能及时气管切开者。

（2）牙关紧闭经鼻插管失败，为喉、气管内操作做准备。

（3）需要气管内给药者。

2. 禁忌证

（1）有明显出血倾向者。

（2）已明确梗阻部位在环甲膜水平面以下者。

3. 用物准备　环甲膜穿刺针或粗针头、T形管、吸氧装置等。

4. 病人准备　去枕仰卧位，头部尽量后仰，暴露颈部。

5. 操作步骤

（1）消毒：常规消毒环甲膜区皮肤。

（2）确定部位：用左手示指在环状软骨与甲状软骨之间正中可触及一凹陷则为穿刺部位。

（3）穿刺：左手示指、拇指固定环甲膜两侧，右手持环甲膜穿刺针在环甲膜上垂直向下刺入，通过皮肤、筋膜及环甲膜，有落空感时，挤压双侧胸部，自针头处有气体排出。

（4）妥善固定：将针头固定于垂直位，以T形管的上臂与针头连接，下臂连接氧气；或者左手固定穿刺针头，右手示指间歇地堵塞 T 形管上臂的另一端开口处而行人工呼吸；也可根据穿刺的目的进行其他操作，如注入药物等。

（5）术后处理：整理用物，并详细记录。

6. 注意事项

（1）环甲膜穿刺是一种急救措施，穿刺针留置时间不宜超过 24 h，应根据情况改行气管切开术或异物取出术等。

（2）进针不宜过深，避免损伤气管后壁黏膜。

（3）穿刺部位若有明显出血应及时止血，以免血液流入气管内引起窒息。

（4）若血凝块或分泌物阻塞穿刺针头，可用注射器注入空气，或用少许生理盐水冲洗，以保证其通畅。

（二）气管插管术

气管插管术是指将气管导管经口或鼻通过声门直接插入气管内的一种技术。其目的是清除呼吸道分泌物及异物，进行有效人工呼吸。根据插管时是否用喉镜显露声门，分为直视插管和盲探插管。临床急救中最常用的是经口直视插管术。

1. 适应证

（1）呼吸心搏骤停行心肺复苏者。

（2）呼吸功能不全需行有创机械通气者。

（3）呼吸道分泌物不能自行咳出，需直接清除或吸出气管内痰液者。

（4）误吸病人插管吸引，必要时做肺泡冲洗者。

（5）部分全身麻醉者，手术时呼吸道难以保证通畅或全身麻醉药对呼吸有明显抑制或应用肌肉松弛药者。

2. 禁忌证　气管插管没有绝对的禁忌证。然而，当病人有下列情况时应慎重考虑。

（1）喉头水肿或黏膜下血肿、会厌炎、急性喉炎、插管创伤引起的黏膜下血肿或严重出血等。

（2）疑有颈椎骨折、脱位者。

（3）面部骨折者。

（4）肿瘤压迫或侵犯气管壁，插管可导致肿瘤破裂者。

3. 用物准备　气管插管盘：喉镜、气管导管管芯、牙垫、注射器、开口器、听诊器、医用胶布、简易呼吸器、吸引器、吸痰管等。喉镜镜片：有直、弯两种类型，分成人、儿童、幼儿 3 种规格。成人常用弯型，因其在显露声门时可避免挑起会厌，从而减少对迷走神经的刺激。气管导管：成人常用带气囊的硅胶管，婴幼儿常用无气囊导管。导管内径标号 2.5 ~ 11.0 mm，每一号相差 0.5 mm，选择导管内径时应依据病人身高、性别、插管途径等因素而定，情况紧急时，男女均可选用 7.5 mm；2 ~ 12 岁儿童选择导管可利用公式初步估计，导管内径（mm）= 患儿年龄（岁）/4+4.0。

4. 操作步骤

（1）检查用物：插管前检查所需物品齐全、性能良好。

（2）选择导管、置入管芯：确保管芯位于离气管导管前端开口 1 cm 处。

（3）体位：嘱病人仰卧位，头后仰垫薄枕使颈部抬高 10 cm，使口、咽、气管处于一条轴线。

（4）给氧：吸纯氧或简易呼吸器加压给氧 2～3 min。

（5）置入喉镜：操作者位于病人头顶侧，用右手拇指向下推开病人的下门齿，示指抵住上切牙借旋转力量使口张开，左手持喉镜柄将喉镜片从右嘴角斜行置入。

（6）暴露会厌：喉镜片抵咽部后转至正中位，将舌体推向左侧，此时可见悬雍垂（此为声门暴露的第一个标志），然后顺舌背将喉镜片缓慢深入到舌根，并上提喉镜，即可看到会厌（此为声门暴露的第二标志）。

（7）暴露声门：看到会厌后，如用直喉镜片，直接挑起会厌，即可显露声门；如用弯喉镜片，须将喉镜片置入会厌与舌根交界处，用力向前上方提起喉镜片（切勿以切牙为支点，应以左手腕为支点），使会厌翘起，即显露声门。声门呈白色，透过声门可见呈暗黑色的气管，声门下方是食管黏膜，呈鲜红色并关闭。

（8）插入导管：暴露声门后，右手持已润滑好的气管导管尖端对准声门，在病人吸气末（声门打开时）轻柔地随导管沿弧形弯度插入气管内，过声门约 1 cm 后快速将管芯拔出，将导管继续旋转深入气管，导管插入气管内深度：自切牙起计算，男性 22～24 cm，女性 20～22 cm，小儿可参照公式：插管深度（cm）= 年龄 ÷2+12。

（9）确认位置：导管插入气管后置牙垫于磨牙之间，确认位置后退出喉镜。观察胸廓有无起伏，无呼吸者可轻压胸廓或连接简易呼吸器，听诊两侧肺部有无呼吸音，是否对称。如果呼吸音不对称，可能为导管插入过深，进入一侧支气管所致，可将导管稍后退，直至两侧呼吸音对称。若条件允许可监测呼气末 CO_2 波形以确认导管是否在气道内。

（10）妥善固定：用长胶布妥善固定导管和牙垫，并用注射器向气囊内注入 5～10 mL 气体，以恰好封闭气道不漏气为准，以免漏气或呕吐物分泌物倒流入气管。

（11）连接通气：充分吸引气道分泌物并连接人工通气装置。

（12）术后处理：整理用物，并详细记录。

5. 注意事项

（1）插管时应充分暴露喉部，插管动作轻柔、准确、迅速，以防止造成损伤和长时间缺氧。

（2）若 30 s 内插管未成功，应先给予 100% 纯氧吸入后重新尝试插管，以免因缺氧时间过长而引起反射性呼吸心搏骤停。

（3）导管留置时间不宜超过 72 h，若病情需要长时间置管，可考虑行气管切开术。

（4）评估病人是否存在非计划性拔管的危险因素，如插管深度、导管固定的情况、气囊压力、吸痰管的选择、气道湿化、呼吸机管路支架的固定、病人躁动、心理状况等，及时制订防范计划，做好交接班。

（三）气管切开术

气管切开术是指切开颈段气管前壁，置入气管套管，通过建立新的气道进行呼吸的一种技术。它可以维持气道通畅，减少气道阻力，为痰液的有效引流及机械通气提供条件。

1. 适应证

（1）喉阻塞：喉部炎症、肿瘤、外伤、异物等引起喉阻塞，导致严重的呼吸困难、窒息，而病因又不能很快解除者。

（2）下呼吸道分泌物潴留：各种原因引起的下呼吸道分泌物潴留，可考虑气管切开，如重度颅脑损伤、呼吸道烧伤、严重胸部外伤、颅脑肿瘤、昏迷、神经系统病变等病人，自身无法有效清除呼吸道分泌物，随时有呼吸道梗阻的危险。

（3）预防性气管切开：对于某些口腔、鼻咽、颌面、咽喉部大手术，为进行全身麻醉及防止血液流入下呼吸道，保持术后呼吸道通畅，可考虑气管切开。

（4）取气管异物：经内镜下钳取不成功，可经气管切开途径取出异物。

2. 禁忌证

（1）患有严重的出血性疾病者。

（2）气管切开部位以下占位性病变引起的呼吸道梗阻者。

（3）颈部恶性肿瘤。

3. 用物准备　气管切开手术包、不同型号气管套管、吸引器、照明灯、吸痰管、吸氧装置等。

4. 操作步骤

（1）安置体位：病人仰卧，头后仰固定于正中位，使下颌、喉结、胸骨切迹在同一直线，以充分暴露气管。严重呼吸困难不能仰卧的病人亦可采取半坐卧位，头稍向后仰。小儿应由助手协助固定其头部。

（2）消毒、铺巾：颈部皮肤常规消毒，操作者戴无菌手套，铺洞巾。检查气管套管气囊是否漏气。

（3）再次检查物品。

（4）局部麻醉：用1%～2%利多卡因做局部浸润麻醉。

（5）切开皮肤：操作者用左手拇指及中指固定环状软骨，示指置于环状软骨上方，右手持刀自环状软骨下缘至胸骨上窝处，沿颈前正中线纵行切开皮肤和皮下组织。考虑病人术后颈部美观，现多采用横切口，自环状软骨下约3 cm处，沿皮肤横纹横行切开皮肤和皮下组织3～5 cm。

（6）分离组织：用血管钳沿中线分离颈前组织，分离舌骨下肌群，以便暴露气管。分离过程中，两侧拉钩用力应平衡，并经常用手指触摸环状软骨和气管环，以便手术始终沿气管前中线进行。

（7）确认气管：用示指触摸有一定弹性及凹凸感。不能确认时，可用注射器穿刺，抽出气体即为气管。

（8）切开气管：确定为气管后，一般在第2、3或3、4软骨环之间（通常不得低于第5软骨环），用尖刀头自下向上挑开2个气管环。

（9）置入气管套管：撑开气管切口，置入大小合适、带有管芯的气管套管外管，立即取出管芯，放入内管，同时吸引分泌物，检查有无出血等情况。

（10）固定套管：用系带固定在病人颈部，松紧以容纳1指为宜。为防止气管切开套管脱出，在切口上方缝合1～2针加以固定。套管下方切口不予缝合，以免发生皮下气肿，并便于伤口引流。用剪口纱布垫于伤口和套管之间，覆盖伤口。

（11）术后处理整理用物，并详细记录。

5. 注意事项

（1）床旁应备齐急救药品和物品，以备抢救。

（2）操作过程中病人头部应始终保持正中位，防止损伤颈前血管和甲状腺，引起大出血。

（3）不可切断气管第1软骨环和环状软骨，防止造成喉狭窄，切开气管时刀尖向上，用力不可过大，以防穿透气管后壁形成气管食管瘘。

（4）保持气道湿化和通畅，室内温度22℃左右为宜；湿度维持在90%以上，气管套管口覆盖 2~4 层湿纱布，气管套管的内管每隔 1~4 h 取出清洗和消毒，及时吸痰，防止分泌物结痂阻塞气道。

（5）颈部切口每天消毒，更换无菌敷料，预防感染。

（6）病情好转，试堵内套管管口 1~3 天，逐步由堵 1/3、1/2 至全堵。堵管期间要密切观察病人呼吸情况，若出现呼吸困难、不能耐受，应及时去除堵塞物。一般全堵管 24~48 h 后病人活动、睡眠时均无呼吸困难，即可拔管。

（7）病人行气管切开术后不能发声，可采用书面、示意图或肢体语言交谈，24 h 后切口肿胀减轻，应及时调整固定系带，必要时行保护性约束，防止非计划拔管。

三、吸痰术

情境三：
男孩目前已经建立人工气道，护士在查房时听到其痰鸣音较重，且评估后确认痰液黏稠，自行排出困难。
请思考：
1. 如何帮助病人排除痰液，保持呼吸道通畅？
2. 吸痰时应注意哪些事项？

吸痰术指经由口腔、鼻腔、人工气道将呼吸道的分泌物吸出，以保持呼吸道通畅，预防吸入性肺炎、肺不张、窒息等并发症的一种方法。

1. 目的

（1）清除呼吸道分泌物，保持呼吸道通畅。

（2）促进呼吸功能，改善肺通气。

（3）预防呼吸系统或肺部并发症的发生。

2. 用物准备 治疗盘内备有盖罐 2 只（试吸罐和冲洗罐，内盛无菌生理盐水）、一次性无菌吸痰管数根、无菌纱布、无菌血管钳或无菌镊、弯盘、无菌手套，必要时备压舌板、开口器、牙垫；治疗盘外备手消毒凝胶，必要时备电插板等；电动吸引器或中心负压吸引装置。

3. 操作步骤

（1）检查口鼻：检查口腔、鼻腔，取下活动性义齿。

（2）安置体位：协助病人取舒适体位，头偏向一侧，面向操作者，若经口腔吸痰有困难者，可通过鼻腔吸痰；昏迷病人可通过压舌板或开口器帮助开口。

（3）连接吸痰管试吸：在试吸罐中先试吸少量的生理盐水，检查负压吸痰管是否通畅，同时润滑吸痰管前端。

（4）吸痰：一手将吸痰管末端折叠，防止插管时有负压，损伤呼吸道黏膜，另一手用无菌血管镊或者戴手套持吸痰管前端，经鼻或口腔插入气管，然后放松吸痰管末端恢复负压，自深部，边左右旋转边向上提拉，吸净痰液；若为气管插管或气管切开病人吸痰，应先吸尽气管内分泌物，再吸口（鼻）部位。

（5）冲洗：退出吸痰管时，在冲洗罐内抽吸生理盐水冲洗，以免分泌物阻塞吸痰管。

（6）观察情况：观察病人的反应，评估气道是否通畅以及吸出痰液的色、质、量，必要时重复吸引。

（7）操作完成后整理用物，协助病人取舒适体位，并记录。

4. 注意事项

（1）严格执行无菌操作，治疗盘内吸痰用物应每天更换6次，每进入气管抽吸一次更换吸痰管一根。

（2）每次吸痰时间小于15 s。

（3）选择粗细适宜的吸痰管，吸痰管不宜过粗，特别是小儿吸痰。

（4）痰液黏稠时，可配合叩击、雾化吸入等方法，提高吸痰效果。

（5）贮液瓶内的液体应及时倾倒，不得超过2/3满。

拓展阅读 7-2
烧伤病人气管切开置管全国专家共识（2018版）

（宁艳娇）

第三节　氧　疗

情境导入

李某，男，51岁。因呼吸困难入院治疗。入科时神志不清，口唇发绀。急诊分诊护士立即迎接病人，初步评估病人，血气分析显示氧分压为45 mmHg，二氧化碳分压为65 mmHg，送入抢救室进一步治疗。

请思考：

1. 如何纠正病人缺氧的症状？

2. 针对该病人，应如何选择合适的氧疗方法？

氧疗是指通过给氧，提高动脉血氧分压和动脉血氧饱和度，增加动脉血的氧含量，纠正各种原因造成的缺氧状态，促进组织的新陈代谢，维持机体生命活动的一种治疗方法。

一、氧疗目的与指征

（一）目的

1. 纠正各种原因造成的缺氧状态，提高血氧分压和血氧饱和度，增加动脉血氧分压。

2. 促进组织的新陈代谢，维持机体生命活动。

（二）指征

1. 各种原因导致的低氧血症及组织缺氧。

2. 呼吸系统疾病，而影响肺活量者，如支气管哮喘、肺炎或气胸等。

3. 心肺功能不全、肺部充血而致呼吸困难者，如心力衰竭、心包积液。

4. 各种中毒引起的呼吸困难者，缺氧不能由毛细血管渗入组织而产生缺氧，如巴比妥类药物中毒、麻醉药中毒或一氧化碳中毒等。

5. 昏迷病人，如脑血管意外或颅脑损伤。

6. 其他：如某些外科手术前后病人、大出血休克病人、分娩时产程过长或胎心率异常者等。

（三）缺氧分类

氧气是人体生命活动不可缺少的物质，如果机体得不到足够的氧或不能充分利用氧，组织的代谢、功能甚至形态结构都可能发生异常改变，此过程称为缺氧。

1. 低张性缺氧　由于吸入气体中血氧分压过低，肺泡通气不足，静脉血分流入动脉而引起的缺氧。主要特点为血氧分压降低，使动脉血氧分压减少，组织供氧不足。常见于高山病、慢性阻塞性肺气肿、支气管哮喘、先天性心脏病等。可通过吸氧提高氧分压从而改善呼吸困难。

2. 血液性缺氧　由于血红蛋白数量减少或性质改变，造成血氧含量降低或血红蛋白结合的氧不易释放所致。常见于严重贫血、一氧化碳中毒、高铁血红蛋白血症等。通过吸入高浓度的氧或纯氧可增加血浆中溶解的氧量，从而提高组织供氧。

3. 循环性缺氧　由于动脉血灌注不足、静脉血回流障碍使组织供氧量减少所致。常见于休克、心力衰竭等。此类型缺氧应给予高浓度氧气吸入。

4. 组织性缺氧　由于组织细胞利用氧异常所致。常见于氰化物中毒、大量放射线照射等。此类型缺氧可通过氧疗提高血浆和组织之间氧分压的梯度，使氧向组织的弥散增加，但疗效有限。

以上四类缺氧中，低张性缺氧（除静脉血分流入动脉外）由于病人血氧分压和血氧饱和度明显低于正常，吸氧能提高血氧分压、血氧饱和度、动脉血氧分压，使组织供氧增加，因而疗效最好。氧疗对于心功能不全、心排血量严重下降、大量失血、严重贫血及一氧化碳中毒，也有一定的疗效。

（四）缺氧程度判断

缺氧的主要临床症状有发绀、呼吸困难、脉搏增快、神志改变等。评估缺氧症状，并结合血气分析的结果，判断缺氧的程度。

1. 轻度缺氧　病人无明显的呼吸困难，仅有轻度发绀，神志清楚，血气分析血氧分压 > 6.67 kPa（50 mmHg），血氧饱和度 > 80%。

2. 中度缺氧　病人发绀明显，呼吸困难，神志正常或烦躁不安，血气分析血氧分压为 4 ~ 6.67 kPa（30 ~ 50 mmHg），血氧饱和度为 60% ~ 80%。

3. 重度缺氧　病人显著发绀，极度呼吸困难，三凹征（即胸骨上、锁骨上和肋间隙凹陷）明显，失去正常活动能力，呈昏迷或半昏迷状态。血气分析血氧分压 < 4 kPa（30 mmHg），血氧饱和度 < 60%。

（五）氧疗的分类

1. 根据吸入氧浓度分类

（1）低浓度氧疗：吸氧浓度 < 40%，用于低氧血症伴二氧化碳潴留的病人，如慢性阻塞性肺疾病和慢性呼吸衰竭。因慢性缺氧病人长期二氧化碳分压（$PaCO_2$）高，呼吸中枢对二氧化碳增高的反应很弱，呼吸的维持主要依靠缺氧刺激颈动脉体和主动脉体的化学感受器，沿神经上传至呼吸中枢，反射性地引起呼吸。如果给予高浓度的氧吸入，低氧血症迅速解除，使缺氧兴奋呼吸中枢的作用消失，导致呼吸抑制，加重二氧化碳潴留。因此这一类病人需采用控制性氧疗。

（2）中浓度氧疗：吸氧浓度为40%～60%。主要用于有明显通气血流比例失调或显著弥散障碍的病人，特别是血红蛋白浓度很低或心排血量不足者，如肺水肿、心肌梗死、休克病人等。

（3）高浓度氧疗：吸氧浓度在60%以上。应用于单纯缺氧而无二氧化碳潴留的病人，如成人呼吸窘迫综合征、心肺复苏后的生命支持阶段。

氧浓度与氧流量的换算可采用下列公式：吸氧浓度（%）= 21 + 4 × 氧流量（L/min）

2. 根据给氧时的压力情况分类

（1）常压氧疗：病人在一个大气压的环境里吸入氧气治疗疾病的过程。

（2）高压氧疗：在高压氧舱内，以 2～3 kg/cm^2 的压力给予100%的氧气吸入，主要适用于一氧化碳中毒、气性坏疽等。

3. 根据氧疗的方式分类

（1）非控制性氧疗：对吸入气体中的氧浓度没有精确控制的吸氧方法，常用于通气功能正常或有轻度抑制的低氧血症病人，或有发生低氧血症高度危险的病人。如鼻塞、鼻咽导管给氧，普通面罩给氧，氧帐给氧等。

（2）控制性氧疗：通过严格控制吸入氧浓度来提高血氧饱和度的氧气吸入方法。如空气稀释面罩吸氧法、呼吸机给氧法等。

（六）氧疗效果评价

氧疗的目的是纠正组织缺氧，减少心肌和呼吸肌做功，因此，对氧疗效果的评价主要包括对心肺系统的评估。

心血管系统评估主要应观察血压、脉搏和灌注状态。对于接受氧疗的病人，将其血压、脉搏与基础状态比较。如缺乏基础状态的资料，则应动态观察和评价。另外，心律失常可能是缺氧的后果，氧疗时也应注意。通过观察病人的皮肤颜色、湿度、温度和毛细血管再充盈时间，对灌注状态进行评估。每小时尿量及意识状态亦是反映危重病人组织灌注状态的重要指标。

呼吸系统的评估主要包括对潮气量、呼吸频率和呼吸功能的观察和监测。临床观察判断潮气量往往不准确，如有可能应监测潮气量。观察呼吸频率，并注意呼吸节律是否规则。呼吸功为呼吸肌所做的功，降低呼吸功是氧疗的主要目的之一。当呼吸功增加时，病人往往有呼吸困难，并可表现为动用辅助呼吸肌。由于呼吸困难是呼吸功增加的重要主观指标，对于主诉有呼吸困难的病人，护士应特别重视。动脉血气监测是评价氧疗效果的实验室指标。氧疗期间，应根据病情变化，反复监测动脉血气。根据动脉血氧分压水平，判断氧疗效果，并据此调整氧疗措施。另外，还应根据动脉血二氧化碳分压和 pH 水平，判断病人的通气状况和酸碱平衡状态。

二、普通吸氧

（一）给氧方式

1. 鼻塞吸氧 鼻塞是一种用塑料制成的球状物，鼻塞法是将鼻塞塞入一侧鼻孔鼻前庭内，供给病人氧气的方法。此方法可以两侧鼻孔交替使用，便于操作，病人感觉舒适，适用于长期吸氧的病人。

采用鼻导管或鼻塞氧疗时，一般认为吸入氧浓度与吸入氧流量大致有如下关系：吸入氧浓度 = 21 + 4× 吸入氧流量（L/min）。实际上，吸入氧浓度还受潮气量和呼吸频率的影响，如张口呼吸、说话、咳嗽和进食时，即使氧流量不变，吸入氧浓度也会降低。另外，应用鼻导管或鼻塞时，氧流量不应超过 6 L/min。这与鼻咽部解剖无效腔已被氧气完全预充有关，提高氧流量不可能进一步增加吸入氧浓度，此时要提高吸入氧浓度，须加用氧贮气囊。

2. 面罩吸氧　将面罩置于病人的口鼻部，用松紧带固定后供给氧气的方法。面罩有多种规格，一般借助管路连接储气囊和氧源（中心供氧或氧气筒）。氧气自下端输入，呼出的气体从面罩两侧孔排出，由于口、鼻部都能吸入氧气，效果较好，给氧时必须有足够的氧流量，一般成人需 6 ~ 8 L/min，小儿需 1 ~ 3 L/min。可用于张口呼吸、病情较重、氧分压明显下降者。

面罩分普通面罩和储氧面罩两种。

（1）普通面罩：一般用塑料或硅胶制成，重量较轻，无单向活瓣或贮气袋，呼出气通过面罩上的小孔排出。面罩需紧贴口鼻周围，用绑带固定于头枕部。即使氧气供应暂时中止，空气仍可从面罩上的小孔和面罩周围的缝隙流入。另外，系统可提供较好的湿化。但普通面罩影响病人的进食和说话，睡眠变换体位或烦躁不安时易脱落或移位，病人呕吐时易发生呕吐物误吸。面罩无效腔及其"贮袋效应"影响氧流量和吸入氧浓度之间的关系。氧流量需在 5 ~ 6 L/min 以上，才可将面罩内的呼出气（包括二氧化碳）冲出，最大吸入氧浓度为 50% ~ 60%。氧流量 > 8 L/min 时，吸入氧浓度不会进一步增加。如氧流量过低，不仅吸入氧浓度下降，而且呼出气的二氧化碳可在面罩内积聚，导致二氧化碳重复吸入。病人通气模式改变同样会影响吸入氧浓度。潮气量越大或吸气流速越快，氧气被空气稀释越多，吸入氧浓度越低；在一定范围内，氧流量越大，吸入氧浓度越高。呼吸缓慢的病人，采用普通面罩可获得较高的吸入氧浓度，而呼吸频速的病人则吸入氧浓度较低。所以，普通面罩不宜用于呼吸频速和严重低氧血症的慢性阻塞性肺疾病并发急性通气功能障碍或急性限制性疾病的病人（如急性肺水肿）。

（2）储氧面罩：病人需吸入高浓度氧气（吸入氧浓度 > 60%）时，需在普通面罩上加装一个体积 600 ~ 1 000 mL 的储气袋。氧流量须在 5 L/min 以上，以确保储气袋适当充盈和将面罩内二氧化碳冲出。面罩和储气袋间无单向活瓣为部分重复呼吸面罩，有单向活瓣则为无重复呼吸面罩。应用附有储气袋面罩的目的是提供较高吸入氧浓度。

3. 头罩吸氧　将病人的头部置于头罩内，罩面上有多个孔，可以保持罩内一定的氧浓度、湿度和温度。头罩与颈部之间要保持适当的空隙，防止二氧化碳潴留及重复吸入。此方法安全、简单、有效、舒适，透明的头罩易于观察病情变化，能根据病情需要调节罩内氧浓度，临床中主要用于新生儿、婴幼儿。

（二）供氧装置

1. 氧气管路装置（中心供氧装置）　此装置目前在医院广泛应用，医院氧气集中由供应站负责供给，设管路至病区、门诊、急诊。供应站有总开关控制，各用氧单位配氧气表，打开流量表即可使用，此方法使用较为便捷。

2. 氧气瓶供氧　此装置一般用于转运途中、无氧气管路装置病床或中心供氧停氧时紧急使用。

供氧装置装表法：①将流量表安装在中心供氧管路/氧气瓶氧气流出口处，接上湿化瓶；②打开流量开关，调节流量，检查指示浮标能达到既定流量（刻度），全套装置无漏气后备用。

（三）注意事项

1. 用氧前，检查氧气装置有无漏气，是否通畅。

2. 严守操作规程，注意用氧安全，做好"四防"，即防火、防震、防油、防热。

3. 使用氧气时，先调好流量后应用。停用氧气时，应先拔出导管，再关闭氧气开关。中途改变流量时，先分离吸氧管路与湿化瓶连接处，调好流量后再接上，以免一旦开关出错，大量氧气进入呼吸道导致肺组织损伤。

4. 给氧期间注意观察病人意识、呼吸、脉搏、血压及血气分析结果，判断用氧的疗效，及时调节氧流量及给氧的方式。

5. 注意吸入氧气的湿化，以免呼吸道黏膜被干燥的气体所刺激，湿化瓶内装入 1/3 ~ 1/2 的蒸馏水或冷开水，湿化瓶内的水每日更换一次。目前临床上可应用新型氧气湿化装置，它是一次性使用的一体式湿化瓶，操作简单，节省吸氧准备的时间，湿化效果好。

6. 持续吸氧的病人，应保持管路通畅，吸氧过程中，保持呼吸道通畅，及时清理呼吸道分泌物。鼻塞给氧应每日更换鼻塞；面罩给氧应 4 ~ 8 h 更换一次面罩。长时间面罩给氧时，应检查面部、耳郭皮肤受压情况，预防压疮。

7. 所有的给氧装置，包括鼻塞、面罩、湿化瓶等一次性医疗用物按医院感染管理要求分类处置。

（四）副作用及预防

1. 氧中毒　特点是肺实质的改变，表现为胸骨下不适、疼痛、灼热感，继而出现呼吸增快、恶心、呕吐、烦躁、断续的干咳。预防措施是避免长时间、高浓度氧疗，同时密切观察氧疗的效果，如呼吸困难等症状减轻或缓解、心率正常或接近正常，则表明氧疗有效。此外还需经常做血气分析，动态观察氧疗效果。

2. 肺不张　病人吸入高浓度氧气后，肺泡内氧气被大量置换，一旦支气管有阻塞，其所属肺泡内的氧气被肺循环血液迅速吸收，引起吸入性肺不张。病人表现为烦躁，呼吸、心率加快，血压上升，继而出现呼吸困难、发绀、昏迷。预防措施是控制吸氧浓度，尽量不超过 60%。若行机械通气，可用呼气末正压通气（PEEP）。鼓励病人深呼吸，多咳嗽，并经常改变卧位姿势，防止分泌物阻塞。

3. 呼吸道分泌物干燥　氧气为干燥气体，如持续吸入未经湿化且浓度较高的氧气，可导致呼吸道黏膜干燥，使分泌物黏稠、结痂，不易咳出。预防的关键是加强吸入氧气的加温和加湿，保持呼吸道内温度在 37℃ 左右，湿度在 95% ~ 100%，因为这是维持黏液纤毛装置正常清除功能的必要条件，故吸入的氧气应先通过湿化瓶和必要的加温装置，以防止吸入干冷的氧气刺激、损伤气道黏膜，导致痰液干结，影响纤毛的正常清除功能。

4. 晶状体后纤维组织增生　仅见于新生儿，以早产儿多见。由于视网膜血管收缩、视网膜纤维化，最后出现不可逆转的失明。因此，新生儿应严格控制吸氧浓度和吸氧时间。

5. 呼吸抑制　见于 II 型呼吸衰竭病人（血氧分压降低、$PaCO_2$ 增高），$PaCO_2$ 长期处于高水平，呼吸中枢失去了对二氧化碳的敏感性。呼吸的调节主要依靠缺氧对外周化学感受器的刺激来维持，吸入高浓度的氧气，解除了缺氧对呼吸的刺激作用，使呼吸中枢抑制加重，甚至呼吸停止。预防措施是对 II 型呼吸衰竭病人应给予低浓度、低流量（1 ~ 2 L/min）持续吸氧，维持血氧分压在 8 kPa（60 mmHg）即可。

三、可调式通气面罩吸氧

（一）概述

可调式通气面罩［又称文丘里（Venturi）面罩］是根据 Venturi 原理制成，氧气以喷射状进入面罩，而空气从面罩侧面开口进入面罩。因输送氧的喷嘴有一定的口径，从面罩侧孔进入的空气与氧混合后可保持固定比率，比率大小决定吸氧浓度的高低。如果氧流量增加，进入空气量也相应增加，以保持吸入气体中氧浓度不变。

（二）优缺点

1. 优点　因可调式通气面罩所提供的气体总流量远超过病人吸气时的最高流量和潮气量，故它提供的氧浓度不受病人通气量的影响，吸氧浓度恒定，也不受张口呼吸的影响，不需湿化，耗氧量较少。因高流量气体不断冲洗面罩内部，呼出气中的二氧化碳难以在面罩中滞留，故基本为无重复呼吸，对鼻黏膜的刺激性小，使用舒适。

2. 缺点　虽可提供 40%～50% 的氧浓度，但不如低氧浓度分数时准确可靠。影响病人饮食、吐痰，且体位变换时面罩容易移位或脱落，若不慎将面罩进口封闭，会严重影响氧疗效果。

（三）适应证

可调式通气面罩已经广泛用于临床，对容易产生二氧化碳潴留需持续低浓度给氧的病人尤为适用。

1. 低氧血症伴高碳酸血症病人。
2. 需持续低浓度给氧的病人，如慢性阻塞性肺疾病和慢性肺源性心脏病病人。

（四）注意事项

确保氧流量与可调式通气面罩标记一致，才能保证氧浓度的准确性。

四、高流量氧疗

（一）概述

高流量鼻导管（high-flow nasal cannula，HFNC）氧疗是指一种通过高流量鼻塞持续为病人提供可以调控并相对恒定吸氧浓度（21%～100%）、恒定温度（31～37℃）和湿度的高流量（8～80）L/min 吸入气体的治疗方式。该治疗设备主要包括空氧混合装置、湿化治疗仪、高流量鼻塞以及连接呼吸管路。

（二）适应证

1. 轻至中度的 I 型呼吸衰竭［100 mmHg≤氧合指数（血氧分压/氧浓度）＜300 mmHg］。
2. 轻度呼吸窘迫（呼吸频率＞24 次/min）。
3. 轻度通气功能障碍（pH＞7.3）。
4. 对传统的氧疗或无创正压通气（NPPV）不耐受或有禁忌证者。

（三）禁忌证

1. 相对禁忌证

（1）重度 I 型呼吸衰竭（氧合指数 < 100 mmHg）。

（2）通气功能障碍（pH < 7.3）。

（3）反常呼吸。

（4）气道保护能力差，有误吸高危风险。

（5）血流动力学不稳定，需要应用血管活性药。

（6）面部或上呼吸道手术不能佩戴 HFNC 者。

（7）鼻腔严重堵塞。

（8）HFNC 不耐受。

2. 绝对禁忌证

（1）心搏呼吸骤停，需紧急气管插管有创机械通气。

（2）自主呼吸微弱、昏迷。

（3）极重度 I 型呼吸衰竭（氧合指数 < 60 mmHg）。

（4）通气功能障碍（pH < 7.25）。

（四）临床应用

1. 急性 I 型呼吸衰竭

（1）重症肺炎：重症肺炎合并急性 I 型呼吸衰竭（100 mmHg ≤ 氧合指数 < 300 mmHg）可考虑应用 HFNC。

（2）急性呼吸窘迫综合征（ARDS）：HFNC 可作为轻度 ARDS 病人（氧合指数为 200～300 mmHg）的一线治疗手段；对于中度 ARDS 病人（氧合指数为 150～200 mmHg），在无明确的气管插管指征下，可先使用 HFNC 1 h 后再次进行评估，如症状无改善则需改为 NPPV 或有创通气；氧合指数 < 150 mmHg 的重度 ARDS 病人，不建议常规应用 HFNC 治疗。

（3）其他 I 型呼吸衰竭疾病：对急性心源性呼吸衰竭、免疫抑制继发急性 I 型呼吸衰竭和间质性肺疾病急性加重病人，HFNC 能在一定程度上改善氧合，但不能改变预后。

2. II 型呼吸衰竭　对于意识清楚的急性低氧血症合并高碳酸血症病人，可在密切监测下，尝试 HFNC，若 1 h 后病情加重，建议立即更换无创呼吸机或气管插管，不建议作为常规一线治疗手段。对于慢性阻塞性肺疾病稳定期病人，存在长期氧疗指征时（即血氧分压 ≤ 55 mmHg 或血氧饱和度 < 88% 伴或不伴有高碳酸血症；或 55 mmHg < 血氧分压 ≤ 60 mmHg，伴有肺动脉高压、肺心病临床表现或血细胞比容 > 0.55），可以尝试应用 HFNC，用于改善病人的运动耐力和生活质量。

（五）有创通气撤机

1. ICU 危重症病人撤机　对于再次插管低风险病人，HFNC 与传统氧疗比较可以降低拔管后再插管率；有创机械通气撤机后 HFNC 不能缩短住 ICU 时间及住院时间，也不能降低病死率。

2. 外科术后病人撤机　外科手术后脱机序贯应用 HFNC 可以提高病人的舒适度，降低心脏术后病人升级呼吸支持的需求，减少胸外科手术病人的住院天数。但与传统氧疗相比，HFNC 不能降低腹部外科手术病人的再插管率。

（六）注意事项

1. 上机前应和病人充分交流，说明治疗目的的同时取得病人配合，建议半卧位或头高位。

2. 选择合适型号的鼻塞，建议选取小于鼻孔内径 50% 的鼻导管。

3. 严密监测病人生命体征、呼吸形式运动及血气分析的变化，及时做出针对性调整。

4. 张口呼吸病人需嘱其配合闭口呼吸，如不能配合者且不伴有二氧化碳潴留，可应用转接头将鼻塞转变为鼻/面罩方式进行氧疗。

5. 舌后坠者应用 HFNC 效果不佳者，先予以口咽通气管打开上气道，后将 HFNC 鼻塞与口咽通气管开口处连通，如仍不能改善，可考虑无创通气等其他呼吸支持方式。

6. 避免湿化过度或湿化不足，密切关注气道分泌物性状变化，指导病人有效咳痰，必要时予以吸痰，防止痰堵窒息等紧急事件的发生。

7. 注意管路积水现象并及时处理，警惕误入气道引起呛咳和误吸，应注意病人鼻塞位置高于机器和管路水平，一旦报警，应及时处理管路冷凝水。

8. 如出现病人无法耐受的异常高温，应停机检测，避免灼伤气道。

9. 为克服呼吸管路阻力，建议最低流量不小于 15 L/min。

10. 注意调节鼻塞固定带松紧，避免固定带过紧引起颜面部皮肤损伤。

11. 使用过程中如有机器报警，及时查看并处理，直至报警消除。

拓展阅读 7-3
高压氧治疗

12. 使用过程中出现任何机器故障报错，应及时更换并记录报错代码提供厂家售后，严禁报错机器继续使用。

（宁艳娇）

第四节 机 械 通 气

情境导入

王某，男，62岁。因突发"呼吸急促，呼吸困难 1 h"急诊入院。入科时，病人烦躁不安，诉呼吸费力，濒死感。

急诊分诊护士立即迎接病人，该病人 1 个月前因车祸致股骨干骨折，行切开复位内固定术后卧床休息，今晨离床活动时突发胸痛、呼吸急促、呼吸困难不能缓解。病人口唇及四肢末梢发绀，心率快，血压低，急查动脉血气分析：pH 7.46，PaO_2 44 mmHg，$PaCO_2$ 56 mmHg，外周血氧饱和度 79%，经给予面罩吸氧和高流量鼻导管氧疗后呼吸困难症状仍不能缓解。

请思考：

1. 考虑该病人发生了什么？

2. 该病人目前最佳的氧疗方式是什么？氧疗时护理观察要点是什么？

机械通气是应用呼吸机进行人工通气治疗呼吸功能不全的一种重要方法，其主要作用包括改善气体交换功能，改善氧合，减少呼吸功的消耗和缓解呼吸肌疲劳，是抢救呼吸停止或呼吸衰竭病人的重要方法，已在 ICU 广泛使用。临床常用机械通气方式分为有创机械通气和无创机械通气，其方法与生理性呼吸存在很大不同：自主呼吸时，吸气时人体呼吸肌主动收缩，膈肌下降，胸腔内负压增加，使肺泡压低于大气压，外界气体在肺泡内负压形成的压力梯度作用下进入气管、支气管和肺泡内；呼气时则靠肺及胸廓的弹性回缩力将气体排出。机械通气是由呼吸机提供高于肺泡内压的正压气流，使气道与肺泡之间产生压力差，气体在此压力梯度的作用下进入肺泡内。因此，机械通气有别于自主呼吸，在整个吸气过程中，气道和肺泡内始终维持不同程度的正压。

一、机械通气的目的与指征

（一）机械通气的目的

1. 纠正呼吸性酸中毒　通过改善肺泡通气使 $PaCO_2$ 和 pH 得以改善。

2. 纠正低氧血症　通过改善肺泡通气、提高吸入氧浓度、增加肺容积和减少呼吸功等方法纠正低氧血症。

3. 降低呼吸功耗，缓解呼吸肌疲劳　由于气道阻力增加、呼吸系统顺应性降低和内源性呼气末正压（PEEPi）的出现，呼吸功耗明显增加，严重者出现呼吸肌疲劳。及时应用呼吸机辅助通气治疗可以减少呼吸肌做功，达到缓解呼吸肌疲劳的作用。

4. 预防肺不张　机械通气可以增加肺容积，从而预防和治疗肺不张。

5. 为安全使用镇静和肌肉松弛药提供通气保障　对于需要抑制或完全消除自主呼吸的病人，使用呼吸机辅助通气可以为药物治疗期间提供通气保障；同时对于全麻术后尚未清醒的病人提供呼吸支持。

6. 稳定胸壁　在某些情况下（如肺叶切除、连枷胸等），由于胸壁完整性受到破坏，通气功能严重受损，此时机械通气可通过机械性的扩张使胸壁稳定，以保证充分的通气。

（二）机械通气的指征

1. 适应证　机械通气使用的指征目前尚无统一标准。有以下情况出现时应考虑积极使用机械通气：各种原因引起的呼吸衰竭经积极治疗后病人病情仍继续恶化，出现意识障碍、呼吸形态严重异常（自主呼吸微弱或消失，呼吸节律异常或叹息样呼吸，呼吸频率 > 35 ~ 40 次 /min 或 < 6 ~ 8 次 /min）、严重低氧血症和（或）二氧化碳潴留，经过充分给氧和积极保守治疗无效，$PaO_2 \leqslant 45$ mmHg 或 $PaCO_2 \geqslant 70$ mmHg；可考虑进行机械通气。

2. 禁忌证　机械通气无绝对禁忌证，当病人出现致命性通气和（或）氧合障碍时，应在积极处理原发病的基础上，尽早使用机械通气维持病人生命。机械通气的相对禁忌证包括：伴有肺大疱的呼吸衰竭；未经引流的张力性气胸或纵隔气肿；低血容量性休克未补充血容量；严重的肺出血；气管食管瘘等。

二、有创机械通气

有创机械通气是通过建立人工气道，对病人进行呼吸功能支持的治疗手段。

（一）常用模式和参数设定

1. 通气方式　根据吸气向呼气的切换方式不同分为两类。

（1）定容型通气：呼吸机以预设通气容量管理通气，即呼吸机送气达到预设容量后停止送气，依靠肺、胸廓的弹性回缩力被动呼气，常见的通气模式有容量控制通气、容量辅助 - 控制通气、间歇指令通气和同步间歇指令通气等。

（2）定压型通气：呼吸机以预设气道压力来管理通气，当吸气达到预设的时长时，停止吸气，转换为呼气，故定压型通气时，气道压力是设定的独立参数，而通气容量（和流速）是从属变化的，与呼吸系统顺应性和气道阻力相关。常见的定压型通气模式有压力控制通气、压力辅助控制通气、压力控制 - 同步间歇指令通气、压力支持通气等。

以上两种通气模式各有利弊，定容型通气可以保证病人潮气量，但是气道压力是从属变化的，临床中应根据病人的病情进行针对性选择。

2. 常用通气模式

（1）控制通气（controlled ventilation，CV）：病人呼吸的频率及潮气量完全由呼吸机控制，适用于自主呼吸严重减弱或消失的病人。

（2）辅助通气（assisted ventilation，AV）：通过病人自主吸气所产生的压力或流速变化，触发机械通气。呼吸频率由病人吸气努力的频率和程度决定。当存在自主呼吸时，气道内轻微的压力降低或少量气流触发呼吸机，按预设的潮气量容量（定容）或吸气压力（定压）将气体输送给病人，呼吸功由病人和呼吸机共同完成。

（3）辅助 - 控制通气（assist-control ventilation，ACV）：是辅助通气和控制通气两种通气模式的结合，由病人自主呼吸触发呼吸机送气，若低于预定的通气频率或分钟通气量，或无力使气道压力降低或产生足够气流触发呼吸机送气时，则启动控制通气模式补充送气。该通气模式的优点在于既有控制通气的安全性，又使病人呼吸节律与呼吸机同步，并确保每次呼吸均有通气支持。ACV 优于单纯辅助通气，后者不能防止因自主呼吸减弱所致的通气不足。

（4）同步间歇指令通气（synchronized intermittent mandatory ventilation，SIMV）：将辅助通气与自主呼吸结合，每次指令通气均由病人自主吸气触发。通过设定间歇指令通气的频率和潮气量，确保最低分钟量同步间歇指令通气能与病人的自主呼吸相配合，减少病人与呼吸机的拮抗，减少正压通气的血流动力学负效应，并防止潜在的并发症，如气压伤等。通过改变预设的间歇指令通气的频率，改变呼吸支持的水平，即从完全支持到部分支持，可用于长期呼吸机治疗病人的撤机。由于病人能应用较多的呼吸肌群，故可减轻呼吸肌萎缩。

（5）压力支持通气（pressure support ventilation，PSV）：是一种压力辅助通气方式，每次通气均由病人触发，即病人触发通气并控制呼吸频率及潮气量，当气道压力达到预设的压力支持水平时，且吸气流速降低至低于阈值水平时，由吸气相切换到呼气相。其优点是：①由病人控制呼吸频率，易与呼吸机协调同步，既可减少镇静剂的应用，又可使病人感觉舒适；②减少呼吸功，降低氧耗，并有助于克服呼吸机及人工气道的阻力；③可根据需要调节支持压力水平，如用于治疗，设置较高支持压力（10～30 cmH$_2$O），如用于撤机则通过逐渐降低支持压力，达到不断增强自主呼吸的目的。鉴于上述优越性，PSV 已广泛应用于临床。用 PSV 时呼吸频率、吸呼时间比、潮气量等完全或部分靠病人自主控制，因而不适用于呼吸驱动不稳定的病人。

（6）持续气道正压通气（continuous positive airway pressure，CPAP）：是在自主呼吸条件下，整个呼吸周期（吸气及呼气期间）呼吸机持续给予同一水平的正压支持，辅助病人完成全部的呼吸功，是呼气末正压在自主呼吸条件下的特殊技术。

（7）双相气道正压（biphasic positive airway pressure，BIPAP）通气：是时间切换 – 压力控制的机械通气模式，指自主呼吸时交替给予两种不同水平的气道正压，吸气相气道正压和呼气相气道正压，根据吸 – 呼相转换机制，可分为自主呼吸（spontaneous，S）通气辅助模式、时间控制（timed，T）模式和自主呼吸通气辅助结合时间控制（S/T）等模式，治疗过程中应注意监测病人的呼吸频率和潮气量。高压力水平（P_{high}）和低压力水平（P_{low}）之间定时切换，且其高压时间、低压时间、P_{high}、P_{low} 可各自独立可调，利用从 P_{high} 切换至 P_{low} 时功能残气量的减少，增加呼出气量，改善肺泡通气。该模式可以保留病人的自主呼吸并使其与呼吸机较好地配合。

3. 常用机械通气参数的调节

（1）呼吸频率（f）和潮气量（V_T）：两者是决定呼吸机通气量的主要因素。通常呼吸频率设定为 10～15 次 /min，潮气量为 5～12 mL/kg 体重；并根据血气分析结果适当调整。由于大潮气量可引起肺泡过度膨胀，有导致肺组织损伤的风险。近年来，对于急性肺损伤及严重气道阻塞病人，主张给予低潮气量机械通气，虽使 CO_2 排出受阻，存在容许范围内的高碳酸血症，但机械通气对肺的损害较小，可提高病人存活率。

（2）吸 / 呼时间比（I：E）：一般为 1：1.5～1：2.0。阻塞性通气障碍者吸 / 呼时间比可大于1：2.0，限制性通气障碍者吸 / 呼时间比以 1：1～1：1.5 为宜。

（3）吸入氧浓度（FiO_2）：设定的原则是维持 PaO_2 60 mmHg 以上的前提下，尽量降低 FiO_2，如 FiO_2 60% 以上仍不能维持 PaO_2 达到 60 mmHg，应考虑调整通气方式，如增加 PEEP。

（4）吸气峰压（peak inspiratory pressure，PIP）：定压型呼吸机靠调节吸气压力来产生预期的潮气量，而定容型呼吸机的吸气压力则取决于潮气量的大小。吸气压力过高可造成肺组织损伤，因而应用定容型呼吸机时应设定最高吸气压力，超过阈值呼吸机发出警报，或者有安全阀自动开放，停止送气。吸气峰压或气道峰压一般为 15～20 cmH_2O，有时可达到 30 cmH_2O，应注意避免设置过高而造成肺的气压伤和对循环的不良影响。

（5）呼气末正压（positive end expiratory pressure，PEEP）：最佳 PEEP 值的设定应是对循环无不良影响，但可达到最大的肺顺应性，最高的氧输送，最低 FiO_2 时的最小 PEEP 值，一般在10 cmH_2O 左右，多数病人 4～6 cmH_2O 即可。若 PEEP≥15～20 cmH_2O 可使胸腔内压上升，而致回心血量减少，心排血量下降。

（6）触发灵敏度：触发灵敏度为提示呼吸机产生人机同步性的指标，是病人吸气触发力量的估计，可分为压力触发和流量触发两种。压力触发一般为 –0.5～–2 cmH_2O，流量触发一般为3～5 cmH_2O。触发灵敏度过高（压力的绝对值越小）病人吸气努力以外的微小压力或流速变化即可触发呼吸机，使通气频率增加，可导致通气过度；触发灵敏度过低（压力的绝对值越大），呼吸肌无力时难以触发呼吸机，使自主呼吸与机械通气不相协调，增加呼吸肌疲劳。

（二）护理观察要点

1. 病情的监测与护理

（1）呼吸监测：在机械通气的过程中，监测病人有无自主呼吸，自主呼吸与呼吸机是否同步，呼吸的频率、节律、幅度、类型及双侧呼吸运动的对称性，如一侧胸廓起伏减弱、呼吸音消失，可能为气管插管插入过深，通常为进入右侧支气管；或固定不牢固，病人在躁动或翻身时滑入一侧支气管。

（2）意识状态：早期行机械通气时，病人耐受性差，出现躁动、人机对抗等，可根据医嘱给予镇静药治疗，增加病人的舒适度，改善氧合状态；及时给予病人镇静镇痛评分，及时调整药物剂量，每日晨停用镇静药，唤醒并评估病人呼吸状态是否改善，是否可以进行脱机试验，以便及早撤机。

（3）血压、心率：严密观察病人血压和心率的变化，早期可出现血压轻度下降，其主要原因有：①通气压力过高，持续时间过长，呼气时间不足，使肺泡压升高，形成内源性呼气末正压，或呼吸机参数 PEEP 值设定，使胸腔内压力增加，从而增加肺循环阻力和右心负荷；②通气量过大，CO_2 迅速排出，使 CO_2 对心血管运动中枢和交感神经的兴奋作用消失，周围血管张力骤降；③镇静药应用导致血压下降。因此，如果血压明显或持续下降伴心率增快，应及时通知医生处理。

（4）皮肤、黏膜和末梢循环状态：观察病人缺氧改善情况，发绀是否减轻，皮肤的色泽、弹性、温度和完整性；皮肤苍白湿冷可给予保暖或增加组织灌注；卧床病人做好压力性损伤的评估和预防。

（5）腹部胀气及肠鸣音情况：机械通气时可能会发生腹胀、腹部膨隆，其原因可能为人机配合欠佳，或通气量过大，病人吞入过多气体；或插管气囊漏气导致气体反流入胃内等导致；遵医嘱给予胃肠减压；早期胃肠内营养的病人应积极做好评估，观察并记录胃残余量，避免腹部过度膨胀引起胃内容物反流。

2. 呼吸机相关性肺炎的预防　呼吸机相关性肺炎（ventilator associated pneumonia，VAP）是指机械通气 48 h 后或停用机械通气、拔除人工气道 48 h 内发生的肺实质的感染性炎症反应，是医院获得性肺炎（hospital-acquired pneumonia，HAP）的重要类型。

（1）体位管理：气管插管或气管切开导致声门的关闭功能丧失，胃内容物反流误吸是发生 VAP 的主要原因；机械通气病人没有体位改变的禁忌证，应给予半卧位。

（2）每日唤醒：避免镇静时间过长和程度过深，每日唤醒，早日脱机。

（3）手卫生：严格执行手卫生规范，避免交叉感染。

（4）口腔护理：应用氯己定漱口液可降低 VAP 的发生率。

（5）及时清除气道分泌物，使用声门下吸引的气管插管或气管切开套管。

3. 呼吸机使用过程监测

（1）随时观察呼吸机的运行情况及病人的病情变化，如出现不明原因病人病情突然恶化，呼吸浅快或减弱、血氧饱和度下降等情况，应考虑是否为呼吸机出现故障，应立即断开呼吸机，应用简易呼吸气囊连接人工气道辅助通气，同时呼吸机连接模拟肺进行故障的检测和排查。

（2）及时记录呼吸模式和参数，观察呼吸频率、潮气量等指标是否与呼吸机预设的指标相一致，如果不一致，应及时查明原因并处理。

（3）呼吸机测量的潮气量为呼出潮气量，如果出现管路、气管插管或气管切开气囊漏气，由于呼吸系统的密闭性破坏，呼吸机正压送气时会有大量气体从气管经口腔溢出，导致呼气潮气量要低于设定的潮气量，病人通气量不足。

（4）如出现呼吸机报警，应及时分析原因并正确处理。

（三）机械通气的撤离

机械通气的撤离是指使病人从辅助呼吸状态恢复到完全自主呼吸的过程，短期（<1周）应用机械通气者较易撤离，长期应用且自身肺功能较差者撤离呼吸机较困难，及时撤离呼吸机对

病人的进一步恢复和减少并发症十分重要。

1. 撤机筛查的客观指标 导致机械通气的病因好转或被去除；氧合状态稳定，氧合指数（PaO_2/FiO_2）≥150～200 mmHg，呼气末正压（PEEP）≤5～8 cmH$_2$O，吸入氧浓度（FiO_2）≤0.4；pH≥7.25；血流动力学稳定；T≤38℃；Hb≥80 g/L；病人有咳嗽、咳痰能力，可见痰液从气管导管内喷出。

2. 自主呼吸试验（spontaneous breathing trial，SBT） 是临床上判断病人自主呼吸功能的有效方法。其基本方法是通过短期降低呼吸机支持水平或断开呼吸机后，观察病人的自主呼吸情况和各项生理指标，以判断病人的呼吸功能，为撤机提供参考。

拓展阅读 7-4
自主呼吸试验（SBT）
实施方法及实施内容

3. 呼吸机撤离流程 当病人具备完全脱离呼吸机的能力后，按照以下流程进行。

（1）拔管前向病人做好解释工作，备好吸氧面罩、鼻导管、负压吸引设备；必要时备高流量氧疗机；对于评估拔管困难且存在风险的病人，呼吸机置于床旁呈备用状态。

（2）床头抬高至少 45°，充分吸出口腔及咽喉部分泌物，气管内充分吸痰，如使用声门下吸引气管插管，应吸出气囊上痰液及分泌物。

（3）解除固定气管插管的寸带、胶布或固定器，置吸痰管于气管插管最深处，气囊放气后，导管拔除过程中持续吸引，以免积聚在气囊上方的坠积物下落至肺内，拔管后立即给氧。

（4）拔管后床旁严密监测病人生命体征及呼吸状态，鼓励病人自主咳痰。喉痉挛和喉头水肿是拔管后最严重的并发症，可在短时间内引起病人窒息；对于长时间插管的病人，可给予布地奈德雾化吸入，以减轻喉头水肿和痉挛。

三、无创正压通气

无创正压通气（non-invasive positive pressure ventilation，NIPPV）是通过鼻罩、面罩等方式与呼吸机相连接，无须建立人工气道的正压辅助通气技术，为某些急性呼吸衰竭病人提供正压辅助通气技术，可在一定程度上打开塌陷的气道，提高肺通气容积，改善通气、通气血流比例及氧合状态等，易于实施并被病人接受，成为呼吸衰竭等病理生理状态早期及紧急情况下的通气支持手段。

（一）适应证和禁忌证

1. 适应证 主要适用于轻 - 中度呼吸衰竭的早期救治；也可用于有创 - 无创通气序贯治疗和辅助撤机。其参考指征为：

（1）病人状况：①神志清醒；②能自主清除气道分泌物；③呼吸急促（频率 > 25 次 /min），辅助呼吸肌参与呼吸运动。

（2）血气指标：海平面呼吸室内空气时，动脉血氧分压（PaO_2）< 60 mmHg 伴或不伴二氧化碳分压（$PaCO_2$）> 45 mmHg。

2. 禁忌证

（1）绝对禁忌证：心搏骤停或呼吸骤停（微弱），此时需要立即心肺复苏、气管插管等生命支持。

（2）相对禁忌证：①意识障碍；②无法自主清除气道分泌物，有误吸的风险；③严重上消化道出血；④血流动力学不稳定；⑤上呼吸道梗阻；⑥未经引流的气胸或纵隔气肿；⑦无法佩戴面罩的情况如面部创伤或畸形；⑧病人不配合。

（二）通气模式和参数的调节

1. NIPPV 模式　临床上较多采用持续气道正压（CPAP）、双相气道正压（BIPAP）及保证平均容量的压力支持（average volume-assured pressure support，AVAPS）。

2. 通气参数的设定　潮气量：7～15 mL/kg 体重；备用呼吸频率：10～20 次/min；吸气时间：0.8～1.2 s；吸气压力 10～30 cmH$_2$O；呼气末正压（PEEP）：根据病人情况设定，常用 4～8 cmH$_2$O，Ⅰ型呼吸衰竭时需要增加 6～12 cmH$_2$O。由于病人从完全的自主呼吸过渡到正压通气，需要有一个适应的过程，因此，通常给予比较低的吸气压力。当病人逐渐适应正压通气后，逐渐增加吸气压，利于提高舒适性和依从性以及保证辅助通气的效果。具体方法：从 CPAP（4～5 cmH$_2$O）或 BIPAP（吸气压：8～10 cmH$_2$O、呼气压：4～5 cmH$_2$O）开始，经过 2～20 min 逐渐增加到合适的治疗水平，建议压力支持 10 cmH$_2$O 以上。NIPPV 治疗过程都需要根据病人病情的变化随时调整通气参数，最终达到改善临床状况的目标。

（三）呼吸机与病人连接

1. 向病人宣教治疗的作用和目的，消除病人的紧张、恐惧，取得配合，提高依从性；同时告知病人治疗过程中出现的不适感及配合要点，鼓励病人咳嗽、主动排痰。

2. 根据病人的脸型选择大小、形状合适的面（鼻）罩，摆好位置并调节好松紧度后，连接呼吸机管路，避免在较高的吸气压力状态下佩戴面（鼻）罩。

3. 为避免病人长时间佩戴面罩造成面部及鼻部的医疗器械压力性损伤，可以在受压部位预防性使用水胶体敷料或泡沫敷料进行皮肤保护，并及时评估及更换受压部位。

4. 加强生命体征检查，观察病人呼吸改善及人机配合情况，加强气道加温加湿，监测呼吸机运行及报警，一旦出现脱管、大量泄露等情况应及时处理。

（四）疗效判断

NIPPV 属于呼吸支持治疗，而不是病因的治疗，其疗效受到基础疾病是否得到控制等众多因素的影响，因此一般从两个层面进行评估。

1. 起始治疗时的评估　起始治疗后 1～2 h 基于临床表现和动脉血气的变化来动态评价 NIPPV 是否有效，进而对其后的治疗决策起重要作用。评价 NIPPV 有效的最佳指标为：①临床表现。气促改善，辅助呼吸肌运动减轻和反常呼吸消失，呼吸频率减慢，心率改善等。②血气分析。PaO$_2$ 和氧合指数改善，PaCO$_2$ 下降，pH 改善。

2. 最终治疗效果的评估　通常采用气管插管率和病死率两项指标。

（五）NIPPV 的治疗时间和撤除

NIPPV 的治疗时间目前尚没有明确的标准，与基础疾病的性质和严重程度有关。与有创通气不同，即使是在治疗的急性阶段，NIPPV 也不是强制性或持续性的，病人可以暂时停止 NIPPV 治疗而接受其他治疗，如雾化吸入、常规给氧或进食。NIPPV 的撤除目前主要依据病人临床症状及病情是否稳定。撤除的方法有：①逐渐降低压力支持水平；②逐渐减少通气时间（先减少白天通气时间，再减少夜间通气时间）；③使用 AVAPS 模式；④以上方式联合使用。

（六）NIPPV 的缺点与常见不良反应

NIPPV 的缺点：①缺乏对气道的控制；②通气压力有限；③气道通路难以密闭（漏气、胃胀气）；④呼吸道湿化和引流不够充分，口咽干燥，排痰障碍；⑤缺乏完整的监测装置；⑥有误吸的风险；⑦呼吸面罩还可导致面部压伤、恐惧（幽闭症）等。

NIPPV 的不良反应发生率不高，通常比较轻微，但应注意观察和及时防治。

（刘秀梅）

第五节　血管通路的建立与护理

情境导入

张某，男，91 岁。因突发意识丧失 10 min 由救护车送入院。急救人员给予持续心肺复苏，静脉通路未建立。

情境一：

急诊分诊护士立即迎接病人，将病人安置抢救单元进行抢救。

请思考：

1. 病人血管通路如何选择？
2. 不同血管通路选择的指征是什么？

血管通路是急危重症抢救最重要的用药途径，快速选择并建立可靠有效的血管通路，是急危重症救护中的首要技术。急诊血管通路的选择应符合以下原则：快捷、简单、有效、可靠且靠近心脏。

一、建立血管通路的目的与指征

（一）建立血管通路的目的

血管通路称为救命通道，在急危重症病人的抢救中，快速而有效的选择并建立最合适的血管通路，迅速补充机体所需的液体或血液，是抢救成功的关键。

（二）建立血管通路的指征

1. 外周静脉血管通路　主要用于短期静脉输液治疗。
2. 中心静脉血管通路　主要用于需要短、中、长期输液治疗，外周静脉条件差，以及符合中心静脉血管通路装置适应证的病人，如：①需通过静脉不间断维持用药（如血管活性药、抗心律失常药、高浓度电解质及用药频次不同的多联抗生素、静脉高营养液等）；②不建议使用外周血管输注的药物：pH < 5.0 或 > 9.0、渗透压 > 900 mOsm/L；③复杂、重大手术（如体外循环下心脏直视手术或肝移植手术）、血流动力学不稳定等需持续监测血压变化的病人。

3. 骨髓腔内输液通路 主要用于紧急情况下危重症病人抢救时外周静脉穿刺两次不成功的病人。抢救状态下血管通路选择详见表7-1。

表7-1 抢救状态下三种通路的比较

指标	外周静脉穿刺	骨髓腔输液	中心静脉置管
建立速度	2.5 ~ 30 min	1.2 ~ 1.5 min	8.0 ~ 15.6 min
难易程度	易：血流动力学稳定 难：血流动力学不稳定	易	难
输注品种	药品、血液	药品、血液	药品、血液
选择顺序	首选	次之或首选	最后

二、静脉穿刺置管与护理

情境二：

病人全身发绀明显，抢救室护士立即给予病人闭胸心脏按压，呼吸皮囊辅助通气，心电监护及外周静脉通路的建立。

请思考：

1. 如何快速建立病人外周静脉通路？

2. 病人深静脉置管的护理包括哪些？

（一）静脉穿刺置管

在紧急救治时，护理人员须迅速建立有效可靠的静脉通路，保证将药物和液体快速注入体内，使其迅速吸收和分布，及时供给机体生命所需。

1. 静脉通路建立的目的

（1）增加循环血量，维持血压。

（2）输入药物，治疗疾病。

（3）纠正水、电解质紊乱和酸碱平衡失调。

（4）补充营养，供给能量。

2. 常用静脉通路 静脉通路可分为周围静脉通路和中心静脉通路。急危重症救治时，通常选用近心端粗直的静脉血管。

（1）周围静脉通路：常选择颈部颈外静脉、上肢头静脉、正中静脉、贵要静脉等，避免选择下肢静脉穿刺。留置针的选择需要快速补液时（如创伤）建议可选择 16 ~ 20 G 置管；静脉高压注射造影剂时选择 16 ~ 20 G 直型置管；需要快速输血时，选择 14 ~ 18 G 置管。对于静脉条件差的病人，可借助静脉显像技术下穿刺，如静脉显像仪（图7-10）或超声仪（图7-11）。静脉显像仪的工作原理是利用周围组织、静脉中去氧血红蛋白对近红外光的吸收不同，将信息经过光电转换和图像处理使静脉显现。超声仪的原理是运用超声波，在人体组织上实现反射，静脉与动脉在超声下都显示为圆形或椭圆形液性暗区。

（2）中心静脉通路：包括经颈内、锁骨下、股静脉穿刺的中心静脉导管（central venous

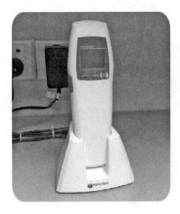

图 7-10　静脉显像仪

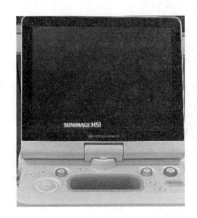

图 7-11　超声仪

catheter，CVC）、经上肢贵要静脉、肘正中静脉、头静脉、肱静脉穿刺的外周中心静脉导管（peripherally inserted central catheters，PICC）、完全植入式静脉输液港［totally implantable venous access port，TIVAP，简称输液港（PORT）］等。因外周中心静脉导管和输液港在紧急情况下不易建立，故本节不做介绍。

（3）骨髓腔内通路：通常成人选择穿刺部位为胫骨的近端或远端、肱骨近端，部分器材也可选择胸骨柄穿刺；小儿选择穿刺部位为胫骨的近端或远端、股骨的远端。

3. 中心静脉通路建立方法——中心静脉置管技术

（1）定位：①锁骨下静脉。锁骨下静脉穿刺点为锁骨与第 1 肋骨相交处，即锁中 1/3 与外 1/3 交界处，锁骨下缘 1~2 cm 处。②颈内静脉。胸锁乳突肌三角（由胸锁乳突肌胸骨头、胸锁乳突肌锁骨头及锁骨三边组成）的顶端，距锁骨上缘 2~3 横指处穿刺。③股静脉。在腹股沟韧带中、内 1/3 交界的外下方 2 横指（约 3 cm）、股动脉搏动点内侧 1 cm 处。穿刺选择首选锁骨下静脉，其次颈内静脉，不推荐常规穿刺股静脉，股静脉穿刺的感染、血栓形成等并发症的发生率都相对较高。

（2）操作要点：①解释。向清醒病人做好解释，消除恐惧、紧张心理，取得合作。②消毒铺巾。常规消毒皮肤后铺无菌巾，消毒范围以穿刺点为中心直径≥20 cm。③穿刺置管。抽吸 2% 利多卡因在进针点作局部麻醉；穿刺进针，边进针边抽回血，如见暗红色血液，确认是静脉血，固定穿刺针取下注射器，经穿刺针送入导引钢丝，退出穿刺针；沿导引钢丝插入扩张管，扩张皮下组织，退扩张管，沿导引钢丝送入静脉留置导管，退出导引钢丝。④抽回血。确定导管位于静脉内。⑤固定。封管后用深静脉导管专用敷贴固定导管。

（二）中心静脉置管的护理

1. 中心静脉输注药物前，仔细检查导管固定是否恰当，有无打折或移动，须抽回血来判断导管是否在血管内。

2. 输液完毕应正压封管，封管液量为导管加延长管容积的 2 倍。

3. 穿刺部位的敷料定期更换，无菌透明敷料至少每 7 天更换一次，更换敷料时要严格遵循无菌操作原则。穿刺部位的敷料发生松动、污染等完整性受损时应立即更换。

4. 应监测静脉导管穿刺部位，并根据病人病情、导管类型、留置时间、并发症等因素进行评估，尽早拔除。

三、动脉通路置管与护理

> **情境三：**
> 病人持续15 min心肺复苏后ROSC恢复，血流动力学不稳定，医生予以床旁行动脉置管。
> **请思考：**
> 1. 病人动脉置管的适应证与禁忌证包括哪些？
> 2. 动脉置管护理的注意事项有哪些？

（一）动脉通路置管

在急危重症病人的抢救时刻，为了能准确地监测病情变化，需要进行动态监测动脉血压。

1. 动脉置管适应证

（1）危重病人需行有创动脉血流动力学监测者。

（2）无法测量无创血压病人。

（3）需反复动脉采血者。

（4）根据收缩压变异度评价容量治疗的反应。

2. 动脉置管禁忌证

（1）血管通畅试验（Allen试验）阳性者。

（2）穿刺部位或附近存在感染、外伤者。

（3）凝血功能障碍者。

（4）有出血倾向或抗凝治疗期间者。

3. 动脉置管定位 ①桡动脉：是最常用的动脉穿刺部位，病人腕部伸直掌心向上，手自然放松，穿刺点位于手掌横纹上1~2 cm的动脉搏动处。穿刺前需做Allen试验，以判断尺动脉循环是否良好，如尺动脉供血不良，则不宜做桡动脉穿刺测压。②足背动脉：是胫前动脉的延续，在伸长肌腱外侧向下至足背部皮下（即压迫足背动脉后，压迫趾甲数秒钟，使蹈趾变苍白，解除对趾甲的按压，若颜色迅速变红，表示侧支循环良好）。如侧支循环不佳，不宜行足背动脉穿刺置管。③肱动脉：选择较少，当其他部位不易选取时考虑使用，伴随神经损伤的风险大。病人仰卧，置肘关节舒适位置，使肘部伸直、腕部外旋于肘窝动脉搏动最明显处穿刺。

4. 操作要点（以桡动脉为例）

（1）评估：评估病人情况，向清醒病人解释操作目的，以取得配合，并选择合适的动脉穿刺点。

（2）体位：病人仰卧，左上肢伸直外展，掌心向上，腕部垫一小软枕，使腕关节抬高5~8 cm，并且保持腕关节处于过伸状态。

（3）消毒铺巾：常规消毒皮肤、铺巾，用2%利多卡因局部浸润麻醉。

（4）穿刺：针尖指向与血流方向相反，针体与皮肤夹角根据病人胖瘦程度而异，一般为30°~45°，缓慢进针，当针芯见回血时，再向前推进1~2 mm，固定针芯，向前推送外套管，后撤出针芯，这时套管尾部应向外搏动性喷血，说明穿刺成功，固定套管，即可测压。

（二）动脉通路置管的护理

1. 严格执行无菌技术操作　自测压管内抽血化验时，导管接头处应严格消毒，确保无菌。

2. 严防动脉内血栓形成　经测压管抽取动脉血后，立即用肝素盐水冲洗，取血等操作过程中严防气体进入动脉内造成气体栓塞；发现血凝块应抽出，不可注入；病人循环功能稳定后，应及早拔出动脉内置管，防止管路漏液。

3. 保持测压管路通畅　妥善固定套管针、延长管及测压肢体，防止导管受压、扭曲或脱出。

4. 严密观察　及时发现血管痉挛、血栓形成、巨大血肿等并发症，一旦发现血栓形成和远端肢体缺血，必须立即拔除测压导管，必要时可手术探查取出血凝块，挽救肢体。置管时间不宜超过 4 天，以防发生导管相关性感染。

四、骨髓腔穿刺置管与护理

情境四：

病人全身发绀，在行心肺复苏时，护士建立两次外周静脉置管未成功。

请思考：

1. 该病人有效静脉通路如何选择？

2. 骨髓腔穿刺置管的适应证与禁忌证有哪些？

（一）骨髓腔穿刺置管

骨髓腔穿刺置管作为紧急情况下一种快速、安全、有效的建立静脉通路方法，能为休克、严重创伤等循环衰竭的病人迅速开通输液路径，赢得抢救时间。骨髓腔被称为"永不塌陷的静脉"，有许多高度分化的微细静脉网，能够快速吸收大量的液体和药物，通过髓静脉窦流入骨中央静脉通路并快速转运到体循环之中，其输液的速度受髓腔大小及骨髓腔输液针直径的影响。美国心脏协会 AHA 在 2015 版心肺复苏指南中再次强调：在不能成功建立静脉通路时，应尽早考虑建立骨髓腔内通道（图 7-12、图 7-13）。

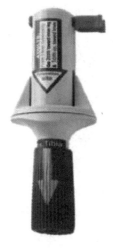

图 7-12　手动装置

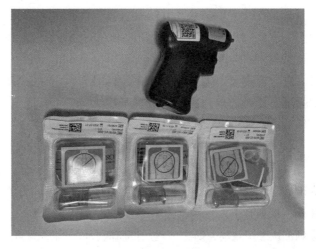

图 7-13　电驱动装置

1. 适应证 任何疾病急需经血管通路补液治疗或药物治疗但无法建立常规静脉通路，均可采用，如心搏骤停、创伤、休克、大面积烧伤、严重脱水、持续癫痫状态、灾难急救等。

2. 禁忌证

（1）绝对禁忌证：穿刺部位骨的完整性受到破坏；穿刺部位存在明确或可疑的感染；穿刺部位股的血供或回流明显受到影响。

（2）相对禁忌证：成骨不全、严重骨质疏松、缺少足够解剖标志、穿刺点48 h之内接受过骨髓腔输液、穿刺部位烧伤、右向左心脏分流的病人。

3. 穿刺定位 成年病人骨髓腔内输注部位多选择在胫骨近端或远端、肱骨近端或胸骨柄；儿童骨髓腔内输液选择的部位主要在胫骨的近端或远端、股骨的远端。胫骨近端有较容易辨别的骨性标志，容易定位，且表面平坦覆盖组织少，首选胫骨近端作为骨髓腔内穿刺部位。

4. 操作要点（以胫骨近端为例）

（1）评估：评估病人情况，向清醒病人解释操作目的，以取得配合，并选择合适的骨髓腔穿刺点。

（2）消毒：戴无菌手套，以穿刺点为中心，直径15 cm，进行消毒2~3遍，洞巾覆盖。

（3）穿刺：左手拇指与示指固定穿刺部位，右手持手动骨髓穿刺针或电动骨髓腔穿刺设备，穿刺针与骨面成90°进针，达到骨髓腔，穿刺针在骨质内固定。

（4）回抽：拔除穿刺针针芯，外接注射器回抽到骨髓即可确定位置正确。

（5）固定：将穿刺针与皮肤固定，防止松动或移位。

（6）冲管：用10 mL生理盐水快速冲洗骨髓腔输液导管，以便输液顺畅。

（7）输液：连接输液管进行输液、输血等治疗。

（8）拔除：顺时针旋转骨髓穿刺针的同时轻轻往外撤退拔除，无菌敷料覆盖并按压穿刺点，用胶布固定。骨髓腔内通路建议留置时间不超过24 h。

（二）骨髓腔穿刺置管的护理

1. 严格无菌操作 严格无菌操作，避免反复穿刺同一部位。

2. 穿刺针定位 穿刺针定位时，即使穿刺置入的位置正确，有时不一定能抽出骨髓，出现这种情况，可尝试性推注10 mL生理盐水，若推注顺畅、无阻力感，且周围软组织无肿胀，则表明位置正确，必要时也可通过X线摄片定位。

3. 麻醉止痛 病人经骨髓腔置管输液常常会感觉疼痛，尤其是输液初期，数字法疼痛评分可高达8~10分。对于意识清醒有疼痛感觉的病人，必要时给予利多卡因镇痛。通过骨髓腔内通路输入2%利多卡因40 mg，时间>2 min，然后用5~10 mL生理盐水冲洗骨髓腔输液导管，之后再输入2%利多卡因20 mg，时间>1 min。输液期间疼痛时可重复给予利多卡因镇痛，如果通过骨髓腔内通路给予利多卡因无效，可考虑全身的疼痛控制。对利多卡因过敏者禁忌使用。

4. 并发症的预防、观察及处理

（1）液体和药物外渗或渗出：是最常见的并发症，主要原因为穿刺针穿透胫骨或穿刺针针尖未完全置入骨髓腔内。药液外渗可能导致皮下和骨膜下肿胀，注射部位周围肌肉和皮下组织坏死，甚至有引发骨筋膜隔室综合征的危险。因此，外渗一旦发生，应立即将穿刺针拔除，对穿刺部位密切观察，防止出现局部肌肉及皮下组织坏死，严重者引起骨筋膜隔室综合征等情况。

（2）穿刺针堵塞：可用生理盐水冲管一次，预防堵塞。

（3）其他：骨折、局部血肿、骨针松动、骨针断裂、局部皮肤感染、脓毒血症等并发症的发生率低，但仍需加强观察。

（4）尽早拔管：骨髓穿刺置管只能作为一种临时的应急措施，最长可保留 24 h，宜在 6~12 h 尽早拔除。

拓展阅读 7-5
血管导管相关感染预防与控制指南（2021年版）

（王钰炜）

第六节　胸腔闭式引流护理

> **情境导入**
>
> 　　张某，男，30 岁。车祸撞击右胸部出现胸痛、气促、呼吸困难急诊入院。体格检查：R 34 次 /min，P 102 次 /min，BP 90/45 mmHg，口唇发绀，大汗，烦躁不安。右侧胸壁塌陷，吸气时向内凹陷，呼气时向外突出，气管偏向左侧，右胸叩诊鼓音，听诊呼吸音减弱。
>
> **请思考：**
> 1. 病人可能的诊断是什么？
> 2. 首要采取的救护措施是什么？
> 3. 该病人的护理要点有哪些？

胸腔闭式引流术通过放置胸腔内的引流管对气体或液体进行引流，促进肺组织复张的技术，作为一种治疗手段广泛应用于血胸、气胸、脓胸的引流及开胸术后，对于疾病的治疗起着十分重要的作用。

一、胸腔闭式引流术原理、目的与指征

（一）胸腔闭式引流的原理

胸膜腔是由脏胸膜与壁胸膜之间形成的封闭腔隙。正常状态下，胸膜腔内没有气体，胸膜腔内呈负压，平静吸气时压力为 $-0.8 \sim -1.0$ kPa（$-8 \sim -10$ cmH$_2$O），呼气时为 $-0.3 \sim -0.5$ kPa（$-3 \sim -5$ cmH$_2$O）。胸膜腔的负压状态是维持肺气体交换的重要条件。胸腔闭式引流是将引流管一端放入胸膜腔内，而另一端接入比其位置更低的水封瓶，将胸膜腔内的气体、液体利用负压吸引的原理吸出体外而减轻胸膜腔内压，减轻对心肺组织的压迫促进肺复张的技术。

（二）胸腔闭式引流的目的

1. 引流胸膜腔内的积气、积血、积液。
2. 重建胸膜腔内负压，保持纵隔正常位置。
3. 促进肺复张。

（三）适应证

1. 中、大量气胸，开放性气胸，张力性气胸，血胸，脓胸，乳糜胸。
2. 胸腔穿刺术治疗肺无法复张者。
3. 胸腔内手术后引流。
4. 需使用机械通气或人工通气的气胸或血胸者。
5. 拔出胸腔引流管后气胸或血胸复发者。

（四）胸腔闭式引流装置

胸腔闭式引流装置由胸膜腔引流管和胸腔闭式引流瓶两部分组成。当胸膜腔内因积液或积气形成高压时，胸膜腔内的气体或液体可排至引流瓶内；当胸膜腔内恢复负压时，水封瓶内液体被吸引至引流管内，阻止空气进入胸膜腔内。

1. 胸膜腔引流管种类　目前临床使用的胸膜腔引流管材质、型号众多，可根据临床需要选择。以排气为主要目的时，宜选用质地较软、管径较细的胸腔引流管，既能引流，又可减少刺激及疼痛感；以排液为主要目的时，选用质地较硬、管径较粗的引流管，不易阻塞，便于观察及引流。

2. 胸腔闭式引流瓶种类　见表7-2。

表 7-2　胸腔闭式引流瓶种类

种类	实物图	示意图
单腔瓶		
双腔瓶		
三腔瓶		

（1）单瓶水封闭式引流瓶（单腔瓶）：引流瓶塞上有两个孔，分别插入长、短管。瓶中装有500 mL无菌生理盐水或灭菌注射用水（蒸馏水），使长管下口没入液面3～4 cm，短管下口远离液面，使瓶内空气与大气相通。使用时，长管与病人胸腔引流管连接，接通后可见水管内水柱升高并随呼吸上下波动，若无波动时提示引流不畅。

（2）双瓶水封闭式引流瓶（双腔瓶）：在上述吸引瓶前面加一个引流瓶，用于专门收集胸膜腔引流液，吸引瓶内的密闭系统不会受到引流液的影响。

（3）三瓶水封闭式引流瓶（三腔瓶）：在双瓶基础上增加了控制吸力的负压控制瓶。通常传导到引流瓶内的抽吸力大小取决于通气管没入液面的深度。当抽吸力超过没入液面的通气管的高度所产生的压力时，就会有外界空气吸入此引流系统。若通气管没入液面下15～20 cm，则对该引流装置所施加的负压吸引力不会超过15～20 cmH$_2$O（1.47～1.96 kPa），可防止因抽吸力太大引起胸膜损伤。

3. 胸膜腔引流管置管位置　引流管置管位置可根据临床诊断及胸部影像学资料决定（表7-3），手术通常在手术室进行，紧急情况下可在床旁置管。

表 7-3　胸腔闭式引流置管位置

诊断	置管位置
积气	前胸壁锁骨中线第 2 肋间
积液	腋中线与腋后线间第 6 或 7 肋间隙
积脓	脓液积聚最低位置

二、胸腔闭式引流术护理常规

（一）病情护理

1. 病情观察　密切关注生命体征，重点关注呼吸频率、节律及幅度，有无气促、呼吸困难、发绀等症状，有无气管移位、皮下气肿，及时通知医生，并详细记录。

2. 基础护理　因切口疼痛及管路限制活动，病人自理能力下降，根据病情及病人需要，提供基础护理及生活护理，加强管路安全重要性的宣教。

3. 呼吸道管理　指导并协助病人叩背、咳嗽、咳痰，指导病人深呼吸，促进肺复张，预防肺部感染。

4. 疼痛护理　咳嗽或活动时，协助并指导病人及家属用双手按压患侧胸壁，以减少牵拉、震动产生的疼痛，必要时遵医嘱镇痛治疗。

5. 心理护理　安抚病人，做好心理护理，消除紧张情绪。

（二）胸腔闭式引流的护理

1. 保持管路密闭性

（1）凡士林纱布严密覆盖胸壁引流管周围。

（2）保持引流瓶直立状态，长管没入液面下3～4 cm。

（3）更换引流瓶或搬运病人时，用止血钳双向夹闭引流管，操作完毕后先将引流瓶安置于低于胸壁引流口的位置，再开止血钳。

（4）妥善固定，防止管路脱落，留足够长度引流管，方便病人翻身、离床活动，病人离床活动时，引流瓶位置应低于膝关节，密切观察引流装置是否密闭。

2. 严格无菌操作

（1）严格遵守无菌原则，定时更换引流装置，保持装置无菌性。

（2）保持胸壁引流口敷料清洁、干燥。

（3）引流瓶安放位置应低于胸壁引流口平面 60～100 cm，防止瓶内液体倒流入胸腔，造成逆行性感染。

3. 保持引流通畅

（1）妥善安置引流管，防止打折、受压。

（2）定时挤压引流管，防止管路阻塞。

（3）协助取半卧位，经常改变体位，鼓励咳嗽和深呼吸，利用其产生的压力防止管路阻塞，同时利于胸膜腔内气体和液体排出，促进肺复张。

4. 观察记录引流情况

（1）密切观察引流液的颜色、性质、量，并准确记录。

（2）密切观察引流瓶内长管水柱波动情况。水柱波动幅度反映残腔的大小及胸膜腔内负压情况，一般水柱上下波动范围在 4～6 cm，水柱波动过大提示残腔过大或肺膨胀不全；水柱波动减弱或消失，提示引流不畅或者肺完全复张。

5. 拔管护理

（1）拔管指征：引流液量明显减少且颜色变浅，24 h 引流量＜50 mL，脓液＜10 mL，胸部 X 线提示肺复张良好，病人无气促、呼吸困难等症状。

（2）拔管方法：嘱病人深吸气后屏气拔管，立即予凡士林纱布封闭伤口，再以纱布紧紧覆盖包扎，宽胶布密封。

（3）拔管后护理：拔管后仍需观察病人有无胸闷、气促、呼吸困难、发绀，伤口漏气、渗液、皮下气肿等，如有异常及时通知医生处理。

6. 并发症的护理

（1）切口感染：保持胸壁引流口敷料清洁、干燥，伤口换药时严格无菌操作，密切观察切口周围有无红、肿、热、痛等感染症状。

（2）肺部感染、胸腔感染：换药及更换引流装置时严格无菌操作；妥善安置引流瓶位置，防止逆行性感染；指导并协助病人叩背、咳痰；密切关注病人体温，如有异常及时通知医生；遵医嘱使用抗生素治疗。

7. 意外情况的护理

（1）引流管脱出：立即用手捏住胸壁伤口处皮肤，通知并协助医生进行消毒、凡士林纱布覆盖及进一步处理。

（2）引流管与引流瓶破损或连接不紧密：立即将近胸壁伤口端引流管双钳夹闭，更换引流装置。

（刘秀梅）

第七节　三腔双囊管护理

三腔双囊管是由三腔管及两个气囊（即胃囊和食管囊）组成，三腔管的三个腔分别通往两个气囊和病人的胃腔，在药物治疗无效的大出血时紧急使用，作为内镜或介入治疗前的过渡使用，为后续有效止血起到"桥梁"作用（图7-14）。三腔双囊管短暂压迫止血效果肯定，但病人痛苦大，并发症较多，停用后早期再出血发生率高，故不推荐作为首选止血措施。

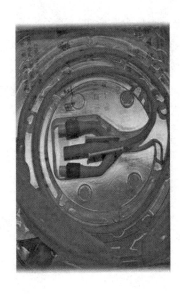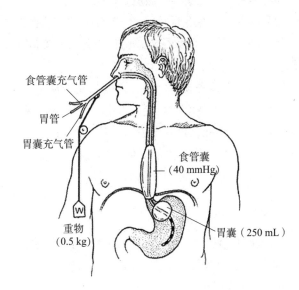

图7-14 三腔双囊管

一、三腔双囊管目的与指征

1. 目的 ①对食管－胃底曲张静脉破裂导致上消化道大出血的病人进行压迫止血治疗；②对药物治疗不理想者，为内镜及手术治疗赢得时间。

2. 适应证 一般止血措施难以控制的门静脉高压合并食管－胃底曲张静脉破裂出血。

（1）经输血、补液、应用药物治疗难以控制的出血。

（2）手术后、内镜下注射硬化剂或套扎术后的再出血，一般止血措施无效者。

（3）内镜下紧急止血操作失败，或无紧急手术、内镜下行硬化剂注射或套扎术的条件者。

3. 禁忌证

（1）病情垂危或躁动不合作者。

（2）近期有胃食管连接部手术史者。

（3）咽喉、食管肿瘤病变或有手术史者。

（4）胸腹主动脉瘤病人。

（5）严重冠心病、高血压、心力衰竭者。

4. 作用机制 三腔双囊管的食管囊和胃囊充气后，利用气囊压力，直接压迫出血的曲张静脉，以达到止血的目的。

二、三腔双囊管护理常规

（一）操作前准备

1. 评估病人并解释 向病人及家属讲解应用三腔双囊管止血的目的、如何配合，签署知情同意书，取得病人的配合。

2. 病人准备 病人取平卧位，头偏向一侧或半卧位。检查病人鼻腔，有无鼻息肉、鼻甲肥厚或鼻中隔偏曲，选择鼻腔通畅侧插管，用湿棉签清洁鼻孔，清除鼻腔内的结痂及分泌物。

3. 护士准备　洗手，戴口罩、帽子、手套。

4. 环境准备　环境安静，做适当遮挡。

5. 物品准备　三腔双囊管，50 mL 注射器，止血钳 3 把，治疗盘，弯盘，镊子，无菌纱布，液状石蜡，0.5 kg 重物（沙袋或盐水瓶），绷带，宽胶布，滑轮，牵引固定架，血压计，听诊器，手电筒，压舌板，剪刀等。

6. 检查气囊　检查导管腔是否通畅，气囊胶皮是否老化；用注射器分别向食管气囊和胃气囊注气，检查充气是否均匀，置入水中，检查是否漏气；测试气囊的注气量及压力（一般胃气囊内注气 200～300 mL，食管气囊内注气 100～150 mL，如三腔双囊管已标明注入气体量，则按厂家指导意见）；抽尽气囊内的气体，用止血钳夹紧管口，食管气囊及胃气囊的管口做好标记；找到管壁上 45、60、65 cm 三处的标记。

（二）操作步骤

1. 铺治疗巾　铺治疗巾于颌下，置弯盘于口角旁。

2. 润滑　抽尽双囊内气体，分别用止血钳夹闭，用止血钳夹闭胃管。将三腔管前端及气囊表面均匀涂以液状石蜡。

3. 置管　自润滑侧鼻腔将三腔双囊管插入，到达咽部时嘱病人做吞咽动作，使三腔管顺利送入至 65 cm 处，如经胃管腔抽出胃内容物，表示三腔双囊管前端已达幽门部。

4. 胃气囊注气　用注射器先向胃气囊注入气体 200～300 mL，使胃气囊充气，用血管钳将胃气囊腔钳夹以防漏气，然后缓慢向外牵拉三腔双囊管，感觉有中等弹性阻力时，表示胃气囊已压迫于胃底部，在保持中等弹性阻力的情况下用宽胶带固定三腔双囊管。再以 0.5 kg 重物通过滑轮持续牵引三腔管，以达到充分压迫的目的。

5. 固定牵引　三腔双囊管外端接一绷带，坠以 0.5 kg 重的沙袋（或盐水瓶）牵引固定，避免三腔双囊管向胃内滑动；用牵引架持续牵引三腔双囊管，牵引绳与病人身体呈 30°～45°。

6. 食管气囊充气　胃气囊充气压迫后仍有出血时可再向食管囊注入气体 100 mL，同样用止血钳夹住管端防止漏气，以直接压迫食管下段的曲张静脉。

7. 测量气囊内压力　血压计连接气囊出口，松开止血钳，观察血压计水银波动：一般胃囊压力为 40～60 mmHg，食管囊压力为 20～40 mmHg。证实气囊达到有效压力后，用止血钳夹紧管口，测压后再分别向囊内注入气体 5 mL，以补充测压时外溢的气体。

（三）护理措施

1. 密切观察病情变化　防止因胃囊充气不足、漏气和牵拉力过大，三腔双囊管向外滑脱，压迫咽喉部，导致呼吸困难甚至窒息。如果发生上述情况立即放松牵引，放出气囊内气体，甚至拔除三腔双囊管。置管期间床旁备放松气囊或更换管路所需物品，以备应急时使用。

2. 观察止血效果　定时抽吸胃管，观察出血是否停止，并记录引流液的量、颜色及性状。可经胃管冲洗胃腔，以清除积血，减少氨在肠道的吸收。若压迫 48 h 后，胃内仍有新鲜血液引出，提示压迫止血效果不佳，应做好内镜或介入止血或手术止血的准备。

3. 气囊管理　压迫期间应定时检查气囊压力，如压力不足应及时注气增压；间断放气 15～30 min，以防食管/胃底黏膜与气囊粘连或坏死；食管气囊每 8～12 h 放气一次，放气前先口服液状石蜡 15～20 mL，观察 15～30 min 后没有出血后将胃气囊放气。胃气囊应每 12～24 h

放气并放松牵引一次，同时将三腔双囊管再稍深入，使胃气囊与胃底黏膜分离；放松气囊30~60 min后再使气囊充气加压。不可同时将胃气囊、食管气囊放气。

4. 口腔护理 留置三腔双囊管期间，定时做好口腔、鼻腔的清洁。

5. 拔管 一般出血停止24 h后可先放去食管囊内气体，移去牵引架，如无继续出血再放去胃气囊内的气体。继续观察24 h，如无出血，可考虑拔出三腔双囊管。拔管前口服液状石蜡20~30 mL，润滑黏膜和管路外壁，抽尽食管气囊和胃气囊内的气体后，缓慢拔出三腔双囊管，不可用力过猛，防止撕脱黏膜导致再次出血。

6. 拔管后护理 三腔双囊管拔除后，继续观察病情变化，如有出血征象，应立即通知医生，给予止血措施。

（四）注意事项

1. 操作前做好病人的解释工作，取得病人的配合。
2. 操作时动作轻柔，避免咽腔及食管撕裂伤。
3. 三腔双囊管插至咽部时嘱病人做吞咽动作，以免误入气管造成窒息。
4. 首次压迫时间应超过24 h。
5. 胃囊与食管囊需同时压迫时，注气时切记先胃囊后食管囊，放气时先食管囊后胃囊。
6. 压迫时间一般不超过3~5天，以免黏膜长期受压出现溃疡或缺血坏死。

（五）健康教育

嘱病人在留置二腔双囊管期间，不可私自将气囊放气或将滑轮取下。

（李晓波）

第八节 体外膜式氧合护理

情境导入

病人，男，46岁。因"感冒3天，加重1天"入院，诊断为呼吸衰竭，重症肺炎，急性呼吸窘迫综合征。体格检查：口唇发绀，颈静脉扩张，双肺可闻及广泛湿啰音，T 39.2℃，HR 120次/min，R 35次/min。入院后给予心电监护，气管插管呼吸机辅助呼吸、镇痛镇静、抗感染等治疗，PaO_2/FiO_2 60 mmHg，平台压30 cmH_2O条件下调整机械通气设置，动脉血pH 7.24且伴有动脉血二氧化碳分压60 mmHg 8 h，经综合评估准备实施"ECMO辅助治疗"。

请思考：

1. 实施ECMO辅助治疗的指征是什么？
2. 实施ECMO辅助治疗的护理要点有哪些？

体外膜式氧合（extra corporeal membrane oxygenation，ECMO）作为一种重要的体外生命支持

技术，临床上主要用于心脏功能不全和（或）呼吸功能不全的支持，目前已经成为治疗难以控制的严重心力衰竭和呼吸衰竭的关键技术，可在一定时间内维持病人的基本血液循环，为危重症病人的抢救赢得非常宝贵的时间。

一、体外膜式氧合工作原理

ECMO 工作原理是将静脉血从体内引流到体外，经膜式氧合器氧合和二氧化碳排除后再用离心泵将血液注入体内，承担气体交换和血液循环功能。按照血液回输的途径不同，通常有两种支持模式：从静脉系统引出动脉回输为 VA-ECMO，从静脉引出又注入静脉为 VV-ECMO。前者同时具有循环和呼吸辅助功能；后者仅具有呼吸辅助功能。插管方式分经皮穿刺和手术切开两种，需结合病情和技术经验进行操作，若条件允许，建议采用超声引导插管，以减少并发症。

（一）ECMO 模式

1. VV-ECMO　静脉血被引流出体外，经膜式氧合器气体交换，氧合后的动脉血又回到静脉，需要离心泵作为血流动力泵。该模式仅对病人的肺有支持作用，将动脉血与静脉血混合循环回体内，可以有效提高右心房血液的氧分压，降低二氧化碳分压。VV-ECMO 的优点是穿刺简单，对血流动力学影响小，下肢缺血发生率低；缺点是氧合不完全且对心脏无辅助作用，尽管 VV-ECMO 不能提供循环支持，但由于其运行中所需正压通气支持压力的降低及冠状动脉氧供的增加，病人的心功能往往也能在一定程度上得以改善。

2. VA-ECMO　通过腔静脉（股静脉或颈内静脉）置管，人工泵将体循环血流引至体外，经膜式氧合器氧合后再经颈动脉或股动脉导管回到体内，该模式支持病人的心脏和肺，VA-ECMO 在辅助心肺的同时保证主要器官的灌注和供氧，动脉和静脉的血氧饱和度可迅速恢复到正常水平，是各种急性双心室功能衰竭合并呼吸功能衰竭病人的首选治疗方法，也是心搏骤停病人的抢救性辅助治疗手段。

（二）ECMO 的设备组成

1. 离心泵　原理是通过离心力驱动血流自中央向外周流动，血流量受泵前负荷、转速、与泵后压力影响，转速快、泵后压力小、泵前负荷增加，则血流量增加。离心泵运转时能耗低，不会产生过大的正压或负压，也能捕获少量气体并使其滞留在泵头中，因而安全性能优越。

2. 膜式氧合器　又称膜肺。膜式氧合器的材料有固体硅胶膜、微孔中空纤维膜或固体中空纤维膜。与固体硅胶膜相比，微孔中空纤维膜预冲时排气快，气体交换能力强，膜面积小，膜材料生物相容性好，跨膜压差低，操作简单、高效，同时能有效减少血小板的激活、红细胞的破坏和血栓形成；但微孔膜易发生血浆渗漏而失去功能，尤其是静脉输注脂类更容易发生，限制了临床应用。目前常用的固体中空纤维膜结合以上两种膜的优点，克服了血浆渗漏的缺点，使临床使用时间明显延长。

3. 管路　与 ECMO 的主要部件连接，在充分考虑连接和转运便利等因素下，管路的长度越短越好，管路中的接头越少越好，以尽量减少湍流和血栓形成。插管口径越大，能够提供的血流量越大，但穿刺时的难度会加大，血管损伤增大；而口径太小则不能提供足够的血液流量，回血端由血泵提供动力，其阻力大小对血流影响相对较小，但过细的动脉插管将使回血阻力显著增加。成人病人静脉引血端插管的大小为 21～23 Fr，动脉插管的大小为 15～17 Fr。管路接口处连接三通，接口处用扎带进行双固定，确保管路连接紧密。

4. 变温水箱　变温水箱用于控制流经 ECMO 系统血液的温度，以应对体外循环导致的血液热量丢失或者其他因素导致的病人体温上升。在 ECMO 支持期间，变温水箱大多数是发挥升温的功能。

5. 血氧饱和度监测仪　通过连接于管路中的专用接头监测病人的血氧饱和度和血细胞比容，尤其是混合静脉血氧饱和度的监测，对判断病人机体氧供与氧耗平衡、ECMO 辅助效果有重要意义。

6. 压力监测装置　需另接压力监测装置，监测泵前压力、膜式氧合器前压力、膜式氧合器后压力等。

7. 活化全血凝血时间监测仪　ECMO 支持期间，病人的血液在体外非生理管路中流动，与管路表面接触后会发生凝血，需要定时测定 ACT 和 APTT 的数值。ECMO 支持期间 ACT 监测目标值为 180 ~ 200 s，APTT 监测目标值为 50 ~ 70 s。

二、体外膜式氧合目的与指征

（一）体外膜式氧合目的

1. 有效改善低氧血症　氧合器能将静脉血氧合为动脉血，每分钟流量可达 1 ~ 6 L。ECMO 可维持机体组织细胞的氧需要，并排出二氧化碳。

2. 有效的循环支持　ECMO 可通过调节静脉回流，减少心脏负荷（主要是前负荷）和做功，进而在没有或少量正性肌力药物条件下，使心脏充分休息，心脏功能得以恢复，心排血量增加，改善全身循环灌注，从而维持其他器官的正常功能。

3. 避免长时间高浓度氧吸入所致的氧中毒　当给空气时膜式氧合器就可以达到正常肺的氧合效果，避免长期吸入高浓度氧所致的氧中毒。

4. 避免机械通气对肺的损伤　机械通气的目的是使肺泡不萎缩，但当 ECMO 治疗时，并不需要很高的压力，就可以达到相同的效果，以此达到保护性肺通气的目的。

5. 可同时进行有效连续性肾脏替代治疗　在 ECMO 治疗期间可用连续性肾脏替代治疗对机体内环境（如电解质）进行可控性调节。

（二）体外膜式氧合的应用指征

1. 呼吸支持指征　VV-ECMO 是各种原因所致的急性呼吸衰竭病人的首选治疗方法。主要适应证包括：ARDS 病人、肺移植病人、支气管哮喘、肺栓塞、大气道阻塞、慢性阻塞性肺疾病等原因引起的严重急性呼吸衰竭。

2. 循环支持指征　VA-ECMO 是各种急性双心室功能衰竭合并呼吸功能衰竭病人的首选治疗方法，也是心搏骤停病人的抢救性辅助治疗手段。主要适应证包括各种原因包括急性心肌梗死、心脏外科术后、暴发性心肌炎、心脏介入治疗突发事件、等待心脏移植、长期慢性心力衰竭病人急性失代偿、药物中毒、溺水以及冻伤等引起的心搏骤停或心源性休克等。

3. 禁忌证

（1）相对禁忌证：①机械通气 > 7 天；②无法建立合适的血管通路；③肝素抗凝禁忌；④高龄病人（年龄 > 70 岁）；⑤转移性恶性肿瘤；⑥进展性肺纤维化；⑦严重创伤和颅脑出血手术后早期；⑧无法解决的外科问题。

（2）绝对禁忌证：①无法进行抗凝治疗；②不可逆转的脑损害；③其他不可逆状态，如疾病终末期。

三、体外膜式氧合护理常规

ECMO 是危重症救治的一项重要技术，要求医护人员深入理解 ECMO 原理及生理基础，熟悉 ECMO 系统工作状态及管路连接，掌握 ECMO 在临床护理中的要点，能够及时有效地识别 ECMO 期间常见问题并及时处理。

（一）ECMO 安装前

1. ECMO 相关设备、物品、人员的管理

（1）床单位设备带需满足负压、呼吸机气源、氧源等接口，准备足够的空间与足够的电源连接装置，定时交接及检查设备，充电备用。

（2）快速实施床旁 ECMO，保证信息畅通、相关人员和物品迅速到位是抢救成功的重要保证，建立物品与药品清单，固定放置、标识明确、定时交接和检查，保证有效期。

（3）医护协作配合，护士相对固定可以保证监护工作的连续性。

2. ICU 的监护与配合

（1）准确观察和记录相关数据，明确影响病人病情及术后效果的危险因素，为 ECMO 应用效果评价提供可靠信息。应用多参数监测仪监测体温、血压、心率、呼吸、血氧饱和度、中心静脉压、有创血压等。采用血气分析、电解质、血常规、心电图、床旁 X 线片、超声心动图、ACT 等进行循环、呼吸、凝血等功能监测。

（2）当确定应用 ECMO 支持后，迅速通知相关人员到位，准备抢救物品、药品及床单位，有条件的可以安排单间病房。

（3）遵医嘱备皮、配血，医生评估病人病情选择合适的 ECMO 运行模式，评估置管部位并在超声引导下置管，在全身肝素化前完成动静脉置管操作，建立循环通路。

（二）ECMO 安装

1. 相对固定且接受过专业培训的 ICU 护士配合完成管路安装与检查。

（1）将管路与病人连接，检查管路各接口是否固定牢固，管路有无渗血、气泡、打折、扭曲等。

（2）检查离心泵的转速和流量是否稳定。

（3）检查氧合器有无气泡、水箱温度设定及实际的水温。

（4）清点术中特殊物品。

（5）做好记录。

2. 根据病人病情配合医生给药。

（三）ECMO 安装后

1. 一般护理

（1）做好病人意识、生命体征、中心静脉压、有创血压的监测，观察血流动力学的稳定性，定时监测血气分析，评估氧合效果，维持动脉氧分压（PaO_2）在 90 mmHg 以上，混合静脉血氧饱和度在 75% 左右，保持病人出入量平衡，记录病人每小时液体、血制品等入量与每小时尿量、引流等出量。保持体温在 35～36℃，体温过高增加机体耗氧量，影响内环境的稳定。体温过低可能发生凝血机制和血流动力学紊乱。

（2）流量监测：建立初期调整流量至心排血量80%左右，一般2.5～3.5 L/min，尽快改善机体灌注，纠正组织缺血缺氧。辅助中期阶段，维持血流动力学和内环境稳定的情况下逐渐减少辅助流量，同时加强乳酸监测，防止灌注不足导致病情反复。治疗过程中若出现平均动脉压偏低，中心静脉压偏低，代谢性酸中毒则提示灌注不足表现。当出现流量下降，泵后压力升高时需检查是否存在管路扭曲、打折、受压。

（3）呼吸功能监测：定时监测动脉血气分析，监测ECMO运行后病人呼吸功能情况，好转的指标有：动脉血氧分压升高、血氧饱和度升高、二氧化碳分压下降、酸碱平衡逐渐恢复。病人的氧合和循环改善后，根据血气结果调节氧流量、ECMO流量及呼吸机参数以减轻机械通气对肺的损伤，呼吸机参数可设置在正常范围的最小参数。

（4）胃肠道功能监测：ECMO带来的系统炎症反应可能会对消化系统功能产生不良影响，因此对于ECMO支持的危重症病人，早期的营养支持显得尤为重要，可在ECMO启动48 h后，出血及循环稳定后考虑少量试行给予肠内营养；如果循环持续不稳定72 h以上或肠内营养不耐受可考虑肠外营养支持，当肠内营养可以达到目标热量50%时再考虑停止肠外营养支持。

2. 膜式氧合器护理　由于膜式氧合器是中空纤维膜，经过长时间的血液转流，可出现纤维蛋白黏附而减小有效面积，因此，要注意观察膜式氧合器颜色变化和有无凝血倾向，必要时及时调整抗凝并进行更换。保持膜式氧合器各管路接头及电源接头连接紧密，严防管路扭曲及脱落，同时应准备应急电源，确保膜式氧合器正常运行和安全，注意观察有无渗血、气泡、氧合器和管路有无异常振动等，严防空气进入发生空气栓塞。

3. 管路护理　每班检查管路每个连接口扎带是否固定牢固，避免管路打折、扭曲、受压和脱出，管路上减少三通装置使用，若有三通必须使用肝素帽进行密封，如有渗血应立即处理。观察管路有无抖动或异常改变，确认手摇泵位置合适、性能良好，查看流量监测是否准确。

4. 常见并发症的护理

（1）出血：是最常见的并发症，ECMO应用时全身肝素化，在离心泵转流过程中凝血因子破坏、血小板计数减少、凝血功能下降、纤溶亢进，机体凝血机制破坏是导致出血的主要原因。严密监测皮肤及动、静脉穿刺置管周围有无血肿、皮下瘀斑等出血迹象。定时监测凝血功能，避免抗凝不足造成的血栓形成和抗凝过度引起的出血，维持活化凝血酶原时间（ACT）在160～180 s之间，根据ACT调节肝素用量。出血后及时补充所需成分血，穿刺部位给予加压止血，根据病人的ACT结果，必要时调节肝素用量，同时注意避免抗凝不足管路内血栓形成。

（2）栓塞：开启机器前应严格检查各管路排除空气，保持管路连接紧密、无泄漏并做好固定及防脱落。由于膜式氧合器是中空纤维膜，经过长时间的血液转流，可出现纤维蛋白黏附而减少，合理调节氧流量，防止氧流量过大引起破膜。应做好抗凝的管理，长时间应用ECMO引起的血液成分破坏、抗凝不充分均可导致血栓形成，根据病情测定凝血功能，及时调整肝素用量，选择不同的治疗措施。为避免插管部位远端肢体缺血，每小时评估并记录病人肢体皮温、颜色、脉搏强弱等，及时发现异常并处理。

（3）感染：严格无菌操作，做好手卫生、环境物表的清洁，定时更换伤口敷料，避免交叉感染，加强肺部护理，及时吸痰，保持呼吸道通畅，密切监测各项感染指标，合理使用抗生素。根据病人状态及时给予营养支持，避免ECMO期间严重的负氮平衡及机体免疫功能严重下降。

5. 拔管护理　应合理调整ECMO辅助的各项参数，积极治疗原发病，尽可能缩短辅助时间，定期评价各功能恢复情况，适时终止ECMO辅助，拔管后专人按压并加压包扎。

（张　莉）

第九节 连续性血液净化技术与护理

情境导入

病人，男，70 岁。因"高处坠落伤 5 h"收住院。入院时神志呈嗜睡状态，全身皮肤湿冷，皮肤及巩膜无黄染，浅表淋巴结未触及肿大，腹平软，无压痛及反跳痛，肝脾肋下未触及。既往血液透析史 2 年。

情境一：

病人入科后经积极补液治疗后无尿，肾功能：尿素氮 12.3 mmol/L，尿酸 762 μmol/L，肌酐 341 μmol/L；血糖 19.3 mmol/L，血电解质：钾 6.9 mmol/L，钠 138 mmol/L。医嘱予拟行连续性血液净化治疗。

请思考：

1. 连续性血液净化治疗的原理是什么？
2. 连续性血液净化适应证有哪些？

连续性血液净化（continuous blood purification，CBP）指所有连续、缓慢清除水分和溶质的血液净化治疗方式的总称。CBP 此前也被称为连续性肾脏替代治疗（continuous renal replacement therapy，CRRT）。2004 年第九届国际 CRRT 会议上，CRRT 被扩展为多器官支持治疗技术，扩展到各种临床常见危重病的救治，广泛应用于急性肾损伤、急性呼吸窘迫综合征、心力衰竭、肝衰竭、水电解质紊乱、各类药物或毒物中毒、重症胰腺炎、脓毒血症等疾病，取得明显疗效并逐步体现出了其治疗优势，是重症医学科关键性治疗措施之一。

一、连续性血液净化原理与目的

CBP 是在间歇性血液透析的基础上发展而成的，最初只是作为 ICU 急性肾损伤病人的救治措施，由于生物技术的不断发展，CBP 临床应用范围已经不再局限于肾替代领域。血液透析以清除小分子毒素为主，CBP 的优势在于可同时清除小分子和中大分子毒素，包括各种代谢产物、毒物、药物和各种致病性生物分子等。体内溶质及溶液的清除可以在治疗时间内缓慢、可控、精准地进行，对机体血流动力学影响较小，急性肺水肿、心力衰竭病人容易耐受，同时能够快速清除体内过多的液体，纠正酸碱平衡失调及电解质紊乱。CBP 主要以对流、弥散、吸附等原理清除各种溶质及液体（表 7-4）。

表 7-4 各种物质的主要清除原理

溶质级别	相对分子质量范围	代表溶质	清除原理
小分子	< 300	肌酐、钾离子	弥散
中分子	300 ~ 5 000	万古霉素	对流
大分子	> 5 000	白蛋白、炎症介质	对流、吸附

1. 弥散 是溶质通过半透膜一侧转移到膜的另一侧的转运方式，只要溶质在溶剂中的浓度不均衡分布，溶质分子与溶剂分子就会相互运动，从高浓度侧向低浓度侧转运，这种分子运动产生的物质迁移现象称为弥散，其主要驱动力是半透膜两侧的浓度差。当病人血液流经透析器时，通过半透膜与透析液相接触，半透膜两侧的分子做跨膜移动，从而使血液中的代谢产物，如尿素、肌酐等物质通过半透膜弥散到透析液中，从而达到清除体内有害溶质的目的。弥散对血液中的小分子溶质如尿素氮、血清肌酐及尿酸等的清除效果好，而对大分子溶质（如蛋白质）的清除效果差。

2. 对流 液体从压力高的一侧经过半透膜向压力低的一侧移动时，溶质伴随溶液进入压力低的一侧，这种溶质的运动方式称为对流。对流模仿人体肾小球滤过原理，动力来自半透膜两侧的压力差，即跨膜压，使液体从压力高的一侧通过半透膜向压力低的一侧移动，溶质随之被带出。与弥散相比，对流能够带走中分子溶质，但大分子溶质尤其是直径大于膜孔的分子则无法通过半透膜。

3. 吸附 使用特定的吸附材料，利用溶质的电荷、亲水性、疏水性等物理特性，使吸附材料膜表面的基团选择性吸附某些蛋白质、药物、毒物，这个过程被称为吸附。吸附只对某些特定溶质起作用，与溶质浓度关系不大，而与溶质和半透膜的化学亲和力及半透膜的吸附面积有关。吸附清除的溶质大小取决于吸附材料表面孔径的大小，大于孔径的溶质则无法进入吸附材料。当吸附作用达到饱和状态后，溶质的清除效率也会随之下降，吸附作用达饱和状态的时间与溶质的特性和滤膜表面积有关。

临床上应根据病情严重程度及不同病因采取相应的 CBP 模式及设定参数。CBP 常用模式有以下 4 种。①缓慢连续单纯超滤（SCUF）：利用超滤原理清除体内多余的水分，对溶质基本无清除能力。②连续性静脉-静脉血液滤过（CVVH）：是目前 ICU 最常用的治疗模式，通过超滤清除水分，并通过对流原理清除中、小分子溶质，尤其对中分子的清除具有优势。③连续性静脉-静脉血液透析（CVVHD）：主要通过弥散的原理清除溶质，也存在少量对流。对小分子的清除能力优于 CVVH，但对中、大分子的清除能力欠佳。④连续性静脉-静脉血液透析滤过（CVVHDF）：是 CVVH 和 CVVHD 的组合治疗方式，通过对流和弥散清除溶质，在一定程度上兼顾了对不同大小分子溶质的清除能力。需要同时补充置换液和透析液。CBP 常用治疗模式比较见表 7-5。

表 7-5 CBP 常用治疗模式比较

项目	SCUF	CVVH	CVVHD	CVVHDF
血流量（mL/min）	50 ~ 150	150 ~ 200	150 ~ 200	150 ~ 200
透析液流量（mL/min）	–	–	10 ~ 20	10 ~ 20
清除率（L/24 h）	–	12 ~ 36	14 ~ 36	20 ~ 40
超滤率（mL/min）	2 ~ 5	8 ~ 25	2 ~ 4	8 ~ 12
中分子清除力	弱	强	无	强
血滤器 / 透析器	高通量	高通量	低通量	高通量
置换液	不需要	需要	不需要	需要
溶质转运方式	无	对流	弥散	对流 + 弥散
有效性	用于清除液体	清除中分子	清除小分子	清除中小分子

二、连续性血液净化应用指征

（一）适应证

CBP 适应证通常被分为肾疾病适应证和非肾疾病适应证两方面。

1. 肾疾病 急、慢性肾衰竭病人血流动力学不稳定，机体处于高分解代谢和容量过负荷状态。CBP 可以平稳地清除体内多余的水分和代谢产物，有效控制高分解代谢，维持水、电解质和酸碱平衡，改善氮质血症，同时对血流动力学影响小，能够有效改善心血管稳定性，维持脑灌注。

2. 非肾疾病

（1）全身性炎症反应综合征（systemic inflammatory response syndrome，SIRS）：是因感染或非感染原因导致机体失控的自我持续放大和自我破坏的全身性炎症反应。CBP 能够在较短时间内纠正 SIRS 病人的高氮质血症，同时通过弥散、对流等多种方式清除炎症介质，为机体创造稳定的内环境，使血流动力学指标明显好转。

（2）急性失代偿性心力衰竭：病人心排血量下降，心脏前负荷显著加重，水钠潴留。CBP 能安全可靠地清除体内过多的液体，降低心脏前负荷，可改善肝、肾等重要器官的灌注；降低心脏后负荷，有利于心功能恢复。

（3）急性呼吸窘迫综合征（acute respiratory distress syndrome，ARDS）：是一种由多因素诱发的急性弥漫性肺损伤，特点是肺部炎症导致肺血管的通透性增加和含气肺组织的减少。目前认为 CBP 对 ARDS 可能具有一定的治疗效果，CBP 有助于清除病人肺间质中过多的水分，改善病人的氧合指数和肺顺应性，对病人血浆中的炎症因子具有一定的清除作用。

（4）重症急性胰腺炎（severe acute pancreatitis，SAP）：是一种病情凶险、并发症多、病死率高的急腹症，严重 SAP 可诱发多器官功能障碍综合征（MODS）。在 SAP 早期行 CBP 可降低急性呼吸窘迫综合征的发生率，可清除腹膜后过多积聚的炎性渗出，降低 SAP 病人的腹内压，避免发生腹腔间室综合征。另外，CBP 可减轻 SAP 病人内皮细胞功能障碍并改善 SAP 病人肠道屏障状态。早期 CBP 还能清除体内过度释放的炎症因子并改善微循环状态。

（5）挤压综合征：主要病理生理改变表现为受损部位软组织（特别是肌肉）的变性坏死和血管通透性改变，其中横纹肌溶解是其最明显的局部特征，急性肾损伤是其最主要和最严重的并发症。挤压伤病人接受 CBP 除了治疗高钾血症和液体超负荷外，还可清除异常增多的肌红蛋白。

（6）肝衰竭：病人常伴有内环境紊乱和有毒物质蓄积，影响或阻断肝细胞的生成与利用。CBP 能在一定程度上维持肝衰竭病人内环境稳定，暂时性替代肝功能。CBP 虽然无法逆转肝衰竭病人的病理变化，但能清除多种水溶性中小分子毒素，改善脑内能量代谢，从而改善病人意识状态。

（7）高热：对于重症感染、中枢神经系统病变或体温调节机制紊乱导致的高热病人，如果传统降温方法效果差，可应用正常体温或低温的透析液或置换液进行 CBP。但 CBP 诱导的正常体温也可能掩盖病人感染的症状，导致抗生素治疗的延迟。

（8）药物或毒物中毒：CBP 可通过吸附、弥散和对流等方式从血液中清除毒物，降低血液中毒物浓度，维持及替代重要器官（尤其是肾功能）的功能。

（二）禁忌证

CBP 无绝对禁忌证，但存在以下情况时应慎用。

1. 无法建立合适的血管通路。

2. 严重的凝血功能障碍。

3. 严重的活动性出血，特别是颅内出血。

> **情境二：**
>
> 医嘱予右股静脉建立临时血管通路，血液净化模式采用连续性静脉－静脉血液滤过模式，普通肝素抗凝，每 4 h 监测出凝血功能。
>
> **请思考：**
>
> 1. 连续性血液净化管路首选什么部位置管？
>
> 2. 常用抗凝方法有哪些？

三、连续性血液净化建立与监测

（一）连续性血液净化血管通路的建立

　　重症病人连续性血液净化多采用临时血管通路。重症病人因其病情危重或发病紧急，需要进行血液净化时，绝大多数病人都未建立血管通路，所以对于需要进行血液净化治疗的重症病人，血管通路的选择和建立是常见且重要的问题。目前，血液净化导管分为长期透析导管（隧道带涤纶套导管）和临时透析导管（无隧道无涤纶套导管），由于重症病人 CBP 一般为短期治疗方案，因此临时中心静脉通路常为首选。临时中心静脉通路包括颈内静脉、锁骨下静脉、股静脉，各置管位置选择的优缺点见表 7-6、图 7-15。对于成年人右颈内静脉，常规选择的临时血液净化导管长度应在 12～15 cm，左颈内静脉选择的临时导管长度应在 15～20 cm，股静脉选择的临时导管长度应超过 20 cm。血液净化导管外径范围通常

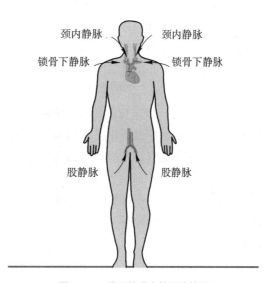

图 7-15　常见静脉血管通路位置

表 7-6　不同静脉血管通路优缺点比较

血管通路	优点	缺点
颈内静脉置管	置管方便，较少发生凝血并发症	不美观，舒适性差
锁骨下静脉置管	舒适，容易固定	血管狭窄易造成血气胸、血栓形成
股静脉置换	置管方便，适合长期卧床病人	活动受限，易打折、感染

在 11～14 Fr，以 12 Fr 导管最常用。高容量血滤治疗时采用 13～14 Fr 导管，以保证较高的血流量。儿童导管型号及穿刺部位可根据患儿年龄和体重选用 6.0～11.5 F 导管，估算公式为：导管型号 =（6＋0.1× 体重）。

（二）连续性血液净化操作要素

1. 仪器设备　连续性血液净化前需要准备的仪器设备包括：①血液净化机、血液净化管路及滤器；②科室床旁凝血功能检测仪、血气分析仪；③体温升温设备，如控温毯、血滤管路专用加温装置等，以改善低体温；④备齐抢救设备，应对突发事件，如除颤器、气管插管、呼吸机等；⑤输液泵、注射泵。

2. 体外循环管路预充用物准备　根据医嘱准备预充液、抗凝剂（肝素、低分子量肝素或枸橼酸钠）、电解质（10% 葡萄糖酸钙、10% 氯化钠、10% 氯化钾、25% 硫酸镁等）、5% 碳酸氢钠溶液。如进行血浆置换，还需准备血浆、白蛋白等。使用市售置换液应注意其中不含钾离子，需按医嘱额外添加 10% 氯化钾溶液。

3. 连续性血液净化管路连接与预充　虽然临床上不同的血液净化机的配套管路连接有差异，但是护士根据产品安装说明书或机器屏幕提示，即可完成管路安装。体外循环管路的连接根据置换液连接位置不同分为前稀释（滤器前输注）和后稀释（滤器后输注）。管路连接好后需要进行预充，其主要目的是清除体外循环管路和滤器内的气体、微粒并使滤器膜肝素化。采用规范化的预充方法，可延长体外循环管路和滤器的使用寿命。

（三）连续性血液净化监测

1. 液体平衡监测　保持液体出入量平衡在 CBP 的治疗中至关重要，如果液体配制和容量平衡控制不当可引起严重的不良反应甚至导致病人死亡。液体平衡控制系统负责监测治疗过程中透析液、置换液及滤出液之间的平衡状态，通过衡量液体重量变化趋势来保证病人的安全。其控制系统主要以秤或天平的形式体现，通过称量各液体重量变化，计算液体平衡。

2. 压力监测　血液在循环管路中流动会产生一定的压力。压力监测系统主要负责监测并呈现重症血液净化治疗过程中需要监测的各部位的压力变化，通过直接监测压力数值或计算后数值，了解血液净化管路各段及滤器的工作状态。直接压力监测指标包括动脉压、静脉压、滤器前压和超滤液侧压。通过直接的压力监测数值计算获得的压力参数包括跨膜压和滤器压力降。压力监测系统能对整个体外循环系统压力进行连续性动态监测。通过这些压力的动态变化，反映体外循环的运行情况。在治疗过程中应确保供血充足，预防管路异常脱落或扭折，预防或监测凝血与破膜。

（1）动脉压：又称输入压力，此压力为血泵抽吸血液产生的管路压力，通常为负压。压力值主要反映血泵前的输入端血管通路通畅程度，管路折叠、弯曲、堵塞或血流量不足时负压值增大。

（2）滤器前压：滤器前压主要反映滤器压力。压力大小与血泵流速、滤器阻力及血管通路静脉端阻力相关，血流量过大、滤器凝血及空心纤维堵塞、回输静脉端堵塞都可导致压力过大。滤器前压过大则提示有滤器破膜风险。

（3）静脉压：又称回输压力，指血液流回体内的压力，是反映回输端是否通畅的良好指标，通常为正值。

（4）超滤液侧压：超滤液侧压又称废液压。废液压为监测滤出液的压力，受超滤泵转速与滤器通透性改变的影响，可以为正或负，具体取决于超滤率及治疗模式。超滤率及选择的模式不变的情况下，滤出压变化可间接反映滤器凝血情况。

（5）滤器压力降：是滤器前压与静脉压之差，滤器压力降的变化反映滤器的凝血情况。

（6）跨膜压：跨膜压反映滤器要完成目前设定超滤率所需的压力，为血泵对血流的挤压作用及超滤液泵的抽吸作用之和，是一个计算值。受血泵流量、超滤率大小、滤器前压、回血压、滤液压等因素的影响。滤器前压、静脉压及滤液压构成计算跨膜压的三要素。跨膜压为监测体外循环凝血的一个重要指标。

3. 设备安全性监测　血液净化机最重要的 3 项安全性监测是漏血监测、空气监测和容量平衡监测。漏血探测器设置在机器超滤液回路，利用完整的血细胞对光线特有的吸收能力来监测超滤液，当滤器内纤维膜破裂，血细胞混入滤出液中，漏血探测器报警。空气探测器设置在机器静脉回路上，采用超声波原理监测气泡。当静脉回路出现气泡时，空气探测器发出空气监测报警，静脉夹立即夹闭回路以避免空气进入病人体内。血液净化机具有自动液体平衡系统，能有效预防超滤量、置换量的偏差。其控制系统与监测系统相互独立，通过置换液泵和超滤泵来控制置换液的补入速度和滤出液的滤出速度，依靠置换液秤和废液秤动态监测液体出入量平衡，从而避免治疗中出现液体补入过多或液体丢失过多。

> **情境三：**
> 病人 CBP 治疗中，医嘱予密切监测，普通肝素抗凝，每 4 h 监测出凝血功能，超滤量根据进出量调整。
> **请思考：**
> CBP 病人常见护理诊断会有哪些？

四、连续性血液净化护理常规

1. 病情观察　护士需密切观察病人意识变化，CBP 过程中易发生血流动力学不稳定，护士需要持续监测心率（律）、血压、CVP、每小时尿量、呼吸、血氧饱和度变化等指标。CBP 过程中可能出现电解质紊乱，需要定时检测生化指标，并根据检验结果，调整置换液钾、钠、钙的入量，以维持内环境的稳定。此外，在 CBP 治疗中，体温监测不容忽视。大量置换液输入及体外循环热量丢失，对一些体温不升或体温正常的病人常可导致寒战或畏寒，尤其在环境温度较低的情况下，低体温的发生率更高。

2. 凝血功能管理　CBP 应用抗凝剂时病人易发生出血。治疗期间和治疗间歇期均需要加强观察病人的皮肤黏膜出血点、伤口和穿刺点渗血及胃液、尿液、引流液和大便颜色等情况，定期监测凝血参数，及早发现出血倾向，及时调整抗凝剂的用量或改用其他抗凝方法，对预防严重出血非常重要。选用无抗凝治疗方案的病人，通过监测凝血功能决定是否需要加用抗凝剂。

3. 液体管理　准确记录出入液量，准确评估单位时间内病人液体的平衡状态。病人在 CBP 治疗中的液体管理包括治疗相关的置换液及碳酸氢钠输入量、抗凝剂及钙剂的输入量、冲洗管路及滤器的生理盐水量以及病人本身的出入量如液体输入量、肠内营养输入量、尿量、引流量及非显性失水量，应根据治疗及病人血管内外容量的最终变化结果评估液体平衡。

4. 感染预防　在体外循环中，血液本身可成为细菌的感染源，管路、滤器的连接，测压管与压力传感器的连接及取样口等均是细菌入侵的部位。更换置换液也是引起感染的重要途径，在处理这些接口时均应严格进行无菌操作。感染也是留置导管的主要并发症，应加强留置导管的护理。

5. 血管通路的护理 在 CBP 治疗期间，妥善固定血管通路，防止脱管。每次治疗结束后严格消毒接口处，根据病人出凝血情况选择合适的封管液，封管后用无菌敷料覆盖，妥善固定，防止扭曲、污染、漏血。对凝血机制障碍、穿刺部位有渗血者，及时调节抗凝方式及补充凝血因子等，延长压迫止血的时间。

6. 心理护理 疼痛、焦虑、隔离和各种机器的噪声是病人每天面临的心理应激源，加之治疗期间，病人需长时间卧床、制动，因此护士应特别加强病人的心理护理，注意病人的情绪变化，必要时可遵医嘱予以适当镇静。

（林浙兵）

拓展阅读 7-6
连续性血浆滤过吸附（continuous plasma filtration adsorption, CPFA）
拓展阅读 7-7
CBP 在挤压伤治疗中的意义

第十节 体外起搏护理技术

情境导入

病人王某，56 岁，因反复晕厥由"120"出诊接入急诊科。既往有冠心病病史，具体不详，预检分诊完成心电图显示三度房室传导阻滞，测生命体征显示 HR 38 次 /min，R 14 次 /min，BP 65/32 mmHg，急诊医生评估后计划植入永久起搏器。但目前心导管室正在进行一台冠状动脉造影术。

急诊医生立即为王某进行经皮体外起搏术，并待心导管室准备就绪后转往导管室进行永久起搏器植入。

请思考：
1. 什么是经皮体外起搏术？
2. 经皮体外起搏术后急诊护士需要如何护理？

心脏起搏技术分为临时起搏和永久起搏两大类，体外经皮起搏技术属于临时起搏技术。体外起搏是指起搏器位于体外的心脏起搏技术，在此主要指无创经皮心脏起搏（noninvasive transcutaneous cardiac pacing, NTCP）技术，最早于 1952 年在人体胸壁外使用电脉冲刺激心脏收缩，成功抢救病人。体外经皮起搏使用多功能起搏监护仪通过贴于病人胸壁皮肤上的起搏电极片发送起搏脉冲刺激心脏收缩，通常提供"按需起搏"和"固定起搏"两种模式。"按需起搏"即起搏监护仪在监测到病人心率低于起搏速率时才发生起搏脉冲。"固定起搏"模式则是起搏监护仪按照固定的起搏速率发出起搏脉冲。

一、体外起搏目的与指征

（一）体外起搏的目的

心脏起搏技术是通过起搏器释放的脉冲电流经电极和导线传导，刺激部分心肌兴奋，电信号继续沿心脏传导系统传导促使心脏收缩舒张的技术。其目的就是替代正常心脏起搏点，从而控制心脏按一定的节律收缩舒张。临时起搏技术包括经静脉心脏起搏术（transvenous cardiac pacing，TCP）、NTCP、经食管起搏等。清醒病人虽然对于经食管起搏有较好的耐受性，但是因为难以保证电极稳定性，因此急诊阶段应用较少。在急诊抢救中使用最多的是 TCP 和 NTCP。NTCP 适用于多种急诊临床情况，常用于急诊阶段抢救严重心动过缓或心搏骤停。与 TCP 相比，NTCP 对设备要求较低，操作简单，耗时短，对技术要求不高，比较适合在抢救阶段短期使用，为后续 TCP 或植入永久性起搏器治疗创造条件。目前国内外多项研究显示，在急诊抢救心搏骤停病人，NTCP 与 TCP 的起搏成功率和抢救成功率差异无统计学意义，心室夺获后收缩产生的左心室腔内压力也相似。这意味着 NTCP 从适用性、疗效上讲，对于严重心动过缓、房室传导阻滞甚至心搏骤停病人具有重大临床实用价值。

因为 NTCP 技术抢救心搏骤停病人操作简单，起效迅速，设备要求较低，因此可以作为院前急救、灾害现场救援或战地救护等的重要技术进行运用。无条件开展 TCP 或永久性起搏器技术的基础医疗机构可以购置多功能便携设备实施 NTCP，再将病人转诊到有条件的医院进行后续治疗，为保证转运安全、挽救病人生命创造条件。需要强调的是，经皮体外起搏技术无法替代永久性起搏器的作用。

（二）体外起搏的指征

经皮体外起搏技术适用于符合需要植入永久性心脏起搏器但现场条件不充分或不允许的情况，在紧急情况下作为转运或准备期的过渡起搏技术，包括严重心动过缓、严重房室传导阻滞、心脏停搏等。

1. 严重心动过缓　各种原因导致的严重心动过缓需要使用心脏起搏技术进行治疗，例如黑矇晕厥症状明显的窦房结病变、三度房室传导阻滞、二度Ⅱ型房室传导阻滞等导致的严重心动过缓的建议进行起搏治疗；有临床症状的二度Ⅰ型房室传导阻滞等导致的严重心动过缓可考虑起搏治疗。以上情况通常需要永久起搏器植入，但当病人病情不稳定，存在紧急抢救需要，且永久性起搏器植入尚需准备或需要转运到手术室或相应医院时，应考虑在急诊科安置经皮体外起搏以保证安全转运。对于严重心动过缓病人，经皮体外起搏应选择"按需起搏"模式，起搏频率可调节为 50 ~ 60 次/min，起搏电流从 30 ~ 40 mA 开始调节。

2. 心脏停搏　心脏停搏病人在心肺复苏基础上辅以心脏起搏技术，考虑到减少对心肺复苏的持续抢救的干扰，可使用经皮体外起搏。心脏停搏的经皮体外起搏应选择"固定起搏"模式，可避免因按压产生的心电波形干扰起搏脉冲的发放。起搏频率可调节为 80 次/min，起搏电流从 100 mA 开始增减。但现有部分研究也认为，因为有限数据和研究证实该技术并不能增加自主循环恢复或存活率，因此该项技术不建议常规在心脏停搏抢救中使用。NTCP 在心肺复苏中的应用尚需更多高质量研究。

二、体外起搏护理常规

1. 仪器准备及合理设置初始参数　选择具有体外经皮起搏功能的多功能设备。选择恰当的经皮体外起搏模式，以"按需起搏"模式为常见，适宜的初始起搏电流（调节范围 0 ~ 200 mA）和起搏速率（调节范围 40 ~ 170 次/min）（图 7-16）。

2. 起搏电极片连接　正确粘贴起搏电极片位置。常用电极片位置放置方法有胸前后法和胸前左右法。①胸前后法：将电极片正极粘贴在脊柱旁和肩胛骨间心脏投影部位，电极片负极粘贴在心前区，女性应将电极片负极放置在乳房之下。②胸前左右法：将电极片正极粘贴于胸骨

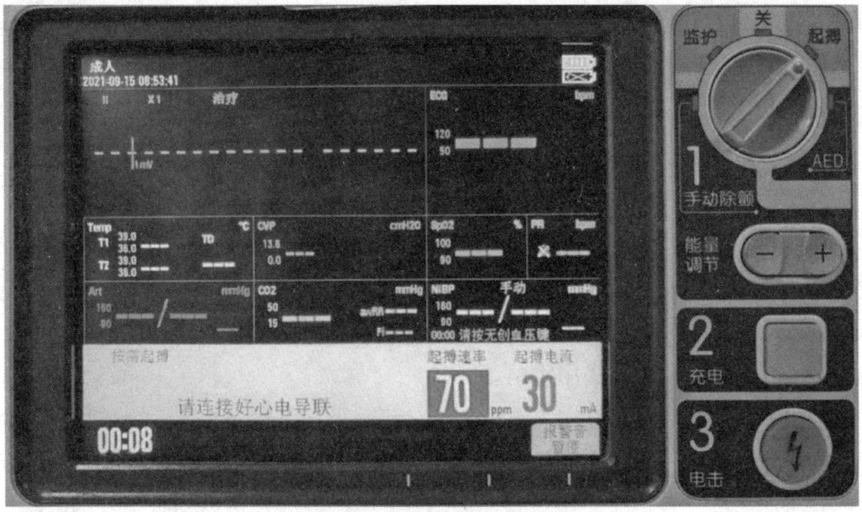

图 7-16 体外经皮起搏电流和起搏速率调节

右缘第二肋间，电极片负极粘贴于心前区。为了保证导电性能，如果电极片位置体毛过多，应先为病人剃去多余体毛。将一次性电极片与皮肤按压粘贴紧密，必要时可事先使用乙醇擦拭局部皮肤。最后再将电极片导电线连接在起搏器上，使其处于备用状态。

3. 监护导联正确连接 在"按需起搏"模式下，起搏监护仪需要通过监测病人心电图从而控制起搏功能，因此在正确连接起搏电极片的同时，必须保证该起搏监护仪心电监护导联正确且妥善连接，给予持续心电监护。

4. 观察起搏功能 开启起搏开关，持续监护，观察并准确记录起搏器的起搏和感知功能。

（1）起搏无效：心电监护仅出现脉冲样起搏波，而无宽的 QRS 波和宽大 T 波。

（2）起搏成功：起搏电流成功夺获心室，心电监护显示起搏波，起搏波后紧跟宽的 QRS 波和宽大 T 波，查体可触及大动脉搏动或血压可测得。

5. 日常护理 经皮起搏会引起局部肌肉强烈收缩和皮肤疼痛，对于清醒病人应注意心理护理，遵医嘱做好镇静及观察镇静效果。如病情需要，应尽快协助医生安排完整永久性起搏器的安置。注意观察起搏电极片及监护电极粘贴或连接是否牢靠，避免移位。观察电极片粘贴部位皮肤的完整性，有无破损，避免感染。

（叶 磊）

数字课程学习

📥 教学 PPT 📝 自测题

第八章

急危重症病人的监护

【学习目标】

知识：

1. 熟练掌握各系统功能监测方法。

2. 熟悉血管、呼吸、神经、消化、泌尿系统、水电解质和酸碱平衡监测的主要目的和临床意义，做出合理评价。

3. 掌握循环系统监测的评估、适应证、禁忌证、护理要点。

4. 熟悉各种监护手段的配合要点。

5. 了解各系统功能监测的基本原理。

技能：

1. 具有运用系统功能监测指标综合分析及评估病人器官功能的能力。

2. 正确运用所学知识对急危重症病人进行有效监测，严格遵守操作规程。

3. 正确运用所学知识对急危重症病人开展有效的救治与护理。

4. 学习过程中培养护士评判性思维、创新性思维、应对突发情况的应变能力。

5. 熟悉各类监测仪器，熟练掌握各个操作步骤。

素质：

1. 热爱护理事业，敢于担当，迎难而上，责任感强，具有一定的奉献精神。

2. 具备良好的职业道德与人文素养。

3. 培养严谨的工作态度、有效的沟通交流能力，具备团队协作精神。

危重症病人全身器官功能和内环境状况需要进行动态监测，以便于医务工作者及时发现病情变化，也是反映治疗效果的重要辅助手段。危重症病人的器官功能和内环境监测主要包括神经系统、心血管系统、呼吸系统、消化系统、泌尿系统、水电解质与酸碱平衡。

第一节 循环系统功能监测

情境导入

病人，男，56岁。因胸痛伴胸闷、四肢麻木1h急诊入院。

情境一：

急诊分诊护士立即迎接病人，该病人急性痛苦面容，不断呻吟，主诉在与家人发生口角后，胸部疼痛，不能平躺。高血压病史10年，血压控制良好。

请思考：

1. 首先接诊护士需要采取什么措施？
2. 需要提供哪些监测指标？

循环系统功能监测反映心血管系统的功能状况，为临床危重病人的病情观察、救治与护理工作提供重要依据。血流动力学监测是心血管系统功能监测的最重要部分，研究的是血液在心血管系统中流动的一系列物理学问题，即流量、阻力、压力之间的关系，一般可分为无创监测和有创监测两类。无创血流动力学监测是指应用对机体组织没有机械损伤的方法，经皮肤或黏膜等途径间接取得有关心血管功能的各项参数，其特点是安全、并发症少；有创性血流动力学监测通常是指经体表插入各种导管或监测探头到心腔或血管腔内，利用各种监测仪或监测装置直接测定各项生理学参数。

常规血流动力学监测包括体循环监测的各项参数：心率、血压、中心静脉压与心排血量和体循环阻力等；肺循环监测的各项参数：肺动脉压、肺动脉嵌顿压和肺循环阻力等；氧动力学监测参数：氧输送、氧消耗等；氧代谢监测参数：血乳酸、动脉血氧饱和度、混合静脉血氧饱和度或中心静脉血氧饱和度等。

常规血流动力学监测可用于基础循环状态、容量复苏和药物治疗效果的评价，其核心内容是组织灌注与氧代谢状况，包括全身和局部灌注指标的监测。通过对所测得的数据进行分析和演算以获得监测数据，从而深入、全面地了解病人的病情，有利于对疾病进行诊治和对预后进行评价。

一、无创监测

无创监测是应用非机械性损伤的方法来获得各种心血管系统的功能指标，使用安全方便，并发症少，目前被广泛应用于各种急危重症病人。

（一）心电监测

1. 心电图（electrocardiography，ECG）监测　是各种危重病人的常规手段。心电图监测的意义：①持续观察心电活动；②持续监测心率、心律变化，监测有无心律失常；③观察心电波形变化，诊断心肌损害、心肌缺血及电解质紊乱；④监测药物对心脏的影响，并作为指导用药的依据；⑤判断起搏器的功能。

2. 心率监测 正常成人安静时心率（HR）应在 60～100 次/min，并随着年龄的增长而变化。小儿心率较快，老年人心率较慢。监护仪上的心率的来源可通过心电图和脉搏搏动而获得，可在屏幕上显示出心率的数字。心率监测的意义：①判断心排血量：心率对心排血影响很大，在一定范围内，随着心率的增加心排血量会增加，但当心率太快（＞160 次/min）时，由于心室舒张缩短，心室充盈不足，每搏输出量减少，而使心排血量减少。心率减慢（＜50 次/min）时，由于心搏次数减少而使心排血量减少。进行性心率减慢是心脏停搏的前兆。②求算休克指数：失血性休克时，心率的改变最为敏感，故严密监测心率的动态改变，对发现失血极为重要。③估计心肌耗氧：心肌耗氧与心率的关系极为密切。心率的快慢与心肌耗氧大小呈正相关。心率－血压乘积（rate pressure product，Rpp）反映心肌耗氧情况，正常值应小于 12 000，若大于 12 000 则提示心肌氧耗增加。

3. 无创血压监测 常用的是袖套测压和自动化无创动脉测压。前者用于手法控制袖套充气，压迫周围动脉（常用肱动脉）间断测压。后者用特制气泵自动控制袖套充气，可定时间断测压。自动间断测压法，通常称为自动化无创性测压法，是 ICU、麻醉手术中应用最广泛的血压监测方法。间接监测血压方法的优点有：①无创伤，重复性好；②操作简便容易掌握；③适用范围广，包括不同年龄、各种大小手术；④自动化血压监测，按需定时测压，省时省力；⑤袖套测压法与直接穿刺插管测压有良好的相关性，测平均动脉压尤为准确。缺点是不能连续监测，不能反映每一心动周期的血压，不能显示动脉波形。低温时外周血管收缩、血容量不足及低血压均影响测量结果。测压间隔时间太短、测压时间过长可发生上肢神经缺血、麻木等并发症。

（二）护理要点

1. 告知病人心电监测的目的，配合事项，取得合作。

2. 密切观察心电图波形，必要时记录，能够及时处理干扰和电极脱落。

3. 放置电极片时，应避开伤口、瘢痕、中心静脉插管、起搏器及电除颤时放置电极板的位置。

4. 每日应检查电极片安放位置的皮肤，若出现过敏现象，需改变安放位置，电极片松脱应及时更换。对躁动不安的病人，应妥善固定好电极和导线。

5. 对长时间连续监测血氧饱和度病人，应每 2 h 检查监测部位的皮肤和末梢循环情况，如有不良改变，应及时更换监测部位。

6. 为确保指甲正对血氧探头光源射出的光线，不可在一侧肢体上同时进行血氧饱和度及血压的监测。

7. 血压计的袖带应适宜，袖带的长度和宽度应符合标准。不能在静脉输液或插有导管的肢体上进行血压测量。

8. 根据病人病情正确选择无创血压的测量模式：手动模式，只测量一次；自动模式，时间间隔可选择，开启自动模式的第一次必须手动启动。

9. 停止心电监护时，应先断开电源、再取下电极片，并用纱布或棉球清洁病人贴电极片处皮肤，最后清洁消毒监护仪机壳和各导联线，并将各导联线顺势盘绕，妥善固定。

二、有创监测

情境二:

急诊分诊护士查体发现该病人面色苍白,大汗淋漓,呼吸急促,尿量减少。测量生命体征提示病人心率 120 次 /min,血压 67/35 mmHg,呼吸 28 次 /min。

请思考:

1. 该病人首先需要哪种监测?

2. 该监测需要做什么试验?

有创血流动力学监测是指经体表插入导管或监测探头至心脏或血管腔内,以精准测定心血管系统的各项生理功能,操作相对复杂,有发生并发症危险,临床应用时需掌握好适应证。

(一)有创动脉血压监测

有创动脉血压监测(invasive arterial blood pressure monitoring,IABPM)是动脉穿刺置管后通过压力测量仪进行实时的动脉内测压,能够准确反映每个心动周期动脉收缩压、舒张压和平均动脉压的变化数值与波形,是一种常用的有创血流动力学监测方法,其抗干扰能力较无创动脉血压监测好,测量结果可靠,尤其适于严重低血压、休克、周围血管收缩或痉挛等病人的动脉血压监测。

1. 测压途径　桡动脉因其表浅、易于固定及穿刺成功率高等特点,作为首选途径,但穿刺前需做 Allen 试验,以判断尺动脉的循环是否良好,若 Allen 试验阳性则不宜选用桡动脉穿刺。除桡动脉外还可选择肱动脉、腋动脉、尺动脉、足背动脉或股动脉途径。

2. 评估和观察要点

(1)评估病人病情、体位、自理能力和合作程度。

(2)评估动脉波动情况及侧支循环情况。

(3)桡动脉穿刺前必须测试尺动脉血流是否通畅,可用改良式 Allen 试验法测试,具体方法:①测试者以手指压迫病人桡动脉以阻断桡动脉血流,让病人将手举过头顶并连做握拳动作数次,然后紧紧握拳;②测试者继续压迫桡动脉让病人将手下垂,并自然伸开手掌;③观察手掌部颜色由白转红的时间,若尺动脉畅通和掌弓循环良好,转红的时间多在 3 s 左右,在 6 s 以内转红,提示 Allen 试验阴性,若在 7 ~ 15 s 转红,说明尺动脉血供延迟,称为 Allen 试验可疑,如果 15 s 以上仍不转红则说明尺动脉血供有障碍,即 Allen 试验阳性,此时桡动脉不宜采用。

3. 护理要点

(1)预防局部出血和血肿:穿刺损伤、应用抗凝血药、拔管后处理不当均可引起穿刺处出血。

(2)防止远端肢体缺血:桡动脉做 Allen 试验,穿刺动作轻柔准确,避免反复穿刺造成血管壁损伤,密切观察术侧远端手指的颜色与温度。

(3)预防血栓形成:每次经动脉导管取血或回血时,应立即用盐水进行快速冲洗,以防凝血。

(4)预防感染:严格无菌技术操作。穿刺部位每 24 h 用碘剂消毒及更换敷料一次,并用无菌敷料覆盖,防止污染。导管留置时间一般为 72 ~ 96 h,不应超过 7 天,留置期间严密监测穿刺点局部变化，如局部出现红、肿、热、痛等感染征象时应立即拔除导管。

（5）并发症防治：最常见的并发症是血栓形成或栓塞，严重时可引起肢体缺血、坏死。除此之外，还可能发生出血、感染和动静脉瘘等。预防并发症的措施有：选择的动脉穿刺针不宜太粗，操作时注意严格无菌技术，尽可能减少动脉损伤；穿刺置管时间不宜过长，一般不超过 7 天；定时用肝素稀释液加压冲洗测压管路系统。

（二）中心静脉压监测

中心静脉压（central venous pressure，CVP）监测是指监测上、下腔静脉的压力，严格地说是指腔静脉与右心房交界处的压力，反映右心收缩前负荷，主要适于各种严重创伤、休克、急性循环衰竭等危重患者的监测。正常值 5～12 cm H_2O（0.49～1.18 kPa）。CVP 监测对了解循环血量和右心功能具有十分重要意义，可作为指导临床治疗的重要参考（表 8-1）。

表 8-1　血压与中心静脉压关系的临床意义

中心静脉压	血压	原因	处理原则
低	低	血容量严重不足	充分补液
低	正常	血容量不足	适当补液
高	低	心功能不全或血容量相对过多	给强心药，纠正酸中毒，舒张血管
高	正常	容量血管过度收缩	舒张血管
正常	低	心功能不全或血容量不足	补液试验

补液试验：取等渗盐水 250 mL，于 5～10 min 内经静脉滴注，若血压升高 CVP 不变，提示血容量不足；若血压不变，CVP 升高 3～5 cmH_2O，则提示心功能不全。

1. 中心静脉导管置管部位　包括锁骨下静脉，颈内、颈外静脉，股静脉，首选锁骨下静脉。

2. 评估和观察要点

（1）评估病人的病情、合作程度、体位及凝血状况。

（2）评估病人中心静脉是否通畅、置管深度、穿刺部位的皮肤情况。

3. 并发症及护理

（1）感染：中心静脉置管感染率为 2%～10%，致病菌以革兰氏阴性杆菌占 75%，革兰氏阳性球菌占 25%，因此在操作过程中应严格遵守无菌技术，加强护理，定期更换敷料，用肝素注射液冲洗导管。

（2）出血和血肿：颈内静脉穿刺时，穿刺点或进针方向偏向内侧时，易穿破颈动脉，进针太深可能穿破椎动脉和锁骨下动脉，在颈部可形成血肿，肝素化后或凝血机制不好的病人更易发生。因此，穿刺前应熟悉局部解剖，掌握穿刺要点，一旦误穿入动脉，应做局部压迫，对肝素化病人，更应延长局部压迫时间。

（3）其他：包括气胸、空气栓塞、血胸、血栓形成、心律失常、神经和淋巴管损伤等。虽然发病率很低，但后果严重。因此，必须加强预防措施，熟悉解剖，认真操作，一旦出现并发症，应立即采取积极治疗措施。

（三）脉搏指示连续心排血量监测

脉搏指示连续心排血量（pulse indicator continous cadiac output，PICCO）监测是一种新型微

创血流动力学监测技术，对重症病人主要血流动力学和容量进行监护管理，同时可对心脏和肺循环进行全面评价，不仅可以全面反映血流动力学参数与心脏舒缩功能的变化，还可以精确地监测肺部的生理变化。

1. 适应证　适用于需要监测心血管和循环容量的病人。适用于急性右心室心肌梗死、急性广泛前壁心肌梗死血流动力学不稳定、急性重症心肌炎、心肺复苏后血流动力学不稳定、心力衰竭合并急性肾衰竭的病人。

2. PICCO 监测与护理

（1）换能器调零：置管完成后股动脉换能器和中心静脉换能器分别调零；为提高中心静脉压（CVP）和动脉压力监测的准确性，减少因体位、输液、抽血等因素的干扰，监测过程一般每隔 8 h 调零。

（2）调零方法：将换能器平病人腋中线第 4 肋，与大气相通，按监护仪调零键，直至数值为零，再转三通开关使换能器与各导管相通，调零完成。可持续监测动脉血压和中心静脉压。

（3）保持动脉导管通畅：动脉导管接生理盐水以 3 mL/h 持续泵入或肝素盐水封管，以防血液凝固堵管。当压力曲线异常时，应分析原因。如导管内有凝血而发生部分堵塞，导致波形异常，应及时抽出血块加以疏通。

（4）穿刺肢体的护理：病人取平卧位，卧床休息，术侧肢体保持伸直、制动，必要时予以约束带约束或药物镇静；定时给予按摩，促进血液循环，妥善固定导管，防止牵拉，病人翻身或躁动时，注意检查导管是否移位。

（德　吉）

第二节　呼吸系统的监护

情境导入

黄某，男，59 岁。因"发热 2 周，加重 2 日伴呼吸困难"急诊入院。

情境一：

急诊分诊护士立即接诊病人，病人 2 周前淋雨致发热，加重 2 日伴呼吸困难，喘息状，口唇发绀，立即给予监测脉搏血氧饱和度，测得值为 90%，呼吸 35 次 /min，给予双腔鼻导管吸氧 5 L/min，转入监护病房进一步治疗。

请思考：

1. 影响监测病人脉搏血氧饱和度准确性的因素有哪些？
2. 脉搏血氧饱和度监测的临床意义是什么？

呼吸系统功能监测是急危重症病人系统监测中的重要内容，可用于评价呼吸功能情况，判断其呼吸功能障碍的类型和程度，及时观察病人病情变化，发现潜在危险，以尽早给予适当的氧疗措施，同时还可用于气道阻塞、呼吸骤停等危重病人抢救效果的评价。本节介绍的常见呼吸功能监护方法包括脉搏血氧饱和度监测、动脉血气分析、呼气末二氧化碳监测。

一、脉搏血氧饱和度

（一）定义

脉搏血氧饱和度（pulse oxygen saturation，SpO_2）监测是通过动脉脉搏波动分析来测定血液在一定氧分压下氧合血红蛋白占全部血红蛋白的百分比，即反映血红蛋白携带氧气的数量或能力，通过病人动脉脉搏波动监测，是一种无创监测技术。

（二）监测原理

血红蛋白具有光吸收的特性，但氧合血红蛋白与游离血红蛋白吸收不同波长的光线，利用分光光度计比色的原理，可以测得随着动脉搏动血液中氧合血红蛋白对不同波长光线的吸收光量，从而间接了解病人 PaO_2 的高低，判断氧合情况。

（三）监测方法

目前临床上常用的测量方法是脉搏血氧饱和度测定仪，可用来连续无创监测病人周围组织中的动脉血氧饱和度。成人常采用指套式测定仪，测量时只需将传感器套在病人手指上，仪器即可显示病人 SpO_2；小儿 SpO_2 监测多采用耳夹式。此外，如果病人指甲较厚或末梢循环较差，应选用耳夹式。

（四）监测的临床意义

SpO_2 的正常值为 96% ~ 100%，能有效监测组织缺氧状况，是反映氧合功能的重要指标，可帮助医护人员尽早发现低氧血症，保障病人的安全。$SpO_2 < 90\%$ 时常提示有低氧血症。由于脉搏血氧饱和度测定仪只能区分氧合血红蛋白（HbO_2）和还原型血红蛋白（RHb），未能区分开 HbO_2 和碳氧血红蛋白（COHb），且 COHb 的吸光率与 HbO_2 相同，从而造成 SpO_2 测定结果的偏高，因此对病人进行早期监测时，一定要注意因 COHb 影响而出现的血氧饱和度假性升高，如一氧化碳中毒病人，不能只依靠 SpO_2 监测结果单纯判断病人是否存在低氧血症。

（五）影响监测准确性的因素

1. 指套移位　使用脉搏血氧饱和度测定仪时应使红光正对病人甲床，若探头探入过深、过浅或过于宽松均不能感应 SpO_2 的变化，使 SpO_2 读数偏低或不显示。若在护理过程中指套移位，应及时调整手指与指套的位置。

2. 末梢皮肤冰冷　病人指尖皮肤冰冷可导致 SpO_2 读数偏低或不显示。应注意病人肢体保暖。

3. 指端皮肤或颜色异常　病人涂指甲油、指端有污垢、甲床厚、灰指甲等都会影响 SpO_2 的准确性。监测时应将病人指甲清洗干净或佩戴在没有病甲的手指上。

4. 监测肢体血氧障碍　频繁测血压、约束带使用过紧、肢体过度弯曲、长时间固定于一指监测等情况均会阻断肢体血流，影响 SpO_2 监测结果。应避免在同一肢体测量血压和 SpO_2，要勤更换监测手指，约束带松紧要适宜。此外，病人因病情导致的末梢循环障碍也可导致 SpO_2 测不出，此时可改用耳夹式血氧饱和度测定仪监测。

5. 血管活性药的应用　血管活性药可以导致血管收缩或扩张，影响监测结果。如发现结果异常，可抽动脉血进行血气分析。

6. 机械因素　如探头位置不对，探头或导线脱落，机械故障等。此时需及时检查探头位置，将探头放置在合适位置，检查探头、导线和仪器的连接，确保连接紧密，无松动、脱落，机械故障应及时更换。

二、动脉血气分析

> **情境二：**
> 护士发现该病人面色苍白，大汗淋漓，呼吸费力，呈喘息状，口唇发绀，监测 SpO_2 为 87%，医生判断其病情进一步恶化，为病人进行床旁气管插管，给予呼吸机辅助通气，30 min 后进行动脉血气分析。
>
> **请思考：**
> 1. 动脉血气分析的临床应用价值有哪些？
> 2. 动脉血气分析中各项指标的临床意义是什么？
> 3. 护士在进行动脉血气采集时应该注意哪些方面？

（一）定义

动脉血气分析是通过对人体动脉血液中的酸碱度（pH）、氧分压（PaO_2）和二氧化碳分压（$PaCO_2$）等指标进行测量，从而对人体的氧合、通气及酸碱平衡，以及肺、肾和其他器官功能做出评估的一种方法。

（二）临床应用价值

动脉血气分析能反映肺泡与肺循环之间的气体交换情况，是判断机体是否存在酸碱平衡失调以及缺氧和缺氧程度的可靠指标，是危重病人呼吸功能监测的常用指标之一，可为危重病人的诊断和治疗提供可靠依据。

1. 低氧血症是常见并随时可危及病人生命的并发症，许多疾病均可引起，如呼吸系统疾病、心脏疾病、严重创伤、休克、多器官功能障碍综合征、中毒等各种危重疾病，以及手术麻醉等。单凭临床症状和体征，无法对低氧血症及其程度做出准确判断和评估。动脉血气分析是可靠地诊断低氧血症和判断其氧合程度的指标。

2. 在危重病人救治过程中，酸碱平衡失调是继低氧血症之后最常见的临床并发症，及时诊断和纠正酸碱平衡失调对危重病人的救治有着相当重要的意义。动脉血气分析也是唯一可靠的判断和衡量人体酸碱平衡状况的指标。

（三）常见指标意义及正常值

1. 酸碱度（pH）　pH 反映血液的酸碱度，正常值为 7.35～7.45，平均值为 7.40。＜7.35 为酸中毒，＞7.45 为碱中毒。pH 是一个综合性指标，既受代谢因素影响，又受呼吸因素影响。

2. 动脉血氧分压（PaO_2）　指物理溶解在血浆中的氧分子所产生的压力。正常值受大气压（即海拔高度）和病人年龄的影响。在海平面预计公式为：$PaO_2 = 100 \text{ mmHg} - 年龄 \times 0.3$（1 mmHg = 0.133 kPa）。正常人 PaO_2 为 80～100 mmHg，并随着年龄的增长而下降。血氧分压与组织供氧有直接关系，氧向组织释放主要取决于 PaO_2 的高低，弥散动力是两者的氧分压差。PaO_2 在临床上主要用于判断机体是否存在缺氧和缺氧的程度。当其降至 60 mmHg 时，机体已濒临代偿边缘，这也是呼吸衰竭的诊断标准。PaO_2 60 ~ 80 mmHg 为轻度低氧血症，PaO_2 40 ~ 60 mmHg 为中度低氧血症，$PaO_2 < 40$ mmHg 为重度低氧血症。

3. 动脉血二氧化碳分压（$PaCO_2$） 指物理溶解在动脉血中的二氧化碳分子所产生的压力，反映通气状态，正常值 35 ~ 45 mmHg。$PaCO_2$ 升高提示肺泡通气不足，而 $PaCO_2$ 降低提示肺泡通气过度，$PaCO_2 > 50$ mmHg 提示存在 II 型呼吸衰竭。$PaCO_2$ 是判断呼吸衰竭类型及程度和呼吸性酸碱平衡失调的指标，还可以作为判断代谢性酸碱平衡失调代偿反应的指标。

4. 动脉血氧饱和度（SaO_2） 反映动脉血氧与血红蛋白的结合程度，动脉血氧饱和度 =（氧含量 / 氧容量）× 100%，正常值为 96% ~ 100%。SaO_2 直接反映组织的缺氧程度，可用于评价组织摄氧能力。血氧饱和度与血红蛋白的多少没有关系，而与血红蛋白和氧的结合能力有关。氧与血红蛋白的结合与氧分压有关，受温度、CO_2 分压、H^+ 浓度等影响，也与血红蛋白的功能状态有关，如碳氧血红蛋白、变性血红蛋白就不具有携氧能力。

5. 动脉血氧含量（CaO_2） 指每升动脉全血中含氧的毫摩尔数或每 100 mL 动脉血中含氧的毫升数，包括物理溶解的氧和与血红蛋白结合的氧两部分。1 g 血红蛋白完全与氧结合，可结合氧 1.34 mL。CaO_2 正常值为 16 ~ 20 mL/dL，CaO_2 与氧分压之间存在一定的关系，但是当血氧分压超过 100 mmHg 时，随氧分压的增高血红蛋白的携氧量将不再继续增加，而呈平行的比例关系。

6. 二氧化碳总量（TCO_2） 指血浆中以各种形式存在的 CO_2 总量，主要包括结合形式的 HCO_2 和物理溶解的 CO_2，正常值为 28 ~ 35 mmol/L。动脉血浆 CO_2 总量为 28 mmol/L，其中 95% 以上为 HCO_3^-，故 TCO_2 基本上能反映 HCO_3^- 的含量。CO_2 潴留或代谢性碱中毒时，TCO_2 增加；通气过度或代谢性酸中毒时，TCO_2 降低。

7. 动脉碳酸氢根浓度（HCO_3^-） 以标准碳酸氢盐（SB）和实际碳酸氢盐（AB）表示。SB 是血温在 37℃、血红蛋白充分被氧饱和的条件下，经用 $PaCO_2$ 为 40 mmHg 的气体平衡后所测得的 HCO_3^- 浓度，排除了呼吸因素对它的影响，故称标准碳酸氢根，是判断代谢性酸碱平衡失调的定量指标。AB 是指未经气体平衡处理的人体血浆中 HCO_3^- 的真实含量（血气报告中的 HCO_3^- 即指 AB），是血浆中 HCO_3^- 的真实浓度，与 SB 相比，AB 包括呼吸因素的影响。当两者均升高，且 AB > SB 时，见于代谢性碱中毒或呼吸性酸中毒代偿；当两者均降低，且 AB < SB 时，见于代谢性酸中毒或呼吸性碱中毒代偿。AB 和 SB 测定值是一样的，正常值均为 22 ~ 27 mmol/L，平均 24 mmol/L，理论上，< 22 mmol/L 考虑代谢性酸中毒；> 27 mmol/L 考虑代谢性碱中毒。

8. 碱剩余（BE） 在标准条件下，即体温 37℃、$PaCO_2$ 40 mmHg、SaO_2 100% 的情况下，将 1 000 mL 血浆或全血用酸或碱滴定至 pH 7.40 时所需的酸或碱量。正常值为 ± 3 mmol/L。

（四）动脉血气分析标本采集方法及注意事项

1. 采集部位选择 动脉血气分析标本主要为动脉血。理想的部位应是表浅易于触及、穿刺方便、体表侧支循环较多、远离静脉和神经的动脉。通常选用桡动脉、肱动脉、股动脉和足背动脉，婴幼儿可选择头皮动脉，临床上首选桡动脉。

2. 采集前准备 为准确反映病人状况，采血前应嘱病人平卧或静坐 5 min，如病人给氧方式发生改变，应在采血前等待至少 20 ~ 30 min。同时嘱病人放松，因为恐惧、烦躁、精神紧张等会诱发呼吸加速，导致 $PaCO_2$ 降低；若病人因害怕疼痛而导致屏气，则可发生通气不足导致

$PaCO_2$ 升高。

3. 采集器的选择　选择专用动脉采血器具进行标本采集，采集时应尽量避免抽拉注射器针栓，借助动脉压使血液自动充盈，避免气泡进入血标本。

4. 标本送检　采血后应立即送检，并在 30 min 内完成检测，如进行乳酸检测，须在 15 min 内完成检测。如果无法在采血后 30 min 内完成检测，应将血标本在 0~4℃ 低温环境保存，避免标本与冰直接接触，以免导致溶血。标本在运送过程中，应避免使用气动传送装置，避免由于剧烈震荡导致血标本溶血及 PaO_2 等检测值的不准确。

三、呼气末二氧化碳

情境三：

病人给予呼吸机辅助通气后，在镇静药物的使用下安静入睡，生命体征趋于平稳，监测 SpO_2 为 98%，同时对二氧化碳传感器进行定标，设置开始测量二氧化碳值，测得呼气末二氧化碳值为 40 mmHg，护士继续密切关注病人的各项生命体征变化。

请思考：

1. 呼气末二氧化碳监测的临床适应证有哪些？

2. 呼气末二氧化碳监测的正常值是多少？其监测的临床意义有哪些？

（一）定义

呼气末二氧化碳（end-tidal carbon dioxide，$ETCO_2$）监测包括呼气末二氧化碳分压（pressure of end-tidal CO_2，$P_{ET}CO_2$）、呼气末二氧化碳浓度（concentration of end tidal CO_2，$C_{ET}CO_2$）、呼出气体二氧化碳波形及其趋势图监测。呼气末二氧化碳作为一种较新的无创监测技术，具有高度敏感性，不仅可以监测通气，也能反映循环功能和肺血流情况，$P_{ET}CO_2$ 监测现已成为临床常用的监测方法，在手术室、ICU 和急诊科均有广泛的应用，可用于监测气管插管的位置是否正确、自主呼吸是否恢复、机械通气时参数设置是否合理及心肺复苏是否有效等。

拓展阅读 8-1
经皮二氧化碳分压监测技术

（二）监测原理

$P_{ET}CO_2$ 监测的方法有吸光光度法、显色法、质谱分析法、拉曼散射分析法等。临床上以吸光光度法最为常用，主要原理为 CO_2 能吸收波长为 4.3 μm 的红外线，使红外线光束量衰减，其衰减的程度与 CO_2 浓度成正比。显色法检测装置利用二氧化碳遇水形成碳酸的原理，让含水汽的呼出气体经过酸碱指示剂，指示剂变色则提示有二氧化碳。

（三）监测的临床意义

1. 代谢监测　二氧化碳是人体新陈代谢的产物，$ETCO_2$ 可反映人体代谢状况，用来监测引起人体代谢变化的一系列疾病和病理生理状态。体温变化、癫痫发作、麻醉过深、应用碳酸氢盐和手术操作等均可导致二氧化碳产量变化，进而影响 $P_{ET}CO_2$。$P_{ET}CO_2$ 只有在控制机械通气情况下才可作为代谢改变的可靠指标，因为自主呼吸情况下呼气频率和呼吸深度会影响 $P_{ET}CO_2$。

2. 循环监测　如果通气功能保持不变，心排血量减少，由外周转运至肺的二氧化碳减少，肺二氧化碳清除减少，可导致 $P_{ET}CO_2$ 降低，因此 $P_{ET}CO_2$ 可反映循环状况，用于循环监测。低血压、低血容量、休克及心力衰竭时，随着肺血流量减少 $P_{ET}CO_2$ 也降低，呼吸心搏停止时 $P_{ET}CO_2$ 迅速降为零，复苏后逐步回升。

3. 呼吸监测

（1）判断气管内导管位置：气管导管可能会误插入食管，以往靠听诊呼吸音和视诊胸廓运动方法判断导管位置，但这些方法受胃内声音和自发呼吸运动影响，可能出现判断错误。研究表明，二氧化碳波形图判断插管位置简便准确，通常观察到连续 4~6 个稳定波形即可判断气管导管在气道内，当发生阻塞时，$P_{ET}CO_2$ 与气道压力均升高，当气管导管移位误入食管时，$P_{ET}CO_2$ 会突然降低接近于零，转运气管插管病人时连续监测 $P_{ET}CO_2$ 可及时发现气管导管脱出移位，减少转运的风险。

（2）判定通气状况：$P_{ET}CO_2$ 正常值是 35~45 mmHg，无明显心肺疾病的病人，$P_{ET}CO_2$ 监测值常与 $PaCO_2$ 数值相近。临床上可以通过测定 $P_{ET}CO_2$ 估计 $PaCO_2$，替代血气分析减少采血次数。如果通气血流比值异常，无效腔量增大，此时 $PaCO_2$ 与 $P_{ET}CO_2$ 差距明显增大，$P_{ET}CO_2$ 无法准确反映 $PaCO_2$，因而 $P_{ET}CO_2$ 监测不能替代血气分析。

（3）指导机械通气：对二氧化碳波形的高度、基线、频率、节律和形态变化分析，可及时发现通气不足或过度、呼吸暂停或异常、呼吸机障碍、管路漏气或脱落，有利于调节潮气量和呼吸频率，保证正常通气，避免事故发生。二氧化碳波形图亦可为机械通气病人撤离呼吸机提供有效的无创监测。

（曹　娟）

第三节　神经系统的监护

情境导入

李某，男，60 岁。因车祸伤后 1 h 入院，入院时神志清楚，急查头颅 CT 示：硬膜外血肿，由急诊转收入 ICU。

情境一：

入科后护士立即检查病人瞳孔，双侧瞳孔等大等圆，直径 2.5 mm，对光反射迟钝。病人既往有高血压，规律服药血压控制良好。

请思考：

1. 如何观察瞳孔？

2. 瞳孔变化提示哪些病变？

对于脑疾病或脑损伤的危重病人，神经系统的观察和系统功能监测非常重要，需要结合临床表现、神经系统检查、仪器监测等结果进行综合性分析，做出及时有效的判断。神经系统体征观察包括眼部体征、意识状态、神经反射、肌张力及运动功能等。

一、瞳孔

眼部体征主要包括瞳孔变化、眼球位置变化和角膜反射情况。瞳孔是眼内膜中心的小圆孔，为光线进入眼的通道。正常情况下瞳孔呈圆形，位置居中，双侧等大等圆，直径为 2 ~ 5 mm，对光反应灵敏，能反射性调节其自身大小，当光线增强时瞳孔收缩，光线减弱时瞳孔散大。

（一）瞳孔的观察

主要观察瞳孔大小、形状、对称性和对光反射。

1. 瞳孔大小

（1）瞳孔缩小：是指瞳孔直径 < 2 mm，如果直径 < 1 mm 称为针尖样瞳孔。双侧瞳孔缩小可见于有机磷、巴比妥类和阿片类等中毒，脑桥出血等，单侧瞳孔短期缩小可见于同侧小脑幕切迹疝早期。

（2）瞳孔散大：是指瞳孔直径 > 5 mm。双侧瞳孔散大，可见于颅脑损伤、脑出血、颅内肿瘤所致的小脑幕切迹疝晚期和濒死状态。单侧瞳孔散大、固定，通常提示同侧颅内血肿或脑肿瘤等病变所致的小脑幕裂孔疝中期。瞳孔忽大忽小可见于枕骨大孔疝。

2. 瞳孔形状和对称性　正常情况下瞳孔呈正圆形，位置居中，边缘整齐，两侧等大同圆。瞳孔呈椭圆形可见青光眼或眼内肿瘤；形状不规则时，可见虹膜粘连。两侧瞳孔不等大可见于脑疝或噻吩嗪类药物中毒。

3. 瞳孔对光反射

（1）对光反射迟钝：瞳孔对光反射迟钝，可以是单侧也可以是双侧。瞳孔对光反射迟钝常见于中枢神经退行性变和糖尿病神经病变，也可发生于正常老年人，其瞳孔随年龄增长而变小和反射迟钝。

（2）对光反射消失：瞳孔不随光线的刺激变化而发生变化。瞳孔对光反射的灵敏程度与昏迷程度呈反相关，常见于危重或深昏迷病人。

（二）眼球位置和角膜反射

1. 眼球的位置　对眼球运动的观察，可提示神经系统病变或损伤情况，观察时应注意眼球位置有无斜视、偏视或自发性眼颤。当病人两眼迅速向下运动，然后缓慢回到正常位置时，提示脑桥受损；双眼球水平性同向凝视正常肢体一侧，提示大脑半球额叶损害；双眼下视麻痹或上视麻痹时，均提示脑干病变；双眼球向上或向左右不停运动，提示癔症可能；眼球震颤，提示脑干或小脑损害。浅昏迷时，表现为双眼自发性缓慢水平活动；深昏迷时，双眼球固定于中央位置。

2. 角膜反射　角膜反射的反射中枢在脑桥，能反映脑病变严重程度。浅昏迷时角膜反射存在；中昏迷时角膜反射减弱；深昏迷时角膜反射完全消失。如一侧角膜反射消失提示对侧大脑半球病变或同侧脑桥病变。

二、神志评估

情境二：

ICU 护士继续查体时发现病人神志不清，对答不切题，刺痛下定位不准确。生命体征提示病人 BP 152/95 mmHg，HR 70 次 /min，R 20 次 /min，指脉氧饱和度 96%。对病人进行 Glasgow 昏迷评分（GCS）。

请思考：

1. 如何评估病人神志？

2. 什么是 Glasgow 昏迷评分？该病人 Glasgow 昏迷评分有几分？

评估病人的神志状态时，首先应迅速评估病人生命体征是否稳定，与其交流时能否对答切题，询问病人痛觉定位，简要收集临床病史。再通过 Glasgow 昏迷评分进一步判断病人的神志状态。

（一）意识状态

意识是指机体对自身和周围环境的刺激作出应答反应的能力。意识状态是神经系统功能监测中最常用、最简单、最直观的观察项目，可直接反映大脑皮质及其联络系统的功能状况。意识内容涵盖高级神经活动，包括定向力、注意力、感知力、记忆力、思维、情感和行为等，正常的意识状态一般描述为神志清楚。

意识障碍是多种原因引起机体对自身和外界环境的反应能力减弱或丧失，包括意识水平受损及意识内容改变，是大脑功能紊乱所产生的严重症状之一。意识障碍是脑功能活动发生障碍的结果，可以是单纯的颅脑损伤，也可以是全身疾病引起的脑细胞缺血、缺氧或中毒，从而引起脑代谢障碍。临床上常以病人的言语反应、对针刺痛觉反应、瞳孔对光反射、吞咽反射、角膜反射等来判断意识障碍的程度。

1. 意识障碍监测

（1）以觉醒度改变为主：分为嗜睡、昏睡、浅昏迷、中昏迷、深昏迷 5 个等级。嗜睡：为最轻的意识障碍，属病理嗜睡，病人陷入持续睡眠状态，可被唤醒，能正确回答和做出各种反应，但刺激去除后很快又再入睡；昏睡：接近人事不省的意识状态，病人处于熟睡状态，不易被唤醒，强烈刺激（压迫眶上神经等）下可被唤醒，醒时答话含糊或答非所问，同时很快入睡；浅昏迷：意识大部分丧失，无自主运动，对声、光刺激无反应，对疼痛刺激可出现痛苦表情或肢体退缩等反应，角膜反射、瞳孔对光反射、眼球运动、吞咽反射可存在；中昏迷：对周围事物和各种刺激均无反应，对于剧烈刺激或可出现防御反射，角膜反射减弱，瞳孔对光反射迟钝，眼球无转动；深昏迷：全身肌肉松弛，对各种刺激全无反应，深、浅反射均消失。

（2）以意识内容改变为主：意识模糊、谵妄和痴呆。意识模糊：表现为情感淡漠，活动减少，定向力障碍，语言缺乏连贯性，对外界刺激有反应，但低于正常水平；谵妄：以认知障碍为特征，表现为意识清晰程度下降，并在此基础上出现意识内容障碍，表现为注意、知觉、思维、记忆、精神运动性行为、情绪障碍和睡眠 – 觉醒紊乱；痴呆：较为严重、持续的认知障碍，一般指智力丧失，早期多表现为记忆力减退，后逐渐丧失与外界环境交流的能力。

（3）特殊类型的意识障碍：①去皮质综合征。病人对外界刺激无反应，无自发性言语及有目的的动作，瞳孔对光反射以及睡眠－觉醒周期存在，见于缺氧性脑病、大脑皮质损害较广泛的脑卒中和脑外伤。②无动性缄默症。又称睁眼昏迷。病人可以注视检查者和周围的人，貌似觉醒，但缄默不语，肢体不动；无锥体束病理反射，对刺激无意识反应，睡眠－觉醒周期存在，见于脑干梗死。③植物状态。病人对自身和外界的认知功能完全丧失，呼之不应，有自发或反射性睁眼，存在吮吸、咀嚼和吞咽等原始反射，有觉醒－睡眠周期，大小便失禁。④脑死亡。全脑（包括大脑、小脑和脑干）的功能不可逆丧失，表现为意识丧失，呼吸停止，脑干反射全部消失，但脊髓反射可以存在。

2. 格拉斯哥昏迷评分（Glasgow coma scale，GCS）是判断病人意识障碍及其严重程度的常用工具，被广泛应用于脑损伤程度的评价。检查时对病人睁眼（E）、运动（M）和语言（V）三种情况进行评分，总分为 3 ~ 15 分，总分越低，表明意识障碍程度越严重。13 ~ 14 分为轻度意识障碍；9 ~ 12 分为中度意识障碍；3 ~ 8 分为重度意识障碍（见表 5-4）。GCS 简单，可重复性强，通过动态观察或记录 GCS 动态评分曲线可了解意识障碍的进程，能为后续治疗提供指导，对神经系统功能的评估应反复定时进行。

（二）神经反射

神经反射主要包括生理反射和病理反射两个部分。通过对神经反射的检查可以帮助判断疾病的性质、严重程度及预后。生理反射包括浅反射和深反射。生理反射减弱或消失及病理反射出现提示神经系统功能发生改变，临床常见的病理反射有巴宾斯基征（Babinski sign）、奥本海姆征（Oppenheim sign）、霍夫曼征（Hoffmann sign）、戈登征（Gordon sign）等。

（三）运动系统

1. 肌力评估　肌力指肌肉运动时的最大收缩力。临床上一般将肌力分为 0 ~ 5 级共六个级别。肌力分级法是评估肌力的重要方法，但受检查者的经验和病人的配合程度等因素影响，进行肌力评估时应每个肢体的肌力都要检查到。

2. 肌张力　指静息状态下的肌肉紧张度。肌张力变化在一定程度上可反映疾病的转归。肌张力增高可分为痉挛性和强直性两种，痉挛性提示锥体束损害，强直性提示锥体外系损害；肌张力降低见于周围神经炎、前角灰质炎和小脑病变等。

3. 体位　如病人出现特定体位，可反映神经受损情况。去大脑强直时四肢呈伸展体位，有时可呈角弓反张姿势，两侧大脑皮质受累可见去皮质强直状态。

（四）感觉系统

感觉包括浅感觉（痛觉、温度觉和触觉）、深感觉（运动觉、位置觉和震动觉等）和复合感觉（皮肤定位觉、两点辨别觉、形体觉和体表图形觉等）。检查时常用痛觉，且从感觉缺失或减退区开始，逐渐到正常区域，同时注意身体对称区域对比。

三、颅内压监测

情境三：

ICU 护士迅速为病人监护并继续完善相应检查护理时，病人出现了剧烈呕吐的现象，意识障碍进一步加重，再次急查头颅 CT 示硬膜外血肿较前增大，需急诊手术，病人术中放置颅内压监测管，术后转入病房。

请思考：

1. 病人是否出现了颅内压增高？
2. 如何进行颅内压监测？

颅内压（intracranial pressure，ICP）是指颅内容物（脑组织、脑脊液和血液）对颅腔壁产生的压力。ICP 常用于多种类型的脑损伤所致颅内压增高病人的监测，是诊断颅内压增高最迅速、客观与准确的方法，同时，也是观察危重病人病情变化、指导临床治疗并判断预后的重要监测项目。

（一）适应证

1. 颅内压进行性增高的病人　GCS 3~8 分，颅脑 CT 异常的病人，主要见于脑水肿、颅脑外伤、颅内感染、脑血管意外、颅内肿瘤、脑脊液循环通路受阻、脑脊液分泌增多或呼吸障碍、动脉压急剧增高等。

2. 颅脑手术后的病人　根据监测压力的变化，判断病情变化、治疗效果及病人预后。

（二）监测方法

颅内压监测包括无创颅内压监测和有创颅内压监测两种方法。无创颅内压监测法是通过经颅多普勒超声、脑电图等技术实现，测量数据准确性不够，故临床上较少应用。目前主要采用有创颅内压监测，根据采用技术不同可分为多种类型。

1. 脑室内测压　脑室穿刺置管测压被认为是 ICP 监测的"金标准"，是目前临床常用方法。在无菌条件下进行颅骨钻孔，将导管插入侧脑室，再经三通管连接传感器和监护仪进行 ICP 监测。主要优点：①测压准确可靠。②可作为脑脊液引流和采样的途径。③可作为局部给药的途径。④根据脑室容量压力反映脑室的顺应性。缺点：①为创伤性操作，当颅内病变使中线移位或脑室塌陷时穿刺难度较大。②有颅内感染的风险，置管一般不超过一周。③导管容易被血块或组织堵塞，应加强管路护理。④头部位置变化时，需要重新校正零点。

2. 脑膜下测压　在无菌条件下经颅骨钻孔，打开硬膜，拧入中空螺栓与蛛网膜紧贴，螺栓内注入液体，外接监护仪进行 ICP 监测。优点：可多处选择测压点，不穿透脑组织。缺点：①硬膜开放容易感染。②影响因素较多，准确性相对较差。

3. 硬膜外测压　是将传感器直接置于硬膜与颅骨之间进行 ICP 监测的方法。该方法保持了硬膜的完整性，颅内感染的机会较少，可用于长期监测。优点：创伤性小，导管容易放置。缺点：波形质量差，可靠性、准确性不如置入好。

（三）颅内压分级

正常成人平卧时颅内压 10 ~ 15 mmHg，ICP 压力超过 15 mmHg 称为颅内压增高，一般将 ICP 分为 4 级：ICP < 15 mmHg 为正常；15 ~ 20 mmHg 为 ICP 轻度增高；21 ~ 40 mmHg 为 ICP 中度增高；> 40 mmHg 为 ICP 重度增高。

（四）颅内压增高的临床表现

颅内压增高导致病人出现剧烈头痛、喷射样呕吐，眼底检查可见视神经盘水肿。出现以上临床表现是神经系统常见的急危重症，需快速、准确判断和精确、持续监测，并给予及时、有效的治疗。

四、脑电图监测

情境四：
病人术后呈昏迷状态，现对其进行脑电图监测。
请思考：
1. 什么是脑电图？
2. 脑电图监测的目的是什么？

脑电图（electroencephalography，EEG）记录大脑皮质神经元自发且有节律的电活动，为兴奋性和抑制性突触后电位总和，通过 EEG 的频率、振幅、波形变化，了解大脑功能状态。随着计算机技术引入量化脑电监测装置，床旁持续监测和数据分析有了较大的改进，推动了脑电图在神经重症的应用。

（一）脑电图波形

脑电图波形是由振幅、周期、位相等特征组成（表 8-3），正常成人脑电图的波幅在 10 ~ 200 μV，根据振幅和频率的不同可分为 α 波、β 波、θ 波、δ 波。

表 8-3　基本 EEG 波形频率

波形名称	频率（Hz）	提示的状态
α	8 ~ 13	正常成人清醒、安静（闭眼）
β	> 13	清醒、警觉，或浅麻醉
θ	4 ~ 7	早产儿或儿童深睡眠的正常波形
δ	< 4	深睡眠、麻醉或脑缺氧

（二）脑电图在危重症的应用

脑电图监测的适应证包括中枢神经系统疾病（特别是癫痫）、睡眠障碍和脑死亡判定。常用于以下两种情况。

1. 脑缺血缺氧监测　EEG 对脑缺血缺氧非常敏感。缺血缺氧早期，出现短阵的 EEG 快波，如脑血流继续减少，EEG 波幅开始逐渐降低，频率逐渐减慢，最后呈等电位线。

2. 昏迷病人监测 各种原因造成的昏迷病人，EEG 监测有助于了解中枢神经系统功能。昏迷时 EEG 一般呈现 δ 波，若恢复到 θ 波或 α 波，表明病情有所改善；反之，若病情恶化，δ 波将逐渐转为平坦波形。由于 EEG 监测受麻醉药影响，因此，判断脑功能状态时，必须考虑麻醉药的干扰因素。

拓展阅读 8-2
热弥散血流测定

（余婷婷）

第四节 消化系统的监护

情境导入

病人，男，52 岁。3 h 前因饮酒后出现呕吐鲜红色胃液 500 mL，排黑便 200 mL 急诊入院。

情境一：

急诊分诊护士立即迎接病人，该病人口唇、面色苍白，精神萎靡。家属诉既往有酒精性肝炎病史 14 年，肝硬化病史 6 年，平日喜饮白酒，每日量 100~300 mL。此次入院前饮酒量约为 250 mL。

请思考：

1. 何为呕血、便血？
2. 呕血和便血的临床表现有哪些？
3. 呕血和便血病人的实验室检查指标监测有哪些？

消化系统包括消化道和消化腺。消化道自上而下依次为口腔、咽、食管、胃、十二指肠、空肠、回肠、盲肠、结肠、直肠和肛管。消化腺包括唾液腺、肝、胆、胰及消化管壁内的小腺体。消化系统功能主要是指消化道以及消化腺的功能。当消化系统功能障碍时，会引发机体内环境与全身功能状态的改变。因此，危重病人的消化系统功能监护不容忽视。消化系统疾病在临床上主要表现为呕血、便血及腹泻，在监测方面主要是对肝功能、胃肠功能和腹内压的监测。

一、呕血、便血

（一）呕血

呕血是指十二指肠悬韧带（又称 Treitz 韧带）以上的消化道及器官出血经口呕出血液。常见病因有消化性溃疡、急性糜烂出血性胃炎、食管-胃底曲张静脉破裂和胃癌。常见的病因分类如下。

1. 食管疾病和损伤 常见的疾病有食管消化性溃疡、食管贲门黏膜撕裂综合征、反流性食管炎、强酸强碱或其他化学药品引起的损伤。

2. 胃及十二指肠疾病 消化性溃疡、急性糜烂出血性胃炎、胃手术后病变如吻合口溃疡、胃癌等。

3. 门静脉高压引起的食管 – 胃底曲张静脉破裂出血

（1）肝硬化：主要由酒精性肝炎或病毒性肝炎发展而来。

（2）门静脉阻塞：主要见于门静脉炎、门静脉血栓形成、门静脉受邻近器官肿块压迫。

（3）胃肠道邻近器官或组织疾病。

1）胆道出血：胆囊结石、胆管结石、胆道蛔虫病、术后胆道受压坏死、肝癌、肝脓肿或肝动脉瘤破入胆道。

2）胰腺疾病：胰腺癌、急性胰腺炎并发胰腺脓肿破溃进入十二指肠。

4. 全身性疾病

（1）白血病、再生障碍性贫血、血小板减少性紫癜、血友病、弥散性血管内凝血及其他凝血机制障碍。

（2）血管性疾病：动脉粥样硬化、过敏性紫癜。

（3）应激相关胃黏膜损伤：机体在严重感染、创伤、休克、精神刺激、脑血管意外、手术等应激状态下可发生急性糜烂出血性胃炎、应激性溃疡等急性胃黏膜损伤而引起的大出血。

（二）便血

便血是指因消化道出血导致的以粪便带血或肛门排出鲜红色血液或暗红色血液为特征的一种临床表现。病因除引起上消化道出血的原因外还包含下消化道出血的原因，常见病因分类如下。

1. 肠道新生物　肠道息肉、肠道良性或恶性肿瘤等。

2. 炎性肛肠疾病　肠伤寒、慢性溃疡性结肠炎、放射性肠炎、急性出血性坏死性肠炎、克罗恩病等。

3. 血管性疾病　肠系膜血管血栓形成、肠系膜动脉栓塞、小肠血管瘤、小肠血管畸形等。

4. 憩室病　Meckel 憩室是 30 岁以下青年人小肠出血最常见的病因。

5. 医源性出血　见于内镜取活检、息肉切除或肠道术后、放射性直肠炎等。

6. 其他　如肠套叠、痔、肛裂、肛瘘、直肠和肛管脓肿破裂、腹部外伤等。

（三）临床症状监测

1. 腹痛　呕血与便血是消化道出血的特征性表现，出血前多有腹痛。既往史有引起消化道出血的病因，消化道出血的临床表现主要取决于出血的速度和出血量，以及病人出血前的全身情况，如有贫血和心肺等功能障碍。

2. 呕血及便血的性状、颜色　当出血量比较大，且出血部位在上消化道时，病人表现为呕血及便血；而当出血部位在下消化道时，病人仅表现为便血。因出血时间的长短及出血量的多少不一，导致病人呕血的颜色及便血的症状也不尽相同。当病人为上消化道出血，且出血量大、速度快时，呕出的血呈鲜红色或鲜红色血块；当出血速度较慢，出血时间较长时，血液在胃内停留时间长，呕出的血呈棕褐色样或咖啡色样。当出血量不大或出血速度较慢时，血液经过肠道，血液中血红蛋白内的铁元素经肠内硫化物作用形成硫化铁，导致排出的大便为柏油样便，黏稠而发亮。当出血量大且速度快时，血液在肠道内短暂停留即排出，此时大便常表现为鲜红色或暗红色。

3. 与出血量相关的临床症状　每日消化道出血量大于 5 mL 时，病人大便隐血试验即可呈阳性；出血量达到 50~100 mL 时，病人即可出现黑便；胃内积血达到 250~300 mL 时，病人即可出现呕血。当病人一次出血量小于 400 mL 时，一般不引起全身症状；当达到 400 mL 以上时，病人可出现头昏、心悸、乏力等全身症状；当病人短时间内出血超过 1 000 mL 或出血量超过自身循环血容量的 20% 时，由于循环血容量急剧减少，静脉回心血量相应不足导致病人心排血量降低，常发生视物模糊、头晕、手足湿冷、冷汗、直立性低血压性晕厥、脉搏加快、血压下降等周围循环衰竭的表现，为典型失血性休克，需要立即进行抢救治疗。

（四）实验室检查指标监测

呕血、便血的病人需要时刻了解病人出血的情况，常用的实验室检查指标如下。

1. **血常规** 定期监测病人血常规中的红细胞、白细胞、血小板计数、血红蛋白浓度、血细胞比容等有助于评估病人的失血量，并能及时动态观察病人有无活动性出血，判断治疗效果及协助病因诊断。当病人血红蛋白 < 70 g/L，或血细胞比容 < 25% 时为病人紧急输血的指征。

2. **肾功能** 消化道出血病人常出现肠源性氮质血症，一般来说血尿素氮多在一次出血后数小时内上升，24~48 h 达到高峰，但一般不超过 14.3 mmol/L，3~4 天恢复正常。若此后仍继续升高，血容量已基本纠正且出血前肾功能正常，则提示有继续出血或再次出血情况。

3. **内镜检查** 内镜检查是消化道出血病因诊断的首选检查方法，可以直接观察出血部位，明确出血的病因，同时对出血灶进行止血治疗。

4. **超声、CT 等检查** 可了解病人有无肝硬化、肿瘤、腹水、结石等病变，有助于判断出血的原因。

5. **X 线钡剂造影检查** 主要适用于有内镜检查禁忌证或不配合内镜检查的病人，一般主张在出血停止、病情基本稳定数天后进行检查。

6. **其他** 如放射性核素检查、选择性动脉造影。

二、腹泻

> **情境二：**
>
> 经过 5 天的治疗，该病人出血停止，大便隐血试验阴性，医嘱给予病人流质饮食后病人出现腹泻，每日排 3~7 次水样便，每日量 700~1 500 mL。
>
> **请思考：**
>
> 1. 腹泻常见的病因有哪些？
> 2. 腹泻病人的实验室检查指标监测有哪些？

腹泻又称腹泻病，是由多病原、多因素引起的正常排便形态改变，以大便次数增多及形状改变为特点的一组消化道综合征。腹泻时病人肠蠕动增加，肠黏膜吸收水分发生功能障碍，短时间的腹泻可以帮助机体排出有毒有害物质，是一种保护性反应。但长期严重的腹泻可导致机体内大量体液丢失，导致机体发生水、电解质紊乱和酸碱平衡失调，长期腹泻者还可发生机体吸收营养物质障碍而导致营养不良。因此，腹泻也是重症监护重点关注的内容。

（一）病因

1. **肠道内感染** 可由病毒、细菌、真菌、寄生虫引起。常见引起腹泻的病毒有轮状病毒、星状病毒、冠状病毒等；常见的细菌有大肠埃希菌、空肠弯曲菌、沙门菌等；常见的真菌有白念珠菌；常见的寄生虫感染有阿米巴原虫、隐孢子虫等；当肠道菌群失调时，其他的条件致病菌亦可引起腹泻。

2. 肠道外感染　如上呼吸道感染、肺炎、尿路感染时，感染灶释放的毒素、抗生素的使用等也有可能使病人出现腹泻。

3. 饮食因素　常见为饮食不当引起。当食物的质或量突然发生改变时，导致消化道不能承受，消化过程发生障碍，如突然食用肠道刺激物（如辣椒）或高渗性饮料时可发生腹泻。另外，腹泻亦可见于食物过敏。

4. 气候因素　如天气寒冷，腹部受凉导致肠道蠕动增加引起的腹泻。

5. 其他　如情绪紧张焦虑、消化系统发育不成熟、药物使用不当等。

（二）临床症状监测

1. 腹泻的次数、量　通过对病人腹泻次数及腹泻量的监测，评估病人的体液丢失量，用于指导病人口服补液盐量或静脉输液量。

2. 腹泻性状　通过对病人腹泻症状的监测，辅助指导治疗。如病毒及非侵袭性细菌所致的腹泻为水样便，一般不用抗生素，应合理使用液体疗法，选用微生态制剂和黏膜保护剂；侵袭性细菌感染所致的黏液脓血便病人根据临床特点，结合大便细菌培养和药敏试验结果，选用针对病原菌的抗生素，并随时进行调整。

3. 腹泻与腹痛的关系　急性腹泻常有腹痛，尤以感染性腹泻较为明显。小肠疾病的腹泻腹痛多在脐周，便后腹痛缓解不明显；结肠病变引起的腹泻腹痛常在下腹，便后腹痛多有缓解。

（三）实验室检查指标监测

1. 血常规　白细胞总数及中性粒细胞增多常提示细菌感染，寄生虫感染或过敏性腹泻病人常出现嗜酸性粒细胞增多。

2. 粪便　大便常规未见或偶见白细胞者，多为侵袭性细菌以外的病因引起；大便内若见较多的白细胞，常提示由于各种侵袭性细菌感染引起，大便培养可检出致病菌；若大便涂片发现白念珠菌孢子或菌丝有助于真菌性肠炎诊断；疑似病毒感染者应做病毒学检查。

3. 血生化　血清钠离子浓度结果可提示脱水性质；血清钾离子浓度可反映病人体内缺钾的程度；严重腹泻者必要时查血清钙离子和血清镁离子。

三、肝功能监测

情境三：

病人家属发现该病人近期尿色深，皮肤、黏膜、巩膜黄染，定向力及理解力减退，对时间、地点、人物的概念混乱，护士检查发现双上肢扑翼样震颤。

请思考：

1. 该病人的意识状态变化最可能发生了什么？

2. 入院后如何监测该病人的肝功能？

肝是人体最大的腺体，也是人体重要的消化器官，可制造与分泌胆汁，帮助脂类食物消化，促进脂溶性维生素吸收，在蛋白质代谢、脂肪代谢、维生素代谢和激素代谢方面起着重要的作用。另外，肝脏能合成凝血因子，对维持人体的正常凝血功能具有非常重要的意义，同时还具有解毒功能，肝可通过单核吞噬细胞进行吞噬、分解、氧化结合，将有毒物质变成无毒物质，排出体外。因此，肝功能的监测是重症监护的内容之一。

（一）临床症状监测

1. 意识状态监测　肝功能失代偿的病人因为肝细胞的损害有部分病人会引发肝性脑病。当发生肝性脑病时，病人会有意识障碍的表现。轻症时可有轻微意识缺失，注意力缩短，行为异常，淡漠少言或欣快激动等表现；严重时可有定向障碍、意识错乱到冷漠或昏睡甚至昏迷、瞳孔散大等表现。

2. 黄疸监测　血清胆红素由肝产生，经胆道排泄，当肝功能受损时，胆红素排泄障碍，血清中胆红素升高，可导致病人出现皮肤、黏膜、巩膜发黄的症状和体征。

（二）实验室检查指标的监测

1. 血清蛋白监测　血清总蛋白（total protein，TP）是血清白蛋白（serum albumin，ALB）与血清球蛋白（serum globulin，GLB）的总称。血清总蛋白正常值是 60～80 g/L，血清白蛋白正常值是 40～50 g/L，血清球蛋白正常值是 20～30 g/L。血清白蛋白和球蛋白的比值为（1.5～2.5）∶1，血清白蛋白的含量与有功能肝细胞的数量呈正相关，当肝功能障碍时，肝合成蛋白的功能减退，血清蛋白质水平降低。血清白蛋白主要参与形成血浆胶体渗透压，低于 28 g/L 时，肝硬化病人可出现腹水。

2. 总胆汁酸监测　胆汁酸在肝内合成、分泌、加工、转化，是胆汁的主要成分。当肝细胞受损或胆道阻塞时，会引起胆汁酸代谢障碍，出现血清胆汁酸增高。总胆汁酸正常值是 0～10 μmol/L，胆汁酸增高分为生理性增高和病理性增高两类，生理性增高见于进食后一过性增高；病理性增高常见于肝细胞损害、胆道阻塞或门静脉分流，如急性肝炎、肝硬化、肝癌、肝内外胆管梗阻等。故监测血清总胆汁酸可作为判断肝胆系统正常与否的重要信息。

3. 血清总胆红素（serum total bilirubin，STB）监测　总胆红素是非结合胆红素和结合胆红素的总称，其代谢异常是反映肝功能受损的重要指标之一。正常值为 3.4～17.1 μmol/L，如血清总胆红素升高至 17.1～34.2 μmol/L，为隐性黄疸；升高至 34.2～171 μmol/L，为轻度黄疸；升高至 171～342 μmol/L，为中度黄疸；升高至 > 342 μmol/L 为重度黄疸。

4. 凝血功能监测　肝细胞能够合成凝血因子，肝功能发生障碍时，凝血因子合成减少，导致凝血酶原时间延长，凝血酶原活动度降低，国际标准化比值升高。血清凝血酶原时间（prothrombin time，PT）正常值是 12～14 s，凝血酶原活动度（prothrombin activity，PA）的正常值为 75%～100%，国际标准化比值（international normalized ratio，INR）正常值为 0.8～1.2。

5. 血清酶学监测　当肝功能障碍时，会出现不同程度、不同种类的血清酶学改变，故监测血清酶学的变化对于了解和评估肝功能具有重要的临床意义。常用血清酶学监测指标有丙氨酸转氨酶（ALT）、天冬氨酸转氨酶（AST）、碱性磷酸酶（ALP）等。其中，ALT 存在于肝细胞胞质中，肝内该酶活性较血清约高 100 倍，当肝细胞坏死达 1% 时，即可使血清中的 ALT 增高一倍。

6. 血氨监测　氨是体内蛋白质代谢的产物，氨在体内主要由肝鸟氨酸循环合成尿素被排出体外，当肝损害时，鸟氨酸循环障碍，尿素形成减少，导致体内血氨升高，诱发肝性脑病。

7. 肝癌标志物监测 原发性肝癌或滋养细胞恶性肿瘤病人 AFP 升高，因此，测定 AFP 在血中的浓度对肝癌的诊断具有重要的意义。

四、腹内压监测

情境四：

病人在治疗过程中出现腹胀，查体腹部膨隆，B 超显示肠管膨隆，并有腹水，测腹内压 22 cmH$_2$O。

请思考：

如何对该病人进行腹内压监测？

腹内压（intra-abddominal pressure，IAP）是指腹腔内的压力。任何引起腹腔内容物体积增加的因素都可以引起腹内压升高，当腹内压升高达到一定程度后，会对人体器官功能产生不良影响，此时称之为腹腔内高压症（intra-abddominal hypertension，IAH）。当腹腔内高压症持续一定时间时，可导致多器官功能障碍综合征，称之为腹腔间室综合征（abddominal compartment syndrome，ACS）。

（一）监测原理

腹腔是一个密闭的腔隙，当各种病因引起腹腔内压力急剧增高时，腹壁不能随着压力的增大而迅速扩张，使密闭的腔隙内压力突然增加而产生一系列病理生理改变和临床症状。

（二）监测方法

1. 直接测压 将导管置于病人腹腔内，连接压力传感器或在腹腔镜手术中通过自动气腹机对压力进行连续监测。

2. 间接测压 通过测量下腔静脉压力、胃内压力或膀胱内压力，间接反映腹腔内压力。其中通过膀胱测压方法简单准确，当膀胱内容量小于 100 mL 时，测量膀胱压得到的值仅比实际腹压值低 5 cmH$_2$O。

3. 膀胱压的测量方法 病人留置导尿管，测量时，取仰卧位，排空膀胱，测压管一头连接等渗盐水，另一头连接导尿管，中间接三通，通过三通装置经导尿管向病人膀胱内注入 25 mL 的等渗盐水，将测压尺以耻骨联合平面为"零点"所测量的垂直水柱高度的值即为病人的膀胱压力值（图 8-1）。

（三）腹内压分级及处理

腹内压根据压力的大小分为 4 级。Ⅰ级：10 ~ 14 cmH$_2$O，不需特殊治疗；Ⅱ级：15 ~ 24 cmH$_2$O，根据病人的情况进行治疗；Ⅲ级：25 ~ 35 cmH$_2$O，根据病人情况，可考虑剖腹减压；Ⅳ级：> 35 cmH$_2$O，建议剖腹减压。

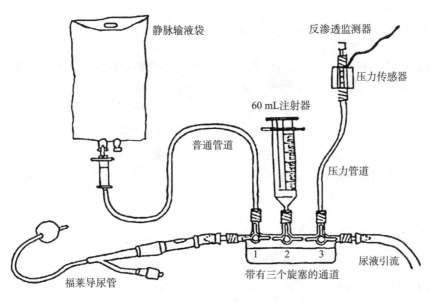

图 8-1　膀胱电子测压示意图

（余婷婷）

第五节　泌尿系统的监护

情境导入

病人，男，55岁。因近一年有全身乏力，头痛，食欲减退，夜尿增多入院。

情境一：

护士立即迎接病人，检查提示：T 36.5℃，P 98次/min，R 34次/min，BP 155/88 mmHg，双下肢压凹性水肿，肉眼血尿，尿量进行性减少。

请思考：

1. 分析病人下一步需做什么检查？

2. 如何评估病人的肾功能？

　　泌尿系统由肾、输尿管、膀胱及尿道组成，其主要功能为排泄。排泄是指机体代谢过程中所产生的各种不为机体所利用或有害物质向体外输送的生理过程。肾是泌尿系统中排泄的主要器官，同时也维持着机体内环境的稳定，使新陈代谢得以正常进行。以下主要介绍尿量与尿常规以及肾功能的监测。

一、尿量与尿常规

　　尿液是血液流经肾，经肾小球滤过、肾小管和集合小管重吸收与分泌作用而生成，形成的尿液经输尿管流入膀胱后经尿道排出。因此，尿液是身体重要排泄物，其成分可反映泌尿系统及其他组织器官的病变，对泌尿系统及其他组织器官疾病的筛查及诊断有重要意义。

（一）尿量

尿量是指 24 h 内排出体外的尿液总量，是反映机体重要器官血液灌注状态的敏感指标之一。正常成人每小时尿量 0.5 ~ 1 mL/kg 体重，成人 24 h 尿量在 1 000 ~ 2 000 mL。尿量异常是肾功能改变最直接和常见的指标。24 h 尿量 < 400 mL 或 < 17 mL/h 称为少尿，尿量突然减少可能是急性肾功能损伤或尿路梗阻所致。24 h 尿量 < 100 mL 称为无尿，持续性无尿见于器质性损伤，表现为氮质血症或尿毒症，是诊断肾衰竭的重要依据。24 h 尿量 > 2 500 mL 称为多尿，可见于急性肾衰竭的多尿期，系肾浓缩功能减退及溶质性利尿等所致。监测危重病人每小时尿量变化具有重要意义。

（二）尿常规检查

尿常规检查是通过对尿液的一系列检测或分析，发现病人肾功能的变化，同时也可以早期发现某些疾病，比如糖尿病、肾病、肝病、血液病等。尿常规检查主要包括尿液中白细胞、红细胞、pH、蛋白质及糖定性等内容。可以评估病人尿路感染或肾损害情况。

1. 尿蛋白　正常人尿中有微量蛋白质，正常范围内定性为阴性，当尿中蛋白质定量 > 150 mg/24 h 时称为蛋白尿，尿常规定性试验阳性。蛋白尿多为病理性的，常见于肾小球疾病，其次为小管间质疾病，也可见于功能性、体位性、假性蛋白尿等，如急、慢性肾炎或尿路感染、肾结核、高热等疾病。

2. 尿 pH　正常的尿 pH 为 4.6 ~ 8.0，属于弱酸性，若出现中性或弱碱性则与病人服用的药物和饮食方面的因素相关。临床上，尿液的酸碱度是人体酸碱状态，很大程度上受饮食影响，可为某些肾疾病或代谢性疾病提供诊断的依据。

3. 白细胞　正常尿液中可有少量白细胞，即离心尿中可见白细胞 1 ~ 2 个 /HP。尿白细胞升高是指离心尿中白细胞大于 5 个 /HP。引起尿白细胞升高的常见原因有尿路感染，如肾盂肾炎、膀胱炎、尿道炎、前列腺炎等，病人还可伴有发热、腰痛、血尿，尿色混浊，有异味等。尿白细胞升高临床表现常为尿频、尿急、尿痛等尿路刺激征。为进一步明确诊断，可给予留取中段尿培养，确定细菌类型，便于给予敏感性高的抗生素治疗。

4. 红细胞　如尿沉渣镜检红细胞大于 3 个 /HP，为镜下血尿。尿液中的红细胞多是肾小球损伤引起，在急、慢性肾小球肾炎，紫癜性肾炎等肾小球疾病中较为常见。

5. 尿糖　主要指尿液中的葡萄糖，检查结果阴性表示正常，正常人尿液中可有微量葡萄糖（< 2.78 mmol/d），检查结果阳性称为糖尿，则应考虑为糖尿病。尿糖的发生与血糖浓度、肾血流量、肾糖阈有关。

6. 尿比重　是反映肾浓缩功能的一项指标，反映尿液中可溶性物质与水分的比例，尿比重的高低与饮水量和当时的尿量有关。正常人 24 h 尿比重在 1.010 ~ 1.025，因受饮食、活动、出汗等影响，随意尿比重波动范围为 1.005 ~ 1.030。尿比重 < 1.010 为低比重尿，提示肾浓缩功能降低，见于尿毒症、休克、肝肾综合征、尿崩症、肾衰竭等和利尿药治疗后。尿比重 > 1.025 为高比重尿，提示尿液浓缩，肾功能尚好，见于急性肾炎、高热、脱水、心功能不全、流行性出血热少尿期等。

二、肾功能监测

情境二：

病人入科后护士协助医生做相关化验检查，静脉抽血急查肾功能、电解质，结果显示：血肌酐 356 μmol/L，尿素氮 19.5 mmol/L，血钾 5.9 mmol/L，血钠 135 mmol/L，白蛋白 35 g/L，尿酸 535 mmol/L，尿蛋白（++）。

请思考：

1. 试分析目前病人肾功能情况。

2. 入院后如何监测肾功能？

肾能够维持人体体液、酸碱的平衡，且能够分泌肾素、前列腺素、促红细胞生成素等激素，同时也是多种激素降解器官与靶器官。人体一旦发生肾功能异常，对其全身系统及器官均会产生危害。血生化的监测是肾功能常见检查项目，包括血尿素氮、血肌酐、血肌酐清除率和尿酸检查等。

1. 血尿素氮（blood urea nitrogen，BUN） 是体内蛋白质的代谢产物，临床上将其作为判断肾小球滤过功能的指标，用以判断病人是否存在肾小球功能异常，正常值为 3.2~7.1 mmol/L。血中尿素氮增高见于器质性肾功能损害、肾前性少尿、蛋白质分解或摄入过多等情况。血尿素氮常作为诊断肾衰竭程度的指标。

2. 血肌酐（serum creatinine，Scr） 肌酐是机体肌肉代谢的主要产物，肌肉之中肌酸在非酶脱水反应中，最终形成肌酐，肌酐溶于血液之中，通过肾排泄。血肌酐与人体内肌肉量有密切关系。肌肉总量越高，其血肌酐水平随之升高，血肌酐通过肾小球滤过排泄，极少程度上经由肾小管吸收，是反映肾小球功能的可靠指标，也是最为常用的肾功能检验指标。正常人血肌酐正常值为 44~133 μmol/L，肾功能不全时，肾小球滤过率降低，肌酐异常升高。如血肌酐 > 133 μmol/L，提示病人肾发生损伤，是炎性症状损伤阶段；血肌酐 > 186 μmol/L，提示病人肾功能下降，是肾功能损伤阶段；血肌酐 > 451 μmol/L，提示病人肾功能重度损伤，是肾衰竭阶段；血肌酐 > 707 μmol/L，提示病人肾衰竭，是尿毒症阶段。

3. 血肌酐清除率（creatinine clearance rate，CCR） 是反映肾小球滤过功能的重要指标。成人正常范围 80~120 mL/min，50~70 mL/min 为肾小球功能轻度损害，30~50 mL/min 为肾小球功能中度损害，< 30 mL/min 为肾小球功能重度损害，当血肌酐清除率下降的时候，意味着肾排泄废物的能力下降，病人存在肾衰竭。

4. 尿酸 是人体内嘌呤代谢的终产物，既可来自体内（约占80%），也可来自食物中嘌呤的分解代谢（约占20%）。正常情况下，人体每天生成的尿酸和尿酸排出量是成正比的，除小部分血尿酸由肝分解代谢外，大部分都经过肾排泄。尿酸正常值的参考范围是：女性 95~360 μmol/L，男性 150~440 μmol/L。血中尿酸增高常见于多种慢性肾疾病、肾衰竭、白血病、肿瘤、糖尿病、子痫和应用噻嗪类利尿药等病人。另外，部分人群由于基因中缺乏某些嘌呤代谢相关的酶，产生的尿酸降解减少，尿酸也会增高，这些病人肾功能可能正常，但尿酸持续增高会导致肾损伤。

拓展阅读 8-3
世界肾脏日

（余婷婷）

第六节 水、电解质和酸碱平衡的监护

情境导入

病人，男，65 岁。因发热、咳嗽 3 天，昏迷 2 h 急诊入院。

情境一：

病人近 1 个月来口干、多饮、多尿。查体：T 38℃，BP 95/42 mmHg，HR 87 次 /min，双侧瞳孔等大，对光反射灵敏，眼球内陷，皮肤干燥、弹性差，呼气有烂苹果味。医嘱予立即建立静脉通路，补液治疗，查血气分析、血生化。

请思考：

1. 该病人考虑什么诊断？

2. 为支持你的诊断，需要做什么化验室指标？

生物细胞的活动和代谢都必须在液态环境中进行，机体体液及组分波动范围很小，以保持体液、电解质和酸碱度的稳定。疾病、手术、创伤等原因引起体内外环境变化，导致机体内环境失代偿，则引起体液代谢紊乱，造成水、电解质紊乱和酸碱平衡失调，严重者可危及生命。

一、水、电解质监护

（一）常用电解质监测指标

体液的主要成分是水和电解质，参与构成正常体液容量，维持渗透压及电解质平衡，并发挥生理作用。其中阳离子主要为 Na^+、K^+、Ca^{2+} 和 Mg^{2+}，阴离子主要为 Cl^- 和 HCO_3^-。

1. **血清钠** 正常值为 135 ~ 145 mmol/L。低钠血症时血清钠 < 135 mmol/L，常见于大量消化液丢失、大面积创面渗液及使用排钠利尿药等所致的低渗性脱水。高钠血症时血清钠 > 145 mmol/L，主要见于摄入水分不足或丢失水分过多而导致的高渗性脱水。

2. **血清钾** 正常血清钾浓度为 3.5 ~ 5.5 mmol/L。血清钾 < 3.5 mmol/L 时称为低钾血症，主要由于钾离子向细胞内转移、钾摄入不足或丢失所致。血清钾 > 5.5 mmol/L 时称为高钾血症，最常见细胞内钾离子转移至细胞外（酸中毒时）、肾排钾减少、浓缩性高钾，此外，大量输血也能导致病人出现高钾血症。

3. **血清镁** 正常值为 0.8 ~ 1.2 mmol/L。< 0.8 mmol/L 时称为低镁血症，常见于饥饿、吸收障碍综合征及长期胃肠消化液丢失（如肠瘘病人）等。血清镁 > 1.2 mmol/L 时称高镁血症，主要见于肾功能不全病人。

4. **血清钙** 正常值为 2.1 ~ 2.55 mmol/L。低钙血症常见于急性重症胰腺炎、肾功能障碍及甲状旁腺受损等情况。高钙血症主要见于甲状旁腺功能亢进与骨转移癌病人。

（二）水、钠代谢异常

水和钠的正常代谢及平衡是维持人体内环境稳定的一个重要方面，水与钠相互依赖，彼此影响，常相伴发生水、钠代谢异常。

1. 等渗性脱水　水和钠等比例丢失，血清钠与细胞外液的渗透压维持于正常范围。病人因有效循环血容量和肾血流量减少，出现少尿、口渴，重者血压下降。

2. 低渗性脱水　水和钠同时丢失，失钠多于失水，血清钠低于正常范围，细胞外液呈低渗状态，又称继发性脱水。一般病人无口渴感，临床表现随缺钠程度而不同（表 8-4）。

表 8-4　低渗性脱水临床表现

	轻度脱水	中度脱水	重度脱水
血清钠（mmol/L）	130	120	110
收缩压（mmHg）	≥100	< 100	< 80
临床表现	乏力，头晕，口渴不明显	恶心，呕吐，肌肉挛痛，手足麻木，直立性低血压	四肢发凉，体温低，脉搏细速，木僵等，严重者可昏迷
尿钠	下降	测不出	测不出

3. 高渗性脱水　水和钠同时丢失，失水多于失钠，血清钠高于正常范围，细胞外液呈高渗状态，又称原发性脱水。严重脱水时，细胞内液向细胞外移动，使细胞内液与细胞外液均减少。依脱水程度分为轻度、中度、重度（表 8-5）。

表 8-5　高渗性脱水临床表现

	轻度脱水	中度脱水	重度脱水
脱水量占体重	2%~4%	4%~6%	>6%
临床表现	口渴，尿量减少	极度口渴，心率加快，烦躁，乏力，皮肤弹性差，眼球内陷	躁狂，谵妄，定向力失常，幻觉，晕厥，脱水热，甚至出现昏迷、急性肾衰竭

4. 水过多和水中毒　总入水量超过排出量，水在体内潴留，引起血液渗透压下降，循环血量增加的病理状态即为水过多。当过多的水分进入细胞内，致细胞内水过多，即为水中毒。根据起病缓急，分为急性水中毒、慢性水中毒。

（1）急性水中毒：起病急，神经、精神表现突出，如头痛、躁动、惊厥、定向力障碍、共济失调、癫痫样发作等。也可出现颅内压增高表现，出现头痛、呕吐、血压增高、呼吸抑制等，重者可进展为脑疝。

（2）慢性水中毒：轻症病人仅有体重增加，在原有疾病基础上，出现软弱无力、呕吐、嗜睡、食欲减退等表现。

5. 治疗原则

（1）积极寻找病因，治疗原发疾病。

（2）补充体液。等渗性脱水可输注等渗盐溶液或平衡盐溶液；轻中度低渗性脱水可输注 5% 葡萄糖盐溶液，重度低渗性脱水可先输晶体溶液，后输胶体溶液；高渗性脱水应尽量补充非电解质溶液（5% 葡萄糖，0.45% 低渗盐水）；水中毒病人应限制水分摄入，严重者可输注高渗盐溶液。

情境二：

病人 BP 131/68 mmHg，P 91 次 /min，R 22 次 /min。血清钾 2.1 mmol/L，医嘱予氯化钾片口服，生理盐水 500 mL+10% 氯化钾 15 mL 静脉滴注，查心电图。

请思考：

1. 该病人的心电图表现为什么？

2. 该电解质紊乱的治疗原则是什么？

（三）钾代谢异常

钾代谢异常包括低钾血症和高钾血症，临床上以低钾血症较常见。

1. **低钾血症** 早期表现为四肢肌无力，逐渐发展至躯干和呼吸肌，严重者出现呼吸困难或窒息，并出现肠麻痹症状。对心脏的影响表现主要为传导阻滞和节律异常，典型的心电图改变为早期 T 波低平或倒置，随后出现 ST 段降低、Q–T 间期延长和 U 波。

2. **高钾血症** 早期表现为乏力、感觉异常、腹胀、腹泻，严重者可出现循环障碍、心动过缓、心律不齐。

3. 治疗原则

（1）积极寻找病因，治疗原发疾病。

（2）低钾血症：根据缺钾程度制定补钾计划。补钾应遵循以下原则：尽量选择口服补钾；严禁静脉推注钾；见尿补钾（尿量 > 30 mL/h）；控制溶液中钾离子浓度（氯化钾 < 3 g/L）；限制补钾速度（20 ~ 40 mmol/h）。

（3）高钾血症：立即停止含钾药物及食物，应用钙剂、碳酸氢钠、呋塞米、葡萄糖和胰岛素等药物进行降钾治疗，必要时进行血液透析。

（四）钙代谢异常

钙代谢异常包括低钙血症和高钙血症，临床危重病人以低钙血症较常见。

1. **低钙血症** 可表现易激动、口周和指（趾）尖麻木与针刺感、手足抽搐、腱反射亢进及低钙击面征阳性。

2. **高钙血症** 轻症病人可表现为疲倦、乏力、恶心；重症病人可表现为头痛、背部及四肢疼痛、多尿，心电图可见室性期前收缩。

3. 治疗原则

（1）积极寻找病因，治疗原发疾病。

（2）低钙血症可补充钙剂，如葡萄糖酸钙、氯化钙等。

（3）高钙血症可通过补液降低血清钙离子浓度，促进尿钙排泄，必要时进行血液透析。

（五）镁代谢异常

1. **低镁血症** 临床表现与低钙血症相似，可表现为肌肉震颤、手足搐搦及低钙击面征阳性，还可伴有高血压、心动过速、精神错乱等症状。

2. **高镁血症** 轻症病人可表现为神经传导障碍、肌无力、反应迟钝。重症病人可出现呼吸肌麻痹、心搏骤停。

3. 治疗原则

（1）低镁血症者轻症者可口服镁剂，重症病人可静脉输注镁剂，但需要避免过快、过量输注，以免引起心搏骤停和镁过量。

（2）高镁血症者立即停止服用镁剂，使用钙剂对抗镁离子对心肌的抑制作用，必要时可进行血液透析。

（六）水、电解质紊乱病人的护理

1. 维持水、电解质平衡

（1）体液不足病人根据病情，遵医嘱及时补充液体。对于体液过多病人，严格控制水分摄入，重症病人遵医嘱予高渗液体治疗。

（2）控制血清钾离子水平：遵医嘱使用药物，使钾离子恢复正常水平。低钾血症病人指导进食含钾食物（香蕉、橘子、肉类等）。监测钾离子水平，及时调整治疗方案。

（3）控制血清钙离子水平：遵医嘱使用药物，使钙离子恢复正常水平，积极对症治疗。监测钙离子水平，及时调整治疗方案。

（4）控制血清镁离子水平：遵医嘱使用药物，使镁离子恢复正常水平。监测镁离子水平，低镁血症病人常伴有钾、钙异常，应同时监测，及时调整治疗方案。

2. 病情观察　观察病人神志变化，准确记录出入量，遵医嘱进行血液指标监测，评估治疗效果，及时调整治疗方案。

3. 提高病人活动能力　动态评估病人活动能力，制订活动计划。

4. 维持皮肤完整性　定时观察病人的皮肤情况，准确评估病人压力性损伤风险。保持病人皮肤清洁干燥，预防压力性损伤发生。

5. 预防受伤　动态评估病人跌倒、坠床等受伤风险。为病人制订适宜的活动计划，指导病人进行安全的活动模式。保持病室光线明亮，去除危险物品，必要时采取安全措施（床栏、约束用具）。

6. 心理护理　护士应注意评估病人及家属的心理状态，耐心解释病情。因病人需要动态监测血液指标，需要多次进行静脉采血，应做好合理的解释，取得病人及家属的配合。

7. 并发症防治　监测病人心电图、生命体征情况，如出现异常应立即通知医生。

二、酸碱平衡监护

人体主要通过体液缓冲系统、肺和肾等缓冲对来维持及调节酸碱平衡。体液缓冲系统最敏感，包括碳酸氢盐系统、磷酸盐系统、血红蛋白及血浆蛋白系统，以碳酸氢盐系统最重要。肺主要通过调节二氧化碳的排出调节酸碱平衡。肾主要通过 Na^+–H^+ 交换、HCO_3^- 重吸收、分泌 NH_4^+ 和排出有机酸的方式调节体内酸碱平衡。若体内酸、碱物质超过代偿能力，或调节发生障碍，则出现不同类型的酸碱平衡失调，通常分为 4 种：代谢性酸中毒、代谢性碱中毒、呼吸性酸中毒和呼吸性碱中毒。以上四种类型如单独出现，即为单纯性酸碱平衡失调，如两种以上并存，即为混合性酸碱平衡失调。临床上主要测定 pH、呼吸性和代谢性因素三方面的指标，用以判断病人的酸碱平衡失调类型。

（一）常用酸碱监护指标

1. pH　为 H^+ 浓度的负对数值，反映 H^+ 活性的指标。正常动脉血 pH 为 7.35～7.45，既受呼吸因素的影响也受代谢因素影响。$pH > 7.45$ 表示碱中毒；$pH < 7.35$ 表示酸中毒。pH 正常时有 3 种可能：①酸碱平衡正常；②处于代偿期的酸碱平衡失调；③混合型酸碱平衡失调。单凭 pH 不能区别代谢性或呼吸性、单纯性或复合性酸碱平衡失调，需要结合其他指标进行综合判断。

2. 氧分压（PO_2） 指溶解在血浆中的氧产生的压力，正常人 PO_2 约为 $80 \sim 100$ mmHg。血氧分压与组织供氧有密切关系，氧向组织释放主要取决于 PO_2 的高低。在临床上主要用 PO_2 判断有无缺氧及缺氧的程度，同时用以诊断呼吸衰竭类型和诊断酸碱平衡失调的间接指标，具有重要的临床意义。PO_2 $60 \sim 80$ mmHg 提示轻度缺氧，$40 \sim 60$ mmHg 提示中度缺氧，< 40 mmHg 提示重度缺氧。

3. 动脉血氧饱和度（SaO_2） 指血红蛋白被氧饱和的程度。SaO_2 与血红蛋白的量没有关系，而与血红蛋白与氧的结合度有关。氧与血红蛋白的结合受氧分压、温度、H^+ 浓度等影响，也与血红蛋白的功能状态有关，如碳氧血红蛋白（如一氧化碳中毒）、变性血红蛋白（如亚硝酸盐中毒）就不再具有携氧能力。

4. 二氧化碳分压（$PaCO_2$） 为溶于动脉血中的 CO_2 所产生的压力。正常动脉血 $PaCO_2$ 为 $35 \sim 45$ mmHg，是呼吸性酸碱平衡的重要指标。$PaCO_2$ 增高表示通气不足，为呼吸性酸中毒，降低表示换气过度，属呼吸性碱中毒。代谢性因素可使 $PaCO_2$ 呈代偿性改变，代谢性酸中毒时 $PaCO_2$ 降低，代谢性碱中毒时升高。

5. 碳酸氢根（HCO_3^-）

（1）标准碳酸氢盐（SB）：指在标准条件下（37℃，$PaCO_2$ 为 40 mmHg，血红蛋白完全氧合）所测得的 HCO_3^- 含量，正常值为 $22 \sim 26$ mmol/L。SB 不受呼吸因素的影响，反映 HCO_3^- 的储备量，是代谢性酸碱平衡的重要指标。SB 增加提示代谢性碱中毒或代偿后的呼吸性碱中毒，降低提示代谢性酸中毒。

（2）实际碳酸氢盐（AB）：指在实际条件下所测得的 HCO_3^- 含量。AB 反映机体实际的 HCO_3^- 含量，故受呼吸因素的影响，正常值为 $22 \sim 26$ mmol/L。

AB 与 SB 的差数反映呼吸因素对 HCO_3^- 影响的强度：$AB > SB$ 表示 CO_2 潴留，为高碳酸血症，提示呼吸性酸中毒；$AB < SB$ 表示 CO_2 排出增多，为低碳酸血症，提示呼吸性碱中毒。

6. 缓冲碱（BB） 是指一切具有缓冲作用的碱的总和，即一切具有缓冲作用的阴离子的总和。BB 是机体对酸碱平衡失调进行缓冲的重要物质，正常值为 41 mmol/L，主要包括 HCO_3^-、血红蛋白、血浆蛋白、磷酸盐等。由于 BB 指标不仅受血浆蛋白和 Hb 影响，而且还受呼吸因素及电解质的影响，因此目前认为 BB 不能确切反映代谢性酸碱平衡失调情况。BB 降低表示代谢性酸中毒，或呼吸性碱中毒代偿；升高表示代谢性碱中毒或呼吸性酸中毒代偿。

7. 碱剩余（BE）或碱缺乏（BD） 指在标准状态下（同 SB），使每升动脉血的 pH 滴定至 7.40 所消耗的酸或碱，正常值为 ± 3 mmol/L。BE 说明 BB 增加，用正值表示；BD 说明 BB 减少，用负值表示。BE 和 BD 不受呼吸因素的影响，BE 表示代谢性碱中毒，BD 表示代谢性酸中毒。BE 的临床意义与 SB 相同，在进行酸碱平衡分析时，SB 与 BE 可选其一。

8. 二氧化碳结合力（CO_2CP） 指血液中 HCO_3^- 和 H_2CO_3 中 CO_2 含量的总和，正常值 $22 \sim 29$ mmol/L。CO_2CP 受代谢和呼吸双重因素的影响，减少为代谢性酸中毒或代偿后的呼吸性碱中毒，增多为代谢性碱中毒或代偿后的呼吸性酸中毒。

9. 阴离子间隙（AG） 是血浆中未测定的阴离子与未测定的阳离子之差，正常值为 $8 \sim 16$ mmol/L。一般 AG 增高提示代谢性酸中毒，包括乳酸性、酮症性代谢性酸中毒；降低提示可能存在低蛋白血症。

（二）代谢性酸中毒

1. 机制 由于体内酸性物质产生过多和（或）酸性物质排出减少所致，是最常见的酸碱平衡失调类型。

2. 病因 摄入过多酸性物质（进食或输入酸性药物）、代谢产生酸性物质、H^+排出减少（如肾功能不全）、碱性物质丢失过多（如腹泻、肠瘘）。

3. 实验室指标 pH 和 HCO_3^- 下降；轻症者因呼吸代偿，$PaCO_2$ 可降低；失代偿期 $PaCO_2$ 正常；K^+ 可能升高。

4. 临床表现 轻症病人早期症状不明显，重者可有乏力、眩晕、嗜睡、烦躁不安等症状。较典型的症状为呼吸深快、呼出气体有酮味、面色潮红、心率快、血压低，严重病人可出现休克、昏迷等表现。

5. 治疗原则

（1）积极寻找病因，治疗原发疾病。

（2）轻症病人可通过治疗原发疾病，补液后得到缓解。重症病人需补充碱剂治疗，临床上常用 5% 碳酸氢钠溶液治疗。

（3）病人可能同时出现低钙血症、低钾血症，应及时进行处理。

（三）代谢性碱中毒

1. 机制 为体内 H^+ 丢失或 HCO_3^- 增多所致。

2. 病因 多数是由于各种原因导致肾小管 HCO_3^- 重吸收过多（如血容量不足、Cl^- 或钾丢失）、碱性物质摄入过多（服用或输入碱性药物、大量输入库存血）所致。

3. 实验室指标 失代偿病人 pH 和 HCO_3^- 升高，$PaCO_2$ 正常；轻症者因呼吸代偿，pH 可基本正常，HCO_3^- 升高；K^+、Cl^- 可能降低。

4. 临床表现 轻症病人早期症状不明显，可表现为呼吸浅慢、谵妄、精神错乱，严重者可因器官代谢异常出现昏迷。

5. 治疗原则 以处理原发病为主，多数病人可伴有低钾血症，应注意处理。

（四）呼吸性酸中毒

1. 机制 肺泡通气及换气功能减弱，不能充分排出体内 CO_2，血液中 $PaCO_2$ 增高所致。

2. 病因 慢性阻塞性肺疾病、严重气胸、肺气肿、镇静过度、呼吸机管理不当等均可引起。

3. 实验室指标 pH 降低、$PaCO_2$ 增高、HCO_3^- 正常。

4. 临床表现 胸闷、气促、呼吸困难、头痛，严重者因酸中毒引起 K^+ 升高，导致心室颤动。

5. 治疗原则

（1）积极治疗原发病。

（2）改善通气功能，经氧疗不能纠正的病人，必要时可行气管插管、气管切开术，使用呼吸机。

（五）呼吸性碱中毒

1. 机制 由于肺泡过度通气、体内 CO_2 排出过多，血液中 $PaCO_2$ 降低所致。

2. 病因　过度通气综合征、高热、中枢神经系统疾病、创伤、疼痛、呼吸机过度通气等。

3. 实验室指标　pH 增高、$PaCO_2$ 和 HCO_3^- 下降。

4. 临床表现　轻症病人症状不明显，可能有呼吸急促。严重者会有眩晕、手足和口周麻木感、肌肉震颤、抽搐等症状。

5. 治疗原则

（1）积极治疗原发病。

（2）可通过短暂强迫屏气、戴面罩呼吸等方式进行纠正。

（3）重症病人可镇静后，进行气管插管，使用呼吸机辅助通气。

（六）护理措施

1. 维持病人正常的气体交换形态

（1）取舒适体位，呼吸困难严重病人可取半坐卧位。

（2）持续监测病人的呼吸频率、深度，呼吸肌运动情况及评估呼吸困难的程度。

（3）根据医嘱，给予病人以化痰药物，指导病人腹式呼吸及有效咳嗽的方法及技巧，促进排痰，维持气道通畅。

（4）重症病人必要时行呼吸机辅助呼吸，并做好气道护理。

2. 改善和促进病人神志的恢复　动态评估病人意识，如出现神志异常，如谵妄、意识模糊等及时通知医生。

3. 预防并发症　同水、电解质紊乱。

4. 维持皮肤完整　同水、电解质紊乱。

5. 预防受伤　同水、电解质紊乱。

6. 心理护理　同水、电解质紊乱。

（张春梅）

数字课程学习

📥 教学 PPT　　📝 自测题

第九章

常见急症的救护

【学习目标】

知识：

1. 掌握发热、呼吸困难、昏迷、抽搐、急性胸痛、急性腹痛、消化道出血、咯血、环境与理化因素、临床危象等急诊常见急症的定义与临床表现；掌握发热、呼吸困难、昏迷、急性胸痛、急性腹痛的病情评估方法与救治程序。

2. 熟悉呼吸困难、昏迷、急性胸痛、急性腹痛、临床危象的病因与诱发因素。

3. 了解呼吸困难、昏迷、抽搐、急性胸痛、急性腹痛等急症的辅助检查关键要点。

技能：

1. 正确运用所学知识对急诊常见急症病人进行有效病情评估与判断。

2. 正确运用所学知识对急诊常见急症病人开展有效的救治与护理。

素质：

1. 培养警觉意识、批判性思维、创新性思维以及应对突发情况的应变能力。

2. 树立立德修身的理念，提高思想水平、道德品质、文化素养，培养理论丰富、技术过硬、有温度、有情怀、有同情心、有爱伤观念的护士。

急诊科病人病情复杂多样，早期识别与判断，及时采取有效的救治和护理措施对于提高抢救成功率，降低病人的病死率至关重要。本章将介绍急诊科常见急症的急救与护理。

第一节 发 热

情境导入

王某，男，23岁。因高热4h急诊入院。

情境一：

急诊分诊护士立即迎接病人，该病人面色潮红、呼吸深快、神志清楚、情绪紧张。病人主诉在4h前出现乏力、头痛、畏冷、寒战、全身酸痛，随后出现皮肤潮红、出汗，体温39.3℃，口服"对乙酰氨基酸咀嚼片"30 min后，体温仍在39.0℃，遂在家人的陪同下入急诊。

请思考：

1. 何谓发热？发热的原因有哪些？
2. 急诊护士应对发热病人进行哪些护理评估？
3. 发热病人急诊处置的措施有哪些？

发热是指机体在致热原作用下使体温调节中枢的调定点上移而引起的调节性体温升高，是急诊科最常见的急症之一。正常人的体温受体温调节中枢的控制，通过神经、体液因素调节产热与散热过程，使体温保持相对恒定。当体温调节中枢出现功能障碍，或产热过多、散热过少，均会导致体温高出正常范围。以口腔温度为例，体温在37.3~38.0℃为低热，38.1~39.0℃为中等热，39.1~41.0℃为高热，41℃以上为超高热。长时间的高热可致机体水、电解质紊乱及酸碱平衡失调，各系统器官功能受损，甚至出现惊厥、昏迷、死亡等。

（一）病因与诱因

1. **病因** 一般情况下，当体温上升超过正常值的0.5℃或一昼夜体温波动在1℃以上称为发热（表9-1）。发热的因素有很多，最常见的是致热原。致热原是所有能引起人体发热的物质的统称。致热原大致可分为3种。

（1）内源性致热原：是中性粒细胞和单核细胞释放的致热物质，又称为白细胞致热原。主要包括白细胞介素、肿瘤坏死因子和干扰素等。它通过血-脑脊液屏障，并作用于下丘脑的体温调节中枢，导致体温调定点上移，促使体温调节中枢对体温重新进行调节，而引起发热。

（2）外源性致热原：各种病原体的毒素及其代谢产物，如细菌、病毒、立克次体、衣原体、寄生虫等及其代谢产物，尤其以内毒素如脂多糖类物质、抗原-抗体复合物等最常见。

（3）类固醇致热原：一般与原胆烷醇有关。

外源性致热原和类固醇致热原一般不直接作用于体温调节中枢，而是通过刺激、诱导白细胞、单核细胞和组织吞噬细胞产生、释放内源性致热原，使下丘脑体温调节中枢的调定点上升

表 9-1 成人体温的正常范围及平均值

部位	正常范围（℃）	平均温度（℃）
腋温	36.0 ~ 37.0	36.5
口温	36.3 ~ 37.2	37.0
肛温	36.5 ~ 37.7	37.5

而引起发热。其他因素（如物理、化学因素）可直接或间接作用于体温调节中枢，引起体温调节功能受损导致发热。

2. 诱因　发热的常见诱因在临床上大致分为两大类：感染性发热和非感染性发热。

（1）感染性发热：临床上最常见，以病毒和细菌感染为主。

1）细菌性感染：见于肺炎、败血症、肝脓肿、肾盂肾炎、结核、伤寒、丹毒、胸膜炎、心包炎等。

2）病毒性感染：见于病毒性肝炎、流行性乙型脑炎、流行性出血热、风疹、流行性感冒、麻疹、脊髓灰质炎、重症急性呼吸综合征（SARS）、人禽流感、甲型 H_1N_1 流感、新型冠状病毒肺炎等。

3）支原体、衣原体感染：支原体肺炎等。

4）立克次体感染：斑疹伤寒等。

5）螺旋体感染：钩端螺旋体病等。

6）真菌感染：真菌性肺炎、念珠菌病等。

7）寄生虫感染：疟疾、血吸虫病、阿米巴病等。

（2）非感染性发热：病原体以外的各种物质引起的发热。

1）无菌性组织损伤：血管栓塞、大手术后组织损伤、严重创伤、无菌性坏死、烧伤、化学性炎症等。

2）恶性肿瘤：急性白血病、淋巴瘤、恶性组织细胞病等。

3）变态反应性疾病：风湿病、系统性红斑狼疮、输液反应、药物性发热等。

4）中枢神经性疾病：中暑、中毒性脑病、脑部外伤或脑血管意外等。

5）内分泌与代谢疾病：甲状腺功能亢进、新生儿脱水热等。

6）神经症：自主神经功能紊乱引起的体温调节异常。

7）热平衡失调：甲亢、癫痫持续状态等的产热过多或广泛性瘢痕、皮炎等的散热障碍。

8）类固醇致热原性发热：慢性腺癌、慢性严重肝病、原胆烷醇酮治疗等。

（二）病情评估与判断

情境二：

急诊分诊护士立即进行护理评估，病人生命体征：T 39.1℃，P 98 次/min，R 24 次/min，BP 125/80 mmHg。病人自诉头痛、乏力、干咳、全身肌肉酸痛，自发病以来，食欲降低，无腹痛、呕吐、腹泻等症状。否认肝炎、糖尿病、高血压病史，否认外科手术史、药物过敏史，否认疫区接触史。

请思考：

1. 该病人的发热处于哪一临床过程？

2. 急诊护士应协助医生为病人做哪些检查？

1. 健康史

（1）现病史：了解发热的时间、程度、急缓、有无其他伴发症状、有无诱因等。了解每日温差的波动情况、发热持续及间歇时间、退热情况、用药情况等。

（2）流行病学史：对高度怀疑传染病或流行病者，要重点询问所在地、相关接触史、预防接种史、疾病流行情况等。

2. 临床表现

（1）发热的临床过程：一般包括 3 个时期。

1）体温上升期：主要表现为畏寒、皮肤苍白、干燥无汗、疲乏不适、肌肉酸痛、有时伴有寒战。体温上升有骤升和缓升两种方式。骤升是指体温突然升高，在数小时内达 39~40℃或以上，常伴有寒战，小儿多伴有惊厥，见于大叶性肺炎、疟疾、急性肾盂肾炎、流行性感冒、输液及某些药物反应等。缓升是指体温在数小时内逐渐上升，数日内达高峰，多不伴寒战，见于伤寒、结核病、布鲁菌病等。

2）高热持续期：是指体温上升达高峰后保持一定的时间。持续时间的长短可因病因不同而有差异，如疟疾可持续数小时，大叶性肺炎、流行性感冒可持续数日，伤寒则可持续数周。主要表现为皮肤潮红、灼热；口唇、皮肤干燥；呼吸加深加快；心率加快；头痛、头晕甚至惊厥、谵妄、昏迷等；食欲缺乏、恶心、呕吐、腹胀、便秘；尿少；全身不适、软弱无力。

3）退热期：由于人体的防御及适当的治疗，疾病得到控制，体温逐渐恢复正常。主要表现为皮肤潮湿、大量出汗等。退热方式有骤降和渐降两种。骤降是指体温在数小时内迅速降至正常，有时可略低于正常，常伴有大汗淋漓，如疟疾、急性肾盂肾炎、大叶性肺炎等。渐降是指体温在数日内逐渐降至正常，如伤寒、风湿热等。

（2）热型：不同病因所致发热的热型常不同，临床常见的热型有以下几种。

1）稽留热：体温持续在 39~40℃，达数日或数周，24 h 波动范围不超过 1℃（图 9-1）。多见于肺炎球菌性肺炎、伤寒等。

2）弛张热：体温持续在 39℃以上，但波动幅度大，24 h 内温差达 1℃以上，体温最低时仍高于正常水平（图 9-2）。多见于败血症、风湿热、化脓性疾病等。

3）间歇热：高热与正常体温交替。发热时体温可骤升至 39℃以上，持续数小时或更长，然

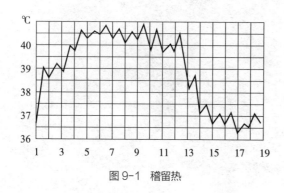

图 9-1 稽留热

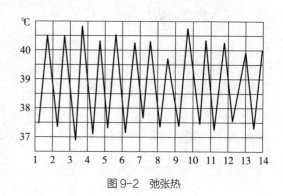

图 9-2 弛张热

后很快下降至正常或正常以下，经过一段间歇时间后又再次升高，并反复发作（图9-3）。多见于疟疾、急性肾盂肾炎等。

4）波状热：体温呈中等热或高热，数日后逐渐降至正常，持续数日后又持续上升，如此反复多次（图9-4）。可见于布鲁菌病、恶性淋巴瘤等。

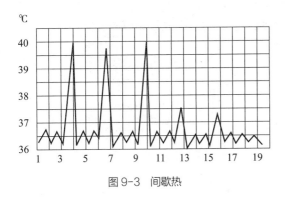

图9-3 间歇热

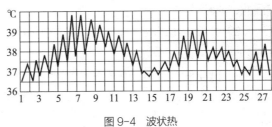

图9-4 波状热

5）回归热：体温骤升至39℃以上，持续数日后又骤降至正常水平，高热期与正常体温各持续若干日，即有规律性交替一次（图9-5）。可见于由回归热螺旋体引起的急性传染病。

6）不规则热：体温变化无一定规律（图9-6）。多见于流行性感冒、肿瘤性发热等。

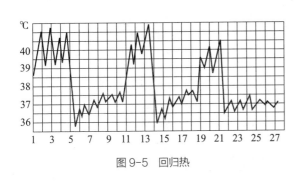

图9-5 回归热

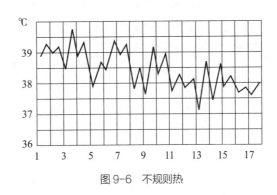

图9-6 不规则热

不同的发热性疾病具有各自相应的热型，热型有助于发热病因的评估与判断。但应注意，抗生素的广泛应用可能导致某些疾病的特征性热型呈现不典型或不规则热型。同时，应注意热型与个体反应的强弱也有关，年老体弱病人的热型往往不典型。

（3）伴随症状及体征

1）寒战：常见于肺炎球菌性肺炎、败血症、药物热、急性肾盂肾炎、急性溶血或输血反应等。

2）肝脾大：可见于急性肝胆系统感染，如肝脓肿、急性胆囊炎、急性血吸虫病等。

3）淋巴结肿大：多见于传染性单核细胞增多症、淋巴结核、白血病、淋巴瘤等。

4）单纯疱疹：常见于大叶性肺炎、流行性脑脊髓膜炎、流行性感冒、间日疟等。

5）皮疹：常见于伤寒、副伤寒、斑疹伤寒、败血症、流行性出血热、系统性红斑狼疮等，儿童见于麻疹、风疹、水痘、猩红热等。

6）皮肤黏膜出血：可见于重症感染以及某些急性传染病，如败血症、流行性出血热、斑疹伤寒等；也可见于某些血液病，如急性白血病、恶性组织细胞病等。

7）昏迷：先高热后昏迷常见于流行性乙型脑炎、流行性脑脊髓膜炎、中毒性菌痢、中暑等；先昏迷后发热见于脑出血、巴比妥类药物中毒等。

8）心悸：多见于细菌性心内膜炎、急性心肌炎、急性心包炎等。

9）腹痛、腹泻：多见于急性胃肠炎、痢疾、食物中毒、急性胰腺炎、急性阑尾炎等。

3. 辅助检查

（1）常规检查：包括血常规、尿常规和粪便常规。必要时根据病情做胸腔、腹腔或心包腔积液检查，脑脊液检查，关节腔液或某些器官囊肿穿刺液等特殊检查。

（2）血液生化检查：血清电解质、血清酶、红细胞沉降率、免疫学检查等。

（3）微生物学检查：包括来自咽喉部、尿道、肛门、阴道、子宫颈及血液等处标本的细菌或病毒培养。

（4）影像学检查：X线、CT、MRI、超声波、内镜等检查。一般不作为常规检查。

急诊护士应协助医生采集详细病史，观察病人的临床表现，做详细的体格检查及必要的辅助检查，按照护理评估流程（图9-7）对病人进行评估，同时给予相应的处置措施。在传染性疾病疫情期间，如严重急性呼吸综合征（SARS）、人禽流感、新型冠状病毒肺炎（COVID-19），医院设立发热门诊，应按照规定的流程进行筛查及评估（图9-8）。

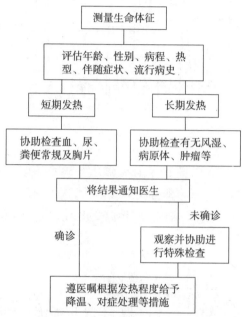

图9-7 发热病人的护理评估流程

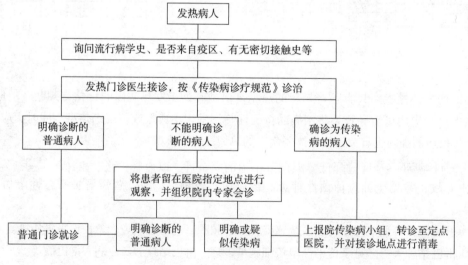

图9-8 发热门诊的接诊流程

（三）救治与护理

> **情境三：**
>
> 急诊分诊护士协助医生为病人做常规检查，血常规结果示：红细胞 $5.0 \times 10^{12}/L$，白细胞 $3.8 \times 10^9/L$，中性粒细胞比率 35%，淋巴细胞比率 55%，尿常规及大便常规无异常。胸部 X 线检查无异常。其间护士为病人进行体温监测，均为 39.3℃。
>
> **请思考：**
>
> 1. 结合病人的检查结果，病人的初步诊断是什么？
> 2. 急诊护士应对病人做哪些降温措施？
> 3. 针对该病人的护理措施还有哪些？

1. 急救处理

（1）积极寻找病因：明确有细菌感染者，合理选用抗生素。抗生素使用后，至少观察 2~3 日，疗效不满意时应考虑改用其他药物。明确为输液反应者，须立即停止输液。对高度怀疑的疾病，可做诊断性治疗。对原因不明的发热，应进一步观察。若病人情况良好，热度不过高，可暂不做退热处理而给予支持疗法，以便细致观察热型并做进一步检查，待明确诊断后积极进行病因治疗。

（2）物理降温：是首选的降温方法，简便安全，疗效较快，有局部和全身冷疗两种方法。体温超过 39℃，选用局部冷疗，可采用冷毛巾、冰袋、化学制冷袋，通过传导方式散热；体温超过 39.5℃，选用全身冷疗，可采用温水擦浴、酒精擦浴方式，达到降温目的。

1）温水擦浴：对四肢末梢厥冷的病人，用 32~35℃温水擦浴，以免寒冷刺激而加重血管收缩。

2）酒精擦浴：用温水配成 30℃ 25%~35% 酒精进行擦浴。

3）冰敷：用冰囊或冰袋装上适量冰块，置于前额、腋窝、腹股沟、腘窝等体表大血管流经处。

物理降温时应注意：①擦浴过程中，注意观察局部皮肤情况及病人反应。②胸前区、腹部、后颈、足底为擦浴的禁忌部位。③伴皮肤感染或有出血倾向者，不宜皮肤擦浴。新生儿及血液病高热病人禁用酒精擦浴。④不宜在短时间内将体温降得过低，以防引起虚脱。降温效果不佳者可适当配合通风或服药等措施。⑤注意补充体液，维持水、电解质平衡；⑥物理降温 30 min 后测量体温，监测体温变化。使用冰袋或冰囊降温，局部放置时间不超过 30 min，体温降至 39℃，应取下冰袋。⑦遵循热者冷降，冷者温降的原则。

（3）药物降温：是通过降低体温调节中枢的兴奋性，以血管扩张、出汗等方式促进散热，从而达到降温目的。多与物理降温同时使用。常用的药物有阿司匹林、地塞米松等，用药时应注意药物的剂量，尤其对年老体弱及心血管疾病者应防止出现虚脱或休克现象。

2. 护理措施

（1）加强病情观察

1）观察生命体征，定时测体温。常规每日测量 4 次，高热时应每 4 h 测一次，待体温恢复正常 3 天后，改为每日 1~2 次。同时注意观察病人的热型、发热程度、发热经过及呼吸、脉搏和血压的变化。

2）观察是否出现寒战、淋巴结肿大、出血、肝脾大、结膜充血、意识障碍等伴随症状。

3）观察发热的原因及诱因是否消除。

4）观察治疗效果，比较治疗前后全身症状及实验室检查结果。

5）观察饮水量、食物摄取量、尿量及体重变化。

6）观察四肢末梢循环情况，高热而四肢末梢厥冷、发绀等提示病情加重。

7）观察是否出现抽搐，给予对症处理。

（2）补充营养和水分：给予病人高热量、高蛋白、高维生素、易消化的流质或半流质饮食，鼓励病人少食多餐。鼓励病人多饮水，以补充大量消耗的水分，促进代谢产物的排出。对不能进食的病人，遵医嘱给予静脉输液或鼻饲，以补充水分、电解质和营养物质。

（3）促进病人舒适

1）高热的病人需卧床休息，低热的病人可酌情减少活动，适当休息。并为病人提供室温适宜、环境安静、空气流通等合适的休息环境。

2）为病人做口腔护理。应在晨起、餐后、睡前协助病人漱口，保持口腔清洁。

3）及时为发热后的病人更换衣服和床单，防止受凉，保持皮肤的清洁、干燥。对长期持续高热者，应协助其改变体位，防止皮肤压力性损伤、肺炎等并发症出现。

（4）心理护理

1）体温上升期：病人突然发冷、发抖、面色苍白，此时病人会产生紧张、不安、害怕等心理反应。护理中应经常探视病人，耐心解答各种问题，尽量满足病人的需要，给予精神安慰。

2）高热持续期：应尽量解除高热带给病人的身心不适，尽量满足病人的合理需求。

3）退热期：满足病人舒适的心理需求，注意清洁卫生，及时补充营养。

3. 传染病病人的处置措施

（1）疫情报告：对于确诊或怀疑为传染病病人，立即按照《中华人民共和国传染病防治法》要求，向卫生防疫机构报告，做到早发现、早隔离、早治疗。

（2）发热门诊的管理：发热门诊和隔离留观室的出入口要设置明显标识，并与其他门诊和病区相隔离，防止人流、物流交叉，保持通风良好。医护人员应做好个人防护，并对发热门诊的物品、环境进行定期消毒。

（3）隔离病人：对病人立即实施隔离，防止疫情蔓延。并将病人转移至传染病定点医院进行进一步诊治。

（4）隔离密切接触者：按要求对病人的密切接触者进行居家隔离或在卫生防疫部门指定的地点进行隔离，每天测量体温，避免与他人密切接触。如发现疑似或符合临床诊断标准时，应立即送往传染病定点医院。

拓展阅读 9-1
发热门诊的起源与发展

（焦金梅）

第二节 呼 吸 困 难

情境导入

张某，男，76岁。因"反复咳喘10年，咳嗽、咳痰伴气促3天，加重1天"急诊就诊。入科时诉呼吸困难。

情境一：

分诊护士立即迎接病人，该病人情绪焦虑，轮椅推入。诉10年前受凉后出现咳嗽、咳痰，未接受规范治疗。之后每年发病，持续至少3个月，逐渐出现劳力性呼吸困难，曾多次就诊住院，给予抗生素等治疗后好转。3天前受凉后再次出现咳嗽，为阵发性，晨间为主，咳嗽无力，咳少量白色黏液痰，伴气促，夜间不能平卧休息。吸烟40余年，每日30支。

请思考：

1. 何谓呼吸困难？
2. 呼吸困难病人出现哪些症状需要紧急处理？

呼吸困难指病人主观上感到空气不足、呼吸费力，客观上表现为呼吸运动用力，严重时可出现张口呼吸、鼻翼扇动、端坐呼吸，甚至发绀、呼吸辅助肌参与呼吸运动，并且可有呼吸频率、深度、节律的改变。

（一）病因与诱因

1. 病因 引起呼吸困难的原因很多，主要为呼吸系统和循环系统疾病。

（1）呼吸系统疾病：呼吸系统疾病引起通气和（或）换气功能障碍，造成机体缺氧和（或）二氧化碳潴留所致，常见于：

1）气道阻塞：喉、气管、支气管的炎症、水肿、异物或肿瘤所致的狭窄或阻塞及支气管哮喘、慢性阻塞性肺疾病等。

2）肺部疾病：肺炎、肺脓肿、肺不张、肺水肿、肺淤血、肺结核、弥漫性肺间质疾病、细支气管肺泡癌等。

3）胸壁、胸廓、胸膜腔疾病：胸壁炎症、严重胸廓畸形、广泛胸膜粘连、胸腔积液、自发性气胸、结核、外伤等。

4）神经肌肉疾病：脊髓灰质炎病变累及颈髓、急性感染性多发性神经根炎和重症肌无力累及呼吸肌，药物导致呼吸肌麻痹等。

5）膈肌运动障碍：膈肌麻痹、胃扩张、大量腹水、腹腔巨大肿瘤和妊娠末期。

（2）循环系统疾病：常见于各种原因所致的左心和（或）右心衰竭、心脏压塞、原发性肺动脉高压等。

（3）中毒：糖尿病酮症酸中毒、有机磷杀虫药中毒、吗啡类药物中毒、急性一氧化碳中毒、亚硝酸盐中毒、氢化物中毒等。

（4）血液系统疾病：重度贫血、高铁血红蛋白血症等。

（5）神经精神性疾病：脑外伤、脑出血、脑肿瘤、脑炎、脑膜炎、脑脓肿等颅脑疾病引起呼吸中枢功能障碍和精神因素（焦虑症、癔症等）所致的呼吸困难。

2. 诱因

（1）有过敏物质（如尘螨、家养宠物、花粉、鱼、虾、油漆、活性染料等）、冷刺激（吸入冷空气和食用冰冷食物）、吸烟、上呼吸道感染等诱因而出现的呼吸困难常提示哮喘或慢性阻塞性肺疾病急性发作。

（2）过度用力或屏气用力而突然出现的呼吸困难可考虑自发性气胸。

（3）严重感染、创伤、休克和误吸等直接或间接肺损伤后 12～48 h 出现呼吸困难可考虑急性呼吸窘迫综合征。

（4）有深静脉血栓形成的高危因素，如创伤、骨折、外科手术、长期卧床、恶性肿瘤等，排除其他原因的呼吸困难可考虑肺栓塞。

（二）病情评估与判断

> **情境二：**
>
> 分诊护士查体发现该病人口唇发绀、呼气费力、缓慢及呼气时间延长。HR 104 次 /min，BP 125/67 mmHg，R 26 次 /min；血氧饱和度 77%，桶状胸，肋间隙增宽，双肺可闻及哮鸣音及湿啰音。
>
> **请思考：**
>
> 1. 该病人的呼吸困难属于哪一种类型？
> 2. 该病人是否存在致命性紧急症状？为什么？

1. **评估与判断流程** 评估呼吸困难时，应详细询问起病缓急与持续时间、症状感受、使其加重或减轻的因素、有无与呼吸困难发生相关的疾病史、有无毒物接触史、有无明确的诱发因素等。急性呼吸困难者，首先评估病人是否存在紧急症状及生命体征是否平稳，不同的疾病有不同的紧急症状表现，应迅速评估判断，尤其注意隐匿和不典型的潜在致命性紧急症状。下述情况应视为病人症状紧急，立即给予相应处理：①慢性阻塞性肺疾病和支气管哮喘病人呼气峰流量（PEF）值占预计值百分比＜80%，出现三凹征、奇脉、寂静肺等；②气胸病人出现躁动不安；③肺炎病人出现血氧饱和度降低、感觉虚弱、气短、呼吸频率过快（＞30 次 /min）、心动过速、血压降低、肺炎严重度评分（PSI）Ⅳ～Ⅴ级，CURB-65 3～5 分，合并严重毒血症或感染性休克等；④肺栓塞病人静息时即有呼吸困难、发热、低氧血症、心动过速及出现高血压等；⑤冠心病病人出现急性胸痛、多汗、心动过速或心动过缓、出现高血压或低血压及晕厥等；⑥心力衰竭病人静息或轻微活动时即有呼吸困难等；⑦急性胰腺炎、严重创伤（如胸腹部外伤、截肢、巨大创面及骨折）的呼吸困难病人，呼吸频率＞20 次 /min、进行性发绀、烦躁不安等。

呼吸困难按其严重程度分为轻、中、重度呼吸困难。可通过评估病人的意识、说话方式、体位、皮肤颜色、呼吸形态、呼吸音及心率、血压、血氧饱和度等，初步判断病人呼吸困难的严重程度。病人一口气不间断地说出话语的长度是反映呼吸困难严重程度的一个指标，能说完整的语句表示轻度或无呼吸困难，说短语为中度呼吸困难，仅能说单词为重度呼吸困难。体位也可以反映呼吸困难的严重程度，可平卧为没有或轻度呼吸困难，可平卧但愿取端坐位为中度呼吸困难，无法平卧可能为严重呼吸困难。

2. **临床表现** 呼吸困难按病程分为急性呼吸困难与慢性呼吸困难；急性呼吸困难是指病程 3 周以内的呼吸困难，慢性呼吸困难是指持续 3 周以上的呼吸困难。按病因可分为肺源性呼吸困难、心源性呼吸困难、中毒性呼吸困难、血源性呼吸困难和神经精神性呼吸困难。

（1）肺源性呼吸困难：临床上常分为以下 3 种类型。

1）吸气性呼吸困难：表现为吸气费力，吸气时间明显延长，严重者吸气时可出现三凹征，即胸骨上窝、锁骨上窝和肋间隙明显凹陷，此时亦可伴有干咳及高调吸气性哮鸣音。常见于喉部、气管、大支气管的狭窄与阻塞。

2）呼气性呼吸困难：表现为呼气费力、缓慢及呼气时间延长，常伴有呼气期哮鸣音。其发生与肺泡弹性减弱和（或）小支气管的痉挛、狭窄或炎症影响了肺通气功能有关。常见于支气管哮喘、慢性支气管炎（喘息型）、慢性阻塞性肺气肿等。

3）混合性呼吸困难：表现为吸气及呼气均感费力、呼吸浅快，常伴有呼吸音减弱或消失，可有病理性呼吸音。是由于肺或胸膜腔病变使肺呼吸面积减少导致换气功能障碍所致。常见于重症肺炎、弥漫性肺间质疾病、重症肺结核、大面积肺栓塞（梗死）、大量胸腔积液、气胸、广泛性胸膜增厚等。

（2）心源性呼吸困难：主要是由于左心和（或）右心衰竭引起，尤其是左心衰竭时呼吸困难更为严重。左心衰竭发生呼吸困难的主要原因是肺淤血和肺泡弹性降低所致。由于左心衰竭造成肺淤血的程度不同，呼吸困难的表现形式也有所差异，主要有：

1）劳力性呼吸困难：多见于活动时出现或加重，休息后减轻或缓解。起初仅在剧烈运动后出现，随着肺淤血程度加重，逐渐发展到轻微活动即会出现。

2）端坐呼吸：肺淤血达到一定程度时，病人不能平卧，被迫采取半坐位或端坐体位呼吸。

3）夜间阵发性呼吸困难：病人入睡 1 ~ 2 h 后，突然因胸闷、气急而憋醒，被迫坐起，呼吸深快，惊恐不安。轻者休息数分钟至数十分钟后症状逐渐缓解。重者呼吸可达 30 ~ 40 次 /min，端坐呼吸、面色发绀、大汗、有哮鸣音，咳浆液性粉红色泡沫痰，两肺底有较多湿啰音，心率增快，可有奔马律。此种呼吸困难称心源性哮喘。

右心衰竭严重时也可引起呼吸困难，但程度较左心衰竭轻，其主要原因为体循环淤血。临床上主要见于慢性肺源性心脏病、某些先天性心脏病或由左心衰竭发展而来。也可见于各种原因所致的急性或慢性心包积液。

（3）中毒性呼吸困难

1）代谢性酸中毒：血中代谢产物增多，刺激颈动脉窦、主动脉体化学受体或直接兴奋刺激呼吸中枢引起呼吸困难。表现为呼吸深长而规则，可伴有鼾音，称为酸中毒深大呼吸。

2）药物中毒：某些药物如吗啡类、巴比妥类等中枢抑制药物和有机磷杀虫药中毒时，可抑制呼吸中枢引起呼吸困难。表现为呼吸缓慢、变浅伴有呼吸节律异常的改变，如潮式呼吸或间停呼吸。

3）化学毒物中毒：常见于一氧化碳中毒、氰化物中毒、亚硝酸盐和苯胺类中毒，导致机体缺氧引起呼吸困难。

（4）血源性呼吸困难：多由红细胞携氧量减少，血氧含量降低所致。表现为呼吸浅，心率快。常见于重度贫血、高铁血红蛋白血症、硫化血红蛋白血症。此外，大出血或休克时，因缺氧和血压下降，刺激呼吸中枢，也可使呼吸加快。

（5）神经精神性呼吸困难：主要由神经系统疾病和精神因素引起。

1）神经性呼吸困难：主要是由于呼吸中枢受增高的颅内压和供血减少的刺激，使呼吸变慢而深，常伴有呼吸节律的改变，如双吸气（抽泣样呼吸）、呼吸遏制（吸气突然停止）等。常见于重症颅脑疾患，如脑出血、脑外伤、脑炎、脑膜炎、脑脓肿及脑肿瘤等。

2）精神性呼吸困难：表现为呼吸频率快而浅，伴有叹息样呼吸或出现手足搐搦。常见于焦虑症、癔症病人，病人可突然发生呼吸困难，严重时可出现意识障碍。

（6）伴随症状

1）发热：多见于肺炎、肺脓肿、肺结核、胸膜炎、急性心包炎等。

2）咳嗽、咳痰：多见于慢性阻塞性肺疾病、支气管扩张、肺部感染、肺脓肿等；伴粉红色泡沫痰可见于急性左心衰竭；伴大量泡沫痰可见于有机磷农药中毒。

3）胸痛：见于大叶性肺炎、急性渗出性胸膜炎、自发性气胸、肺栓塞、支气管肺癌、急性心肌梗死等。

3. 辅助检查

（1）动脉血气分析：是呼吸困难最常用的检查，有助于判断呼吸衰竭类型及酸碱平衡状态。

（2）胸部 X 线或 CT 检查：了解肺部病变程度和范围、有无气胸、胸腔积液或心脏疾病等。

（3）肺动脉造影：确诊或排除肺血栓栓塞症。

（4）肺功能检查：了解肺功能的基本状态，明确肺功能障碍的程度和类型。

（5）心电图：初步了解心脏情况，有助于发现心肌梗死和心律失常等。

（6）超声心动图：评估各心腔大小变化及心瓣膜结构和功能，了解心室壁的运动，快捷评估心功能。

（7）血常规：了解是否存在感染、贫血及严重程度。

（8）特殊检查：如病情允许可做下列检查：心肺运动试验，有助于判断非呼吸系统疾病所致的活动能力下降。

（三）救治与护理

> **情境三：**
>
> 病人突发剧烈咳嗽，诉胸闷、胸痛，分诊护士立即护送病人进入抢救室。病人烦躁不安，大汗淋漓，查体：HR 108 次 /min，BP 96/67 mmHg，R 28 次 /min，颈静脉扩张，右侧胸廓饱满，气管偏向左侧，右侧胸部可触及捻发感，叩诊呈鼓音，听诊呼吸音消失。动脉血气分析：pH 7.289，PO_2 46.8 mmHg，PCO_2 58.3 mmHg，血常规：WBC 6.3×10^9/L，中性粒细胞百分比 0.90，X 线胸片检查示右侧气胸，肺压缩 80%。
>
> **请思考：**
>
> 1. 该病人应采取哪些急救措施？
> 2. 如何为该病人实施正确的氧疗？

1. 救治原则　呼吸困难是医学上的危重信号之一，任何原因引起的呼吸困难均应以抢救生命为首要原则。急性呼吸困难病人，症状紧急、生命体征不平稳时，应解除引起呼吸困难的因素，如张力性气胸、大量血胸等，立即监测生命体征、建立静脉通路及吸氧，针对可能病因进行救治后收入院进一步诊治；症状紧急、生命体征尚平稳者，监测生命体征，针对可能病因进行救治，救治后如病人症状或生命体征恶化，应重新评估，查找引起呼吸困难的原因并对症处理，建立静脉通路及吸氧，收入院治疗；救治后病人症状缓解、生命体征平稳者，可于门诊进行诊治，详细采集病史和体检，进行药物治疗与调整，若病人症状或生命体征恶化，则应收入院诊治。急性呼吸困难救治流程见图 9-9。

2. 护理措施

（1）即刻护理

1）保持呼吸道通畅：协助病人清除呼吸道分泌物及异物，必要时建立人工气道以保证气道通畅。

2）氧疗：根据呼吸困难类型、严重程度不同，进行合理氧疗以缓解呼吸困难症状。氧疗方

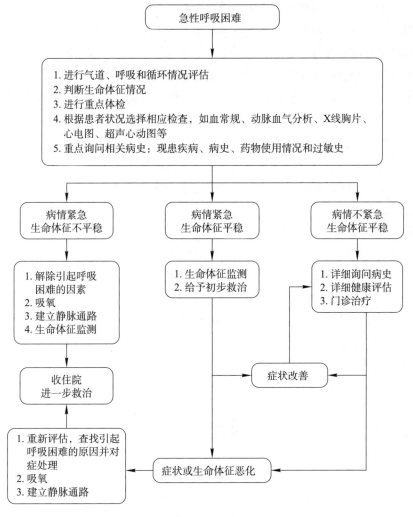

图9-9 急性呼吸困难救治流程

法包括鼻导管吸氧、面罩吸氧、经鼻高流量吸氧、无创正压通气吸氧等。

3）建立静脉通路，保证及时给药。

4）心电监护：监测心率、血压、呼吸和血氧饱和度。

5）准确留取血标本：如血常规、动脉血气分析标本等。

6）取舒适体位：病人有明显呼吸困难时应卧床休息，以减轻心脏负荷，利于心功能恢复。重度呼吸困难病人取半坐卧位或端坐卧位，昏迷或休克病人取平卧位，头偏向一侧。

7）备好急救物品及药品：如病人呼吸困难严重，做好气管插管或气管切开、机械通气的准备与配合工作，备好吸引器、简易呼吸器等抢救物品和抢救药品。

8）做好隔离措施：对可疑呼吸道传染性疾病，应注意做好隔离与防护，防止交叉感染。

（2）各种疾病引起呼吸困难的护理：任何原因引起的呼吸困难，最根本的处理措施是针对病人原发病的治疗即病因治疗。

1）支气管哮喘急性发作护理：尽快缓解气道阻塞，纠正低氧血症，恢复肺功能，预防哮喘进一步恶化或再次发作。经治疗，临床症状和肺能无改善甚至继续恶化者，应及时给予机械通气治疗。

2）慢性阻塞性肺疾病急性发作护理：在控制性氧疗（慢性阻塞性肺疾病伴有 CO_2 潴留时应

低流量吸氧，一般吸入氧浓度 28%～30%）、抗感染、止咳、祛痰、松弛支气管平滑肌等治疗措施基础上，协助病人咳嗽、咳痰，必要时给予吸痰，保持呼吸道通畅。

3）急性呼吸窘迫综合征护理：高浓度给氧，使 $PaO_2 \geq 60$ mmHg 或 $SpO_2 \geq 90\%$。轻症者可用面罩给氧，但多数病人需使用机械通气。宜采用合适水平的 PEEP 和小潮气量治疗。应用 PEEP 时应注意：①对血容量不足的病人，应补充足够的血容量，但要避免过量而加重肺水肿；② PEEP 从低水平开始，先用 3～5 cmH$_2$O，逐渐增加至合适水平，一般 PEEP 为 8～18 cmH$_2$O，以维持 $PaO_2 > 60$ mmHg 而 $FiO_2 < 0.6$。③注意观察有无气压伤的发生。控制液体入量，在血压稳定前提下，出入量宜轻度负平衡。补充足够的营养，提倡全胃肠营养。

4）气胸护理：积极配合医生排除胸腔气体，促进患侧肺复张，消除病因，减轻呼吸困难，改善缺氧症状等急救措施。

① 胸腔穿刺排气：张力性气胸病人病情危重，立即行胸腔穿刺排气减压，可用粗穿刺针在患侧锁骨中线第 2 肋间刺入胸膜腔排气减压，随后行胸腔闭式引流。

② 胸腔闭式引流：对于呼吸困难明显、肺压缩程度较重的不稳定型气胸病人，无论气胸容量多少，均应尽早行胸腔闭式引流。穿刺点一般取患侧锁骨中线第 2 肋间或腋前线第 4～5 肋间（局限性气胸和有胸腔积液的病人需经 X 线胸片 /B 超定位）（图 9-10）。置管后连接 Heimlich 单向活瓣或胸腔闭式引流装置进行引流（图 9-11），使胸膜腔内压力保持在 -2～-1 cmH$_2$O 或以下。胸腔闭式引流时，护理应注意：①引流瓶应放在低于病人胸部且不易绊到的地方，其液平面低于引流管胸腔出口平面 60 cm，以防瓶内液体反流进入胸腔。②引流管长度适宜，妥善固定于床旁。③搬动病人时妥善固定引流管，防止在搬动过程中发生引流管滑脱、漏气或引流液反流等意外情况。若引流管不慎滑出胸腔时，应嘱病人呼气，同时迅速用凡士林纱布及胶布封闭引流口，立即通知医生进行处理。④更换引流装置时需用两把血管钳双重夹闭引流管，注意无菌操作。⑤密切观察水封瓶液面，确保水封瓶中的长管末端在液面下 1～2 cm；观察引流管内的水柱是否随呼吸上下波动及有无气体自水封瓶液面逸出。必要时，可请病人做深呼吸或咳嗽，如水柱有波动，表明引流通畅。如果同时引流液体，应定时观察和记录引流液的颜色、性状和量；引流液黏稠或为血液时，应根据病情定时挤捏引流管（由胸腔端向引流瓶端挤压）。⑥鼓励病人深呼吸、咳嗽（避免持续剧烈咳嗽）和吹气球练习，加速胸腔内气体排出，促进肺复张。

③ 手术准备：若胸腔引流管内持续不断逸出大量气体，呼吸困难未改善，提示可能有肺和支气管的严重损伤，应做好手术探查修补裂口的准备。

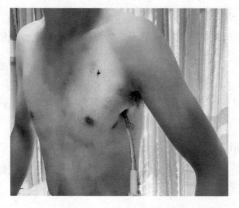

图 9-10 胸腔闭式引流穿刺点

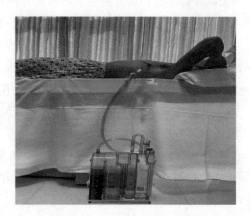

图 9-11 胸腔闭式引流

5）急性心力衰竭护理：如果呼吸困难是由于急性心力衰竭所引起，应立即采取以下护理措施。

① 协助病人取半卧位或端坐位，双腿下垂，以减少静脉回流，减轻心脏负担。

② 立即高流量鼻导管给氧，严重者采用无创呼吸机持续气道正压通气（CPAP）或双相气道正压（BIPAP）通气给氧。

③ 心电、血氧饱和度监测，留置导尿管。

④ 迅速建立两条静脉通路，遵医嘱使用药物，观察疗效及不良反应：a. 吗啡 3~5 mg 静脉注射，使病人镇静，减少躁动，同时舒张小血管，减轻心脏负荷。老年人应适当减量注射。观察病人有无呼吸抑制或心动过缓、血压下降等不良反应。b. 快速利尿：呋塞米 20~40 mg 于 2 min 内静脉注射，4 h 后可重复一次。除利尿作用外，还有静脉扩张作用，有利于肺水肿缓解。c. 氨茶碱：解除支气管痉挛，并有一定的增强心肌收缩、扩张外周血管作用。d. 洋地黄类药物：快速心室率的心房颤动合并心室扩大伴左心室收缩功能不全者，宜使用毛花苷 C 静脉给药，首剂 0.4~0.8 mg，2 h 后可酌情再给 0.2~0.4 mg。e. 血管扩张药：可选用硝普钠、硝酸甘油等静脉滴注，严格按医嘱定时监测血压，用输液泵控制速度，根据血压调整剂量，维持收缩压在 90~100 mmHg。硝普钠一般从小剂量 0.3 μg/（kg·min）开始，根据血压逐步增加剂量。硝普钠见光易分解，应现配现用，避光输注，药物保存和连续使用不宜超过 24 h。硝普钠的代谢产物含氰化物，通常疗程不要超过 72 h。硝酸甘油扩张小静脉，降低回心血量。一般从 10 μg/min 开始，每 10 min 调整一次，每次增加 5~10 μg。

（3）用药护理：遵医嘱及时、准确给药，观察药物疗效和不良反应。

1）控制感染：呼吸困难伴有呼吸道和肺部感染时，遵医嘱应用抗生素，注意观察有无药物过敏反应。

2）解痉、平喘：①β₂ 受体激动药。短效 β₂ 受体激动药（如特布他林和沙丁胺醇）可舒张支气管平滑肌，是控制哮喘急性发作的首选药物。有吸入、口服和静脉三种制剂，首选吸入给药。应用时注意观察病人有无头晕、头痛、心悸、骨骼肌震颤、低钾等不良反应。②茶碱类药：具有舒张支气管平滑肌、增强膈肌收缩力作用。静脉滴注时浓度不宜过高，注射速度不宜超过 0.25 mg/（kg·min），以免引起恶心、呕吐、心律失常、血压下降及尿量增多，偶可兴奋呼吸中枢，严重者可致抽搐甚至死亡等不良反应。③糖皮质激素：是目前控制哮喘发作最有效的药物，分为吸入、口服和静脉给药，重度或严重哮喘发作时应及早遵医嘱静脉给予糖皮质激素。④肾上腺素：可舒张支气管，收缩支气管黏膜血管，降低毛细血管通透性。支气管哮喘发作紧急状态下时，可遵医嘱给予肾上腺素 0.25~0.5 mg 皮下注射，以迅速解除支气管痉挛。应用时注意观察病人有无头痛、心悸、血压升高、眩晕、四肢发凉等不良反应。

3）维持呼吸：呼吸兴奋剂可应用于 CO₂ 潴留并有呼吸中枢抑制的病人，如不能改善缺氧状态，应做好人工机械通气的准备。应用呼吸兴奋剂时，应保持呼吸道通畅，适当提高吸氧浓度，静脉滴注时速度不宜过快，注意观察呼吸频率、深度、节律及神志变化，动态监测动脉血气。

4）维持血压：气胸、肺栓塞的病人，往往会有血流动力学的改变，出现心率加快、血压下降甚至休克，应遵医嘱及时给予多巴胺或多巴酚丁胺等血管活性药治疗心力衰竭、休克，维持体循环和肺循环稳定。应用多巴胺、多巴酚丁胺治疗前必须先纠正低血容量，不能与碱性溶液在同一输液器中混合，因碱性药物可使该药失活，选择粗大的静脉输注，以防药液外溢及产生组织坏死，如发生液体外溢，可用 5~10 mg 酚妥拉明稀释溶液局部注射，使用过程中注意观察心率、心律、血压、尿量等变化。

5）纠正酸中毒：严重缺氧可引起代谢性酸中毒，遵医嘱静脉滴注 5% 碳酸氢钠。

6）止痛：剧烈胸痛影响呼吸功能时，遵医嘱应用镇痛药。

（4）病情观察

1）监测生命体征和呼吸功能：监测心率、心律、血压的变化，注意有无血流动力学障碍。观察呼吸频率、深度及节律改变，监测血氧饱和度和动脉血气分析情况，动态评估呼吸困难的严重程度。

2）观察氧疗效果：氧疗过程中，应注意观察氧疗效果。如吸氧后呼吸困难缓解、发绀减轻、心率减慢，表示氧疗有效；如意识障碍加深或呼吸过度表浅、缓慢，可能为 CO_2 潴留加重。定期复查动脉血气分析，根据病人的临床表现和动脉血气分析结果，及时遵医嘱调整吸入氧流量或呼吸机参数，保证氧疗效果。

（5）心理护理：呼吸困难会使病人产生烦躁不安、焦虑甚至恐惧等不良情绪反应，从而进一步加重呼吸困难。应关注病人的精神情绪变化，恰当告知病情，安慰鼓励病人，给予病人心理支持，使其尽可能消除焦虑、恐惧，保持情绪稳定，有良好的遵医行为。

拓展阅读 9-2
长期家庭氧疗（LTOT）

（6）转运护理：经急诊处理后需手术或住院的病人，应做好转运的准备工作。根据病情备氧气、简易呼吸器、心电监护仪、除颤器等急救仪器及药品，危重病人由医护人员护送，保证转运途中安全。

（蒋德玉）

第三节 昏 迷

情境导入

李某，女，69 岁。因"意识不清，昏迷半天"被家人急诊送入院，发病以来，病人无恶心、呕吐，无大小便失禁。

情境一：

急诊分诊护士立即迎接病人，病人处于昏迷状态，不可唤醒。询问家属得知，病人 3 天前主诉有头昏、头痛及双下肢乏力，1 天前嗜睡，难唤醒。病人有高血压病史 15 年，冠心病病史 10 余年，糖尿病病史 10 余年。

请思考：

1. 何谓昏迷？

2. 导致昏迷的疾病有哪些？

3. 昏迷病人急诊处理的要点有哪些？

意识是中枢神经系统对内外环境感知，并能做出正确反应的能力。意识障碍是指人对环境刺激缺乏反应的一种精神状态。昏迷是最严重的意识障碍，表现为意识完全丧失（较长时间），对外界刺激无意识反应，随意运动消失，生理反射减弱或消失，出现病理反射。昏迷是急诊科常见的急症之一，病死率高，应及时做出判断和急救处理。

（一）病因与诱因

1. 病因　昏迷多见于某些疾病发展的危重阶段，病因复杂多样，一般比较常用的分类方法是按其病变部位分为颅脑疾病和全身性疾病两大类。

（1）颅脑疾病：①颅内感染，如脑炎、脑膜炎、脑脓肿、脑型疟疾等；②脑血管疾病，如脑出血、脑梗死、短暂性脑缺血发作等；③颅内占位性病变，如颅内肿瘤、颅内肉芽肿、颅内寄生虫等；④颅脑外伤，如脑挫裂伤、颅骨骨折、颅内血肿等；⑤其他病变，如颅内压增高综合征、癫痫等。

（2）全身性疾病：①急性重症感染性疾病，各类病原微生物导致的感染，病情严重者均可出现不同程度的意识障碍甚至昏迷，如感染性休克、败血症、重症肺炎、流行性出血热等；②内分泌与代谢障碍疾病，如低血糖、糖尿病酮症酸中毒、糖尿病高渗性昏迷、甲状腺危象、肾上腺危象、垂体危象、肺性脑病、肝性脑病、尿毒症等；③水、电解质紊乱，如稀释性低钠血症、低氯血症性碱中毒、高氯血症性酸中毒等；④中毒，如有机磷农药中毒、工业毒物中毒、药物类中毒、植物类中毒、动物类中毒、CO中毒等；⑤物理性与缺氧性损害，如中暑、淹溺、触电、高山病、减压病、严重创伤、心搏骤停等。

2. 诱因　脑干网状上行激活系统是维持意识的重要结构，是意识的生理基础，因此，脑干损伤、受压及脑代谢紊乱，都会不可避免地导致意识障碍。

颅内病变如颅内广泛急性炎症、占位性病变压迫脑干和脑干出血等，均可造成严重意识障碍。颅外疾病主要通过影响神经递质和脑的能量代谢而导致意识障碍，如机体严重缺血缺氧，可致脑水肿、脑疝形成；肝功能不全时，易诱发肝性脑病；酸中毒时，突触后膜敏感性极度降低，亦可致不同程度的意识障碍；低血糖时由于脑部能量供应降低及干扰了能量代谢，可导致低血糖性昏迷等。

（二）病情评估与判断

情境二：
　　急诊分诊护士查体发现病人对周围事物及外界正常刺激全无反应，防御反射、角膜反射及瞳孔对光反射减弱，测量生命体征提示病人 HR 112 次 /min，BP 168/80 mmHg，R 20 次 /min，无大、小便失禁。
　　请思考：
　　1. 该病人处于昏迷的哪个阶段？如何判断？
　　2. 如何进一步明确病人的诊断？

1. 评估与判断流程　昏迷病人到达急诊科后，首先要查看病人的生命体征和一般状况，判断有无需要紧急处置的情况，如呼吸道梗阻、心搏骤停、外伤出血、休克、皮肤黏膜发绀等情况，如有应立即做相应紧急处理，然后再进行疾病评估。

（1）发病缓急：了解昏迷起病的缓急、持续时间和发病过程。急性发病并持久者，多为脑血管意外、急性中毒、急性脑缺氧等；急性起病历时短暂者，常提示轻度脑外伤、癫痫、高血压脑病等；昏迷发展比较缓慢者，常为某些慢性疾病如颅内占位性病变、尿毒症、肝性脑病、肺性脑病等。

（2）伴随症状：伴有脑膜刺激征，常见于脑膜炎、蛛网膜下腔出血等；头痛、呕吐伴有偏瘫，常见于脑出血、脑外伤、颅内血肿等；伴有抽搐，常见于高血压脑病、子痫等；伴有多饮、多尿，提示糖尿病；伴有扑翼样震颤，常见于肝性脑病。

（3）既往健康状况：评估病人有无癫痫、糖尿病、高血压以及类似的昏迷史等；有无心、肝、脑、肺、肾等重要器官的慢性病史；糖尿病病人注射胰岛素的时间和剂量等；平时应用镇静催眠药或精神药物的习惯和剂量。

（4）发病年龄与季节：年幼者春季发病多见于流行性脑膜炎，夏秋季多见于流行性乙型脑炎、中毒性菌痢。青壮年以癫痫、脑血管畸形多见；中老年病人有高血压病史的，应考虑脑出血的可能。

（5）发病环境与现场：注意发病现场有无高压电线、各类药瓶、未服完的药片、残存的农药、呕吐物等并注意收集。发病时间在早晨应考虑一氧化碳中毒或低血糖昏迷，高温环境要考虑重度中暑的可能。公共场所急骤发病多为癫痫发作、脑出血、颅脑外伤等。

2. 临床表现

（1）判断意识障碍程度：由于昏迷病人无法沟通，因此护士正确地进行病情观察和判断就显得非常重要，对存在意识障碍的病人，必须判断其意识障碍程度。目前临床常用的对意识障碍的判断方法有两种，分别是传统方法和格拉斯哥昏迷评分（Glasgow coma scale，GCS）。

1）传统方法：将意识障碍分为嗜睡、昏睡、昏迷（浅昏迷、中昏迷、深昏迷）5 级。

① 嗜睡：是意识障碍的早期表现，病人经常处于睡眠状态，能被唤醒，唤醒后可勉强配合检查，但注意力不集中，记忆稍差，停止刺激后病人又继续入睡。

② 昏睡：病人处于沉睡状态，一般外界刺激不能唤醒，较强烈刺激可有短时意识清醒，醒后回答问题困难，常有言语混乱，吐字不清，刺激停止，很快入睡。

③ 昏迷：是最严重的意识障碍，病人意识完全丧失，各种刺激不能使其觉醒，无有意识的自主活动，不能自主睁眼。

昏迷按严重程度可分为：①浅昏迷。病人处于被动体位，对周围事物及声、光等刺激均无反应，对强烈的疼痛刺激可有回避动作及痛苦表情，但不能觉醒。各种生理反射如吞咽、咳嗽、瞳孔对光、角膜反射等存在，生命体征无明显改变。②中昏迷。病人对周围事物及外界正常刺激全无反应，对强刺激的防御反射、角膜反射及瞳孔对光反射减弱，生命体征有所变化，可有大、小便失禁或潴留。③深昏迷。全身肌肉松弛，无任何自主运动，对周围事物和任何刺激全无反应，眼球固定，瞳孔散大，生理反射和病理反射均消失，大、小便失禁，生命体征明显变化，如呼吸不规则、血压下降等。

2）GCS：是根据睁眼反应、言语反应和运动反应 3 个方面对病人的意识障碍程度进行评估的方法。最高分 15 分，最低分 3 分，分数越高，意识状态越好。一般认为评分低于 8 分，病人处于昏迷状态（见表 5-4）。

（2）观察生命体征

1）体温：昏迷后高热提示有感染性或炎症性疾患，但老年人严重感染时体温可不升；中暑、甲状腺危象等非感染因素也可引起体温升高；中枢性发热在昏迷病人中较常见，表现为持续性体温升高、无汗、无寒战、白细胞无明显增高。体温过低提示为休克、甲状腺功能减退、低血糖、冻伤、酒精中毒、镇静催眠药服用过量等。

2）呼吸：呼吸深而快常见于各种原因引起的代谢性酸中毒、尿毒症等。呼吸深而慢、脉搏慢而有力、血压增高，提示颅内压增高。呼吸变浅可见于心肺功能不全，镇静药物中毒等。脑干麻痹时出现中枢性呼吸衰竭，病人会表现出异常呼吸，如潮式呼吸、间断呼吸、叹息式呼吸等。呼吸的气味也可以提示病人的病因，如呼气中有氨味提示尿毒症，有烂苹果味提示糖尿病酮症酸中毒，有腐臭味提示肝性脑病，有大蒜味提示有机磷农药中毒等。

3）脉搏：脉搏缓慢，提示颅内压增高、各种原因引起的缓慢性心律失常等，过缓可能为房室传导阻滞或阿-斯综合征。脉搏增快，可见于感染性发热、休克、心力衰竭或甲状腺危象等。脉搏先慢后快伴血压下降，应考虑延髓受压。

4）血压：病人血压急剧升高常见于脑出血、子痫、高血压危象等；血压急剧下降可见于休克、心肌梗死、巴比妥类药物中毒、糖尿病昏迷等。单纯性颅脑损伤一般多无血压下降，如血压进行性降低，应警惕有无合并胸腹部或四肢、骨盆等损伤出血。

（3）神经系统检查

1）瞳孔：瞳孔变化是昏迷的重要观察指标，对确定病因、判断脑的损害部位、严重程度和预后都有重要价值，观察内容包括瞳孔大小、形状、两侧对称性及对光反射灵敏度等。正常瞳孔直径为 2.5 ~ 4 mm，< 2 mm 为瞳孔缩小，> 5 mm 为瞳孔散大。双侧瞳孔缩小见于吗啡中毒、有机磷农药中毒、巴比妥类药物中毒、中枢神经系统病变等。一侧瞳孔扩大常见于小脑幕裂孔疝，或颈内动脉与后交通动脉连接处的动脉瘤压迫动眼神经；双侧瞳孔散大见于阿托品、山莨菪碱、多巴胺等药物中毒，双侧瞳孔散大且对光反射消失表示病情危重。

2）脑膜刺激征：首先表现为颈项强直，头部做前后屈曲时出现抵抗感，左右旋转时则无抵抗感，深昏迷时脑膜刺激征可不出现。蛛网膜下腔出血病人有时需经 24 ~ 48 h 颈项强直才明显，此时脑脊液检查呈血性，有诊断价值。

3）运动功能：部分浅昏迷病人可出现一些自主运动，如屈伸患肢等。在昏迷病人中，常可见一些不自主运动，如肌痉挛、扑翼样震颤和癫痫等；若对侧大脑半球病变出现偏瘫，瘫痪侧肢体肌张力和腱反射可亢进也可低下。深昏迷病人肌肉完全松弛，无运动功能。

4）神经反射与病理征：病人若没有局限性的脑部病变，各种生理反射均呈对称性减弱或消失，但深反射也可亢进。双侧的病理反射阳性，表明存在弥漫性颅脑损害或脑干病变，单侧病理反射阳性，常提示对侧脑组织存在局灶性病变。一般认为，浅反射由减退甚至消失，同时深反射由亢进至消失均提示昏迷的程度加深。

3. 辅助检查

（1）实验室检查：可做血、尿、便常规，血生化及脑脊液检查，怀疑为药物或食物中毒者可做呕吐物检查，也可抽取胃内容物检查。

（2）特殊检查：如怀疑有颅内病变，应考虑选择应用脑电图、诱发电位、单光子发射计算机断层成像、CT、MRI、经颅多普勒血液流速检测技术、数字减影血管造影、正电子发射断层成像等。

（三）救治与护理

情境三：
护士立即给病人吸氧，开放静脉通路，抽血急查血常规、血生化、血气分析。头颅 CT 提示：动脉硬化性脑病、脑出血、腔隙性脑梗死。

请思考:
1. 昏迷病人的紧急处理措施有哪些?
2. 昏迷病人对症治疗的要点有哪些?
3. 昏迷病人的护理要点有哪些?

1. 救治原则　昏迷病人应尽快查明原因,对因治疗。对于暂时病因不明的病人,在尽快查明病因的同时应进行相应的紧急情况处理和对症治疗。

(1) 紧急处理

1) 保持呼吸道通畅,清理呼吸道分泌物,防止病人因呕吐导致窒息;吸氧,必要时气管插管或切开行人工辅助通气。

2) 进行心电、血压、氧饱和度监测等,若出现严重心律失常、心搏骤停时,应立即进行抢救。

3) 立即建立静脉通路,维持有效血循环,存在休克的抗休克治疗。

(2) 病因治疗

1) 高渗性非酮症糖尿病昏迷病人应大量补充液体,并尽快使用胰岛素纠正血糖。

2) 低血糖昏迷病人应立刻静脉注射 50% 葡萄糖或者静脉滴注葡萄糖溶液,避免造成神经元的永久性损害。

3) 各种中毒病人应尽快洗胃和灌肠,必要时行血液灌流等以清除毒物,促进毒物的排出,并使用特效解毒剂。

(3) 对症支持治疗

1) 颅内压增高者给予降颅内压药物如 20% 甘露醇、呋塞米、甘油果糖等,必要时进行侧脑室穿刺引流等。

2) 纠正水、电解质紊乱,维持体内酸碱平衡;预防感染或抗感染治疗。

3) 控制高血压及高体温;用地西泮、苯巴比妥等控制抽搐。

4) 开放性伤口应及时止血、包扎,并应注意有无内脏出血。

5) 保护脑功能:给予脑代谢促进剂,如 ATP、辅酶 A、胞磷胆碱、脑活素等;给予促醒药物,如醒脑静、安宫牛黄丸等;给予脑保护剂,如自由基清除剂依达拉奉。

2. 护理措施

(1) 病情监测:严密监测生命体征、瞳孔及意识变化;观察有无恶心、呕吐及呕吐物的性状与量、大小便的性状、外伤情况和出血征象等,准确记录 24 h 出入量;观察皮肤弹性及有无脱水现象;观察有无消化道出血和脑疝的早期表现。若病人在使用甘露醇等脱水治疗,应注意适当补液,防止肾衰竭。脑氧饱和度监测能够早期发现脑缺氧的微循环改变情况,对于尽早采取干预措施,改善预后有重要指导作用。

(2) 保持呼吸道通畅:协助病人取平卧位,头偏向一侧,或取侧卧位。取下活动性义齿,检查口腔、喉部和气管有无梗阻,及时吸引口鼻腔内分泌物,防止舌根后坠、窒息和误吸。使用人工气道进行机械通气的病人,在气道充分湿化的基础上,定时翻身和拍背,及时吸出痰液和分泌物,防止窒息和呼吸道感染。缺氧病人应进行吸氧治疗,流量以 2 L/min 为宜,必要时可采用气管插管或气管切开。在抢救过程中,一般氧分压应高于 10.67 kPa(80 mmHg),二氧化碳分压在 4~4.67 kPa(30~35 mmHg)。

(3) 维持循环功能:抢救时应至少开通两路静脉通路,保证给药途径的通畅。如血压下降,及时给予升压药物，使平均动脉压维持在 10.67 kPa（80 mmHg）及以上。

（4）做好基础护理，预防并发症：昏迷病人完全丧失自理能力，必须认真做好基础护理，预防并发症的发生。

1）日常生活护理：病人卧气垫床或按摩床，固定好床栏，防止坠床跌倒的发生。保持床单整洁、干燥，减少对皮肤的机械性刺激，保持肢体功能位，定时给予翻身、叩背，按摩骨隆突受压处和被动活动肢体，在四肢及骶尾部骨隆突部位垫海绵垫或气圈，以改善局部血液循环。做好大、小便护理，保持外阴部皮肤清洁干燥，对有尿潴留或尿失禁的病人，应留置导尿管。注意口腔卫生，不能经口进食者应每天口腔护理 2 ~ 3 次，体温不升或肢端发凉者可以选用加温毯或病人恒温系统保暖。

2）眼睛护理：眼睑闭合不全的病人，应涂以硼酸软膏或四环素软膏，并戴眼罩保护，预防角膜炎的发生。

3）营养支持：通过胃肠内和（或）胃肠外的方法，给予病人高维生素、高热量饮食，补充足够的水分，进食时至进食后 30 min 抬高床头，防止食物反流，同时做好各种营养导管的护理，预防感染。

（徐建宁）

第四节　抽　搐

情境导入

张某，男，63 岁。因"发作性四肢抽搐 3 年余，加重伴意识不清 4 h"被家人急诊送入院。发病以来，病人未进饮食，大便未解，小便失禁，体重无明显改变。

情境一：

分诊护士询问病史得知，病人 3 年前因"脑梗死"出现四肢抽搐，口吐白沫、双眼上翻，发作时不省人事、面色苍白、全身大汗，持续 2 ~ 3 min 后症状缓解，醒后不能回忆当时情景，共发作了 3 ~ 4 次，当时未引起重视，未诊治。4 h 前病人无明显诱因出现一过性眼花，继而出现上肢屈曲、下肢伸直、口吐白沫、双眼上翻、呼之不应，发作持续数十分钟。病人有高血压病史 10 余年，血压最高 190/110 mmHg，平素不规则口服降压药物治疗（具体不详），血压未监测，控制效果不详。

请思考：

1. 何谓抽搐？
2. 引起抽搐的疾病有哪些？
3. 抽搐病人急诊处理的要点有哪些？

抽搐是指全身或局部成群骨骼肌非自主的抽动或强烈收缩，常可引起关节运动和强直的病理现象。当肌群收缩表现为强直性和阵挛性时，称为惊厥，一般为全身性、对称性，伴有或不伴有意识丧失，抽搐和惊厥均属于不随意运动。抽搐病人由于可能发生窒息、意外伤害甚至死亡，因此急诊处理的关键是快速识别是否存在危及生命的情况，采取及时、有效的救治措施，改善预后或降低伤残率。

（一）病因与诱因

1. 病因　引发抽搐的原因复杂，大体上可归纳为脑部疾病、全身性疾病和神经症三大类。

（1）脑部疾病

1）感染因素：如病毒、细菌、真菌等所致脑炎、脑膜炎、脑脓肿等。

2）外伤因素：如产伤、颅脑损伤等。

3）颅内肿瘤：如原发性脑肿瘤、脑转移肿瘤等。

4）脑血管疾病：如脑栓塞、脑出血、蛛网膜下腔出血等、脑血栓形成、脑缺氧等。

5）颅内寄生虫病：如脑血吸虫病、脑型疟疾、脑猪囊尾蚴病等。

6）其他因素：如先天性脑发育障碍、胆红素脑病、遗传代谢性脑病等。

（2）全身性疾病

1）感染因素：如中毒型菌痢、急性胃肠炎、败血症、狂犬病、破伤风、急性感染所致的小儿热性惊厥等。

2）心血管疾病：如高血压脑病、恶性心律失常、阿 - 斯综合征等。

3）中毒：外源性如有机磷、乙醇、苯、铅、砷、汞、阿托品、樟脑等中毒；内源性如肾性脑病、肝性脑病、肺性脑病等。

4）风湿性疾病：如风湿热、系统性红斑狼疮、脑血管炎等。

5）内分泌代谢性疾病：如低血糖状态、低钙血症、低镁血症、子痫等。

6）其他因素：热射病、溺水、触电、窒息，突然停用催眠药、抗癫痫药等。

（3）神经症：如癔症性抽搐和惊厥。

除上述三类外，还有一种重要类型，即小儿惊厥，部分为特发性，部分由于脑损害引起，热性惊厥也多见于小儿。不同年龄阶段，引起抽搐的原因也不尽相同（表9-3）。

表9-3　各年龄组抽搐的常见原因

年龄范围（岁）	常见原因
0～2	围生期损伤、先天性、代谢性障碍疾病
2～12	急性感染、特发性癫痫、围生期损伤、热性惊厥
12～18	特发性癫痫、颅脑外伤、血管畸形
18～35	颅脑外伤、脑肿瘤、特发性癫痫、中毒
35～65	颅内肿瘤、颅脑外伤、脑血管病、代谢性障碍（如尿毒症、低血糖等）
＞65	脑血管病、脑肿瘤

2. 诱因　大脑皮质抑制功能减弱，如皮质功能发育未完全、神经髓鞘未完全形成、皮质抑制功能发育不全会诱发小儿高热抽搐。外来刺激因素增强，如感染、脑出血、脑血栓形成等诱发大脑运动神经元异常放电。其他因素，如低钙血症可诱发抽搐发生。

（二）病情评估与判断

> **情境二：**
>
> 急诊护士查体：T 37.4℃，P 110 次 /min，R 20 次 /min，BP 160/105 mmHg，浅昏迷，查体欠合作，眼球活动不配合。双侧瞳孔等大等圆，直径约 2.0 mm，对光反射灵敏，颈软，无抵抗感；双肺呼吸音粗，双下肺可闻及少许湿啰音。左侧肌张力增高，肌力检查不配合；双侧腱反射对称（++），左侧巴宾斯基征、查多克征阳性；右侧巴宾斯基征、查多克征阴性，双侧布鲁辛斯基征、克尼格征阴性。
>
> **请思考：**
> 1. 该病人属于抽搐的何种类型？如何判断？
> 2. 如何进一步明确病人的诊断？

1. **评估与判断流程** 应注意观察病人有无抽搐发作先兆，抽搐从哪个部位开始，发展的顺序，抽搐发作持续的时间，有无意识丧失、双眼上翻、瞳孔变化、面色青紫、口唇发绀、口吐白沫或血沫、大小便失禁，对环境刺激的反应及发作后的表现，不同病因所致的抽搐，在上述各方面表现可有所不同。

（1）监测生命体征：尤其注意呼吸频率、节律和深度，检查有无抽搐发作所致骨折、跌伤、舌咬伤等。

（2）评估抽搐发作的危险因素：常见的有高热、缺氧、强光、噪声、过劳、情绪激动紧张等诱因。如小儿抽搐多与发热有关，癔症性抽搐常由情绪波动引起。

（3）评估伴随症状：抽搐伴发热，多见于感染性疾病；抽搐伴高血压，见于高血压脑病、子痫、肾功能不全；抽搐伴脑膜刺激征多见于颅内感染、蛛网膜下腔出血；抽搐伴意识障碍，多为脑部器质性病变；抽搐伴瞳孔散大、对光反射消失，见于各种原因引起的癫痫大发作。

2. **临床表现** 不同病因所致抽搐，临床表现各有其特征，通常根据病人抽搐发作范围可分为全身性抽搐和局限性抽搐两类。

（1）全身性抽搐：以全身性骨骼肌痉挛为主要表现，多伴有意识丧失。

1）癫痫大发作：病人突然意识模糊或丧失，头后仰，眼球上翻，全身肌肉强直，呼吸暂停，继而四肢发生阵挛性抽搐，呼吸不规则，面唇发绀，大小便失禁，发作约半分钟可自行停止，也可反复发作或呈持续状态。发作时可有瞳孔散大、对光反射迟钝或消失，病理反射阳性等。发作停止后不久意识可恢复，病人醒后可有头痛、全身乏力、肌肉酸痛等主诉。

2）癔症性发作：病人发作前常有一定的诱因，如生气、情绪激动或其他不良刺激，发作样式不固定，时间较长，无舌咬伤和大小便失禁。

（2）局限性抽搐：病人一般无意识障碍，以身体某一局部肌肉连续性收缩为主要表现，大多见于口角、眼睑、手足等。低钙血症所致手足搐搦症，则表现为间歇性双侧强直性肌痉挛，以上肢手部最典型，呈"助产士手"表现，下肢踝关节伸直，足呈弓状，似"芭蕾舞足"。

（3）伴随症状：不同原因引起的抽搐，会有不同的伴随症状出现，可用于诊断抽搐的病因。

1）伴发热：常见于小儿的急性感染、胃肠功能紊乱、重度脱水等。

2）伴血压增高：常见于高血压、肾炎、子痫、铅中毒等。

3）伴脑膜刺激征：常见于脑膜炎、蛛网膜下腔出血等。

4）伴剧烈头痛：常见于高血压、急性感染、蛛网膜下腔出血、颅脑外伤、颅内占位性病变等。

5）伴意识丧失：常见于癫痫大发作、重症颅脑疾病等。

3. 辅助检查

（1）影像学检查：CT 或 MRI 检查有助于发现抽搐的病因，排除先天性颅脑疾病、颅内感染性疾病等。功能影像学检查如 SPECT、PET 等能从不同角度反映脑局部代谢变化，辅助癫痫病灶的定位。

（2）脑电图：可协助诊断热性惊厥的分型或是否有癫痫，癫痫病人发作时，除个别部分性和精神运动性发作者，多数可见特异性脑电图改变。通常情况下，发作间歇期脑电图检查很难记录到全面性强直－阵挛发作脑电图改变，但可记录到散在的阵发性痫性活动波形。脑电图的痫性活动可被过度换气、闪光刺激和药物诱发，但也可被大剂量抗癫痫药所抑制。多数病人可记录到痫性活动脑电图，但也有少数的正常人脑电活动正常。所以对于临床表现典型的病人即使脑电图检查正常也不能否定癫痫的诊断，而 1～2 次不正常脑电图记录若无癫痫的临床表现也不能作为癫痫的诊断依据。近年来开发的 24 h 长程脑电图监测和视频脑电图使发现痫样放电的可能性大为提高。

（3）实验室检查：血常规、尿常规、血生化、电解质、血糖等有助于排除急性症状性发作的各种内科疾病，如低血糖、高血糖、低钙血症、低钠血症、肝肾衰竭等。血寄生虫（如肺吸虫、血吸虫、囊虫等）检查，可了解有无脑寄生虫病。

（三）救治与护理

情境三：

护士立即给病人吸氧、化验血常规、血生化、电解质、血糖测定，给予肌内注射"地西泮、苯巴比妥钠"镇静等处理。病人头颅 CT 提示：双侧基底核区多发腔隙性脑梗死、动脉硬化性脑白质改变、脑萎缩。

请思考：

1. 抽搐病人的紧急处理措施有哪些？

2. 抽搐病人对症治疗的要点有哪些？

3. 抽搐病人的护理要点有哪些？

1. 救治原则　引起抽搐的原因不同，治疗措施也有相应差异。不管何种原因导致抽搐，首先应迅速识别有无危及生命的情况存在，维持病人生命体征，防止外伤及其他并发症（图 9-12）。

（1）局限阵挛性抽搐：立即肌内注射地西泮 10 mg 或苯巴比妥钠 0.1 g，必要时可 2～4 h 重复使用。控制发作后应长期联合使用卡马西平、苯妥英钠、丙戊酸钠、托吡酯、拉莫三嗪、加巴喷丁等抗癫痫药治疗。

（2）癫痫持续状态：首先要保证生命体征稳定，其次要尽快终止持续状态的痫性发作，减少发作对脑部的损害。寻找并尽可能去除病因和诱因，处理并发症，迅速控制发作是治疗的关键，否则可危及生命。

1）控制发作：①首选地西泮 10～20 mg 静脉注射，每分钟不超过 2 mg，复发者可在 30 min

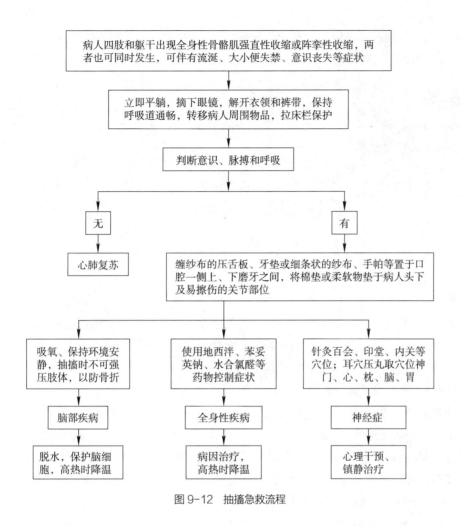

病人四肢和躯干出现全身性骨骼肌强直性收缩或阵挛性收缩，两者也可同时发生，可伴有流涎、大小便失禁、意识丧失等症状

立即平躺，摘下眼镜，解开衣领和裤带，保持呼吸道通畅，转移病人周围物品，拉床栏保护

判断意识、脉搏和呼吸

无

有

心肺复苏

缠纱布的压舌板、牙垫或细条状的纱布、手帕等置于口腔一侧上、下磨牙之间，将棉垫或柔软物垫于病人头下及易擦伤的关节部位

吸氧、保持环境安静，抽搐时不可强压肢体，以防骨折

使用地西泮、苯妥英钠、水合氯醛等药物控制症状

针灸百会、印堂、内关等穴位；耳穴压丸取穴位神门、心、枕、脑、胃

脑部疾病

全身性疾病

神经症

脱水，保护脑细胞，高热时降温

病因治疗，高热时降温

心理干预、镇静治疗

图 9-12　抽搐急救流程

内重复应用；或予地西泮 60～100 mg 溶于 5% 葡萄糖中，12 h 内缓慢静脉滴注，如出现呼吸抑制，需立即停止注射，必要时使用呼吸兴奋剂。②苯妥英钠 0.3～0.6 g，溶于生理盐水 500 mL 静脉滴注，速度不超过 50 mg/min。③ 10% 水合氯醛 25～30 mL 加等量植物油保留灌肠，8～12 h 一次，适合肝功能不全或不宜使用苯巴比妥类药物者。④卡马西平是部分发作的首选药物，但可以加重失神和肌阵挛发作。

2）对症治疗：保持呼吸道通畅、吸氧，必要时行气管插管或气管切开，对病人进行心电、血压、呼吸、脑电图监护，定时进行血液生化、动脉血气分析等项目的检查，及时处理诱发因素。

3）防治并发症：应用抗生素控制感染；脑水肿者用 20% 甘露醇快速静脉滴注降低颅内压；高热病人予以物理降温；纠正代谢紊乱（如低血钙、低血糖、低血钠、高渗状态等）和酸中毒；加强营养支持治疗。

（3）高热抽搐：治疗原则是迅速控制抽搐，降低体温，防止脑损伤，减少后遗症。

1）紧急处理：使病人侧卧或仰卧位，头偏向一侧，保持呼吸道通畅，减少不必要的刺激，做好心电、血氧饱和度、呼吸等监护，防止外伤。

2）控制抽搐：药物首选地西泮，可重复使用，也可用苯巴比妥维持治疗，防止再发，使用时要注意这两种药物对呼吸的抑制作用。

3）对症治疗：吸氧、降温，频繁抽搐者可给予甘露醇降低颅内压。治疗原发病，如抗生素控制感染，纠正水、电解质紊乱及酸碱平衡失调。

（4）低钙性抽搐：发作时静脉补充葡萄糖酸钙，抽搐控制，病人无口服障碍后，可口服补钙，对反复发作者需控制抽搐，可联合给予吸氧及使用地西泮。

情境四：

入院后经积极治疗，病人体温波动在 36.3~37.6℃，未再发生抽搐，右上肢有自主活动，可以交流，但寡言少语，大便 5 天未解。病人情绪低沉地问护士："护士，我肚子很不舒服，我这个病是不是治不好了呀？我是不是快不行啦？"

请思考：

假如你是责任护士，该如何回答？如何让病人更舒适一些？

2. 护理措施

（1）发作期护理

1）保持呼吸道通畅：置病人于头低侧卧位或平卧位，头偏向一侧，松开领带和衣扣，解开腰带；取下活动性义齿，及时清除口腔和鼻腔分泌物，防止舌后坠，将缠纱布的压舌板、牙垫等置于口腔一侧上、下磨牙之间，防止舌、唇和颊部咬伤，勿强力撬开。必要时备好床旁吸引器和气管插管或气管切开包。抽搐停止后让病人头转向一侧，以利口腔分泌物流出，保持呼吸道通畅，防止误吸致窒息或肺炎。

2）病情观察：密切观察病人生命体征及意识、瞳孔变化，注意抽搐过程中有无心率增快、血压升高、呼吸减慢或暂停、牙关紧闭、大小便失禁、瞳孔散大等；记录抽搐的类型、频率、起始与持续时间；观察记录抽搐停止后病人有无头痛、疲乏及行为异常等情况发生。

3）安全护理：抽搐发作时，陪伴者应立即将病人缓慢置于平卧位，将棉垫或柔软物垫于病人头下及易擦伤的关节部位，移去身边危险物品，切忌用力按压病人抽搐肢体，以防骨折和脱臼；做好床栏保护，必要时用约束带适当予以保护。遵医嘱缓慢静脉注射地西泮，快速静脉滴注甘露醇，注意观察用药效果和有无出现呼吸抑制、肾损害等不良反应。

（2）间歇期护理：给病人创造安全、安静的病房环境，保持室内光线柔和，限制探视人数；床两侧安装带床档套的床档；床旁桌上不放热水瓶、玻璃杯等危险物品。给予清淡饮食，少食多餐，避免辛辣刺激性食物，戒烟酒。避免劳累、睡眠不足、饥饿、便秘、情绪激动、外耳道刺激、长时间看电视、洗浴等诱发因素。

（3）心理护理：抽搐给病人带来沉重的精神负担，易产生紧张、焦虑、抑郁、淡漠、易怒、自卑或感到耻辱等不良心理问题。护士应关心、理解、尊重病人，鼓励病人表达自己的心理感受，采取积极的应对方式，配合药物治疗。

（4）用药护理：向病人和家属介绍所用药的常见不良反应和应注意的事项，在医护人员指导下增减剂量和停药。定时进行血、尿常规和肝、肾功能等检查，及时发现肝损伤、神经系统损害、智力和行为改变等严重不良反应。向病人和家属解释何时停药及能否停药取决于抽搐的类型、发作已控制的时间及减量后的反应等。勿自行减量、停药和更换药物，强调少服或漏服药物等不遵守药物治疗原则是导致抽搐发作或发生抽搐持续状态的重要危险因素。

（徐建宁）

第五节 急性胸痛

情境导入

黄某，男，59岁。因胸部疼痛1h急诊入院。入科时，病人痛苦貌明显，诉胸部持续疼痛不能缓解。

情境一：

急诊分诊护士立即迎接病人，该病人情绪紧张，主诉与家人争吵后情绪激动，并发胸骨后持续性压榨样疼痛不能缓解，同时向左肩部放射，自服硝酸甘油片不能缓解。病人近1个月曾发作心绞痛2次，服药后能自行缓解，高血压病史15年，规律服药血压控制良好。

请思考：

1. 何谓胸痛？

2. 突发急性胸痛的致命性疾病有哪些？

3. 胸痛病人急诊处理的关键是什么？

胸痛是主观感觉胸部刺痛、锐痛、钝痛、闷痛或压迫感，常伴有精神紧张、焦虑、恐惧感，是急诊科常见症状之一，其病因复杂各异，且危险性存在较大的差别。急性胸痛是一些致命性疾病的主要临床表现，如急性冠脉综合征（acute coronary syndromes，ACS）、主动脉夹层（aortic dissection，AD）、急性肺栓塞（acute pulmonary embolism，APE）等。急诊处理的关键是快速识别可能致命的疾病，采取及时、有效的救治措施，改善预后或降低病人的病死率。

目前很多医院已成立"胸痛中心"，提供急性胸痛为主要临床表现的危重症病人快速诊疗通道，通过多学科合作对急性胸痛病人进行快速诊断、危险评估及分类治疗。

（一）病因与诱因

1. 病因 ACS是急性胸痛中最常见的病因。ACS是在冠心病发展过程中以冠状动脉粥样硬化为病理基础，以粥样硬化斑块不稳定为基本病理生理特点，以急性心肌缺血为共同特征的一组疾病，包括不稳定型心绞痛（unstable angina，UA）、非ST段抬高心肌梗死（non-ST segment elevation myocardial infarction，NSTEMI）和ST段抬高心肌梗死（ST segment elevation myocardial infarction，STEMI）。其中每种疾病由于心肌缺血损伤程度不同而表现为不同严重程度的胸痛。

主动脉夹层是指主动脉内的血液经内膜撕裂口流入囊样变性的主动脉中层，形成夹层血肿，并随血流压力的驱动，沿主动脉壁纵轴延伸剥离导致的严重心血管急症。由于机械压迫、刺激和损伤导致突发撕裂样的胸部疼痛。

急性肺栓塞引起的胸痛与低氧血症、冠状动脉灌注减少、肺动脉高压时的机械扩张和波及壁层胸膜有关。胸痛的病因详见表9-4。

由于心、肺、大血管以及食管的传入神经进入同一个胸背神经节，通过这些内脏神经纤维，不同器官疼痛会产生类似的胸痛表现。此外，内脏病变除产生局部疼痛外，尚可产生牵涉痛，

表 9-4　胸痛的病因

器官系统	危重症	重症	非重症
心血管系统	急性心肌梗死	不稳定型心绞痛	心脏瓣膜病
	急性冠状动脉缺血	冠状动脉痉挛	主动脉瓣狭窄
	主动脉夹层	变异型心绞痛	二尖瓣脱垂
	心脏压塞	心肌炎	肥厚型心肌病
肺	肺栓塞	气胸	肺炎
	张力性气胸	纵隔炎	胸膜炎
			肿瘤
消化道	食管破裂	食管贲门撕裂	食管痉挛
		胆囊炎	食管反流
		胰腺炎	消化性溃疡
肌肉骨骼			肋骨骨折
			肿瘤
			肋软骨炎
神经系统			非特异性胸壁痛
			神经根压迫
			胸廓出口综合征
			带状疱疹

其发生机制是由于内脏器官的痛觉纤维与由来自皮肤的感觉纤维在脊髓后角终止于同一神经元上，通过脊髓丘脑束传入脑，大脑皮质把来自内脏的痛觉误感觉为相应体表的痛觉。

2. 诱因　急性胸痛最常见是由心血管疾病发作诱发的，其中急性心肌梗死、心绞痛、主动脉病变和心包炎是主要诱因。此外，非冠心病诱发的胸痛也占据一定比例，最常见于食管源性、精神因素、骨骼肌因素。胸膜炎、气胸、肺栓塞等疾病也可诱发急性胸痛。如果心脏和血管本身存在不同程度的病变，更容易诱发胸痛，导致其他心血管不良事件的发生。

（二）病情评估与判断

情境二：
　　急诊分诊护士查体发现该病人面色苍白，大汗淋漓，呼吸费力。测量生命体征提示病人 HR 110 次 /min，BP 92/50 mmHg，R 24 次 /min。
　　请思考：
　　1. 该病人是否属于致命性胸痛？如何判断？
　　2. STEMI 的特征性心电图表现是什么？

1. 评估与判断流程　评估急性胸痛病人的病情时，首先迅速评估病人生命体征，简要收集临床病史，判断是否有危及生命的表现，除持续性、进行性胸痛以外，凡表现意识改变、面色苍白、出汗、发绀、呼吸困难及生命体征异常，无论病因如何，一般均属危急状态。

详细询问病史中疼痛及放射的部位、性质、持续时间、伴随症状等，配合体格检查和辅助检查，进行综合分析与判断。需要强调的是，在面对每一位胸痛病人时，需首先排查致命性胸痛（图9-13）。

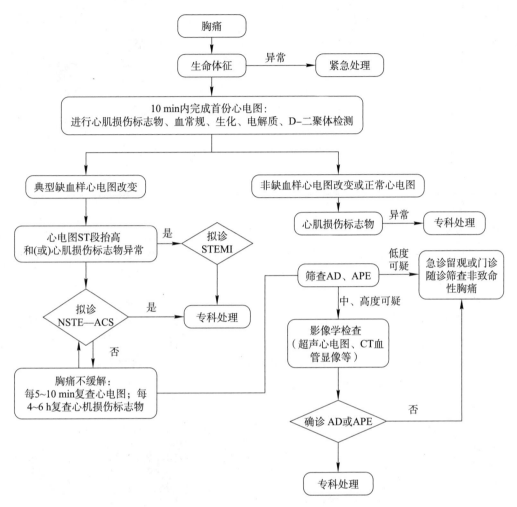

图9-13 急性胸痛评估与判断流程

2. 临床表现

（1）胸痛：最初的病史应正确反映病人疼痛的部位、性质、持续时间、伴随症状的特征，加重、缓解的因素（表9-5）。

表9-5 心源性与非心源性胸痛的鉴别

鉴别点	心源性胸痛	非心源性胸痛
疼痛性质	紧缩感	尖锐、刀割感
	压榨感	剧痛
	烧灼感	随呼吸加重
	濒死感	
疼痛部位	胸骨后	左乳腺下
	穿透性	左半胸廓

续表

鉴别点	心源性胸痛	非心源性胸痛
	放射性	不是集中于一指
	伴随恶心、呕吐、出汗	
发作诱因	运动	运动后疼痛
	兴奋	某一动作引起性疼痛
	紧张	
	天气寒冷	
	饮食	
发作时间	数分钟	数秒
		数小时不伴心肌损害证据

（2）伴发症状：胸痛伴有血流动力学异常，如大汗、颈静脉扩张、血压下降或休克时，多见于致命性胸痛。胸痛伴有严重呼吸困难、发绀、烦躁不安提示呼吸系统疾病的可能性大。恶心、呕吐可为心源性或消化系统疾病所致胸痛病人的伴发症状。

3. 辅助检查

（1）心电图：心电图是早期快速识别 ACS 的重要工具，标准 12 或 18 导联心电图有助于识别心肌缺血部位、范围和程度。

1）STEMI 特征性心电图改变：在面向梗死区的导联上出现 ST 段弓背向上抬高，宽而深的 Q 波（病理性 Q 波），T 波倒置，ST-T 动态演变过程（图 9-14）。

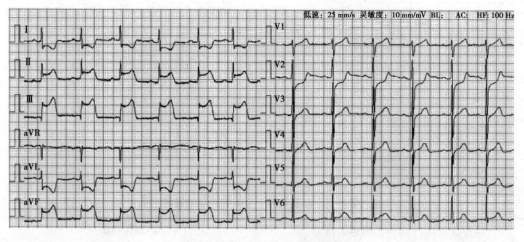

图 9-14　STEMI 特征性心电图改变

2）NSTEMI 典型心电图　同基线心电图比较，至少 2 个相邻导联 ST 段压低≥0.1 mV 或者 T 波改变，呈动态变化。少数 UA 病人可无心电图异常表现。这些心电图变化随着心绞痛的缓解而完全或部分消失，如果心电图变化持续 12 h 以上，则提示 NSTEMI（图 9-15）。

3）APE 典型心电图：$S_I Q_{III} T_{III}$ 征，即 I 导联 S 波加深，III 导联出现 Q 波及 T 波倒置（图 9-16）。

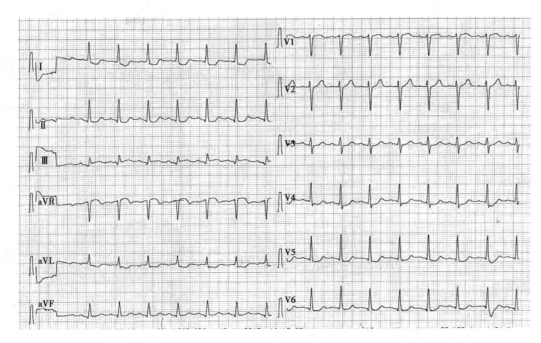

图9-15 NSTEMI 典型心电图

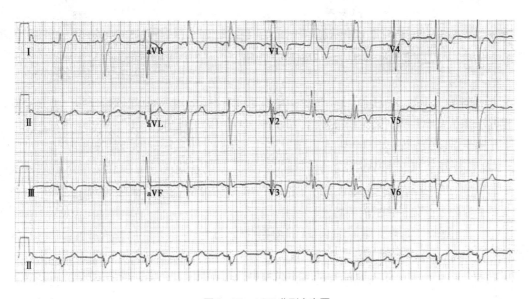

图9-16 APE 典型心电图

（2）实验室检查：肌钙蛋白 I/T（cTnI/T）是心肌损伤最敏感、特异性高的生物性标志物，在起病 3~4 h 升高，持续时间长达 10~14 天。如不能检测 cTn，肌酸激酶同工酶（CK-MB）检测可作为替代。

急性肺栓塞病人血气分析 $PaO_2 < 80$ mmHg 伴 $PaCO_2$ 下降。血浆 D- 二聚体升高，因其敏感性高而特异性差，若其含量 < 500 μg/L，有重要的排除价值。

（3）超声心动图：对心室功能和局部室壁运动异常的诊断提供有价值的数据。可定位主动脉夹层内膜裂口，显示真、假腔的状态及并发心包积液和主动脉瓣关闭不全的改变等。

（4）CT 血管成像：是主动脉夹层和急性肺栓塞的临床首选影像学检查。

（三）救治与护理

情境三：

　　分诊护士立即将该病人带入抢救室，协助医生快速完成心电图检查与血液检查，心电图显示如下图，医疗诊断为急性下壁心肌梗死。

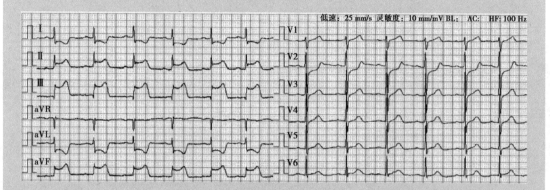

请思考：

　　1. ACS 救治中对抢救时间有严格要求，如首份心电图时间要求是多少？STEMI 确诊病人使用双抗药物时间要求是多少？从接诊到导丝通过时间要求是多少？

　　2. ACS 病人药物溶栓治疗的护理要点有哪些？

　　1. 救治原则　急性胸痛病情变化迅速，危险性差异悬殊，救治时间依赖性强，处理原则是首先迅速识别致命性胸痛，给予积极救治，然后针对病因进行救治。

　　（1）ACS 的救治原则

　　1）院前急救：对潜在 ACS 病人进行快速识别，要求首次医疗接触到首份心电图时间 ≤ 10 min，并送往能进行心血管再灌注治疗的医院；给予生命体征监测；对症治疗，如给氧、吗啡止痛等；如排除禁忌证，给予院前溶栓治疗。

　　2）急诊科救治：快速识别并分诊病人，根据危险分层，采取不同的救治措施；抗栓是 ACS 药物治疗的基石，包括抗血小板、抗凝、抗缺血等药物治疗，明确诊断并排除出血后需立即启动抗栓治疗，STEMI 确诊病人要求双抗药物使用时间 ≤ 10 min；缩短 STEMI 病人心肌总缺血时间，恢复有效心肌再灌注至关重要，如病人症状出现时间 < 12 h，应直接行经皮冠状动脉介入治疗（percutaneous coronary intervention，PCI），目标时间是从接诊到导丝通过时间 ≤ 90 min；如果采用药物溶栓治疗，目标时间是从接诊到进针时间 ≤ 30 min。

　　（2）急性主动脉夹层的救治原则：积极给予镇痛镇静治疗，控制血压，减慢心率，必要时介入或外科手术治疗。

　　（3）急性肺栓塞的救治原则：在呼吸循环支持治疗的基础上，以抗凝治疗为主；伴有明显呼吸困难、胸痛、低氧血症的大面积肺栓塞病例，采取溶栓、外科手术取栓或介入导管碎栓治疗。

　　2. 护理措施

　　（1）即刻护理

　　1）安静卧床休息。

2）连接心电、血压、呼吸和氧饱和度监测，注意电极位置应避开除颤区域和心电图胸前导联位置。

3）当有低氧血症时，给予鼻塞或面罩吸氧，使血氧饱和度≥94%。

4）描记 12 或 18 导联心电图。

5）建立静脉通路，保持给药途径畅通。

6）按所在部门救治流程采取动脉、静脉血标本，监测血气、心肌损伤标志物、电解质、凝血试验或 D-二聚体等指标。

7）对 ACS 的急性致命的并发症，如心室颤动、无脉性室性心动过速等，做好除颤和心肺复苏的准备。

8）如果病情允许，协助病人 X 线胸片、超声心动图、CT、CT 动脉造影、磁共振成像等辅助检查。

（2）胸痛的护理

1）观察胸痛的部位、性质、严重程度、有无放射、持续时间和缓解因素。

2）注意疼痛程度的变化，胸痛时表情，有无面色苍白、大汗和血流动力学不稳定。

3）及时向医生报告病人出现的症状。并根据医嘱及时使用镇痛药，并及时评估止痛效果。

（3）ACS 的护理

1）按医嘱应用药物：明确用药的剂量、途径、适应证、禁忌证及观察药物疗效与并发症等。

2）再灌注心肌的治疗与护理：起病 3~6 h 最多在 12 h 内，做好使闭塞的冠状动脉再通的准备，使心肌得到再灌注，减少心肌坏死的范围。

① PCI 适应证：STEMI 并发心源性休克；发病 12 h 内或伴有新出现左束支传导阻滞；发病 12~24 h 具有临床或心电图进行性缺血证据。

② 介入治疗的术前准备：协助医生向病人及家属介绍介入治疗的目的、方法。按医嘱留取血标本，行血常规、凝血谱、心肌损伤标志物、心肌酶谱等实验室检查，备好便携式给氧设施及必要的抢救药品与物品，尽快护送病人到导管室。

③ 溶栓治疗的护理：a.评估溶栓治疗的适应证和禁忌证。b.按医嘱准确给药，如尿激酶（UK）、链激酶（SK）和阿替普酶（rt-PA）。c.监测血压的改变。d.按医嘱随时做心电图，及时了解再灌注心律失常和 ST 段的改变。e.溶栓治疗最严重的并发症是颅内出血，密切观察病人是否发生严重头痛、视觉障碍、意识障碍等情况。动、静脉穿刺后要注意延长按压局部时间。f.按医嘱及时抽取和送检血液标本，及时了解化验和特殊检查结果。g.注意观察有无药物不良反应，如寒战、发热等过敏反应。

3）并发症的监测与处理

① 心律失常的监测与处理：注意观察监护仪及心电图的心率（律），及时识别各种心律失常，并迅速配合医生给予及时处理。

② 心源性休克的监测与处理：密切观察病人的意识状况、呼吸、血压、脉搏、尿量及皮肤颜色、温度及潮湿度等表现。

③ 心源性休克的处理：a. 补充血容量。估计有血容量不足，按医嘱补充液体，注意按输液计划调节滴速，观察有无呼吸困难、颈静脉充盈、恶心、呕吐、心前区疼痛加重等表现。b. 应用升压药。补充血容量后血压仍不升，可能存在周围血管张力不足，按医嘱给予多巴胺静脉滴

注，注意观察血压和输液部位的皮肤，按医嘱调节输液速度。c. 应用血管扩张剂。经上述处理血压仍不升，而肺动脉楔压（PAWP）增高，并有四肢厥冷、发绀时，按医嘱给予硝酸甘油等血管扩张剂。d. 密切观察血压、尿量，准确记录出入量。按医嘱采取措施纠正酸中毒及电解质紊乱，避免脑缺血，保护肾功能。

④ 急性左心衰竭的监测与处理：如病人出现不能平卧、呼吸困难、咳嗽、发绀、烦躁等心力衰竭症状时，立即准备按医嘱采取紧急措施。

4）心理护理：ACS病人突然发病，症状重，加之处于医院的特殊环境，告知的手术风险及医疗费用等因素均会引起紧张、恐惧、焦虑、烦躁，甚至绝望等负性情绪。因此，应重视对病人的心理护理。急诊护士应开展同理心服务，认同病人的情绪与心理状态，针对可能的预后，耐心地进行针对性解释、安慰，鼓励积极配合救治。

（4）主动脉夹层的护理

1）按医嘱给予药物治疗

① 降压：降压可以减轻或缓解病人胸痛，防止主动脉破裂，争取手术机会。可经静脉微量泵注入硝普钠。密切监测病人的血压，随时调整硝普钠的输注速度。血压不高的病人不宜降压治疗。

② 降低心肌收缩力：按医嘱经静脉给予β受体阻滞剂，减慢心率至60~70次/min，并降低左心室射血速度，防止夹层进一步扩展。

③ 镇痛治疗：评估病人胸痛变化，遵医嘱给予吗啡等镇痛药，观察并记录胸痛缓解情况，有无低血压、呼吸抑制等不良反应。

2）密切观察病情变化：严密监测血压、心率、心律及出入量平衡等血流动力学指标。观察胸痛缓解或加重情况，及时向医生报告病人出现的症状。关注辅助检查结果，及时与医生沟通，了解病情严重程度与发展趋势，提前做好必要的救治准备。按医嘱为病人做好接受介入或外科手术治疗的准备。

（5）急性肺栓塞的护理：如胸痛病因是急性肺栓塞引起，除上述护理外，还应指导病人绝对卧床休息，保持安静，防止活动致使其他静脉血栓脱落；遵医嘱给予溶栓治疗的护理，密切观察病人有无出血倾向，记录病人病情变化，有效判断溶栓效果；做好外科手术及介入治疗的准备。

拓展阅读9-3
年度十大目标管理，持续改进安全医疗文化

（金倩倩）

第六节 腹 痛

情境导入

张某，男，65岁。因"突发持续性上腹部疼痛12 h"急诊入院。

情境一：

病人于12 h前无明显诱因突然出现上腹部疼痛，呈刀割样剧痛，无腰背部及肩部放射痛。发病1 h后腹痛扩散为全腹痛，腹痛剧烈，难以忍受。病程中无恶心、呕吐，发热。无血便、腹泻、尿频、尿急、尿痛及肉眼血尿。

请思考：

1. 何谓腹痛？

2. 该病人最可能的诊断是什么？

3. 为明确诊断，需进一步做什么检查？

　　腹痛指由于各种原因引起腹腔内外器官的病变而导致的主观感受，是临床常见症状之一。其病因较复杂，包括炎症、肿瘤、出血、梗阻、穿孔、创伤及功能障碍等。按病急缓、病程长短分为急性与慢性腹痛，急性腹痛指发生在 1 周内的腹痛，起病急骤，变化快，疼痛较剧烈；慢性腹痛时间大于 1 周，起病缓慢，病程较长，也可见于急性腹痛转为慢性腹痛。

（一）病因与诱因

1. 病因

（1）急性腹痛

1）腹腔器官的急性炎症：急性胃（肠）炎、急性肾盂肾炎、腹膜炎等；急性胆囊炎、阑尾炎、腹腔各种脓肿及急性盆腔炎等。

2）腹腔器官阻塞或扭转：急性肠梗阻、肠套叠、胆道蛔虫病、胆囊或胆道结石、腹内 / 外疝、肠系膜或大网膜扭转等。

3）胃肠道急性穿孔：消化性溃疡急性穿孔、胃肠道癌症或炎性肠病急性穿孔、外伤性胃肠穿孔等。

4）腹腔器官破裂：肝、脾等实质器官破裂；异位妊娠、卵巢破裂等。

5）腹腔器官血管病变：腹主动脉瘤、肠系膜动（静）脉栓塞或血栓形成、脾梗死、主动脉夹层等。

6）腹壁疾病：腹壁皮肤带状疱疹、腹壁损伤等。

7）腹腔其他疾病：急性胃扩张和痛经等。

8）腹腔外器官或全身性疾病引起腹痛：胸部疾病，如急性心肌梗死、急性心包炎等；代谢及中毒疾病，如急性铅中毒、卟啉病、糖尿病酮症酸中毒等；变态反应疾病，如腹型过敏性紫癜、风湿热等；神经源性疾病，如脊柱结核、末梢神经炎、带状疱疹、腹型癫痫等。

（2）慢性腹痛

1）腹腔器官的慢性炎症：反流性食管炎、慢性胃炎、慢性胆囊炎、结核性腹膜炎、炎性肠病等。

2）腹腔器官被膜张力增加：肝淤血、肝炎、肝脓肿、肝癌、脾大等。

3）胃肠疾病：胃、十二指肠溃疡及胃泌素瘤等。

4）腹腔器官扭转或梗阻：慢性胃肠扭转、肠粘连、大网膜粘连综合征等。

5）胃肠运动功能障碍：胃轻瘫、功能性消化不良、肝曲及脾曲综合征等。

2. 诱因

（1）饮食：胆石症或急性胆囊炎引起的腹痛多与进食油腻食物有关；急性胰腺炎多与暴饮暴食或过量饮酒有关；胃、十二指肠溃疡穿孔多发生于夜间空腹或饱餐后。

（2）活动：肠扭转出现腹痛与饱餐后剧烈活动有关。

（3）外伤：腹部外伤致腹腔内器官损伤常会引起腹痛，剧痛伴休克者与肝、脾破裂有关。

（4）变换体位：胆囊结石病人的腹痛常发生于夜间睡眠变换体位后。

（5）胆道蛔虫病：多与驱虫方式不当有关。

（二）病情评估与判断

情境二：

急诊分诊护士查体发现该病人面色苍白，大汗淋漓。测量生命体征提示病人 HR 110 次 /min，BP 90/50 mmHg，R 24 次 /min。

请思考：

1. 该病人的病情变化提示出现了什么并发症？

2. 护士应如何给予病人处理措施？

1. 评估与判断流程　评估腹痛病人时，应迅速评估病人生命体征，简要收集病史，判断是否危及生命。危重病人重点评估神志、面容、血压、脉搏、体位、疼痛程度等，急性面容、面色苍白、脉搏细速、呼吸急促、大汗淋漓、仰卧不动或蜷曲侧卧、明显脱水等提示病情较重。如脉搏细速伴低血压，提示低血容量。然后，根据病人的年龄、性别及既往史对病人进行全面评估。青壮年以急性胃穿孔、阑尾炎、肠梗阻、腹部外伤致器官破裂出血等多见。中老年以胃肠道肿瘤及并发症、胆囊炎、胆石症及血管疾病等发病率高。溃疡病穿孔、肠梗阻、尿路结石男性多见，胆囊炎、胰腺炎则女性多见。了解有无溃疡病、阑尾炎等既往史，有无腹部外伤史、手术史，有无心肺等胸部疾病和糖尿病、高血压病史等。女性了解月经生产史，闭经且发生急性腹痛并伴休克者，应高度警惕异位妊娠破裂内出血。

2. 临床表现

（1）腹痛：最初的病史应正确反映病人疼痛的部位，疼痛的起病方式、性质、程度及与发作时间和体位的关系。

1）疼痛部位：最早发生腹痛及压痛最明显的部位常是发生病变的部位，可帮助推断可能的病因（表 9-6）。

2）起病方式、性质和程度

① 起病方式：腹痛起病轻后逐渐加重多为炎性病变。发病突然且迅速加重常见于腹内器官

表 9-6　疼痛部位与病变器官

疼痛部位	病变器官
右上腹	肝、胆、胃、十二指肠、结肠右曲、右肾、右膈下、右肺、胸膜
左上腹	胃、胰、脾、结肠左曲、左膈下、左下肺、左肾、胸膜
脐部或脐周	小肠、网膜、肠系膜、淋巴结
脐下	膀胱、子宫、盆腔
右下腹	阑尾、回肠、回盲部、右输尿管、右卵巢
左下腹	乙状结肠、降结肠、左输尿管、左卵巢
弥漫性或部位不定	急性弥漫性腹膜炎（原发性或继发性）、机械性肠梗阻、急性出血性坏死性肠炎、卟啉病、铅中毒、腹型过敏性紫癜

扭转或绞窄、空腔器官穿孔或梗阻，实质器官破裂等。

② 性质：a.阵发性绞痛。常见于空腔器官梗阻或痉挛，如机械性肠梗阻或结石等。腹部绞痛多发病急，病人痛苦，应注意鉴别，尽早明确病因（表 9-7）。b.持续性钝痛或隐痛。腹内炎性病变或出血性病变多见，如急性阑尾炎、急性胰腺炎、肝或脾破裂等。c.持续性疼痛伴阵发性加剧，提示炎症和梗阻并存，如绞窄性肠梗阻早期和胆石症合并胆道感染。d.持续性锐痛。提示壁腹膜受炎性或化学性刺激。

表 9-7 几种绞痛的鉴别

绞痛类别	部位及放射痛	伴随症状
肠绞痛	多位于脐周、下腹部	恶心、呕吐、腹泻或便秘、肠鸣音亢进等
胆绞痛	位于右上腹，放射至右背与右肩胛	黄疸、发热、肝可触及或 Murphy 征阳性
肾绞痛	肾区痛，沿腹直肌外缘向下放射，达于腹股沟及大腿内侧	尿频、尿急、蛋白尿、血尿等
子宫病变绞痛	腰骶部或下腹部剧痛、坠痛	阴道流血、阴道排液等
胰腺绞痛	上腹或中上腹部，向左侧腰背部放射	黄疸、消化道症状、消瘦和乏力等

③ 疼痛程度：腹痛程度反映腹内病变的轻重，但易受疼痛个体敏感性及耐受程度影响。老年人机体反应能力较差，对疼痛感觉迟钝，其临床症状轻微而隐匿，需引起高度注意。a.轻度腹痛：一般炎性病变初期的腹痛较轻。b.重度腹痛：刀割样剧痛为化学刺激引起，如空腔器官急性穿孔；梗阻性疾病为剧烈疼痛，如肠扭转、卵巢囊肿蒂扭转、肾绞痛等；器官破裂出血性疾病引起的腹痛略次之，如异位妊娠，肝、脾破裂等。

3）与发作时间、体位的关系：餐后痛可能与胆、胰疾病，胃部肿瘤或消化不良有关；饥饿痛发作呈周期性、节律性见于胃窦、十二指肠溃疡；子宫内膜异位者腹痛与月经周期有关；卵泡破裂者腹痛发作在月经间期。某些体位可致腹痛加剧或减轻，如胃黏膜脱垂病人左侧卧位时疼痛减轻；胰腺疾病病人前倾坐位或膝胸位时疼痛减轻；腹膜炎病人活动疼痛加剧，蜷缩侧卧疼痛减轻；反流性食管炎病人烧灼痛在躯体前屈时明显，而直立位时减轻。

（2）伴发症状

1）消化道症状：①恶心、呕吐。如急性胆囊炎、溃疡病穿孔。急性胃肠炎、胰腺炎发病早期呕吐频繁，高位肠梗阻呕吐出现早而频繁，低位肠梗阻或结肠梗阻呕吐出现晚或不出现；呕吐物的性质及量与梗阻部位有关，呕吐宿食不含胆汁则为幽门梗阻，呕吐粪水样物常为低位肠梗阻。②排便排气改变。肠梗阻病人腹痛时常伴有呕吐，肛门停止排气、排便；急性肠炎、痢疾、炎性肠病、肠结核等病人腹痛时常出现腹泻；肠套叠病人出现果酱样便；绞窄性肠梗阻、肠套叠、溃疡性结肠炎、坏死性肠炎病人合并便血。

2）其他：发热多见于胆道感染、腹腔或腹内器官化脓性病变、下肺炎症或脓肿者；黄疸多见于急性胆管炎、胆总管结石、壶腹癌或胰头癌；贫血和休克者可能是腹腔器官破裂；血尿、排尿困难考虑尿路感染、结石等；盆腔炎症或积液、积血时可有排便次数增多、里急后重感。

3. 辅助检查

（1）实验室检查

1）血常规：白细胞总数和中性粒细胞计数增多提示感染性疾病；血红蛋白及红细胞进行性减少提示有活动性出血的可能。

2）尿常规：尿中大量红细胞提示肾绞痛、泌尿系统肿瘤和损伤，白细胞增多表示感染。糖尿病酮症酸中毒可见尿糖、尿酮体阳性。

3）大便常规：糊状或水样便，含少量红、白细胞可能为细菌性食物中毒引起的急性肠炎；黏液脓血便提示痢疾；血便提示消化道出血；大便隐血试验阳性提示消化道肿瘤。

4）血生化：血、尿或腹水淀粉酶增高常是急性胰腺炎；血肌酐、尿素氮升高提示肾功能不全；人绒毛膜促性腺激素有助于异位妊娠诊断。

（2）X线检查：胸部X线检查判断肺、胸膜及心脏病变；腹部透视和摄片检查发现膈下游离气体，提示胃肠穿孔；肠内有气液平面，提示肠梗阻；疑有尿路病变可摄腹部平片或做静脉肾盂造影。

（3）超声检查：诊断实质性器官损伤、破裂和占位性病变的首选方法。对腹腔内器官的形态、大小、病变等均有较高的诊断价值。也可在超声指引下进行脓肿、腹水及积血等穿刺抽液。

（4）内镜检查：包括胃镜、十二指肠镜、胆道镜、小肠镜和结肠镜等，对腹痛的诊断具有极其重要的意义。在明确消化道出血的病因同时可行内镜下止血或病灶切除。

（5）CT检查：对判断肝胆胰等实质器官病变、十二指肠和主动脉病变方面较超声检查更具优势，如对急性出血坏死性胰腺炎的诊断很有价值。必要时行腹部增强CT检查，提高病变的检出率和诊断的准确性。

（6）直肠指检：注意直肠温度、是否触及到肿块、有无触痛，指套是否沾有血迹。阑尾炎时可有右侧直肠壁触痛，盆腔脓肿或积血可使直肠膀胱陷凹呈饱满感、触痛。

（7）诊断性腹腔穿刺或灌洗：腹腔穿刺有利于判断腹痛的病因。疑腹腔有积液或出血时进行腹腔诊断性穿刺，进行常规检查和细胞学检查，可以确定病变性质；经阴道后穹隆穿刺主要用于判断异位妊娠破裂出血、盆腔脓肿或盆腔积液。

（8）其他检查：40岁以上病人，既往无慢性胃病史，突然发作上腹痛应常规做心电图，以识别有无心脏及心包病变。

（三）救治与护理

1. 救治原则　急性腹痛的救治原则即挽救生命、减轻痛苦、积极地对因治疗和预防并发症。

（1）手术治疗：治疗急腹症最重要的手段。肠梗阻、内脏穿孔或出血、急性阑尾炎等病因明确，应尽早进行手术治疗。肝、脾等器官破裂致腹腔内大量出血者，常伴失血性休克，除应用镇痛药外，还应积极建立静脉通路，补充血容量等抗休克治疗，为手术创造良好的条件。

（2）非手术治疗：适用于病因尚未明确而腹膜炎症状不严重的病人，包括纠正水、电解质紊乱，抗感染，抗休克等措施。对病因明确而不需手术治疗、疼痛较剧烈的病人，应适当使用镇痛药。

（3）未确诊的急腹症：需遵循"四禁"原则，即禁食、禁灌肠、禁镇痛、禁用泻药。经密切观察和积极治疗后，腹痛不缓解，腹部体征不减轻，全身状况无好转反而加重的病人可行剖腹探查，明确病因。

2. 护理措施

（1）即刻护理：首先处理能威胁生命的情况，如腹痛伴休克应及时抢救，迅速建立静脉通路，及时补液纠正休克，如有呕吐头应偏向一侧。病因明确者，遵医嘱积极做好术前准备；病因未明者，暂时实施非手术治疗措施。

（2）饮食护理：病因未明或病情严重者，需禁食。对病情较轻且无禁忌证者，给予少量流质或半流质饮食。术后禁食期间静脉补充水、电解质和必需的营养物质。胃肠功能恢复、肛门排气、无腹痛腹胀不适，可进流质饮食，逐步过渡到普食。

（3）维持体液平衡：积极消除病因，遵医嘱静脉输液，补充水、电解质和能量，纠正水、电解质紊乱。对神志不清或伴有休克者，应留置导尿管，并根据尿量随时调整补液方案和滴速，准确记录出入量。

（4）药物治疗：腹痛病人在未明确诊断前禁用镇痛药，禁服泻药，禁止灌肠。遵医嘱给予应用抗生素控制感染。腹痛病因明确者，遵医嘱及时给予解痉镇痛药。使用镇痛药后应严密观察腹痛等病情变化，高热者可给予物理降温或药物降温。

（5）密切观察病情变化：①意识及生命体征；②腹部体征：腹痛部位、性质、程度、范围以及腹膜刺激征的变化和胃肠功能状态，有无呕吐、腹胀、排便及肠蠕动，有无腹腔积气、积液，肝浊音界变化和移动性浊音；③疑有空腔器官穿孔、破裂，腹胀明显或肠梗阻病人给予胃肠减压，保持引流通畅，观察与记录引流液的量、颜色和性状，及时更换减压器；④动态观察实验室检查结果。

（6）心理护理：加强与病人的沟通，稳定病人情绪，做好心理护理。对病人及家属做好解释安慰工作，对病人的主诉采取同情性倾听，以减轻焦虑，降低病人的不适感。创造良好氛围，减少环境改变所致恐惧感。

拓展阅读 9-4
急性腹痛的鉴别

（林陶玉）

第七节 上消化道出血

情境导入

张某，男，41岁。因"间断性黑便1个月，呕血1天"入院，拟"上消化道出血"急诊留观。

情境一：

病人从事电商工作，平素工作压力大，作息饮食不规律，经常熬夜加班。既往体健，有长期烟酒史。

请思考：

1. 何谓上消化道出血？何谓急性上消化道出血？
2. 上消化道出血的病因有哪些？

上消化道出血（upper gastrointestinal hemorrhage，UGIH）是指十二指肠悬韧带以上的食管、胃、十二指肠、胰、胆等病变引起的出血，包括胃空肠吻合术后的空肠上段病变引起的出血。主要表现为呕血和（或）黑便，是临床常见的急症之一。急性上消化道大出血一般指在短时间内失血量超过 1 000 mL 或循环血容量的 20%，常伴有血容量减少而引起急性周围循环衰竭，严重者导致失血性休克而危及病人生命。

（一）病因与诱因

1. 病因 上消化道出血的病因主要来自上消化道疾病和全身性疾病，临床上最常见的病因有消化性溃疡、急性糜烂出血性胃炎、食管-胃底曲张静脉破裂及胃癌，这些病因占上消化道出血的 80%~90%。糜烂性食管炎、食管贲门黏膜撕裂综合征引起的出血亦不少见。常见病因见表 9-8。

表 9-8 上消化道出血的常见病因

部位	疾病
食管疾病	食管贲门黏膜撕裂综合征、糜烂性食管炎、食管癌、食管静脉曲张
胃部疾病	胃溃疡、急性胃黏膜损伤、胃底静脉曲张、门静脉高压性胃黏膜损害、胃癌、胃息肉
十二指肠疾病	溃疡、十二指肠炎、憩室
邻近器官疾病	胆道出血（胆石症、肝胆肿瘤等）、胰腺疾病（假性囊肿、胰腺癌等）、动脉瘤破裂入上消化道
全身性疾病	血液病（白血病、血小板减少性紫癜等）、尿毒症、血管性疾病（遗传性出血性毛细血管扩张症等）

2. 诱因 除与病人年龄、慢性疾病等自身因素相关外，急性上消化道出血诱发因素常与饮食习惯、饮酒、使用药物、吸烟、工作压力大等存在一定的关系。由于这些因素易破坏胃、十二指肠黏膜的屏障作用，引起消化性溃疡，诱发上消化道出血。医护人员应加强健康宣教，指导其形成正确的生活及饮食方式，帮助其制订科学合理的饮食、用药及活动等方案。在降低病人上消化道出血风险的基础上，实现生存质量的提升。

（二）病情评估与判断

情境二：

病人急诊留观后，主诉头晕伴心悸，腹部隐痛。询问病史：病人 1 个月前无明显诱因下出现右上腹痛，后解少量黑色柏油样稀便。1 个月来间断性解黑便，约 1 次 / 日，未予重视。1 天前出现上腹部不适，随后出现呕血 4 次，暗红色，量多每次约 100 mL，遂赴急诊科就诊。查体：病人神志清，贫血貌，皮肤巩膜无黄染，T 37.3℃，P 105 次 /min，R 20 次 /min，BP 98/56 mmHg。

请思考：

1. 上消化道出血病人的临床表现有哪些？

2. 出血严重程度如何评估？

3. 判断该病人出血病变的部位、病因首选哪种检查？

上消化道出血的临床表现取决于出血病变的性质、部位、失血量与速度，并与病人的年龄、出血前的全身状况如有无贫血及心、肝、肾功能有关。

1. 病史 应注意询问既往有无容易引起消化道出血的相关病史，以判断病因。如规律性上腹痛、进食或服用抗酸药可缓解的上腹痛提示消化性溃疡；有病毒性肝炎、慢性酒精中毒、血吸虫病等引起肝硬化致门静脉高压症；有服用阿司匹林、类固醇类药物史者应怀疑急性胃黏膜损伤；有渐进性食欲缺乏、腹胀、上腹持续疼痛、体重下降等应考虑消化道肿瘤。

2. 临床表现

（1）呕血与黑便：是上消化道出血的特征性表现。幽门以上出血且出血量大者常表现为呕血，呕血呈鲜红色或血凝块提示出血量大且速度快，血液在胃内停留时间短。若出血速度较慢，血液在胃内经胃酸作用形成酸性血红蛋白，则呕吐物可呈棕褐色咖啡样。幽门以下出血常表现为黑便，但如出血量大而迅速，幽门以下出血也可反流到胃内而引起呕血。柏油样便，黏稠而发亮，是因血红蛋白中铁与肠内硫化物作用形成硫化铁所致；当出血量大且速度快时，血液在肠内推进快，粪便可呈暗红甚至鲜红色；反之，空肠、回肠的出血如出血量不大，在肠内停留时间较长，也可表现为黑便，需注意鉴别。

（2）失血性周围循环衰竭：急性周围循环衰竭的程度与出血量及速度有关。少量出血可因机体的代偿机制而不出现临床症状。中等量以上出血常表现为头晕、心悸、冷汗、口渴、昏厥等，表现为面色苍白、皮肤湿冷、心率加快、血压下降。大量出血者可在黑便排出前出现晕厥或休克，应与其他原因引起的休克鉴别。

（3）氮质血症：上消化道出血后，肠道中血液的蛋白质消化产物被吸收，引起血中尿素氮浓度升高，称为肠性氮质血症。血中尿素氮浓度 24～28 h 达高峰，3～4 天降至正常。如病人血尿素氮浓度持续升高或下降后又再升高，且出血前肾功能正常，则提示有上消化道继续出血或再次出血。

（4）发热：上消化道出血后，多数病人在 24 h 内出现发热，一般不超过 38℃，持续 3～5 天降至正常。

3. 出血严重程度的评估　病情严重程度与失血量呈正相关，因呕血与黑便混有胃内容物与粪便，而部分血液贮留在胃肠道内未排出，故难以根据呕血或黑便量判断出血量，常根据临床综合指标与实践经验判断。大便隐血试验阳性，提示每天出血量 5～10 mL，出现黑便表明出血量在 50～100 mL；胃内积血达 250～300 mL，可引起呕血。若一次出血量在 400 mL 以下，因周围血管及内脏血管的代偿性收缩一般不引起全身症状；出血量超过 400～500 mL 时，可出现头昏、心悸、乏力等全身症状；短时间内出血超过 1000 mL 时，或达全身血容量的 20% 时，可致低血压等周围循环衰竭，如四肢厥冷、少尿、血压下降等。血压和脉搏是评估急性大出血严重程度的关键指标，脉率 / 收缩压得到的结果为休克指数，正常值为 0.54 ± 0.02。如休克指数为 1，失血量为 800～1000 mL；指数 > 1，失血 1200～2000 mL。同时需动态观察尿量和血常规，并综合其他指标加以判断。

4. 实验室及辅助检查

（1）血常规：红细胞计数及血红蛋白在急性出血 3～4 h 后开始下降，血细胞比容也下降，白细胞计数稍有反应性升高。有助于估计失血量及动态观察有无活动性出血，判断治疗效果及协助病因诊断。

（2）隐血试验：呕吐物或黑便隐血反应呈强阳性。

（3）血尿素氮：出血后数小时内开始升高，24～28 h 达高峰，3～4 天降至正常。

（4）内镜检查：可判断出血病变的部位、病因及出血情况，是目前诊断消化道出血病因的首选检查方法。亦可根据病变的特征判断是否继续出血或估计再出血的危险性。

（5）超声、CT 等影像学检查：了解有无肝硬化、肿瘤、腹水、结石等病变，有助于判断出血原因。

（6）X 线钡餐或钡灌肠造影：主要适用于内镜检查禁忌证或拒绝内镜检查者，但诊断阳性率和正确性不如内镜。

（7）其他检查：放射性核素扫描或选择性动脉造影如腹腔动脉、肠系膜上动脉造影可帮助确定出血部位，适用于内镜及 X 线钡餐造影未能确诊而又反复出血者。

（三）救治与护理

> **情境三：**
>
> 病人血常规报告提示：白细胞计数（WBC）12.61×10⁹/L，血红蛋白（Hb）57 g/L，红细胞计数（RBC）1.99×10¹²/L，急诊尿素氮 7.87 mmol/L；急诊胃镜检查：十二指肠球部溃疡。超声检查：脂肪肝。胸腹 CT：未见异常。护士为病人进行体格检查过程中，病人再次呕血，呕出大量暗红色液体，伴少量血凝块。心电监护显示：P 120 次 /min，R 24 次 /min，BP 85/45 mmHg，SpO₂ 92%。病人情绪紧张，大汗淋漓，主诉恶心、口渴明显，要求饮水。
>
> **请思考：**
>
> 1. 此时，应对该病人采取何种护理措施？
> 2. 病情观察要点有哪些？
> 3. 如何判断病人是否有活动性出血或再次出血？

1. 救治原则 正确评估失血程度，充分补液输血，纠正水、电解质紊乱，保证重要器官的血流灌注，防止休克及器官功能衰竭。同时积极进行病因诊断和治疗，明确出血原因与部位，控制活动性出血，防治并发症。病因和部位不明的消化道大出血经积极非手术治疗后仍有出血，且血压、脉搏不稳定，或出血控制后又反复出血者，应尽早采用手术或介入止血治疗。

2. 护理措施

（1）即刻护理措施：卧床休息，保持安静；保持呼吸道通畅，呕吐时头偏向一侧，防止误吸，必要时给予吸氧。

（2）补充血容量：对急性大出血病人需快速建立 2～3 条静脉通路，立即按医嘱查血型与配血，等待配血时先输入平衡液或其他血浆代用品，尽早输入浓缩红细胞或全血，以尽快恢复和维持血容量及改善周围循环，防止微循环障碍引起器官功能衰竭。对于急性大量出血者，应尽可能施行中心静脉压监测以指导输液。紧急输注浓缩红细胞的指征为：①收缩压＜90 mmHg，或较基础收缩压降低幅度＞30 mmHg；②心率增快（＞120 次 /min）；③血红蛋白＜70 g/L 或血细胞比容＜25%。输血量以使血红蛋白达到 70 g/L 为宜。输液量可根据估计的失血量来确定。在积极补液的前提下，可以适当选用血管活性药（如多巴胺或去甲肾上腺素），以改善重要器官的血液灌注。

（3）非手术止血措施与护理

1）药物止血：抗酸药能提高胃内 pH，既可促进血小板聚集和纤维蛋白凝块的形成，利于止血和预防再出血，又可治疗消化性溃疡。临床常用的抗酸药包括质子泵抑制剂和 H₂ 受体阻滞剂。生长抑素能明显减少内脏血流量，适用于急性食管 – 胃底曲张静脉破裂出血、严重急性胃或十二指肠溃疡出血的治疗。严重消化道出血病人常伴有各种凝血因子缺乏，需按医嘱补充维生素 K，并根据血液检查情况及时补充各种凝血因子、纤维蛋白原、血浆、血小板等。

2）内镜止血：起效迅速，疗效确切。适用于有活动性出血或暴露血管的溃疡出血，以及病情基本稳定的食管－胃底曲张静脉破裂出血。常用的内镜止血方法包括药物局部注射、热凝止血、机械止血、食管曲张静脉套扎术等，这些方法多能达到止血目的，可有效防止早期再出血，是目前治疗本病的重要止血手段，亦可作为预防性治疗。

3）三腔双囊管压迫止血：用于食管－胃底曲张静脉破裂出血药物治疗无效时，可直接压迫食管中下段曲张静脉以控制出血。三腔双囊管示意图见图9-17、图9-18，操作流程详见第七章第七节"三腔双囊管护理"。

4）其他：对已充分补液但血压仍然低的病人，遵医嘱应用血管活性药如多巴胺、重酒石酸去甲肾上腺素等，同时应做好内镜治疗的准备。

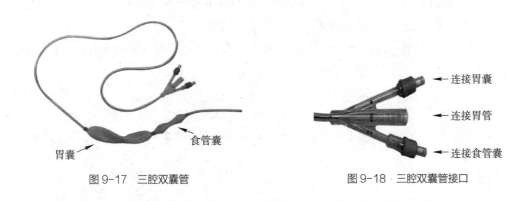

图 9-17 三腔双囊管　　　　　　　　　图 9-18 三腔双囊管接口

（4）严密观察病情：在临床病情观察和抢救中，应加强预见性意识，及时采取预见性治疗措施和提供相应护理措施。

1）监测指标：①生命体征。有无心率加快、脉搏细弱、血压降低、呼吸困难、体温不升或发热，必要时进行心电监护。②精神和意识状态。有无精神疲倦、烦躁不安、意识不清甚至昏迷等情况。③观察皮肤和甲床色泽，肢体温暖或是湿冷，颈静脉充盈情况。④准确记录出入量，疑有休克时留置导尿管，测每小时尿量。⑤观察呕吐物和粪便的性质、颜色及量。⑥定期复查血红蛋白浓度、红细胞计数、血细胞比容、网织红细胞计数、血尿素氮等，以了解贫血程度、出血是否停止。⑦监测血清电解质和血气分析的变化。急性大出血时，可丢失大量水分和电解质，应注意维持水、电解质、酸碱平衡。

2）周围循环状况的观察：周围循环衰竭的临床表现对估计出血量有重要价值，关键是动态观察病人的心率、血压。可采用改变体位测量心率、血压并观察症状和体征来估计出血量：先测平卧时的心率与血压，然后测由平卧位改为半卧位时的心率与血压，如改为半卧位即出现心率增快 10 次 /min 以上、血压下降幅度 10～20 mmHg、头晕、出汗甚至晕厥，则表示出血量大，血容量已明显不足。如病人烦躁不安、面色苍白、四肢湿冷提示微循环血液灌注不足，而皮肤逐渐转暖、出汗停止则提示血液灌注好转。

3）观察止血效果：通过观察呕血、便血情况和氮质血症变化以及血红蛋白浓度、红细胞计数等检测，综合判断出血是否停止。由于肠道积血需 2～3 天才能排尽，故不以黑便作为继续出血的指标。临床上出现下列迹象，提示有活动性出血或再次出血：①反复呕血，呕吐物由咖啡色转为鲜红色，或黑便次数增多且粪质稀薄，色泽转为暗红色，伴肠鸣音亢进；②周围循环衰竭的表现经充分补液、输血而未见改善；③红细胞计数、血红蛋白浓度、血细胞比容持续下降，网织红细胞计数持续增高；④在补液足够、尿量正常的情况下，血尿素氮持续或再次增高；

⑤门静脉高压的病人原有脾大，在出血后常暂时缩小，如不见脾恢复肿大亦提示出血未止。

（5）饮食护理：急性大出血伴恶心、呕吐者应禁食。少量出血无呕吐者，可进温凉、清淡流食，这对消化性溃疡病人尤为重要，因进食可减少胃收缩运动并可中和胃酸，促进溃疡愈合。出血停止后改为营养丰富、易消化、无刺激性半流食、软食，少食多餐，逐步过渡到正常饮食。

（6）心理护理：观察病人有无紧张、恐惧或悲观、沮丧等心理反应，特别是慢性病或全身性疾病致反复出血者，有无对治疗失去信心、不合作。关心、安慰病人，解释安静休息有利于止血。抢救工作应迅速而不忙乱，以减轻病人的紧张情绪。大出血时陪伴病人，使其有安全感。呕血或解黑便后及时清除血迹、污物，以减少对病人的不良刺激。解释各项检查、治疗措施，听取并解答病人或家属的提问，以减轻他们的疑虑。

（7）随时做好抢救和手术准备：对危重病人应做好抢救的各项准备，及时执行抢救措施。对经各种检查仍未能明确诊断而出血不止、病情特别凶险者，或药物、内镜和放射介入治疗失败者，可进行多学科协作诊疗，病情紧急时可考虑剖腹探查，可在术中结合内镜检查，明确出血部位后进行治疗。

> **情境四：**
>
> 经积极治疗后，病人生命体征平稳，精神好；溃疡创面愈合稳定，大便已解，色黄软，考虑今日出院。
>
> **请思考：**
>
> 如何对该病人进行出院宣教与健康指导？

（8）健康指导：指导病人注意饮食卫生与规律饮食；进营养丰富、易消化的食物，避免粗糙、刺激性食物，或过冷、过热、产气多的食物饮料；避免过饥或暴饮暴食；应戒烟、戒酒。保持乐观情绪，生活起居有规律，劳逸结合，避免长期精神紧张与过度劳累。在医生指导下用药，以免用药不当。病人及家属应学会早期识别出血征象及应急措施：如出现头晕、心悸等不适，或呕血、黑便，立即卧床休息，保持安静，减少身体活动；呕吐时取侧卧位以免误吸。慢性病者应定期门诊随访。

拓展阅读 9-5
上消化道出血预后评估：Blatchford 评分系统与 Rockall 评分系统

（金倩倩）

第八节　咯　血

> **情境导入**
>
> 卢某，女，48 岁。因"反复咯血 20 余年，咳嗽、咳痰、咯血 3 天"急诊就诊。入科时，病人面色苍白，诉胸闷。
>
> **情境一：**
>
> 分诊护士立即迎接病人，自诉 20 年前因受凉后出现咳嗽、咳痰、咯血，为鲜红色，量为 50～100 mL，咳嗽呈阵发性，无发热、盗汗，无胸痛；之后反复出现上述症状，在外院

诊断支气管扩张，每年发作1~2次，治疗后好转。3天前再次出现咳嗽、咯血，伴气促、胸闷。

请思考：

1. 何谓咯血？
2. 如何判断咯血与呕血？
3. 咯血的救治原则？

咯血指喉部及以下的呼吸道及肺任何部位的出血经口腔排出，包括大量咯血、血痰或痰中带血。咯血量可因病因和病变性质的不同而有差异，疾病的严重程度与咯血量有时并不完全一致，对于咯血量的估计除了出血量以外还应考虑咯血的持续时间、咯血的频率以及机体的状况，综合考虑咯血的预后和危险性。

（一）病因与诱因

1. 病因 咯血的病因有很多种，主要见于呼吸系统和心血管疾病。在我国，最常见的原因是支气管扩张、支气管肺癌、肺结核、肺脓肿。青少年多见于肺结核和支气管扩张，老年人则多见于肺结核和支气管肺癌。大咯血多见于支气管扩张、空洞性肺结核、风湿性心脏病二尖瓣狭窄及心源性肺水肿。

（1）支气管疾病：常见于支气管扩张、气管支气管结核、支气管肺癌和慢性支气管炎等；少见于支气管黏膜非特异性溃疡、支气管腺瘤、支气管结石等。咯血的主要原因是支气管黏膜或毛细血管通透性增加，病变损伤支气管黏膜内血管或黏膜下血管破裂所致。

（2）肺源性疾病：常见于肺结核、肺炎、肺脓肿等，较少见于肺淤血、肺栓塞、肺泡炎、肺真菌病、肺含铁血黄素沉着症、肺寄生虫病和肺出血肾炎综合征等。咯血的主要原因有：毛细血管通透性增加，小血管破裂，动静脉瘤破裂，肺－体循环交通支形成并出血。

（3）心肺血管疾病：较常见于二尖瓣狭窄，其次为先天性心脏病所致的肺动脉高压或原发性肺动脉高压，另有肺栓塞、肺血管炎等。咯血的主要原因为：支气管黏膜下层支气管静脉曲张破裂；肺淤血导致肺泡壁或支气管内膜毛细血管充血破裂；静脉或右心房内血栓脱落栓塞肺动脉，肺动脉组织缺血坏死出血；血管畸形。

（4）血液系统疾病：常见于原发性血小板减少性紫癜、血友病、急性白血病等，通常除咯血外还常伴有全身其他部位出血。咯血的主要原因是原发性或继发性血小板的质和量发生变化，从而导致凝血功能障碍。

（5）血管炎疾病：多为特发性自身免疫病的一部分，常为血管直接遭到破坏所致，累及肺血管或支气管即可出现咯血。如抗中性粒细胞胞质抗体相关性肺小血管炎、非特异性系统性坏死性小血管炎等。

（6）各种有创性检查和治疗：损伤了肺或支气管动脉血管，可导致咯血。

（7）抗凝血药及毒物：常见药物有抗血小板药，如氯吡格雷、阿司匹林，抗凝血药，如华法林、肝素和低分子量肝素、来匹芦定和磺达肝癸钠等，以及某些灭鼠药物。

2. 诱因 咯血最常见的诱因是感染和外伤。普通病毒和细菌感染引起的肺炎很少发生咯血，只有金黄色葡萄球菌性肺炎、支气管肺癌合并肺炎、克雷伯杆菌性肺炎时可有咯血，此外还有服用抗凝血药等。

（二）病情评估与判断

> **情境二：**
>
> 急诊分诊护士查体：病人 HR 80 次 / 分，BP 120/76 mmHg，R 22 次 /min；SpO_2 92%。病人突然感觉喉部痒，胸闷难忍，咳嗽，咯血，量约 200 mL。
>
> **请思考：**
>
> 1. 该病人属于何种程度的咯血？
> 2. 对该病人具有诊断和治疗双重意义的检查是什么？

1. 评估与判断流程

（1）首先明确是否为咯血，排除口腔、鼻腔出血和上消化出血（呕血），咯血与呕血的鉴别见表 9-9。

表 9-9　咯血与呕血的鉴别

鉴别要点	咯血	呕血
基础疾病	有肺或心脏疾病史	有胃病或肝硬化病史
出血前兆	喉部痒感、胸闷、咳嗽	上腹不适及恶心
出血方式	咳出	呕出
血液颜色	鲜红色	暗红色、棕色，有时为鲜红色
血中混有物	痰液、泡沫	食物及胃液
酸碱度	呈碱性反应	呈酸性反应
黑便	无，若咽下血液量较多时可有	黑便或柏油样便

（2）询问咯血的颜色、性状、量、次数、起病时间及伴随症状。

（3）评估咯血量及生命体征，判断是否为致命性咯血、危重咯血（病人咯血突然增多，如满口血痰，甚至满口血液、连续咳嗽并咯出血液，或胸闷难忍、烦躁不安、大汗淋漓、端坐呼吸等提示大咯血），是否需要立即进行抢救（短时间内快速、大量咯血危及生命时需要紧急处理）。

（4）询问是否存在与咯血相关的呼吸系统、心血管系统或其他系统疾病，判断引起咯血的原因。

2. 临床表现

（1）年龄、性别：儿童慢性咳嗽、小量咯血伴有贫血，须注意特发性含铁血黄素沉着症；幼年咯血者，见于支气管扩张、先天性心脏病；青壮年咯血常见于支气管扩张、肺结核、二尖瓣狭窄等。40 岁以上咯血伴有慢性咳嗽和长期吸烟史（纸烟 20 支 / 日 ×20 年）者，应高度警惕支气管肺癌的可能。年轻女性反复咯血，须注意支气管结核和支气管腺瘤；生育期女性与月经有关联的咯血，应考虑胸腔子宫内膜异位症；女性有多系统损害的症状和咯血，应考虑结缔组织病所致，如系统性红斑狼疮、结节性多动脉炎。

（2）咯血量：根据 24 h 咯血量来区分咯血程度：每日咯血量 < 100 mL 为小量咯血，包括痰中带血；每日咯血量 100 ~ 500 mL 为中等量咯血；每日咯血量 > 500 mL 或一次咯血量 100 mL 以上为大量咯血。准确估计咯血量有时是很困难的，一方面咯血时血中可能会混有痰液或唾液，另一方面病人咯出来的血量并不一定等于其肺内真正的出血量，有时部分甚至大部分淤滞于肺内，如弥漫性肺泡出血，应注意疾病的严重程度与咯血量有时并不完全一致。

（3）颜色和性状：咯血颜色与性状因不同病因而异，多为鲜红色，伴有泡沫和痰液，呈碱性。因支气管扩张、肺结核、肺脓肿和出血性疾病所致咯血，其颜色为鲜红色；砖红色胶冻样痰见于典型的肺炎克雷伯杆菌肺炎；铁锈色血痰可见于肺炎球菌性肺炎、血吸虫病和肺泡出血；肺栓塞引起的咯血为黏稠暗红色痰；左心衰竭所致咯血为浆液性粉红色泡沫痰；二尖瓣狭窄所致咯血多为暗红色。

（4）伴随症状

1）咯血伴发热：多见于肺炎、肺脓肿、肺结核、支气管肺癌、肺出血型钩端螺旋体病、流行性出血热等。

2）咯血伴胸痛、呼吸困难：常见于肺结核、肺炎球菌性肺炎、肺栓塞、支气管肺癌等。

3）咯血伴慢性咳嗽、脓痰：多见于支气管扩张、肺脓肿、空洞性肺结核继发细菌感染等。

4）咯血伴呛咳：应考虑气道异物、气道肿瘤、支气管肺癌、支原体肺炎等。

5）咯血伴皮肤黏膜出血：见于血液病、流行性出血热、风湿病及肺出血型钩端螺旋体病等。

6）咯血伴黄疸：需注意钩端螺旋体病、肺栓塞、肺炎球菌性肺炎。

7）咯血伴杵状指（趾）：多见于支气管扩张、支气管肺癌、肺脓肿等。

3. 辅助检查

（1）实验室检查

1）血常规及生化检查：有助于血液系统疾病和出血性疾病的诊断，血红蛋白测定和红细胞计数可用于判断出血的程度及有无活动性出血，白细胞总数及中性粒细胞升高提示肺、支气管化脓性感染性疾病，如支气管扩张、肺脓肿，嗜酸性粒细胞增多提示寄生虫感染，如肺吸虫病。降钙素原升高提示细菌性感染。凝血功能、肝功能、肾功能等异常均能对其原发病提供参考。血气分析有助于发现病情较重病人的低氧血症。

2）痰液检查：细菌、真菌和细胞学检查有助于原发病的诊断和治疗。

3）特异性检查：如结核菌素试验、免疫学检查有助于结核病、结缔组织疾病的诊断。

（2）胸部 X 线检查：可初步判断胸部病变的性质和部位。咯血病人均应进行胸部 X 线正侧位片检查，以了解肺内出血病变的部位、性质和可能的原因。

（3）胸部 CT 检查

1）胸部 CT 检查：可发现肺内细小的病灶和隐匿性病灶，特别是普通 X 线检查难以发现的病灶（如纵隔旁、心脏前后部位的病变），有助于咯血病因的确定，尤其是对诊断肺癌、肺脓肿很有帮助。

2）高分辨率 CT 检查：诊断支气管扩张、肺癌和肺动静脉瘘引起的咯血。

3）增强 CT 检查：可进一步显示肺血管结构的改变，有助于发现出血部位，是诊断肺血栓栓塞、肺动脉高压和肺动脉畸形的重要手段，同时还有助于发现血管炎。

4）咯血原因不明的病人还可在 CT 引导下经皮肺活检，或进行经支气管镜肺活检，以明确诊断。

（4）支气管镜检查：可快速准确判断出血原因和部位，并且可以直视气道中出血的部位。可进行镜下止血、局部灌洗、标本取样做病原学和细胞学检查。在确保病人生命安全的前提下尽早考虑支气管镜检查，具有诊断和治疗的双重意义。大咯血时进行支气管镜检查有加重咯血的危险，但在必要时仍不失为有效的诊断治疗措施。

（5）超声心动图检查和右心导管检查：可发现心脏疾病和大血管异常，评估心功能，以除外先天性心脏病、其他心脏病和肺动脉高压引起的咯血。

（6）支气管动脉造影：当胸部 X 线或 CT 检查阴性而咯血量较大，临床上疑有支气管动脉受累时可考虑进行此项检查，如发现支气管动脉异常，可同时进行支气管动脉栓塞手术。

（三）救治与护理

> **情境三：**
>
> 分诊护士立即护送病人进入抢救室，遵医嘱给予垂体后叶素 6 U 加入 25% 葡萄糖溶液 20 mL 缓慢静脉注射。病人突然双手乱抓、面色通红、两眼凝视、表情呆滞，从鼻腔流出少量暗红色血液，呼吸加快，出现三凹征。
>
> **请思考：**
>
> 1. 该病人发生了什么？该如何处理？
> 2. 咯血病人病情观察的内容有哪些？

1. 救治原则　迅速识别致命性咯血，预防和处理窒息，迅速准确地止血，必要时补充血容量，之后再针对病因进行救治。大咯血的抢救流程见图 9-19。

2. 护理措施

（1）即刻护理

1）保持呼吸道通畅。

2）卧床休息，大咯血病人绝对卧床，就地抢救，避免不必要搬动，以免加重出血。出血部位明确者应取患侧卧位，呼吸困难者可取半卧位。

3）发生失血性休克、窒息、窒息先兆或存在低氧血症者，应给予氧疗。

4）建立静脉通路，保证给药途径通畅，配血和备血。

5）心电监护：监测心率、血压、呼吸和血氧饱和度。

6）备好急救物品：如吸引器、气管插管、支气管镜等。

7）做好隔离措施：对可疑呼吸道传染性疾病，应注意做好隔离与防护，防止交叉感染。

（2）病情观察

1）严密观察病入咯血的颜色、性质、量及出血的速度，观察生命体征、尿量及意识状态的变化，注意水电解质平衡。

2）注意有无胸闷、气促、呼吸困难、发绀、面色苍白、出冷汗、烦躁不安等症状。

3）有无阻塞性肺不张、肺部感染及休克等并发症的表现。

（3）窒息症状的识别与处理

1）识别窒息症状：病人突然两眼凝视、表情呆滞，甚至神志不清；咯血突然不畅、停止，或见暗红色血块，或仅从口、鼻流出少量暗红色血液，随即张口瞪目；咯血中突然呼吸加快，出现三凹征、一侧肺呼吸音减弱或消失等，均提示发生窒息。

2）紧急处理：①体位引流。置病人头低足高 45° 俯卧位，头偏向一侧，轻拍背部，迅速排出气道和口咽部的血块，或直接刺激咽部以咳出血块。必要时用吸痰管进行负压吸引。同时取出义齿，保持呼吸道通畅。②气管插管。插管时边进边抽吸，将血液吸出，直至窒息缓解。

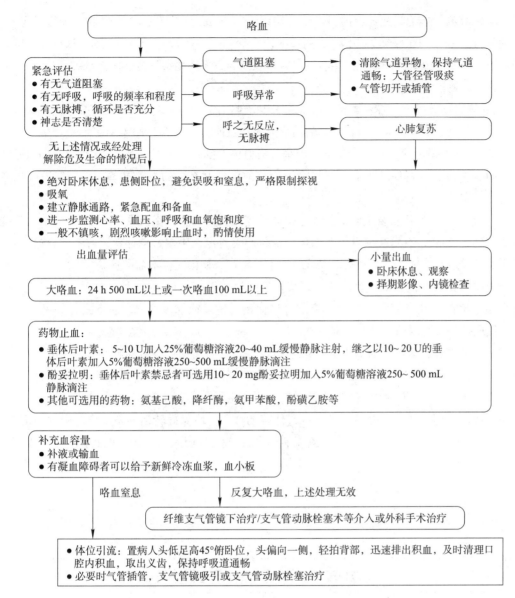

图 9-19 大咯血的抢救流程图

③气管镜。推荐使用硬质气管镜，有利于保持气道通畅，便于吸出血液。④支气管动脉栓塞治疗。

（4）用药护理

1）垂体后叶素：具有收缩支气管动脉和肺小动脉的作用，使肺内血流量减少，降低肺循环压力，从而达到止血的目的，是治疗咯血，尤其是大咯血的首选药物。用药期间遵医嘱调节药物的剂量和速度，严密观察病人有无头痛、面色苍白、出汗、心悸、胸闷、腹痛、便意、血压升高等不良反应，如出现上述不良反应，应及时减慢速度，给予相应处理。患有高血压、冠心病、动脉粥样硬化、心力衰竭及妊娠妇女应慎用或禁用。

2）酚妥拉明：为 α 受体阻滞剂，舒张血管平滑肌，降低肺动、静脉血管压力，达到止血目的，主要用于垂体后叶素禁忌或无效时。用药时病人需要卧床休息，注意观察病人的血压、心率和心律的变化，遵医嘱调节药物的剂量和速度。

3）镇咳药：咯血病人原则上不使用镇咳药，鼓励病人将血痰咳出。频繁剧烈咳嗽后发生咯血者，考虑咳嗽可能为咯血原因时可给予可待因 15～30 mg，每日 2～3 次口服；或给予含有可待因的复方制剂，如止咳糖浆 10 mL，每日 3 次口服；或右美沙芬 15～30 mL，每日 3 次口服。禁用吗啡等中枢性镇咳药，以免抑制咳嗽反射，从而导致血块堵塞气道造成窒息。

（5）非药物治疗护理

1）支气管动脉栓塞治疗：常规治疗无法控制大咯血或因心肺功能不全不宜开胸手术者可采用支气管动脉栓塞治疗。这是一种较好的治疗方法，目前已广泛用于大咯血的治疗。

2）经支气管镜治疗：支气管镜下处理是大咯血治疗的重要手段。其主要的治疗目的是清除积血、防止窒息、进行局部止血。支气管镜治疗前应做好充分的救治准备，保证气道的畅通，最好建立可靠的人工气道。

3）手术治疗：对于反复大咯血经积极保守治疗无效，24 h 内咯血量超过 1 500 mL，或一次咯血量达到 500 mL，有引起窒息先兆而出血部位明确且没有手术禁忌证者，可考虑急诊手术止血。手术时机最好选择在咯血间歇期以减少手术并发症。积极完善术前准备。

（6）饮食护理：大量咯血者应禁食，禁食期间给予足够的热量，以保持体力。小量咯血者宜进食温、凉流质或半流质饮食，过冷或过热食物易诱发或加重咯血。多食富含纤维素饮食，保持大便通畅，避免因用力排便加重出血。

（7）心理护理：多数咯血病人为突然起病，尤其第一次见到咯出鲜血，精神高度紧张，甚至有恐惧感，安慰病人以消除紧张焦虑情绪，必要时遵医嘱给予小剂量镇静药，如地西泮 2.5 mg 口服，每日 2～3 次，或 5～10 mg 肌内注射，心肺功能不全或全身衰竭咳嗽无力者禁用。

（8）转运护理：经急诊处理后需手术或住院的病人，应做好转运准备工作。根据病情准备氧气、简易呼吸器、心电监护仪等急救仪器及药品，危重病人由医护共同护送，保证转运途中安全。

拓展阅读 9-6
致命性咯血

（蒋德玉）

第九节　环境及理化因素损伤

人类所处的自然、生活与生产环境中，存在许多危害身心健康的因素，包括物理、化学和生物的损伤因素。环境及理化因素损伤是院前急救和临床急诊的常见病和多发病。环境及理化因素损伤所涉及的疾病种类多。本节仅简要介绍溺水、电击、中暑、烧伤、冻伤和咬螫伤这六种常见的环境及理化因素损伤。

一、溺水

情境导入

王某，男，12 岁。在游泳时意外溺水，被他人发现后救起，当时病人剧烈咳嗽，呼吸急促，咳出粉红色泡沫痰，全身皮肤发绀，腹部膨隆。

请思考：

1. 如何对该病人进行现场救护？

2. 医院内救护时应采取哪些主要措施？

3. 针对该病人的护理要点有哪些？

溺水又称淹溺，是人淹没于水或其他液体中，由于液体、污泥、杂草等物堵塞呼吸道和肺泡，或因咽喉、气管发生反射性痉挛，引起窒息和缺氧，肺泡失去通气、换气功能，使机体处于一种危急状态。

（一）病因与发病机制

溺水多见于儿童、青少年和老年人，常见的原因有误落水、意外事故等，偶有投水自杀者。

人淹没于水中，本能地出现反射性屏气和挣扎，避免水进入呼吸道。但由于缺氧，不能坚持屏气而被迫深呼吸，从而使大量水进入呼吸道和肺泡，阻滞气体交换，引起全身缺氧和二氧化碳潴留，造成严重缺氧、高碳酸血症和代谢性酸中毒。如不慎跌入粪池、污水池和化学物贮槽，可附加腐生物和化学物的刺激、中毒作用，引起皮肤和黏膜损伤、肺部感染以及全身中毒。

根据水所含的成分不同，可分为淡水溺水和海水溺水两种类型（表 9–10）。

表 9–10　海水溺水与淡水溺水的病理改变特点比较

比较要点	海水溺水	淡水溺水
血容量	减少	增加
血液性状	血液浓缩	血液稀释
红细胞损害	很少	大量
血浆电解质变化	高钠血症、高钙血症、高镁血症	低钠血症、低氯血症和低蛋白血症、高钾血症
心室颤动	极少发生	常见
主要致死原因	急性肺水肿、急性脑水肿、心力衰竭	急性肺水肿、急性脑水肿、心力衰竭、心室颤动

（二）病情评估与判断

1. 评估与判断　向溺水病人的陪同人员详细了解溺水发生的时间、地点和水源性质及现场施救情况，以指导抢救。

2. 临床表现　缺氧是溺水者最重要的表现，可引起全身缺氧，导致呼吸心搏骤停、脑水肿，亦可发生肺部感染。

（1）症状：溺水病人常表现为窒息、神志不清或丧失，呼吸、心搏微弱或停止。在复苏过程中可出现各种心律失常、肺水肿表现，甚至心室颤动、心力衰竭、ARDS、脑水肿、溶血性贫血、急性肾衰竭或弥散性血管内凝血（DIC）等各种临床表现。肺部感染较为常见。如淹溺在冰冷的水中，病人可发生体温过低。

（2）体征：皮肤发绀，颜面肿胀，球结膜充血，口鼻充满泡沫或泥污。可出现精神状态改变，烦躁不安，抽搐、昏迷和肌张力增加。呼吸表浅、急促或停止。肺部可闻及干、湿啰音，偶尔有喘鸣音。心律失常，心音微弱或消失。腹部膨隆，四肢厥冷。可伴头、颈部损伤。

3. 辅助检查

（1）实验室检查：溺水者常有白细胞计数增高，淡水溺水者可出现血液稀释或红细胞溶解，出现低钠、低氯血症，血钾升高，血和尿中出现游离血红蛋白。海水溺水者出现血液浓缩，轻度高钠血症或高氯血症，可伴有血钙、血镁增高及高蛋白血症。

（2）心电图检查：常有窦性心动过速、非特异性 ST 段和 T 波改变，病情严重时出现室性心律失常、完全性心脏传导阻滞。

（3）动脉血气分析：约 75% 病例有明显混合性酸中毒，几乎所有病人都有不同程度的低氧血症。

（4）X 线检查：胸片常显示斑片状浸润影，有时出现典型肺水肿征象。约 20% 病例胸片无异常发现。疑有颈椎损伤时，应进行颈椎 X 线检查。

（三）救治与护理

1. 救治原则　迅速将病人救离水面，立即恢复有效通气，实施心肺复苏及对症处理。

（1）现场救护：对溺水者进行快速、有效的通气和供氧是最重要的抢救措施。

1）水中营救：现场目击者在初步营救和复苏中发挥关键作用。下水营救者，可借助浮力救援设备或船接近溺水者。切忌一头扎进水里救人，影响施救者的视野，并可能增加脊柱损伤的风险。施救者应镇静，尽可能脱去衣裤、鞋靴，迅速游到溺水者背后，一手托着他的头颈，将面部托出水面，或抓住腋窝仰游，将溺水者救上岸。救护时应防止被溺水者紧紧抱住。

2）水中复苏：接受过训练的施救人员在漂浮救援设施的支持下可实施水上人工呼吸。

3）移离水中：立即将溺水者移离水中。常规不进行颈椎制动，以免干扰气道开放，延迟人工呼吸和 CPR 的启动。

4）初期复苏：溺水者一旦被救离水中，即应遵循标准基础生命支持顺序进行，首先检查病人反应，开放气道，有无生命迹象。采用"ABC"策略，尽快实施心肺复苏。迅速转运到医院，途中不中断救护。

（2）医院内救护

1）维持呼吸功能：给予高流量吸氧，根据情况行气管插管并予机械通气，必要时行气管切开。

2）维持循环功能：病人心搏恢复后，常有血压不稳定或低血压状态，应注意监测有无低血容量，掌握输液的量和速度。

3）防治体温过低：如果溺水者是浸在冰水中，病人可发生体温过低，导致病人冻伤。国际救生联盟建议体温过低的溺水者需要复温，但开始时只需复温到 32~34℃。

4）纠正低血容量、水电解质紊乱和酸碱平衡失调：淡水溺水者，应适当限制入水量，及时应用脱水剂防治脑水肿，适量补充氯化钠溶液、浓缩血浆和白蛋白。海水溺水者，由于大量体液渗入肺组织，血容量偏低，需及时补充液体，可用葡萄糖溶液、低分子右旋糖酐、血浆，严格控制氯化钠溶液，注意纠正高钾血症及酸中毒。

5）对症处理：积极防治脑水肿、感染、急性肾衰竭等并发症的发生。

2. 护理措施

（1）即刻护理

1）迅速将病人安置于抢救室内，换下湿衣裤，注意保暖。

2）保持呼吸道通畅，给予高流量吸氧，根据情况配合气管插管并做好机械通气准备。

（2）建立静脉通路：对淡水溺水者，应严格控制输液速度，从小剂量、低速度开始，避免短时间内大量液体输入，加重血液稀释程度。对海水溺水者出现血液浓缩症状的应及时按医嘱输入 5% 葡萄糖和血浆等，切忌输入生理盐水。

（3）复温护理：复温速度要求稳定、安全。复温的方法有以下几种。

1）体表复温法：迅速将体温过低者移入温暖环境，换下湿衣裤，采取全身保暖措施。

2）中心复温法：体温过低严重者，除体表复温外，也可采用中心复温法，有条件可使用体外循环血液加温。

（4）密切观察病情变化：注意监测尿液的颜色、量及性质，准确记录尿量。观察有无咳痰，痰的颜色、性质，听诊肺部啰音及心率、心律情况。有条件者行 CVP 监测，将 CVP、动脉压和尿量三者结合起来分析、指导输液治疗。

（5）心理护理：消除病人的焦虑与恐惧心理，解释治疗措施及目的，使其积极配合。对自杀溺水的病人应尊重其隐私权，正确引导。

二、电击

情境导入

张某，男，39 岁。因"下颌、右前臂、双手、右足、右小腿电烧伤后 1 h"急诊收入院。病人高空作业时，在距 35 kV 高压电线约 1 m 处，被电烧伤下颌、右前臂、双手、右足、右小腿，当即昏迷，无呼吸、心搏停止，无大、小便失禁，随后被送入医院急救。

请思考：

1. 电击后可能发生哪些并发症？

2. 电击后应如何实施现场救护？

3. 应采取哪些医院内救护措施？护理上应如何配合？

电击伤又称触电，指一定量的电流通过人体致使局部或全身性的组织损伤和功能障碍，严重时可发生心搏骤停和呼吸停止。不论是电流还是静电的电流量，均可引起电击伤。电击伤可以分为超高压电击伤或雷击、高压电击伤和低压电击伤 3 种类型。

（一）病因与发病机制

电击伤常见的原因是人体直接接触电源，或在高压电和超高压电场中，电流或静电电荷经空气或其他介质电击人体。

电击伤对人体的危害与接触电压高低、电流强弱、电流类型、频率高低、通电时间、接触部位、电流方向和所在环境的气象条件都有密切关系。

1. 电流类型　交流电能使肌肉持续抽搐，能"牵引住"接触者，使其脱离不开电流，因而危害性较直流电大。低频交流电较高频电流危险，人体对交流电敏感性为直流电的 3~4 倍。50~60 Hz 低压交流电最易引起致命性的心室颤动。

2. 电流强度　交流电的强度不同，可产生不同的生理效应。一般而言，通过人体的电流越强，对人体造成的损害越重，危害也越大。

3. 电压高低　电压越高，对机体的损害越重。低压电击伤伴心搏、呼吸停止的电击者多不能有效复苏。高电压电流易引起深部灼伤，而低电压则易导致接触肢体被"固定"于电路。

4. 电阻大小 在电压相同的情况下，皮肤电阻越小，通过的电流越大，造成的损伤越大。不同人体组织的电阻不同，由大到小依次为骨、皮肤、脂肪、肌肉、血管和神经。皮肤电阻冬季干燥时高，出汗、潮湿时降低。电流在体内一般沿电阻小的组织前行，引起损伤。

5. 通电时间 接触电源时间的长短导致电流对人体的损害程度不同。通电时间越长，机体造成的损害也越严重。

6. 通电途径 电流通过人体的途径不同，对人体造成的伤害也不同。例如电流通过头部，会使人昏迷；电流通过脊髓会使人截瘫；电流通过中枢神经会引起中枢神经系统严重失调而导致死亡。

（二）病情评估与判断

1. 评估与判断 评估是否具有直接或间接接触带电物体的病史。

2. 临床表现 轻者仅有瞬间感觉异常，重者可致死亡。

（1）全身表现：触电后，轻者表现为头晕、心悸、皮肤面色苍白、口唇发绀，惊恐和四肢无力；部分病人有抽搐、肌肉疼痛。中度者呼吸浅快、心动过速及期前收缩，短暂意识障碍；高压电击时，常发生神志丧失，呼吸心搏骤停。有些病人可转入"假死"状态：心搏、呼吸极其微弱或暂停，心电图可呈心室颤动状态，经积极治疗，一般可恢复。昏迷或呼吸、心搏骤停，如不及时复苏则会发生死亡。

（2）局部表现：轻者触电局部发麻；重者皮肤灼伤，局部渗出较一般烧伤重，包括筋膜腔内水肿。有"入口"和"出口"体征特点，入口处常呈炭化，形成洞穴，多累及肌肉、神经、血管、骨骼，损伤范围外小内大。深部组织呈夹心坏死。电击伤及血管时可继发出血或营养障碍，伤口久经不愈。有些电击伤者身体可见各种花纹，病人所戴指环、手表、项链或腰带处可有较深的烧伤。

（3）并发症：可有短期精神异常、心律失常、肢体瘫痪、继发性出血或血供障碍、局部组织坏死并继发感染、弥散性血管内凝血、急性肾功能障碍、内脏破裂或穿孔、永久性失明或耳聋等。

3. 辅助检查

（1）心电图：可出现传导阻滞或房性、室性期前收缩等心律失常。

（2）实验室检查：早期可出现肌酸磷酸激酶及其同工酶、乳酸脱氢酶、丙氨酸转氨酶的活性增高。尿液检查可见血红蛋白尿或肌红蛋白尿。

（三）救治与护理

1. 救治原则 迅速脱离电源，争分夺秒地实施有效的心肺复苏及心电监护。

（1）现场救护

1）迅速脱离电源，根据触电现场情况，采用最安全迅速的办法脱离电源，注意避免给触电者带来其他伤害。如人在高处触电时，需要采取适当的安全措施，防止脱离电源后，从高处坠下造成骨折或死亡。务必确保现场救助者自身的安全。抢救者必须严格保持自己与触电者的绝缘，绝不能用手牵拉触电者。

2）保护好烧伤创面，防止感染。

3）轻型触电者就地观察及休息 1~2 h，以减轻心脏负荷，促进恢复。

4）重型触电者对心搏骤停或呼吸停止者，应立即行心肺复苏术，不能轻易终止复苏。

（2）医院内救护

1）维持有效呼吸：呼吸停止者应立即行气管插管，给予呼吸机辅助通气。

2）纠正心律失常：电击伤可引起心肌损害和心律失常。最严重的心律失常是心室颤动，应尽早给予除颤。

3）补液：低血容量性休克和组织严重电烧伤的病人，应迅速予以静脉补液，补液量较同等面积烧伤者多。

4）创面处理：积极清除电击烧伤创面的坏死组织，有助于预防感染和创面污染。对于深部组织的损伤、坏死，伤口常需开放治疗。

5）筋膜松解术和截肢：肢体受高压电热灼伤，可导致电热灼伤远端肢体发生缺血性坏死。因而有时需要进行筋膜松解术，以减轻灼伤部位周围压力，改善肢体远端血液循环，严重时可能需要截肢处理。

6）其他对症处理：抗休克，预防感染，纠正水和电解质紊乱，防治脑水肿、急性肾衰竭、应激性溃疡等。

2. 护理措施

（1）即刻护理：心搏骤停或呼吸停止病人尽早进行心肺复苏，尽快建立人工气道并进行机械通气，配合医生做好抢救。

（2）用药护理：尽快建立静脉通路，按医嘱给予输液，恢复循环血容量，应用抗生素预防和控制电击伤损害深部组织后所造成的厌氧菌感染，注射破伤风抗毒素预防破伤风发生。

（3）合并伤的护理：因触电后弹离电源或自高空跌下，常伴有颅脑损伤、气胸、血胸、内脏破裂、四肢与骨盆骨折等，应注意病人有无其他合并伤存在。

（4）严密观察病情变化：①定时监测生命体征，观察有无呼吸抑制及窒息发生，注意病人神志变化。②动态观察心电图变化，做好心电监护，及时发现心律失常。③根据心肌酶学检查、肌钙蛋白测定来评估判断有无心肌损伤，尤其肌钙蛋白 I 对心肌损伤有极高的特异性和敏感性。一旦明确，应按医嘱给予高浓度吸氧、降低心肌氧耗、控制输液的速度和量、应用心肌保护和营养类药物等。④观察尿的颜色和量的变化，准确记录尿量。

（5）基础护理：病情严重者注意口腔、皮肤护理，预防口腔炎和压力性损伤的发生。保持病人局部伤口敷料的清洁、干燥、防止脱落。

（6）心理护理：在治疗和护理过程中，做好解释工作，消除病人的焦虑与恐惧心理。

三、中暑

情境导入

王某，男，50 岁。在高温环境下持续工作 4 h，突感全身乏力，头晕头痛，出汗减少，遂来我院救治。查体：面色潮红，T 41 ℃，P 116 次 /min，R 25 次 /min，BP 100/60 mmHg，心肺无异常。

请思考：

1. 该病人最可能的诊断是什么？

2. 目前病人的护理措施有哪些？

中暑是指人在高温环境下或烈日暴晒引起的体温调节功能障碍、汗腺功能衰竭和水电解质紊乱所致的疾病。临床上依照症状轻重分为先兆中暑、轻度中暑和重度中暑。根据发病机制和临床表现不同，重度中暑可分为热痉挛、热衰竭和热射病。

（一）病因与发病机制

1. 病因

（1）机体产热增加：在高温或强热辐射下从事长时间劳动，使机体产热增加，易发生热蓄积，若没有防暑降温措施，就易发生。

（2）机体散热减少：环境湿度较高、通风不良的环境下从事重体力劳动也可发生。

（3）机体热适应能力下降：若热负荷增加，机体会产生应激反应，通过神经内分泌的各种反射调节来适应环境变化，维持正常的生命活动，当此调节能力下降时，机体对热的适应能力也下降，机体易出现代谢紊乱而发生中暑。

2. 发病机制　正常人的体温在下丘脑体温调节中枢控制下，产热和散热处于平衡状态，维持在37℃左右。在周围环境温度超过体表温度时，通过辐射、传导及对流散热发生困难，人体只能借助于汗液蒸发进行散热，有时大量出汗不足以散热，或空气中湿度大，通风不良时，出汗减少使散热受阻。以上情况均可造成体内热的积蓄，引起中暑。

（二）病情评估与判断

1. 评估与判断　重点评估病人有无引起机体产热增加、散热减少或热适应不良的病史，是否在高温环境中长时间工作、未补充水分等情况存在。

根据健康史和临床表现可判断病人是否发生中暑。评估中暑的原因、损伤持续时间、开始施救时间、中暑的程度及生命体征。但重症中暑应与脑炎、脑膜炎、脑血管意外、脓毒血症、甲状腺危象、伤寒及中毒性菌痢等疾病相鉴别。

2. 临床表现

（1）先兆中暑：在高温环境下工作一段时间后，大量出汗、口渴、头晕、头痛、注意力不集中、全身疲乏、体温正常或略升高。

（2）轻度中暑：除上述症状加重外，体温升至38℃以上，可出现面色潮红、皮肤灼热或苍白、全身皮肤湿冷、血压下降、脉搏增快等周围循环衰竭早期表现。

（3）重度中暑：包括热痉挛、热衰竭和热射病三型。热痉挛多见于健康青壮年人。热衰竭为最常见的类型，多见于老年人、产妇和慢性疾病病人。热射病又称中暑高热，是中暑最严重的类型，主要表现为高热和神志障碍。

3. 辅助检查　紧急行血生化、动脉血气分析及尿常规检查。血尿素氮、血肌酐可升高。发病早期可出现血红蛋白升高、血细胞比容增加。血清电解质检查可有高钾、低钠、低氯血症。尿常规可出现不同程度的蛋白尿、血尿、管型尿改变。应尽早发现器官出现严重功能障碍的证据，严重病例常出现肝、肾、胰和横纹肌损害的实验室改变。有凝血功能异常时，应考虑DIC。尿液分析有助于发现横纹肌溶解和急性肾衰竭。

（三）救治与护理

1. 救治原则　尽快脱离高温环境、迅速降温和保护各重要器官功能。

（1）现场救护

1）脱离高温环境：迅速将病人转移到通风良好的阴凉处或温度适宜的房屋内平卧休息，帮助病人松解或脱去外衣。

2）降温：轻症病人可用冷水反复擦拭全身，直至体温低于38℃；可应用扇子、电风扇或空调协助降温。口服含盐低温饮料或淡盐水。体温持续在38.5℃以上的病人可口服水杨酸类解热药物。降温以病人感到凉爽舒适为宜。对于先兆中暑和轻度中暑的病人经救护后均可恢复正常，但对重度中暑者，应立即送至医院进行救治（图9-20）。

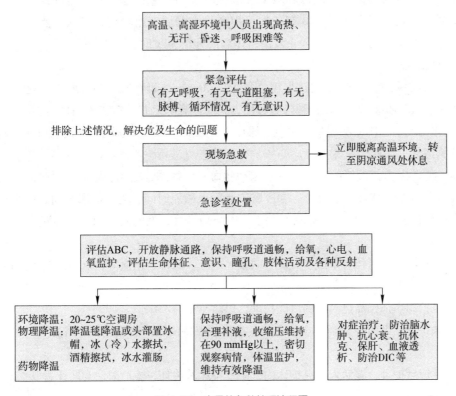

图9-20 中暑的急救处理流程图

（2）院内救护

1）热痉挛：轻症者可口服补液盐，脱水者应静脉输注生理盐水。

2）热衰竭：①迅速降温；②当血容量严重减少、电解质紊乱时需静脉输液。如果血压随体位波动，应继续补充生理盐水直到血流动力学稳定。其余失液量可在48 h内缓慢补充，过快纠正高钠血症可引起严重的水中毒，发生脑水肿，导致意识障碍或癫痫发作。

3）热射病：早期有效治疗是决定预后的关键。有效治疗的关键点：一是迅速降低核心温度，二是血液净化，三是防治DIC。具体救治措施为"九早一禁"，即早降温、早扩容、早血液净化、早镇静、早气管插管、早纠正凝血功能紊乱、早抗感染、早肠内营养、早免疫调理，在凝血功能紊乱期禁止手术。

2. 护理措施

（1）即刻护理：重度中暑病人若发生心力衰竭，病人取半卧位，血压过低病人取平卧位。保持昏迷病人气道通畅，及时清除鼻咽分泌物，给予氧气吸入，必要时行机械通气。

（2）保持有效降温

1）现场降温：①迅速脱离高温、高湿环境，转移至通风阴凉处。将病人平卧并去除全身衣物；②用凉水喷洒或用湿毛巾擦拭病人全身；③加快空气流动，加快蒸发、对流散热；④监测体温。

2）转运途中降温：①控制环境温度，打开救护车内空调或开窗；②用凉水擦拭全身；③输液；④监测体温。

3）病房内降温：①室温调节在 20～24℃；②快速静脉输液；③降温毯应用；④物理降温，放置冰块在双侧颈部、腹股沟和腋下等散热较快的区域；⑤应用胃灌洗或灌肠；⑥血液净化；⑦联合使用冬眠合剂等。⑧有条件可用血管内降温仪或将病人浸入冷水浴中（水温为 15～20℃）。如肛温下降至 38℃，停止浸浴；体温回升至 39℃时，可再行浸浴。

（3）观察病情

1）观察降温效果：①密切监测肛温，每 15～30 min 测量一次，根据肛温变化调整降温措施。②观察末梢循环情况。无论何种降温方法，只要体温降至肛温 38℃左右即可考虑终止降温。

2）监测并发症：①监测尿量、尿色、尿比重，以观察肾功能状况，深茶色尿和肌肉触痛可提示横纹肌溶解。②密切监测血压、心率，有条件者可进行中心静脉压、肺动脉楔压、心排血量以及体外循环阻力指数等的测量。③监测动脉血气、神志、瞳孔、脉搏、呼吸的变化。中暑高热病人，动脉血气结果应予校正。④严密监测凝血酶原时间、凝血活酶时间、血小板计数和纤维蛋白原，以防发生 DIC。⑤监测有无水、电解质紊乱，及时发现由于补液过量引起的低钠血症。

3）其他症状：是否伴有寒战、大汗、咳嗽、呕吐、腹泻、出血等，以协助明确诊断。

（4）对症护理

1）口腔护理：加强高热病人的口腔护理，以防感染与溃疡。

2）皮肤护理：及时更换高热病人衣裤及被褥，保持皮肤清洁卫生，定时翻身，防止压力性损伤。

3）热性惊厥护理：置病人于保护床内，防止坠床和碰伤，惊厥时注意防止舌咬伤。

（5）健康教育

1）大量饮水，注意补充盐分和矿物质，不饮用含酒精或大量糖分的饮料，避免饮用过凉的冰冻饮料。

2）注意饮食及休息，少食高油、高脂食物，饮食尽量清淡，多吃水果蔬菜。保证充足的睡眠。睡觉时避免电风扇或空调直吹。

3）高温天气里应尽量在室内活动；参加户外活动时穿合适的衣服，活动时间应避开正午时段，尽量将时间安排在早晨或傍晚。

4）加强锻炼，锻炼耐热能力，学会适应热环境。

四、烧伤

情境导入

王某，男，40岁，60 kg。因"全身多处烧伤 1 h 余"入院。病人夜间睡眠中因室内着火大声呼救，被烧伤头、面、颈、背部及臀部。

请思考：

1. 如何对该病人进行现场救护？
2. 烧伤面积如何计算？
3. 针对该病人的护理要点有哪些？

烧伤是指由热力（火焰、热水、蒸汽及高温金属）、电流、放射线及某些化学物质作用于人体所引起的局部或全身的损害，其中以热力烧伤最为常见。

（一）病因与发病机制

1. 病因 烧伤的致伤因素主要是蒸汽、热液、火焰、高热气体、炽热金属等损伤皮肤及黏膜组织。医学上因放射物、电、化学导致的皮肤损伤与烧伤表现类似，也归入烧伤范畴。

2. 发病机制 根据烧伤的全身反应及临床过程，将烧伤病程大致分为4期。

（1）体液渗出期：体液渗出在组织烧伤后立即出现，以伤后6～12 h内最快，持续至24～48 h，之后逐渐稳定并开始回吸收。由于体液的大量渗出和血管活性物质的释放，病人容易发生低血容量性休克，临床上又称为休克期。

（2）急性感染期：创面从以渗出为主转化为以吸收为主，易发生感染并将持续至创面完全愈合。烧伤可使皮肤生理屏障被破坏，失去防御功能，致病菌在创面中的坏死组织和渗出液中大量繁殖并生成毒素。此期是烧伤并发全身性感染的高峰期。

（3）创面修复期：组织在烧伤后炎症反应的同时创面修复即已开始。创面的修复与烧伤的深度、面积及感染的程度密切相关。浅度烧伤多能自行修复；深Ⅱ度烧伤如无感染等并发症，3～4周逐渐修复，但留有瘢痕；Ⅲ度烧伤形成瘢痕或挛缩，可导致肢体畸形和功能障碍，后期需要进行皮肤移植修复。

（4）康复期：深度创面愈合后，可形成瘢痕，严重者影响外观和功能，需要锻炼、整形以恢复；深Ⅱ度和Ⅲ度创面愈合后，伴有伤口瘙痒或疼痛、反复出现水疱，甚至破溃，并发感染，形成残余创面，这种现象会持续较长时间；严重大面积深度烧伤愈合后，大部分汗腺被毁，机体散热调节功能下降，温度高时，会引起全身不适，常需2～3年的适应过程。

（二）病情评估与判断

首先了解病人的受伤史，区分是何种原因导致的烧伤，进一步了解热源的种类、温度、受热时间。

1. 烧伤面积 我国统一的烧伤面积计算方法有两种。

（1）中国新九分法：适用于较大面积烧伤的评估。将人体表面积划分为11个9%的等份，另加1%，其中头颈部为9%（1个9%）、双上肢为18%（2个9%）、躯干（包括会阴）为27%（3个9%）、双下肢（包括臀部）为46%（5个9%+1%）（图9-21）。计算方法详见表9-11。

（2）手掌法：以病人本人的手掌测量其烧伤面积。不论年龄或性别，将五指并拢、单掌的掌面面积占体表面积的1%。此法适用于小面积烧伤的估计，可辅助九分法评估烧伤面积（图9-22）。

2. 烧伤深度 按组织损伤的层次，目前常使用三度四分法，即Ⅰ度、浅Ⅱ度、深Ⅱ度、Ⅲ度烧伤。其中，Ⅰ度及浅Ⅱ度烧伤属浅度烧伤；深Ⅱ度和Ⅲ度烧伤属深度烧伤。烧伤深度的判断见表9-12。

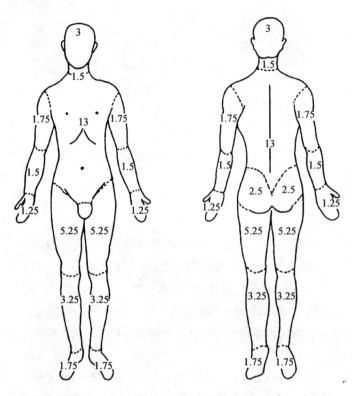

图 9-21 成人体表各部位表面积的估计（%）

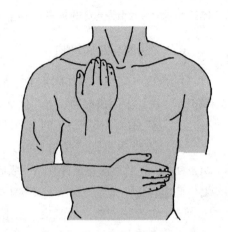

图 9-22 手掌法

表 9-11 中国新九分法

部位		占成人体表面积（%）		占儿童体表面积（%）
头颈	头部	3	9×1	9+（12- 年龄）
	面部	3		
	颈部	3		
双上肢	双手	5	9×2	9×2
	双前臂	6		
	双上臂	7		
躯干	躯干前	13	9×3	9×3
	躯干后	13		
	会阴	1		
双下肢	双臀	5	9×5+1	9×5-（12- 年龄）
	双大腿	21		
	双小腿	13		
	双足	7		

3. 烧伤严重程度判断　与烧伤的总面积和深度有关。

（1）轻度烧伤：Ⅱ度烧伤面积在 10% 以下。

（2）中度烧伤：Ⅱ度烧伤面积在 11%～30%（小儿 10%～29%）或Ⅲ度烧伤面积在 10% 以下（小儿 5% 以下）。

（3）重度烧伤：Ⅱ度烧伤面积在 31%～50%（小儿 30%～49%）或Ⅲ度烧伤面积在 11%～

表 9-12 烧伤局部临床特点

烧伤深度		组织损伤	局部表现	预后
红斑性	Ⅰ度	表皮浅层	皮肤红斑，干燥，灼痛，无水疱	3~7日痊愈，不留瘢痕
水疱性	浅Ⅱ度	表皮全层、真皮浅层	红肿明显，疼痛剧烈；有大小不一的水疱，疱壁薄，创面基底潮红	1~2周愈合，多有色素沉着，无瘢痕
	深Ⅱ度	真皮深层	水肿明显，痛觉迟钝，拔毛痛；水疱较小，疱壁较厚，创面基底发白或红白相间	3~4周愈合，常有瘢痕形成和色素沉着
焦痂性	Ⅲ度	皮肤全层，皮下、肌肉或骨骼	痛觉消失，创面无水疱，干燥如皮革样坚硬，呈蜡白或焦黄色甚至炭化，形成焦痂，痂下可见树枝状栓塞的血管	3~4周后焦痂自然脱落，愈合后留有瘢痕或畸形

20%（小儿 5%~14%），或成人烧伤面积不足上述面积但有下列情况之一者：①全身情况严重或有休克；②复合伤（严重创伤、冲击伤、放射伤、化学中毒等）；③中、重度吸入性损伤；④婴儿头面部烧伤超过 5%。

（4）特重烧伤：总面积在 50% 以上；或Ⅲ度烧伤面积在 20% 以上（小儿总面积 50% 以上或Ⅲ度烧伤面积在 15% 以上）；或存在较为严重的吸入性损伤、复合伤等。

4. 辅助检查

（1）实验室检查：严重的烧伤可引起血管内凝血、红细胞破坏，血常规检查示红细胞、血红蛋白减少，出现血红蛋白尿；感染时白细胞及中性粒细胞百分率增高；由于肾功能损害，尿素氮会发生变化。

（2）X 线检查：胸部 X 线检查可了解肺部有无损伤及是否发生感染。

（3）其他：尿量测定可了解血容量情况及肾功能情况。

（三）救治与护理

1. 救治原则 小面积浅表烧伤按外科原则及时清创、保护创面，防治感染，促进愈合。大面积深度烧伤的全身性反应严重，其原则是：①早期及时补液，维持呼吸道通畅，积极纠正低血容量性休克；②深度烧伤组织是全身性感染的主要来源，应早期切除坏死组织，自、异体皮移植覆盖；③及时纠正休克，控制感染同时维护重要器官功能，防治多系统器官功能衰竭；④重视形态、功能的恢复。

2. 护理措施

（1）即刻护理：尽快消除致伤原因，脱离现场和进行必要的急救；对于轻症进行妥善的创面处理，对于重症做好转运前的准备并及时转送。

（2）维持有效呼吸

1）保持呼吸道通畅：及时清除呼吸道分泌物，鼓励病人深呼吸、用力咳嗽、咳痰；对气道分泌物多者，定时帮助其翻身、叩背、改变体位，必要时吸痰。密切观察呼吸情况，若病人出现刺激性咳嗽、咳炭末样痰、呼吸困难、呼吸频率增快，血氧饱和度下降、血氧分压下降等表现，应积极做好气管插管或气管切开术的准备。

2）给氧：吸入性损伤病人多有不同程度缺氧，一般用鼻导管或面罩给氧，氧浓度 40% 左右，氧流量 4～5 L/min。合并一氧化碳中毒者可经鼻导管给高浓度氧或纯氧吸入，有条件者应积极采用高压氧治疗。

（3）维持有效循环血量

1）轻度烧伤者：可口服淡盐水或烧伤饮料（即 100 mL 液体中含食盐 0.3 g、碳酸氢钠 0.15 g、糖适量）。

2）中重度烧伤者：①迅速建立 2～3 条静脉通路，以保证液体及时输入；②遵循"先晶后胶，先盐后糖，先快后慢"的输液原则合理安排输液种类和速度，以尽早恢复有效循环血量。③判断液体复苏的效果。

液体复苏有效的指标是：①成人每小时尿量为 30～50 mL，小儿每千克体重每小时尿量不低于 1 mL；②病人安静，无烦躁不安；③无明显口渴；④脉搏、心搏有力，脉率在 120 次/min 以下，小儿脉率在 140 次/min 以下；⑤收缩压维持在 90 mmHg、脉压在 20 mmHg 以上，中心静脉压为 5～12 cmH$_2$O；⑥呼吸平稳。

（4）创面护理

1）包扎疗法护理：主要用于小面积及四肢Ⅰ度、Ⅱ度烧伤。

2）暴露疗法护理：主要用于Ⅲ度烧伤、特殊部位（头面部、颈部或会阴区）及特殊感染创面、大面积创面。

3）植皮手术护理：主要用于深度烧伤创面愈合慢或难以愈合，瘢痕增生易造成畸形且引起功能障碍，应早期采取切痂、削痂和植皮，做好植皮手术前后的护理。

4）特殊烧伤部位的护理：①眼部烧伤。及时使用无菌棉签清除眼部分泌物，并局部涂烧伤膏或用烧伤纱布覆盖，从而保持局部湿润。②耳部烧伤。及时清理耳部流出的分泌物，并在外耳道入口处放置无菌干棉球且经常更换；耳周部烧伤应用无菌纱布铺垫，尽量避免患侧卧位使耳郭受压，防止发生中耳炎或耳软骨炎。③鼻烧伤。及时清理鼻腔内分泌物及痂皮，在鼻黏膜表面涂烧伤膏以保持局部湿润、预防鼻出血；合并感染者用抗菌药液滴鼻。④会阴部烧伤。多采用暴露疗法。及时清理分泌物，保持创面干燥、清洁；严格无菌操作，行留置导尿，每日进行会阴抹洗 2～3 次，预防尿路及会阴部感染。

（5）心理护理：耐心倾听，给予真诚的安慰和劝导，取得病人的信任；耐心解释病情，讲解各项治疗的必要性和安全性，使病人了解病情，逐渐消除顾虑，积极配合；鼓励病人参与力所能及的事情，积极面对现实，树立战胜疾病的信心，减轻心理压力、放松精神和促进康复。

五、冻伤

情境导入

张某，男，27 岁。因"在雪地里走，鞋浸湿后，致双足冻伤 10 天"入院。病人伤后自行用温水复温。自觉局部肿胀不适，行走受限，因双足皮肤破溃，肢端发黑，来我院治疗。

请思考：

1. 如何对该病人进行现场救护？
2. 医院内救护时应采取哪些主要措施？

冻伤或称冷伤，是由于寒冷潮湿作用引起的人体局部或全身损伤。轻则可造成皮肤一过性损伤，重则可致永久性功能障碍，严重时可危及生命，需紧急抢救。

（一）病因与发病机制

1. 病因

（1）气候因素：寒冷的气候，包括空气的湿度、流速及天气骤变等。潮湿和风速都可加速身体的散热。

（2）局部因素：如鞋袜过紧、长时间站立不动及长时间浸在水中均可使局部血液循环发生障碍，热量减少，导致冻伤。

（3）全身因素：如疲劳、虚弱、紧张、饥饿、失血及创伤等均可减弱人体对外界温度变化调节和适应能力，使局部热量减少导致冻伤。

2. 发病机制

（1）非冻结性冻伤：最常见的是冻疮。好发于肢体末端和暴露部位，如耳郭、面部、手背、足趾等处，主要是因冷刺激引起血管长时间收缩或痉挛，导致血管功能障碍；继而发生血管持续扩张、血流淤滞和体液渗出，重者形成水疱、皮肤坏死。

（2）冻结性冻伤：当局部接触冰点以下低温时，发生强烈的血管收缩反应，严重者可在细胞内外液形成冰晶。组织内冰晶不仅可使细胞外液渗透压增高，致细胞脱水、蛋白变性、酶活性降低以致坏死，还可机械性破坏组织细胞结构，冻融后发生坏死及炎症反应。全身受低温侵袭时，外周血管发生强烈收缩和寒战反应，体温由表及里降低，使心血管、脑和其他器官均受害。如不及时抢救，可直接致死。

（二）病情评估与判断

1. 临床表现

（1）非冻结性冻伤：冻疮初起时，主要表现为紫红色斑、变凉、肿胀，可有结节。局部有灼热、痒感或胀痛，在温暖环境中更明显。随病情进展，冻伤部位可出现水疱、糜烂或溃疡，如无继发感染能够自愈，但容易复发。

（2）冻结性冻伤

1）局部冻伤：冻伤局部皮肤早期苍白发凉、针刺样痛，而后出现麻木、知觉丧失，肿胀一般不明显。复温解冻后，局部变化逐渐出现，按其损伤的不同程度分为3度。①Ⅰ度冻伤：又称红斑性冻伤，伤及表皮层。局部出现红肿、充血，自觉热、痒、刺痛。上述症状于数日后消失，愈合后表皮脱落，不留瘢痕。②Ⅱ度冻伤：又称水疱性冻伤，伤及真皮层。冻伤处局部明显充血、水肿，伴有水疱形成，疱液呈血清样。局部出现疼痛，但感觉迟钝，对针刺、冷、热感觉消失。1~2日后疱内液体吸收，可形成痂皮。若无继发感染，2~3周后痂皮脱落，有轻度瘢痕形成。③Ⅲ度冻伤：又称坏死性冻伤，伤及皮肤全层，严重者可深达皮下组织、肌肉、骨骼，甚至整个肢体坏死。逐步复温后，皮肤变为黑褐色，感觉消失，创面周围红、肿、痛并有水疱形成。严重Ⅲ度冻伤创面表面呈死灰色、无水疱；坏死组织与健康组织的分界明显，可呈干性坏死，若并发感染则为湿性坏疽。治愈后易出现功能障碍或伤残。

2）全身性冻伤：早期表现为冷应激反应，如心搏、呼吸加快，血压升高，外周血管收缩，寒战等，随着核心温度的下降，可出现寒战，意识模糊或丧失，脉搏、呼吸减缓，心律失常，最终可造成病人死亡。

2. 辅助检查　对冻伤组织损伤程度和范围预测技术的研究，大致包括采用放射性核素技术预测冻区组织的丧失、测线粒体的功能、测神经电位、荧光显微技术、血管造影法等。

（三）救治与护理

1. 救治原则

（1）脱离寒冷环境：尽快脱离并进行全身和局部复温，以减少组织冻结的时间。冻僵部位可放置于40~42℃的温水中进行复温，时间为20~30 min。若无复温条件，可将伤肢放在救护者怀中进行复温，切忌用火烤、雪搓或拍打。对心搏、呼吸骤停者应立即施行闭胸心脏按压和人工呼吸等急救措施。

（2）局部冻伤的治疗：局部创面处理根据冻伤深度的情况而定，Ⅰ度冻伤创面保持清洁干燥；Ⅱ度冻伤创面经复温、消毒后，使用干纱布包扎或涂冻伤膏后暴露；Ⅲ度冻伤多采用暴露疗法，保持创面清洁干燥，待坏死组织边界清楚时给予切除。坏死组织脱落或切除后的创面应及早植皮，对并发湿性坏疽者常需截肢。

（3）全身冻伤的治疗

1）复温后立即进行补液，使用血管活性药等防治休克。

2）保持呼吸道通畅，予氧气吸入，必要时行气管插管或气管切开等维护呼吸功能。

3）应用利尿药，防治脑水肿和肾功能不全。

4）尽早纠正水、电解质紊乱及酸碱平衡失调，营养支持等。

2. 护理措施

（1）复温护理：尽早脱离寒冷环境，去除潮湿的衣服、鞋袜，进行全身和局部复温。轻度冻伤者置于室温下，加盖棉被保暖；重度冻伤者，可置于30℃左右的暖室中；全身性冻僵的病人复温至肛温32℃时即可停止。对于能进食病人可给予热饮料，但不可饮酒，以免增加散热。

（2）妥善处理创面：复温后的创面出现水疱或血疱，不能剪破疱皮，在伤后48 h，将疱皮低位剪破并复位；对于已分离的污染疱皮应剪除，用无菌纱布吸净创面的渗出液、分泌物等。创面清洁后可行半暴露疗法，或外加敷料包扎，并抬高患肢。

（3）疼痛护理：冻伤肢体在复温过程中及复温后会出现剧烈疼痛，可遵医嘱给予口服或肌内注射镇痛药，做好疼痛护理。

（4）心理护理：对病人态度和蔼，耐心倾听，给予真诚的安慰和劝导，取得病人的信任；耐心解释病情，以消除顾虑；利用社会支持系统的力量，鼓励病人树立战胜疾病的信心。

（5）并发症的护理：密切观察病情变化，监测生命体征，及时了解各器官功能的情况，积极预防和处理并发症。

六、咬螫伤

情境导入

张某，男，9岁。因"双臂被犬咬伤后1 h"急诊收入院。病人在家逗狗过程中不慎被犬咬伤，双臂大约两道3 cm伤口。测量生命体征提示病人 HR 110 次/min，BP 92/61 mmHg，R 22 次/min。

请思考：

1. 犬咬伤后该病人可能发生哪些并发症？

2. 犬咬伤后应如何实施现场救护？

3. 应采取哪些医院内救护措施？护理上应如何配合？

咬伤是指人或动物的上、下颌牙齿咬合所致的损伤，在攻击和防御时均可形成。引起咬伤的因素有很多，如蛇、犬、蜂、蝎、水蛭等，利用齿、爪、刺、角等对人类进行袭击，造成咬伤、蜇伤、刺伤等，严重的可致残或致死。最常见的是犬咬伤和蛇咬伤。

（一）犬咬伤

1. 病因　被病犬咬伤后，其唾液中携有的致病病毒，可引发狂犬病。狂犬病又称恐水症，是由狂犬病病毒引起的一种人畜共患的中枢神经系统急性传染病，多见于犬、狼、猫等食肉动物咬伤。目前尚无有效的治疗方法，一旦发病，病死率近乎 100%，因此预防狂犬病的发生尤其重要。

2. 临床表现　感染病毒后是否发病与潜伏期的长短、咬伤部位、入侵病毒的数量、毒力及机体抵抗力有关。潜伏期可以 10 日到数月，一般为 30 ~ 60 日。咬伤越深，部位越接近头面部，其潜伏期越短，发病率越高。

（1）症状：发病初起时伤口周围麻木、疼痛，逐渐扩散到整个肢体；继之出现发热、烦躁乏力、恐水、怕风、咽喉痉挛；最后导致肌瘫痪、昏迷、循环衰竭甚至死亡。

（2）体征：有利齿造成的深而窄的伤口，出血，伤口周围组织水肿。

3. 处理原则

（1）局部处理：咬伤后迅速彻底清洗伤口，浅小伤口用 2% 碘酊和 75% 乙醇溶液常规消毒处理；深大伤口需用大量生理盐水、稀释的聚维酮碘冲洗伤口后再用 0.1% 苯扎溴铵或 3% 过氧化氢溶液充分地清洗，伤口应开放引流，不予缝合或包扎。

（2）全身治疗

1）免疫治疗：于伤后第 1、3、7、14、28 日各注射一剂狂犬病疫苗。严重咬伤如头、面、颈、上肢等，经彻底清创后，在伤口底部及其四周注射抗狂犬病免疫血清或狂犬病免疫球蛋白，同时按上述方法全程免疫接种狂犬病疫苗。可联合使用干扰素，以增强保护效果。

2）防治感染：常规使用破伤风抗毒素，必要时使用抗生素防止伤口感染（图 9-23）。

4. 护理措施

（1）预防和控制痉挛：保持室内安静、避免风、光、声、水的刺激，输液时注意将液体部分遮挡；专人护理，各种检查、治疗及护理尽量集中进行，或在应用镇静药后进行；一旦发生，立即遵医嘱使用镇静药等。狂躁型病人必要时适当约束肢体，以防受伤。

（2）保持呼吸道通畅：及时清除口腔及呼吸道分泌物，做好气管插管或气管切开的准备。

（3）输液和营养支持：发作期病人因多汗、流涎和不能饮水，常呈脱水状态，需静脉输液，补充能量，维持水、电解质及酸碱平衡。可采用鼻饲饮食，在痉挛发作间歇或应用镇静药后缓慢注入。

（4）预防感染：遵医嘱应用抗生素并观察用药效果。加强伤口护理，早期患肢下垂，保持伤口充分引流。严格执行接触性隔离制度，接触病人应穿隔离衣，戴口罩和手套。病人的分泌物及排泄物须严格消毒。

（5）健康教育：宣传狂犬病的预防措施，加强对犬的管理。教育儿童不要接近、抚摸或挑逗猫、犬等动物，以防发生意外。若儿童被犬抓伤但伤痕不明显，或被犬舔已破损的皮肤，或与病犬有密切接触，应尽早注射狂犬病疫苗。被犬或其他动物咬伤后，尽早彻底进行伤口处理及注射狂犬病疫苗。

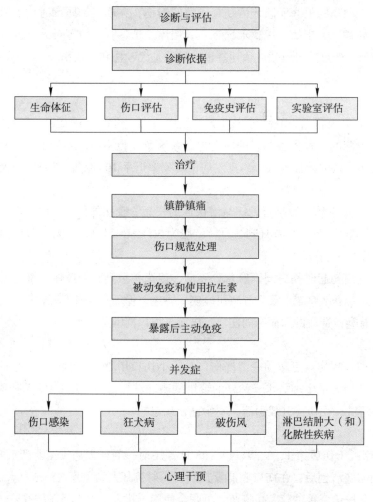

图 9-23　犬咬伤诊疗流程

（二）毒蛇咬伤

1. 病因与发病机制　蛇咬伤以南方为多，多发生于夏、秋两季。蛇分为无毒蛇和毒蛇 2 类。无毒蛇咬伤只在局部皮肤留下两排对称的细小牙痕，轻度刺痛，无生命危险。毒蛇咬伤后伤口局部常有一对大而深的牙痕，蛇毒注入体内，引起严重的全身中毒症状，甚至危及生命。本节仅介绍毒蛇咬伤。

蛇毒含有多种毒性蛋白质、多肽及酶类。按蛇毒的性质及其对机体的作用可分为 3 类。

（1）神经毒素：主要作用于神经系统，对中枢神经和神经肌肉节点有选择性毒性作用，引起肌肉麻痹和呼吸麻痹，常见于金环蛇、银环蛇咬伤。

（2）血液毒素：主要影响血液及循环系统，对血细胞、血管内皮细胞及组织有破坏作用，可引起出血、溶血、休克或心力衰竭等，见于竹叶青、五步蛇咬伤。

（3）混合毒素：兼有神经毒素和血液毒素的作用，如蝮蛇、眼镜蛇的毒素。

2. 临床表现

（1）局部表现：局部伤处疼痛，肿胀蔓延迅速，淋巴结肿大，皮肤出现血疱、瘀斑，甚至局部组织坏死。

（2）全身表现：全身虚弱、口周感觉异常、肌肉震颤，或发热恶寒、烦躁不安、头晕目眩、言语不清、恶心呕吐、吞咽困难、肢体软瘫、腱反射消失、呼吸抑制,最后导致循环呼吸衰竭,部分病人伤后可因广泛的毛细血管渗漏引起肺水肿、低血压、心律失常、皮肤黏膜及伤口出血。血尿、少尿,出现肾功能不全甚至多器官功能衰竭。

3. 处理原则

(1)局部处理:伤口上方绑扎,阻断毒素吸收,伤口局部抽吸、冲洗、清创,促进毒素排出,伤口周围用胰蛋白酶局部封闭,破坏蛇毒。

(2)全身治疗

1)解蛇毒中成药:常用南通蛇药、上海蛇药或广州蛇药等,可口服亦可局部敷贴。半边莲、七叶一枝花、白花蛇舌草等新鲜草药也有解蛇毒作用。

2)抗蛇毒血清:有单价和多价 2 种,应尽早使用。对已明确毒蛇种类的咬伤首选针对性强的单价血清,如不能确定毒蛇的种类,则可选用多价抗蛇毒血清。用前需做过敏试验,阳性者采用脱敏注射法。

3)其他治疗:使用破伤风抗毒素和抗生素防治感染;快速、大量静脉输液,或用呋塞米或甘露醇等利尿药,加快蛇毒排出,减轻中毒症状;积极抗休克,纠正出血倾向,治疗心、肺、肾等器官功能障碍。

4. 护理措施

(1)急救护理

1)伤肢绑扎:蛇咬伤后忌奔跑,伤肢制动,放置低位,立即用布带或止血带等在伤肢的近心端伤口上方绑扎,以阻断淋巴、静脉回流为度。每 15～30 min 要松开 1～2 min,以免发生肢体循环障碍。

2)伤口排毒:现场用大量清水或肥皂水冲洗伤口及其周围皮肤;挤出毒液。入院后用 0.05% 高锰酸钾溶液或 3% 过氧化氢溶液反复冲洗伤口,清除残留的毒牙及污物。伤口较深者,可切开或以三棱针扎刺伤口周围皮肤(若伤口流血不止,则不宜切开),再以拔火罐、吸乳器等抽吸促使毒液流出,并将肢体放在低位,利于伤口渗液引流。

3)局部冷敷:可以减轻疼痛,减慢毒素吸收,降低毒素中酶的活性。将伤肢浸入 4～7℃冷水中,3～4 h 后改用冰袋冷敷,持续 24～36 h。

4)破坏毒素:根据局部反应大小,用胰蛋白酶 2 000～5 000 U 加入 0.05% 普鲁卡因或注射用水 20 mL 做局部环形封闭,能够降解蛇毒。也可给予抗蛇毒药物外敷。

(2)伤口护理:将伤肢置于低位并制动保持创面清洁和伤口引流通畅。注意观察伤口渗血、渗液情况,有无继续坏死或脓性分泌物等。经彻底清创后,伤口可用 1:5 000 高锰酸钾或高渗盐水溶液湿敷,有利于引流毒液和消肿。

(3)抗毒排毒:迅速建立静脉通路,尽早使用抗蛇毒血清、利尿药、快速大量输液等以中和毒素、促进毒素排出。若病人出现血红蛋白尿,遵医嘱予 5% 碳酸氢钠静脉输入,以碱化尿液。补液时注意观察心肺功能,以防快速、大量输液导致肺水肿。使用抗蛇毒血清时,密切观察病人有无畏寒、发热、胸闷、气促、腹痛不适、皮疹等过敏症状。

(4)营养支持:高能量、高蛋白、高维生素、易消化饮食,鼓励病人多饮水,忌饮酒浓茶、咖啡等刺激性饮料,以免促进血液循环而加快毒素吸收。对于不能进食者可予营养支持并做好相应的护理。

(5)病情观察:密切监测生命体征、意识、面色、尿量及伤肢温度的变化等。

(6)心理护理:安慰病人,告知毒蛇咬伤的治疗方法及治疗效果,帮助病人树立战胜疾病的信心,以减轻恐惧,保持情绪稳定,积极配合治疗和护理。

(三)其他原因所致的咬螫伤

1. 咬伤表现

(1)蚊、蠓叮咬:因人而异,叮咬处出现针尖至针帽大小的红斑疹或瘀点,毫无自觉症状;或出现水肿性红斑、丘疹、风团,自觉瘙痒。婴幼儿面部、手背或阴茎等部位被蚊虫叮咬后常出现血管性水肿。

(2)蜂螫伤:螫伤后立即有刺痛、灼痒感,局部红肿,中央有一瘀点,可出现水疱、大疱,眼周或口唇可出现高度水肿。严重者除局部症状外还可出现畏寒、发热、头痛、头晕、恶心、呕吐、心悸、烦躁等全身症状或抽搐、肺水肿、昏迷、休克甚至死亡。螫伤后 7~14 天可发生血清病样迟发超敏反应,出现发热、荨麻疹、关节痛等表现,毒蜂螫伤者还可发生急性肾衰竭和肝损害等。

(3)蝎螫伤:螫伤后局部即刻产生剧烈疼痛,并出现明显的水肿性红斑、水疱或瘀斑、坏死,甚至引起淋巴管炎或淋巴结炎,这是溶血性毒素所致。病人往往伴有不同程度的全身症状,如头痛、头晕、恶心、呕吐、流泪、流涎、心悸、嗜睡、大汗淋漓、喉头水肿、血压下降、精神错乱,甚至呼吸麻痹导致死亡,这是神经性毒素作用于中枢神经系统和血管系统引起。幼儿若被野生蝎螫伤可在数小时死亡。

2. 治疗方法

(1)蚊、蠓叮咬:外用 1% 薄荷或炉甘石洗剂、樟脑搽剂,瘙痒明显可口服抗组胺药。

(2)蜂螫伤:立即将毒刺拔出并挤出毒液,用水冲洗后局部冷湿敷。不可用口将毒液吸出,酌情口服或肌内注射抗组胺药。过敏性休克者积极抗休克治疗。

(3)蝎螫伤:立即用止血带扎紧被螫部位的近心端或放置冰袋并尽量将毒汁吸出,用肥皂水、稀氨水冲洗,再用碳酸氢钠溶液冷湿敷以中和酸性毒汁。疼痛剧烈时取 1% 依米丁水溶液 3 mL。加 2% 利多卡因于螫伤部位的近心端及伤口周围皮下注射,可迅速止痛消肿。全身症状明显时用抗组胺药、糖皮质激素等,并及时抢救。

（林陶玉）

第十节 临 床 危 象

一、高血压危象

情境导入

病人,男,50 岁。有高血压病史 5 年,平素未规律服药。

情境一:

该病人 2 h 前出现明显头痛、烦躁、心悸、多汗,面色苍白,视物模糊,BP 230/130 mmHg。

请思考:

该病人最可能的诊断是什么?

高血压危象（hypertensive crisis，HC）是指原发性或继发性高血压在疾病发展过程中，或在某些诱因作用下，血压急骤升高引起的严重临床表现，包括高血压急症（hypertensive emergencies，HE）和高血压亚急症（hypertensive urgencies，HU）两部分，是内科临床常见的急诊之一，若处理不当可危及生命。HE 是指原发性或继发性高血压病人，在某些诱因作用下，血压突然和显著升高（一般超过 180/120 mmHg），同时伴有进行性心、脑、肾等重要靶器官功能不全的表现。HU 指血压显著升高但不伴靶器官损害。病人可以有血压明显升高造成的症状，如头痛、胸闷、鼻出血和烦躁不安等。高血压亚急症与高血压急症的唯一区别标准是有无新近发生的急性进行性严重靶器官损害。

（一）病因与发病机制

高血压危象分为原发性高血压危象和继发性高血压危象，最常见的是原发性高血压危象。未按照规律服药或突然自行停用降压药，是导致危象发生的最常见原因（40%~70%）。而情绪激动、紧张、外伤、手术、疼痛等应激状态存在时，也会极大增加诱发危象发生的概率。在继发性高血压的病因中，能够诱发高血压危象的疾病很多，主要见于中枢神经系统病变，如脑出血；心血管系统病变，如主动脉夹层；肾疾病如急性肾小球肾炎、肾盂肾炎、肾血管病变等，其中，肾实质病变约占80%。

1. 病因

（1）遗传因素：高血压危象的流行病学分布与高血压相似，但仍有高达8%的高血压急症及28%的高血压亚急症病人既往从未被诊断为高血压。此外，男性以及非洲裔种族有着更高的发病率，因此，遗传因素可能参与疾病的发病过程。

（2）环境因素：情绪激动、紧张、外伤、手术、疼痛等应激状态存在时，会极大增加诱发危象发生的概率。

2. 发病机制

（1）神经机制：各种原因使大脑皮质下神经中枢功能发生变化，神经递质浓度与活性异常，最终可使交感神经系统活性亢进，血浆儿茶酚胺浓度升高，外周血管阻力增高而导致血压上升。

（2）肾机制：各种原因引起肾性水钠潴留，机体为避免心排血量增高使组织过度灌注，全身阻力小动脉收缩增强，导致外周血管阻力增高。也可能通过排钠激素分泌、释放增加使外周血管阻力降低。

（3）激素机制：肾素 – 血管紧张素 – 醛固酮系统（RAAS）激活。肾小球入球小动脉的球旁细胞分泌的肾素，可作用于肝合成的血管紧张素原而生成血管紧张素Ⅰ（AⅠ），经血管紧张素转换酶（ACE）的作用转变而成的血管紧张素Ⅱ（AⅡ），是 RAAS 的主要效应物质，其作用于血管紧张素Ⅱ受体，使小动脉平滑肌收缩，并可刺激肾上腺皮质球状带分泌醛固酮，通过交感神经末梢突触前膜的正反馈使去甲肾上腺素分泌增加。以上机制均可使血压升高，从而导致高血压病人发病。

（4）血管机制：大动脉、小动脉结构和功能的变化在高血压发病中发挥着重要作用。血管内皮细胞通过生成、激活和释放各种血管活性物质，调节心血管功能；年龄增长及各种心血管危险因素导致血管内皮细胞功能异常，影响动脉弹性；阻力小动脉结构和功能改变，影响外周压力反射点的位置或反射波强度，对脉压增大起重要作用。

情境二：
急诊分诊护士查体过程中发现该病人出现头痛、恶心、呕吐、烦躁不安。
请思考：
为明确诊断，需进一步做什么检查？

（二）病情评估与判断

1. 病情评估

（1）病史及诱发因素：病人高血压发现、确诊的时间，血压升高程度，既往服用的降压药物和血压控制程度，疗效如何，是否有突然停用降压药物及其他诱发因素。发病前是否有下列症状，如头痛、胸痛、呼吸困难、水肿、急性疲劳、乏力、鼻出血、抽搐、意识改变等。

（2）靶器官损害情况：注意是否伴靶器官损害的既往史，如心力衰竭、脑卒中、慢性肾功能障碍、短暂失明等病史。

（3）机体是有否突然受到重度侵害，如创伤、大出血、严重烧伤等。

（4）用药情况：是否服用过单胺氧化酶抑制药、避孕药、非甾体抗炎药、环孢素、泼尼松、兴奋剂等，是否突然停用降压药。

（5）其他：是否突然受到精神打击或精神压力过大等。

2. 临床表现　高血压危象的临床表现与靶器官功能障碍程度相关，其基础是血压骤然升高，如在原高血压病的基础上收缩压骤然升高 30 mmHg 以上或从正常血压骤然升高达 180/110 mmHg 以上，并常伴有一种以上下列情况者：①少尿、水肿、尿毒症等肾功能损害表现；②视物模糊，甚至失明；③头痛、神志模糊、嗜睡、木僵、癫痫样发作、昏迷等神经系统症状；④心尖冲动明显、心脏增大、充血性心力衰竭，心电图提示心肌劳损或左心室扩大等心血管系统临床表现；⑤恶心、呕吐、腹痛、胃肠出血等消化系统症状。

3. 实验室及其他检查

（1）实验室检查：血常规、尿液分析、血电解质、心肌酶检测、血清肌酐测定等。

（2）辅助检查：心电图检查、X 线胸片、必要时可行胸部增强 CT 扫描或 MRI 检查以及头颅 CT 扫描。

4. 病情判断

（1）高血压危象的诊断：主要根据是在原高血压病的基础上，血压突然升高 30 mmHg 以上或突然从正常血压升高达 180/110 mmHg 以上。

（2）高血压急症的诊断：在符合高血压危象诊断的基础上，出现有心、脑、肾、眼等其中一个以上器官损害及肺水肿，即可诊断为高血压急症；高血压急症是一种发病急、进展快、预后凶险的急性致命性疾病。

（3）高血压亚急症的诊断：在符合高血压危象诊断的病例中症状较轻，没有或仅有轻微急性靶器官损害，即可诊断为高血压亚急症。

（三）救治与护理

1. 救治原则　高血压危象的处理原则是因人而异，个体化处理，急救时随病情变化而改变。主要参考高血压急症病人的既往血压水平、治疗依从性和血压控制情况，同时考虑诱因、目前血压水平及靶器官损害程度等，制订个性化治疗方案，力争获得最佳临床效益。

（1）高血压急症的治疗

1）处理原则：①及时降压。选择有效的降压药物，静脉给药，持续监测血压。②控制性降压。初始阶段（一般数分钟至 1 h 内）降压的目标为平均动脉压的降低幅度不超过治疗前水平的 25%；在其后 2~6 h 内应将血压降至安全水平（一般为 160/100 mmHg 左右），临床情况稳定后，在之后的 24~48 h 逐步将血压降至正常水平。同时，针对不同的靶器官损害进行相应处理。③合理选择降压药。要求药物起效迅速，短时间内达到最大作用；作用持续时间短，停药后作用消失较快；不良反应较小。④避免使用的药物，如利血平；治疗开始时也不宜使用强力的利尿药。

2）降压药物的选择：①硝普钠，为首选药物，能同时直接扩张动脉和静脉，降低心脏前、后负荷，降压效果显著。②硝酸甘油。扩张静脉和选择性扩张冠状动脉与大动脉，降低动脉压作用不及硝普钠。③尼卡地平。二氢吡啶类钙通道阻滞药，降压的同时还能改善脑血流量。

（2）高血压亚急症的治疗：高血压亚急症病人，可在 24~48 h 将血压缓慢降至 160/100 mmHg，大多数高血压亚急症病人可通过口服降压药控制，如口服钙通道阻滞剂（calcium channel blockers，CCB）、血管紧张素转换酶抑制剂（angiotensin converting enzyme inhibitor，ACEI）、血管紧张素 Ⅱ 受体拮抗剂（angiotensin Ⅱ receptor blocker，ARB）和 β 受体阻滞药，也可根据情况应用利尿药。

2. 护理措施

（1）避免诱因：向病人讲明高血压急症的诱因，应避免情绪激动、劳累、寒冷刺激和随意增减药量等。

（2）病情监测：定期监测血压，一旦发现血压急剧升高、剧烈头痛、呕吐、大汗、视物模糊、面色及神志改变、肢体运动障碍等症状，立即协同医生紧急处理。

（3）急症护理病人应绝对卧床休息，避免一切不良刺激和不必要的活动，协助生活护理，给予持续低浓度吸氧。对昏迷或抽搐的病人应加强护理，保持呼吸道通畅，防止咬伤、窒息或坠床。安抚病人情绪，必要时应用镇静药。进行心电、血压、呼吸监护。迅速建立静脉通路，遵医嘱尽早应用降压药物进行控制性降压。应用硝普钠和硝酸甘油时，应注意避光，并持续监测血压，严格控制滴速；密切观察药物的不良反应。

二、高血糖危象

情境导入

病人，女，44 岁。既往 2 型糖尿病史 5 年余，未规范服药。1 周前洗澡受凉后次日发热、寒战，伴恶心、腹痛，自测体温达 40℃，外院治疗无好转，3 日前因病情加重转入上级医院治疗。

情境一：

病人入科后神志清楚，精神萎靡，全身湿冷。测血糖：29.7 mmol/L，T 36.2℃，R 24 次/min，BP 130/80 mmHg，P 110 次/min，节律齐，双肺呼吸音清晰，未闻及湿啰音；四肢肌力、肌张力正常。

请思考：

该病人最可能的诊断是什么？

糖尿病（diabetes mellitus，DM）是一组由多病因引起的以慢性高血糖为特征的代谢性疾病，是由于胰岛素分泌（或）缺陷所引起。典型的症状为"三多一少"，即多尿、多饮、多食及体重减轻。长期代谢紊乱可引起多系统及器官的功能减退及衰竭，成为致死或致残的主要原因；病情严重或应激时可发生急性严重代谢紊乱，如糖尿病酮症酸中毒、高血糖高渗状态、低血糖症。

（一）糖尿病酮症酸中毒

糖尿病酮症酸中毒（diabetic ketoacidosis，DKA）是由于体内胰岛素活性重度缺乏及升糖激素不适当增高引起糖、脂肪和蛋白质代谢紊乱，以致水、电解质紊乱和酸碱平衡失调，出现高血糖、酮症、代谢性酸中毒和脱水为主要表现的临床综合征。

1. 病因与发病机制　1 型糖尿病病人有自发 DKA 倾向，DKA 也是 1 型糖尿病病人死亡的主要原因之一。2 型糖尿病病人在一定诱因作用下也可发生 DKA，最常见的诱因为感染，其他包括胰岛素突然治疗中断或不适当减量、饮食不当、创伤、手术、妊娠和分娩、脑卒中、心肌梗死、精神刺激等，但有时可无明显诱因。胰岛素活性的重度或绝对缺乏和升糖激素过多（如胰高血糖素、儿茶酚胺类、皮质醇和生长激素）是 DKA 发病的主要原因。DKA 病人糖、脂肪、蛋白质三大营养物质代谢紊乱，血糖升高，脂肪分解加速，大量脂肪酸在肝组织氧化产生大量乙酰乙酸、β- 羟丁酸和丙酮，三者统称为酮体。当酮体超过机体的氧化能力时，血中酮体升高并从尿中排出，形成糖尿病酮症。乙酰乙酸、β- 羟丁酸为较强有机酸，大量消耗体内储备碱，当代谢紊乱进一步加剧，超过机体酸碱平衡的调节能力时，即发生代谢性酸中毒。出现意识障碍时则为糖尿病酮症酸中毒昏迷。主要病理生理改变包括酸中毒、严重脱水、电解质紊乱、周围循环衰竭、肾衰竭和中枢神经系统功能障碍。

> **情境二：**
> 查体：T 37.5℃，P 150 次 /min，R 21 次 /min，BP 133/68 mmHg。神志清楚，呼吸平稳，回答问题切题。皮肤黏膜无黄染，口唇无发绀。胸廓对称，双侧呼吸动度一致，双肺叩诊呈清音，双肺呼吸音清晰，未及明显干、湿啰音。胸前区无隆起及异常搏动，心界不大，心律齐，各瓣膜区未及明显病理性杂音。
> 心电图检查和实验室检查显，心电：心动过速＞室上性心动过速；血常规：WBC 10.06×10^9/L；血生化：K^+ 3.59 mmol/L，Na^+ 132.8 mmol/L，Glu 17.82 mmol/L，CO_2CP 6.3 mmol/L；心肌酶：结果正常。
>
> **请思考：**
> 1. 急救原则有哪些？
> 2. 护士应给予病人哪些护理措施？

2. 病情评估与判断

（1）病情评估

1）病史及诱发因素：评估病人有无糖尿病病史或家族史，有时病人可能不清楚是否患有糖尿病。1 型糖尿病病人有自发 DKA 倾向，2 型糖尿病病人在某些诱因作用下也可发生 DKA，如感染、降血糖药应用不规范、胰岛素抗药性、拮抗激素分泌过多、应激状态、饮食失调或胃肠疾患、妊娠和分娩、糖尿病未控制或病情加重等，但亦可无明显诱因。

2）临床表现：早期糖尿病原有"三多一少"症状加重，酸中毒失代偿后病人出现四肢乏力、口干、食欲不佳、恶心、呕吐，伴头痛、烦躁、嗜睡等症状，呼吸深快，呼气中有烂苹果味。随着病情的迅速发展，出现严重脱水、皮肤干燥且弹性差、眼球内陷、尿量减少、心率加快、脉搏细速、四肢发冷、血压下降。晚期各种反应迟钝，甚至消失，病人出现不同程度的意识障碍，最终导致昏迷。少数病人临床表现为腹痛，似急腹症。

3）辅助检查：①尿。尿糖、尿酮体均呈阳性或强阳性，可有蛋白尿及管型尿。②血。血糖明显升高，多数为 16.7～33.3 mmol/L，超过 33.3 mmol/L 时常伴有高渗状态或肾功能障碍；血酮体定量检查多在 4.8 mmol/L 以上；CO_2CP 降低；酸中毒失代偿后动脉血 pH 下降。

（2）病情判断：当尿酮体阳性，同时血糖增高，血 pH 降低者，无论有无糖尿病病史均高度怀疑 DKA。

根据酸中毒的程度，DKA 分为轻、中、重度。轻度是指仅有酮症而无酸中毒，即糖尿病酮症；中度指除酮症外，伴有轻度至中度的酸中毒，即 DKA；重度是指酸中毒伴随意识障碍，即 DKA 昏迷，或无意识障碍，但 $CO_2CP < 10$ mmol/L。

3. 救治与护理

（1）救治原则：DKA 一旦明确诊断，应及时给予相应急救处理。①尽快补液以恢复血容量、纠正脱水状态，是抢救 DKA 的首要措施。②给予胰岛素降低血糖。③纠正电解质紊乱和酸碱平衡失调。④积极寻找和消除诱因，防治并发症，降低病死率：包括防治感染、脑水肿、心力衰竭、急性肾衰竭等。

（2）护理措施

1）即刻护理措施：保持呼吸道通畅，防止误吸。必要时建立人工气道。如有低氧血症伴呼吸困难，给予吸氧 3～4 L/min。立即查验血糖、留尿标本，建立静脉通路，立即开放 2 条以上静脉通路补液。留取动脉血标本行血气分析，及时送检血、尿等相关检查标本。

2）补液：对抢救 DKA 病人十分关键，补液治疗不仅能纠正脱水，快速恢复肾灌注，还有利于降低血糖、排出酮体。通常先补充生理盐水。补液量和速度的管理非常重要，DKA 失水量可超过体重的 10%，可根据病人体重和脱水程度来估算。如病人无心力衰竭，开始时补液速度较快，在 2 h 内输入 0.9% 氯化钠注射液 1 000～2 000 mL，以尽快补充血容量，改善周围循环和肾功能。以后根据血压、心率、每小时尿量、周围循环情况及有无发热、呕吐、腹泻等决定补液量和速度，老年病人及有心肾疾病病人，必要时监测中心静脉压，以便调节输液速度和量。第 2～6 h 输液 1 000～2 000 mL，第一个 24 h 输液量总量一般为 4 000～6 000 mL，严重脱水者可达 6 000～8 000 mL。如治疗前已有低血压或休克，快速输液不能有效升高血压，应按医嘱输入胶体溶液并采取其他抗休克措施。补液途径以静脉为主，胃肠道补液为辅，鼓励清醒病人多饮水，昏迷病人可通过胃管补液，但不宜用于有呕吐、胃肠胀气或上消化道出血者。

3）胰岛素治疗：目前均采用小剂量（短效）胰岛素治疗方案，即每小时给予每千克体重 0.1 U 胰岛素，以便血糖快速平稳下降而又不发生低血糖，同时抑制脂肪分解和酮体生成，通常将短效胰岛素加入生理盐水中持续静脉滴注。血糖下降速度一般以每小时下降 3.9～6.1 mmol/L（70～110 mg/dL）为宜，每 1～2 h 复查血糖。若 2 h 后血糖下降不理想或反而升高，且脱水已基本纠正，提示病人对胰岛素敏感性较低，胰岛素剂量可加倍。当血糖降至 13.9 mmol/L 时，可按医嘱开始输入 5% 葡萄糖溶液，按比例加入短效胰岛素，此时仍需每 4～6 h 复查血糖，调节输液中胰岛素比例。病人尿酮体消失后，可根据其血糖、进食情况等调节胰岛素剂量或改为每 4～6 h 皮下注射一次胰岛素，使血糖水平稳定在较安全的范围内。病情稳定后过渡到胰岛素常规皮下注射。

4）纠正电解质紊乱及酸碱平衡失调：轻、中度 DKA 经输液和胰岛素治疗后，酮体水平下降，酸中毒随代谢紊乱的纠正而恢复，一般不必补碱。血 pH 7.1 的严重酸中毒影响心血管、呼吸和神经系统功能，应给予相应治疗，但补碱不宜过多、过快，以防诱发或加重脑水肿、血钾下降和反跳性碱中毒等。应采用小剂量等渗碳酸氢钠（1.25% ~ 1.4%）溶液静脉输入，补碱的同时应监测动脉血气情况。

DKA 病人有不同程度失钾，治疗前的血钾水平不能真实反映体内缺钾程度，补钾的时间、速度和量应根据血钾水平和尿量来制订：①治疗前血钾低于正常，立即开始补钾；②血钾正常、尿量 > 40 mL/h，也立即开始补钾；③血钾高于正常或无尿时，暂缓补钾。在治疗过程中需定时监测心电、血钾和尿量，调整补钾量及速度，病情恢复后仍需继续口服钾盐数天。对于治疗前血钾正常、偏低或因少尿升高的病人，警惕治疗后可出现低血钾，严重者可发生心律失常；血钠、血氯可降低，血尿素氮和肌酐增高。

5）严密观察病情：在抢救病人的过程中需注意治疗措施之间的协调，重视病情观察，防治并发症，尤其是脑水肿和肾衰竭等，以维持重要器官功能。①生命体征的观察：严重酸中毒可使外周血管扩张，导致低体温和低血压，并降低机体对胰岛素的敏感性，故应严密监测病人体温、血压的变化，及时采取措施。②心律失常、心力衰竭的观察：血钾过低、过高均可引起严重心律失常，应密切观察病人心电监护情况，尽早发现，及时治疗。年老或合并冠状动脉疾病（尤其是心肌梗死），补液过多可导致心力衰竭和肺水肿，应注意预防，病人一旦出现咳嗽、呼吸困难、烦躁不安、脉搏加快，特别是在昏迷好转时出现上述表现，提示输液过量的可能，应立即减慢输液速度，并立即报告医生，遵医嘱给予及时处理。③脑水肿的观察：脑水肿是 DKA 最严重的并发症，病死率高，可能与补碱不当、长期脑缺氧和血糖下降过快、补液过多等因素有关，需密切观察病人意识状态、瞳孔大小及对光反射。如 DKA 病人经治疗后血糖下降、酸中毒改善，但昏迷反而加重，或病人虽然一度清醒，但出现烦躁、心率加快等，要警惕脑水肿的可能。④尿量的观察：密切观察病人尿量的变化，准确记录 24 h 液体出入量。DKA 时脱水、休克或原来已有肾病变等，均可引起急性肾衰竭，肾衰竭是本病主要死亡原因之一，要注意预防。尿量是衡量病人脱水状态和肾功能的简明指标，如尿量 < 30 mL/h 时，应及时通知医生，给予积极处理。

6）积极处理诱因、预防感染，遵医嘱应用抗生素。

7）其他：及时采血、留取尿标本，监测尿糖、尿酮、电解质及血气分析等结果。加强基础护理，昏迷病人应勤翻身，做好口腔和会阴护理，防止压力性损伤和继发性感染的发生。

（二）高血糖高渗状态

高血糖高渗状态（hyperosmolar hyperglycemic state，HHS）也被称为糖尿病高渗性非酮症昏迷，是糖尿病急性代谢紊乱的另一类型，临床以严重高血糖、无明显酮症酸中毒、血浆渗透压明显升高、不同程度的意识障碍和脱水为特点。多见于老年 2 型糖尿病病人，约 2/3 病人发病前无糖尿病病史或糖尿病症状较轻。

1. 病因与发病机制　最初表现常被忽视，诱因为引起血糖增高和脱水的因素：急性感染、外伤、手术、脑血管意外、水摄入不足或脱水、透析治疗、静脉高营养疗法及使用糖皮质激素、免疫抑制剂、利尿药、甘露醇等药物，有时在病程早期因未确诊糖尿病而输入大量葡萄糖液或因口渴而摄入大量含糖饮料可诱发本病。

HHS 的发病机制复杂，未完全阐明。各种诱因下，升糖激素分泌增加，进一步抑制胰岛素的分泌，加重胰岛素抵抗，糖代谢紊乱加重，血糖升高导致渗透性利尿，大量脱水，失水多于失盐，血容量减少，血液浓缩，渗透压升高，导致细胞内脱水和电解质紊乱，脑细胞脱水和损害导致脑细胞功能减退，引起意识障碍甚至昏迷。

2. 病情评估与判断

（1）病情评估：评估有无糖尿病病史及诱发 HHS 的因素，如应激、摄水不足、脱水过多、高糖摄入、使用易诱发的药物等。

（2）临床表现：本病起病缓慢，可从数日到数周，主要表现为多尿、多饮，有食欲减退或不明显的多食。随着病程进展，出现严重的脱水和神经系统症状和体征。脱水表现为皮肤干燥和弹性减退，眼球内陷、唇舌干裂、脉搏快而弱，卧位时颈静脉充盈不良，立位时血压下降。神经系统表现为反应迟钝、烦躁或淡漠、抽搐、嗜睡，逐渐陷入昏迷。病人晚期尿少甚至尿闭。

（3）辅助检查：血糖达到或超过 33.3 mmol/L（一般 33.3～66.6 mmol/L），尿糖强阳性，尿酮体阴性或弱阳性，血浆渗透压达到或超过 320 mmol/L，动脉血气分析示 pH 7.30 或血 HCO_3^- 浓度 15 mmol/L。

（4）病情判断：对于昏迷的老年人，脱水伴有尿糖或高血糖，特别是有糖尿病病史并使用过利尿药、糖皮质激素、苯妥英钠或普萘洛尔者，应高度警惕发生高血糖高渗状态的可能。一旦发生，即应视为危重症。

出现以下表现者提示预后不良：①昏迷持续 48 h 尚未恢复；②血浆高渗透状态于 48 h 内未能纠正；③昏迷伴癫痫样抽搐和病理反射征阳性；④血肌酐和尿素氮持续增高不降低；⑤合并革兰氏阴性菌感染；⑥出现横纹肌溶解或肌酸激酶升高。

3. 救治与护理

（1）救治原则：HHS 需给予紧急处理，有条件应尽快收住重症监护室。处理原则为：尽快补液以恢复血容量、纠正脱水状态及高渗状态，降低血糖，同时积极寻找和消除诱因，防治并发症，降低病死率。

（2）护理措施

1）即刻护理措施：立即给予吸氧，保持呼吸道通畅。建立 2～3 条静脉通路予以补液。遵医嘱采集血、尿标本进行急诊相关检查。

2）补液：HHS 脱水比 DKA 更严重，脱水量多在发病前体液的 1/4 或体重的 1/8 以上，应积极谨慎补液以恢复血容量，纠正高渗和脱水状态。目前多主张先静脉输入等渗盐水（0.9% 氯化钠注射液），以便较快扩张微循环而补充血容量，迅速纠正低血压。若血容量恢复，血压上升而渗透压和血钠仍不下降时，应注意按医嘱改用低渗氯化钠溶液（0.45% 氯化钠注射液）。补液的速度宜先快后慢。最初 12 h 补液量为失液总量的 1/2，其余在 24～36 h 补入，并加上当日的尿量。视病情可给予经胃肠道补液。

3）胰岛素治疗与护理：宜应用小剂量短效胰岛素。大剂量胰岛素因使血糖降低过快而易产生低血糖、低血钾和促发脑水肿，故不宜使用。高血糖是维持血容量的重要因素，因此监测血糖尤为重要，当血糖降至 16.7 mmol/L 时开始输入 5% 葡萄糖液并每 2～4 g 糖加入 1 U 胰岛素，当血糖降至 13.9 mmol/L，血浆渗透压为 330 mmol/L 时，应及时报告医生，按医嘱停用或减少胰岛素。

4）严密观察病情：与糖尿病酮症酸中毒的病情观察基本相同。此外，仍需注意以下情况：①补液量过多、过快时，可能发生肺水肿等并发症。②补充大量低渗溶液，有发生溶血、脑水肿及低血容量性休克的危险，应随时注意观察病人的呼吸、脉搏、血压、神志、尿量和尿色情况。一旦发现尿液呈粉红色，提示发生溶血，立即停止输入低渗液体，报告医生，遵医嘱给予对症处理。

5）基础护理：病人绝对卧床休息，注意保暖。昏迷者应保持气道通畅，保持皮肤清洁，预防压力性损伤和继发性感染。

三、低血糖症

情境导入

患儿，男，1岁4个月。因神志不清9h入院。

情境一：

9h前家长发现患儿神志不清，四肢松软，全身大汗，急诊去当地医院就诊。

请思考：

该病人最可能的诊断是什么？

低血糖症是由多种原因引起的以静脉血浆葡萄糖（简称血糖）浓度低于正常值状态，临床上以交感神经兴奋和脑细胞缺糖为主要特点的综合征。一般以静脉血浆葡萄糖浓度低于 2.8 mmol/L 作为低血糖症的诊断标准。糖尿病病人在药物治疗过程中发生血糖过低现象，血糖水平 ≤3.9 mmol/L 就属于低血糖范畴。当血糖降低时，出现交感神经兴奋的症状，持续严重的低血糖将导致病人昏迷，可造成永久性的脑损伤，甚至死亡。

（一）病因与发病机制

低血糖症是多种原因所致的临床综合征，按病因不同，可分为器质性及功能性；按照低血糖的发生与进食的关系分为空腹低血糖和餐后低血糖两种临床类型。空腹低血糖常见于使用胰岛素治疗、口服磺脲类药物、高胰岛素血症、胰岛素瘤、重症疾病（肝衰竭、心力衰竭、肾衰竭等）、升糖激素（皮质醇、生长激素、胰高血糖素等）缺乏等；餐后低血糖常见于 2 型糖尿病病人初期餐后胰岛素分泌高峰延迟、碳水化合物代谢酶的先天性缺乏、倾倒综合征、肠外营养治疗等。

人体内血糖的正常维持有赖于消化道、肝、肾及内分泌腺体等多器官功能的协调一致。人体通过神经-体液调节机制来维持血糖的稳定。其主要的生理意义在于保证对脑细胞的供能。脑细胞所需的能量几乎完全直接来自葡萄糖，而且本身没有糖原储备。当血糖降到 2.8~3.0 mmol/L 时，体内胰岛素分泌减少，而升糖激素如肾上腺素、胰升糖素、皮质醇分泌增加，肝糖原产生增加，糖利用减少，引起交感神经兴奋，大量儿茶酚胺释放。当血糖降到 2.5~2.8 mmol/L 时，由于能量供应不足使大脑皮质功能抑制，皮质下功能异常。

情境二：

查体：T 36.4℃，P 112次/min，R 28次/min，深昏迷，对光反射稍迟钝，心、肺、腹部无阳性体征，四肢肌张力低下，双侧巴宾斯基征（±）。查体时患儿突发抽搐一次。追问病史，患儿有误服降血糖药可能，急查血糖：0.25 mmol/L。

请思考：

1. 救治原则有哪些？

2. 护士应给予病人哪些护理措施？

（二）病情评估与判断

1. 评估与判断流程　健康史评估有无糖尿病病史及诱发低血糖的病因，如进食和应用降糖药物等因素。

2. 临床表现

（1）低血糖症常呈发作性，发作时间及频率随病因不同而有所差异。其临床表现可归纳为中枢神经低血糖症状和交感神经兴奋两组症状。

1）交感神经过度兴奋症状：表现为心悸、面色苍白、出汗、颤抖、饥饿、焦虑、紧张、软弱无力、流涎、四肢冰凉、震颤、血压轻度升高等。糖尿病病人由于血糖快速下降，即使血糖高于 2.8 mmol/L，也可出现明显的交感神经兴奋症状，称为反应性低血糖（reactive hypoglycemia）。

2）中枢神经系统症状：主要为脑功能障碍症状，是大脑缺乏足量葡萄糖供应时功能失调的一系列表现。表现为注意力不集中、思维和语言迟钝、头晕、视物不清等。大脑皮质受抑制时可出现骚动不安，甚而强直性惊厥、锥体束征阳性。波及延髓时进入昏迷状态，各种反射消失。如果低血糖持续得不到纠正，常不易逆转，甚至导致死亡。

（2）部分病人虽然低血糖但无明显症状，往往不被觉察，极易进展成严重低血糖症，陷于昏迷或惊厥称为未察觉低血糖症（hypoglycemia unawareness）。

（3）低血糖时临床表现的严重程度取决于：①低血糖的程度；②低血糖发生的速度及持续时间；③机体对低血糖的反应性；④年龄等。

3. 病情判断　可依据 Whipple 三联征（Whipple triad）确定低血糖：①低血糖症状；②发作时血糖低于正常值；③供糖后低血糖症状迅速缓解。

拓展阅读 9-7
低血糖的分类

根据血糖水平，低血糖症可分为轻、中、重度。血糖 < 2.8 mmol/L 为轻度低血糖，血糖 < 2.2 mmol/L 为中度低血糖，血糖 < 1.1 mmol/L 为重度低血糖。

（三）救治与护理

1. 救治原则

（1）及时识别低血糖症、迅速升高血糖、去除病因和预防再发生低血糖。如病人出现昏迷、呼吸衰竭、心率加快等症状应立即采取相应复苏措施，立即抽血测定血糖，遵医嘱进行其他相关检查。

（2）升高血糖：根据病情口服含糖溶液或静脉注射 50% 葡萄糖注射液，必要时遵医嘱采用抑制胰岛素分泌的药物治疗。

（3）去除病因：及早查明病因，积极治疗原发病。

2. 护理措施

（1）即刻护理措施：立即检测血糖水平。对意识模糊者，应注意开放气道，保持呼吸道通畅。必要时，给予氧气吸入。

（2）补充葡萄糖：意识清楚者，口服 15~20 g 糖的糖水、含糖饮料或进食糖果、饼干、面包、馒头等即可缓解。重者和疑似低血糖昏迷的病人，应及时测定毛细血管血糖，甚至无须测定血糖，及时给予 50% 葡萄糖液 20 mL 静脉注射，15 min 后若血糖仍低于 3.9 mmol/L，可继续给予 5% 或 10% 的葡萄糖液静脉滴注，必要时可遵医嘱加用氢化可的松和（或）胰高血糖素肌内或静脉注射。神志不清者，切忌喂食以避免误吸导致窒息。昏迷病人清醒后或血糖仍低于 3.9 mmol/L，但距离下次就餐时间在 1 h 以上，应给予含淀粉或蛋白质食物，以防再次昏迷。

（3）严密观察病情：严密观察生命体征、神志变化、心电图、尿量等，定时监测血糖。意识恢复后，继续监测血糖至少 24～48 h，同时注意低血糖症诱发的心、脑血管意外事件，要注意观察是否有出汗、嗜睡、意识模糊等再度低血糖状态，以便及时处理。

（4）加强护理：意识模糊病人按昏迷常规护理。抽搐者除补充葡萄糖外，按医嘱可酌情使用适量镇静药，注意保护病人，防止外伤。

（5）健康教育：低血糖症纠正后，对病人及时实施糖尿病健康教育，指导糖尿病病人合理饮食、进餐和自我检测血糖方法，让病人知晓在注射胰岛素和口服降血糖药治疗过程中可能会发生低血糖，指导病人携带糖尿病急救卡，对于儿童或老年病人的家属也要进行相关的培训，教会病人及亲属识别低血糖早期表现和自救方法。

四、甲状腺危象

情境导入

病人，女，28 岁。因高热、心悸、腹泻 1 天，谵妄 2 h 就诊。

情境一：

既往有甲亢 1 年，长期服用抗甲状腺药。发病前 3 天由于母亲猝死，过度伤心和疲劳，中断药物 2 天。

请思考：

该病人最可能的诊断是什么？

甲状腺危象也称甲亢危象，是甲状腺毒症急性加重的一个综合征，发生原因可能与短时间内大量 T_3、T_4 释放入血有关。

（一）病因与发病机制

1. 病因　本病多发生于甲亢较重而未给予治疗或治疗不充分的病人。常见诱因为：①应激状态，如感染、手术、放射性碘治疗、精神刺激、过度劳累、急性创伤等；②严重躯体疾病，如心力衰竭、低血糖症、败血症、脑卒中、急腹症等；③口服过量甲状腺激素（thyroid-hormone，TH）制剂；④甲状腺手术准备不充分或术中过度挤压甲状腺等。但是在相当一部分老年甲亢病人中，甲状腺危象可能表现为淡漠型或隐蔽型甲状腺毒症。

2. 发病机制　甲状腺危象的发病机制尚未完全明了，因原发基础病变及诱因不同，其机制也有所不同，发病主要与以下因素相关。

（1）血甲状腺激素水平：在机体重要器官对甲状腺激素耐受或者功能达到极限的情况下（因人而异，此时病人甲状腺激素水平不一定很高），血液中少许增加的甲状腺激素即有可能打破平衡状态，使器官失代偿，从而诱发甲状腺危象。

（2）原发基础病变：如长期存在的严重心律失常、心肌肥厚、严重肝功能损害及粒细胞减少等。当甲状腺危象发生时，病人的心功能、肝功能即处于失代偿状态，从而引起继发性全身多器官功能损害，增加治疗的难度。

（3）使用 β 受体阻滞药：β 受体阻滞药可显著改善甲亢的临床症状。实验证明，过多的儿茶酚胺和高水平甲状腺激素的相互作用是甲状腺危象的发病原因之一。但 β 受体阻滞药不能单独用于甲状腺危象的治疗，因其不能阻止危象的发生。而且对心力衰竭的甲状腺危象病人，此类药物可以使血压下降而加重休克。

> **情境二：**
> 查体：T 41℃，P 162 次 /min，R 32 次 /min，BP 160/68 mmHg，颜面潮红，烦躁不安，轻度突眼，甲状腺 2 度肿大，心律齐，腹软，四肢颤动，腱反射亢进。实验室检查：血常规正常，T_3 升高，TSH 降低。
> **请思考：**
> 1. 为明确诊断，需进一步做什么检查？
> 2. 护士应给予病人哪些护理措施？

（二）病情评估与判断

1. 病情评估　甲状腺危象的诊断缺乏特异性实验室指标。甲状腺危象的定性诊断标准：①中枢神经系统功能失调。②发热：体温超过 38℃。③心率 > 130 次 /min。④心力衰竭。⑤胃肠道功能失调。甲状腺危象诊断条件：出现第①项至少合并其他 4 项中任意一项，或除第①项外其他项中至少符合 3 项以上。

2. 临床表现　原有甲亢症状加重、高热（常在 39℃以上）、大汗、心动过速（140 次 /min以上）、恶心、呕吐、腹痛、腹泻、烦躁不安、谵妄，严重病人可有心力衰竭、休克及昏迷等。病死率在 20% 以上，死亡原因多为高热虚脱，心力衰竭，肺水肿，严重水、电解质紊乱等。诊断主要靠临床表现综合判断。临床上高度怀疑本症及有危象前兆者应按甲状腺危象处理。

3. 实验室及辅助检查

（1）实验室检查：甲状腺危象缺乏特异性诊断指标，实验室诊断比较困难。甲状腺危象时甲状腺功能测定结果和一般甲亢差异不显著，血清总 T_3 水平可能在正常范围内。在低 T_3 综合征和甲状腺功能正常病态综合征中常造成误诊，此时测定甲状腺 2 h 吸碘率可以快速诊断。

（2）辅助检查：包括血糖水平升高或降低，白细胞计数轻度升高。因血液浓缩和骨吸收增加，血清钙离子水平往往会升高。机体耗氧量显著增加可以使心肌细胞受到损害，表现为碱性磷酸酶和乳酸脱氢酶水平升高。多数病人会出现显著的肝功能损害，表现为血清天冬氨酸转氨酶、丙氨酸转氨酶和乳酸脱氢酶水平急剧升高，淤胆性微胆管炎时胆红素水平也会升高。

（三）救治与护理

1. 救治原则　目前公认治疗甲状腺危象的要点包括以下 4 个方面。

（1）大剂量应用特异性的抗甲状腺药如甲巯咪唑、丙硫氧嘧啶和碘化物。

（2）应用 β 受体阻滞药及糖皮质激素类药物以阻止过多的甲状腺激素所致的靶器官效应。

（3）积极治疗原发疾病，如控制感染、治疗外伤、纠正基础病变如心律失常。

（4）积极保护重要器官，预防功能失代偿，如控制体温、纠正心力衰竭及休克、保护肝肾功能等，预后不良与治疗不当密切相关。

2. 护理措施

（1）避免诱因：指导病人进行自我心理调整，避免感染、严重精神刺激、创伤等诱发因素。

（2）病情监测：观察生命体征和神志变化。若原有甲亢症状加重，并出现发热（体温 >39℃）、严重乏力、烦躁、多汗、心悸、心率 >140 次 /min、食欲减退、恶心、呕吐、腹泻、脱水等，应警惕甲状腺危象发生，立即报告医生并协助处理。

（3）紧急处理配合

1）立即吸氧：绝对卧床休息，呼吸困难时取半卧位，立即给予吸氧。

2）及时准确给药：迅速建立静脉通路。遵医嘱使用丙硫氧嘧啶、复方碘溶液、β 受体阻滞药、氢化可的松等药物。严格掌握碘剂的剂量，并观察中毒或过敏反应。准备好抢救药物，如镇静药、血管活性药、强心药等。

3）密切观察病情变化：定时测量生命体征，准确记录 24 h 液体出入量，观察神志的变化。

4）对症护理：体温过高者给予冰敷或酒精擦浴降温。躁动不安者使用床档保护病人安全。昏迷者加强皮肤、口腔护理，定时翻身，防止压力性损伤、肺炎的发生。腹泻严重者应注意肛周护理，预防肛周感染。

五、嗜铬细胞瘤危象

情境导入

王某，男，30 岁。因突发胸闷、气促伴头晕、呕吐 1 h 急诊入院。急查腹部超声示：肝、肾之间囊实性占位性病灶，右侧肾上腺 – 下腔静脉区软组织肿块影。病人入院后数次剧烈恶心、呕吐，胸骨疼痛较剧烈。

情境一：

急诊护士迎接病人，主诉剑突后剧烈疼痛且疼痛加剧，病人呈痛苦面容，疼痛不能忍受。病人无高血压病史、家族史等，平素血压正常。

请思考：

该病人最可能的诊断是什么？

嗜铬细胞瘤危象是在嗜铬细胞瘤未被诊断或虽已诊断但未能良好控制的情况下，出现的具有特征性危急症候群，可累及各器官，出现多器官功能障碍，是一种病死率极高的内分泌急症，一旦发生如不及时识别和处理，病人死亡风险极高，严重影响病人治疗效果及预后。嗜铬细胞瘤危象最常见的表现形式是高血压危象或儿茶酚胺性心肌病，全身其他各系统功能障碍可以表现为心肌病、心肌梗死、心律失常、心源性休克、肺水肿、急性呼吸窘迫综合征、咯血、脑卒中、椎动脉夹层、急性肾损伤、急性肝损伤、肠梗阻、肠缺血、肠穿孔、血糖异常、乳酸性酸中毒、酮症酸中毒、横纹肌溶解、血栓症、肾上腺出血等。此外，嗜铬细胞瘤危象可以和其他常见病症相像，因此最初常被误诊，或作为影像学检查时一个意外发现。

（一）病因与诱因

1. 病因　嗜铬细胞瘤危象发作被认为与儿茶酚胺释放突然增加有关，从而引起广泛的全身效应和器官损伤。而导致儿茶酚胺释放增加的机制是多种多样的，且并不完全清楚。既往低血压被认为主要发生于专门分泌肾上腺素的肿瘤，推测其机制是肾上腺素激动 β_2 受体后引起血管舒张。然而，现在认识到低血压也可发生于仅分泌去甲肾上腺素的肿瘤，认为与心肌功能障碍、低血容量和压力反射被脱敏有关。

2. 诱因　目前已确定可诱发嗜铬细胞瘤危象的因素包括肿瘤出血或梗死，创伤、外科手术或活检刺激肿瘤，全身麻醉、气管插管、妊娠状态，以及肌肉松弛剂、多巴胺拮抗剂、β 受体阻滞剂的应用等。以下情况也可能诱发嗜铬细胞瘤危象：射频消融、登山后缺氧以及胰高血糖素、多巴酚丁胺、拟交感神经药物、类固醇、合成的促肾上腺皮质激素、三环类抗抑郁药、高渗放射性离子造影剂的应用等。

（二）病情评估与判断

1. 评估与判断流程　评估嗜铬细胞瘤危象病人病情时，首先应该评估病人的基本生命体征，收集病史等基本资料，判断目前病人的状态，是否出现生命体征紊乱、意识丧失、心脏损伤等危及生命的表现。最后，及时完善各项检查，进行综合分析与判断。

> **情境二：**
> 　急诊护士发现病人病情加重，面罩吸氧 8 L/min，经皮血氧饱和度在 80% 左右，意识模糊，HR 190 次 /min，BP 170/100 mmHg，伴有咯血等症状，转入重症医学科。立即行气管插管，呼吸机辅助通气。
> **请思考：**
> 1. 该病人主要临床表现是什么？
> 2. 为明确诊断，需进一步做什么检查？

2. 临床表现　嗜铬细胞瘤危象的主要临床表现是高血压危象和儿茶酚胺性心肌病及全身其他各系统功能障碍等。其典型的临床表现为阵发性血压升高伴有"头痛、心悸、多汗"三联征。在骤发高血压或持续性高血压阵发性加剧的基础上，同时伴有以下一项或多项症状，可诊断嗜铬细胞瘤危象。

（1）发作时有剧烈头痛、呕吐、视力下降且血压 > 220/180 mmHg。

（2）短暂意识丧失、抽搐、脑出血等明显高血压脑病。

（3）严重心律失常、心力衰竭、心肌损伤等心脏损伤。

（4）剧烈腹痛、消化道出血、急性溃疡穿孔等消化道急诊。

（5）高热（ > 39℃）。

（6）出现休克或高、低血压反复交替出现。

3. 辅助检查

（1）实验室检查：检测 24 h 尿中香草扁桃酸的含量，高值者有定性诊断价值；同时进行血液中儿茶酚胺、肾素、醛固酮、血管紧张素的检测，更有助于诊断。

（2）影像学检查：腹部增强 CT 和腹部超声明确肿块大小及其与周围器官的关系。

> **情境三：**
> 　重症医学科护士发现病人心率突然下降，血压下降；查血气分析示严重酸中毒；听诊示满肺湿啰音，气管导管内喷出大量白色泡沫样痰液。随后出现血压波动，心率极度增快，同时出现呼吸衰竭、心力衰竭。
> **请思考：**
> 1. 急救原则有哪些？
> 2. 护士应给予病人哪些护理措施？

（三）救治与护理

1. 救治原则　对于嗜铬细胞瘤危象病人，治疗以补液、保护重要器官、应用 α 受体阻滞剂为主要原则。早期嗜铬细胞瘤危象病人循环血量不足，在其他药物治疗基础上，应积极扩容补液治疗，预防低血压，以保证器官灌注。此外，其他重要器官功能及内环境稳态维持也应给予重视。

对于嗜铬细胞瘤病人，手术切除是最终的治疗措施。90% 以上的病人可通过切除病灶而治愈。在手术前应尽可能地纠正病理状态，是预防危象发生、保障手术安全的重要措施。

2. 护理措施

（1）术前护理

1）完善各项检查，做好禁食、禁饮、肠道及皮肤准备。

2）做好心理护理。焦虑、情绪紧张和急躁是嗜铬细胞瘤的临床表现，可诱发或加重高血压。手术危险性大，术前准备时间长，会加重病人的心理负担。为病人提供安静、整洁、舒适的住院环境，耐心细致地解答病人提出的各种疑问，使病人对该疾病有充分的认识和了解，消除其顾虑，稳定病人情绪。

3）积极控制好血压，进行血压监测。嗜铬细胞瘤以高血压为主要症状，每天监测血压，告知病人如出现头痛、头晕、视物模糊、面色苍白、大汗淋漓时及时按呼叫器，呼叫护士及医生。

4）降压扩容，纠正心律失常。使用降压药期间嘱病人避免突然改变体位，不可随意下床活动，以免发生直立性低血压。遵医嘱术前 1~3 天给予输血或血浆代用品、中低分子右旋糖酐、平衡液、0.9% 生理盐水或 5% 葡萄糖注射液等，每日补充液体量在 2 000 mL 左右。护士应协助医生根据病人的具体病情，选用适当的降压药物并根据血压变化及时调整药物用量，将血压控制在正常水平。目前临床上以血细胞比容下降 5% 并伴有体重增加作为判断该类病人术前血容量补充满意的参考指标。当心率 > 100 次 /min，可给予 β 受体阻滞剂，如普萘洛尔 10 mg/ 次，3 次 /d，或阿替洛尔 25 mg，2 次 /d，一般控制心率在 70~80 次 /min。儿茶酚胺对心肌有直接毒性作用，术前控制血压、纠正心律失常、改善潜在的心肌病变对提高手术安全性极为重要。

5）预防高血压危象：情绪紧张、拿重物、按摩腹部、排尿、不恰当的护理操作等可导致病人发生高血压危象。血压升高时，多伴有头痛、头晕、心悸、视物模糊、面色苍白、大汗淋漓等症状。病人病情变化时及时告知医生，防止脑出血发生。进行操作时避免刺激肿瘤区，便秘者可用润肠通便药，以免用力排便增加腹压，诱发高血压发作。

6）营养支持：指导病人进食低盐、低糖、易消化、高维生素、高蛋白、高钾、高钙饮食，并调整食物色、香、味，创造良好的进食环境，以增进食欲。鼓励病人多饮水，在 2 000~3 000 mL/d。忌烟酒。

（2）术后护理

1）生命体征监测：病人回病房后麻醉未清醒者取平卧位，头偏向一侧，24 h 心电监护，尽量减少体位搬动，监控血压、脉搏，保证静脉通畅，记录每小时尿量及 24 h 出入量，注意口腔和皮肤的护理。

2）低血容量性休克的护理：嗜铬细胞瘤手术时最大的风险在于肿瘤切除过程中的高血压危象和肿瘤切除后的低血压、休克。建立两条静脉通路，一条中心静脉通路用微量泵调整药液达到控制血压的目的，另一条深静脉通路用来严格监测中心静脉压（central venous pressure，CVP），CVP 反映腔静脉和右心房的血压，它的高低与心脏的射血功能和静脉回心血量有关，监测 CVP

可作为控制补液速度和补液量的观察指标，注意水、电解质紊乱的纠正。

3）预防高血压危象：高血压危象是收缩压 250 mmHg 持续 1 min 以上。术后 72 h 应密切观察病情变化，及时发现危象症状，同时应用糖皮质激素替代治疗。

4）肾上腺危象的观察与护理：术后病人出现血压下降、四肢酸痛、腹痛，甚至嗜睡，因为术后肾上腺皮质有不同程度的缺血、损伤，导致肾上腺功能不足而发生肾上腺危象。

5）引流管的护理：保持引流管通畅，观察引流液的量、颜色及性质，并记录。更换引流装置要严格无菌操作，妥善固定引流管，防止扭曲、受压、滑脱。

6）预防感染：预防呼吸道感染，鼓励病人咳嗽，并协助翻身拍背，进行有效排痰，必要时遵医嘱给予雾化吸入，使用抗生素，保持手术切口敷料干燥，更换敷料时严格无菌操作。

7）出院指导：定期复查，嗜铬细胞瘤术后有无复发倾向。告知病人注意休息，避免劳累，1 个月内不能提 10 kg 以上的物品，3 个月内不能过度弯腰，3 个月后复查。

六、重症肌无力危象

情境导入

病人，男，36 岁。出现双侧上睑下垂，视物成双 2 年，后逐渐累及四肢肌肉，感觉全身乏力，在劳动后及傍晚时更明显，清晨及休息后可以减轻，曾做新斯的明试验阳性。

5 天前，病人感冒发热，出现咳嗽，无力，气急，呼吸困难，言语声低，吞咽困难。现来我院急诊。

请思考：

1. 该病人最有可能的诊断是什么？

2. 救护时应采取哪些主要措施？

3. 针对该病人的护理要点有哪些？

重症肌无力危象（myasthenia gravis crisis，MGC）是指各种原因所致疾病急骤进展，呼吸肌、延髓支配肌严重受累，迅速出现呼吸麻痹以致不能维持换气功能的严重呼吸困难状态。可出现四肢瘫痪。重症肌无力危象病情急，变化大，病死率高，是神经系统疾病治疗的急危重症之一，是重症肌无力死亡的主要原因。

（一）病因与发病机制

1. 病因

（1）肌无力危象：新斯的明不足危象。常因感染、创伤、减量引起。呼吸肌麻痹、咳痰、吞咽无力而危及生命。

（2）胆碱能危象：新斯的明过量危象。毒蕈碱样中毒：恶心、呕吐、腹泻、腹痛、瞳孔缩小、多汗、流涎、气管分泌物多、心率慢；烟碱样中毒症状：肌肉震颤、痉挛、紧缩感；中枢神经症状：焦虑、失眠、精神错乱、抽搐等。

（3）反拗危象：难以区别危象性质而又不能用停药或加大药物剂量改善症状者，多在长期较大剂量治疗后发生。

2. 发病机制

（1）代谢紊乱学说：引起本病的病变位于横纹肌的神经肌肉接头，症状类似筒箭毒碱作用，阻碍神经冲动的传导。神经与肌肉之间的传导是由神经产生冲动后，释放出乙酰胆碱，引起终板膜产生电位差，而后传导至肌肉使其纤维收缩。在重症肌无力病人神经冲动传来时，释放出的乙酰胆碱不足，或胆碱酯酶活性过剩，以致乙酰胆酰破坏过速，导致神经-肌肉兴奋传递障碍而发病。

（2）药物的毒性作用：某些抗生素对重症肌无力病人的神经-肌肉传导具有阻滞作用，如链霉素，双氢链霉素，新霉素，多黏菌素，卡那霉素、紫霉素等。

（3）自身免疫学说：乙酰胆碱受体在某种情况下可以成为自身抗原，刺激机体产生乙酰胆碱受体抗体，主要是 IgG，抗原抗体结合激活补体，沉积于运动终板，引起神经肌肉传导障碍，导致肌无力症状。

（二）病情评估与判断

1. 评估与判断流程　重症肌无力危象鉴别诊断除详细了解危象前用药过量还是不足，有无感染、外伤等诱因外，还可采用药物试验帮助鉴别，具体如下。

（1）肌无力危象：是病情进一步加重的表现，多因感染、漏服或停服胆碱酯酶抑制药，或应用呼吸抑制剂等诱发。有上述诱因者，静脉注射依酚氯铵或新斯的明，肌无力症状有短暂和明显的好转。临床表现为烦躁不安、呼吸困难、咳嗽无力、呼吸肌麻痹，可诊断为肌无力危象。

（2）胆碱能危象：为胆碱酯酶抑制药过量，病人多在 1 h 内有应用胆碱酯酶抑制药史，除表现肌无力症状外，尚无胆碱能中毒症状，依酚氯铵试验出现症状加重或无改变，而用阿托品静脉注射，可以改善病人中毒症状。

（3）反拗危象：反拗危象主要见于全身型病人，多因胸腺手术后、感染等原因所引起，新斯的明药物剂量未变，但突然失效。检查无胆碱能副作用征象，依酚氯铵试验无变化。

2. 临床表现　重症肌无力病人发病初期往往感到眼或肢体酸胀不适，或视物模糊，容易疲劳，天气炎热或月经来潮时疲乏加重。随着病情发展，骨骼肌明显疲乏无力，显著特点是肌无力于下午或傍晚劳累后加重，晨起或休息后减轻，此种现象称之为"晨轻暮重"。

（1）改良的 Osseman 分型法：①Ⅰ型，眼肌型；②ⅡA 型，轻度全身型，四肢肌群，常伴眼肌受累，无假性延髓麻痹的表现，即无咀嚼和吞咽困难、构音不清。③ⅡB 型，四肢肌群常伴眼肌受累，有假性延髓麻痹的表现，多在半年内出现呼吸困难。④Ⅲ型（重度激进型），发病迅速，多由数周或数月发展到呼吸困难。⑤Ⅳ型（迟发重症型），多在 2 年左右由Ⅰ型、ⅡA 型、ⅡB 型演变而来。⑥Ⅴ型肌，萎缩型，少见。

（2）肌无力危象：是指重症肌无力病人在病程中由于某种原因突然发生的病情急剧恶化，呼吸困难，危及生命的危重现象。根据不同的原因，肌无力危象通常分 3 种类型。①肌无力危象：大多是由于疾病本身的发展所致。也可因感染、过度疲劳、精神刺激、月经、分娩、手术、外伤而诱发。临床表现为病人的肌无力症状突然加重，出现吞咽和咳痰无力，呼吸困难，常伴烦躁不安，大汗淋漓等症状。②胆碱能危象：见于长期服用较大剂量溴吡斯的明的病人，或一时服用过多，发生危象之前常先表现出恶心、呕吐、腹痛、腹泻、多汗、流泪、皮肤湿冷、口腔分泌物增多、肌束震颤以及情绪激动、焦虑等精神症状。③反拗危象：溴吡斯的明的剂量未变，但突然对该药失效而出现了严重的呼吸困难。也可因感染、电解质紊乱或其他不明原因所致。

以上 3 种危象中肌无力危象最常见，其次为反拗危象，真正的胆碱能危象罕见（表 9-13，表 9-14）。

表 9-13 危象的鉴别

鉴别要点	肌无力危象	胆碱能危象	反拗危象
发生率	多见	罕见	—
胆碱酯酶抑制药	不足	过量	不敏感
瞳孔	正常	小	正常或偏大
分泌物和出汗	正常	多	多少不定
肌肉颤动	无	明显	无
腹痛和腹泻	无	有	无
胆碱酯酶抑制药	减轻	加重	不定
阿托品	无效	减轻	不定

表 9-14 肌无力危象和胆碱能危象的鉴别诊断

指标	肌无力危象	胆碱能危象
心率	心动过速	心动过缓
肌肉	无力	无力或肌束震颤
瞳孔	正常或变大	缩小
皮肤	苍白，可伴发凉	潮红、温暖
腺体分泌	正常	增多
新斯的明试验	肌无力症状改善	肌无力症状加重

3. 辅助检查 重症肌无力的诊断较为复杂，需要借助多种检查手段确诊。常用的有甲硫酸新斯的明试验、重复神经电刺激检查、血清抗体检测及胸腺影像学检查4种。

（1）甲硫酸新斯的明试验：选取病人症状最明显的肌肉，记录初始肌力，注射甲硫酸新斯的明后每10 min记录一次，整个记录过程为1 h，医生再根据病人的肌力变化测算检查结果做出判断。需要注意的是：肌内注射新斯的明前应该常规检查心电图，发现窦性心动过缓、室性心动过速、明显心肌缺血者慎用，处于哮喘发作期病人禁用。

（2）重复神经刺激检查：重复神经刺激为常用的具有确诊价值的检查方法。眼肌型病人最好在停用新斯的明17 h后进行，否则可出现假阴性。方法为以低频（3~5 Hz）和高频（10 Hz以上）重复刺激尺神经、正中神经和副神经等运动神经。90%的重症肌无力病人低频刺激时为阳性，且与病情轻重相关。

（3）血清抗体检查：骨骼肌乙酰胆碱受体抗体和血清肌肉特异性激酶抗体是诊断重症肌无力的特异性抗体，医生结合病人病史和阳性结果可以明确诊断。

（4）胸腺影像学检查：重症肌无力病人中，有10%~15%的病人伴有胸腺肿瘤，约80%的病人伴有胸腺异常，20%~25%胸腺肿瘤前病人中可能出现重症肌无力的症状。

（三）救治与护理

1. 救治原则与流程

肌无力危象：甲硫酸新斯的明1~2 mg肌内注射或0.5~1 mg，每日3次，每日总量6 mg。

　　胆碱能危象：立即停用胆碱酯酶抑制药，阿托品 0.5～2 mg 静脉注射，每日 3 次，或肌内注射，15～30 min 一次，可重复至毒蕈碱样症状减轻或消失。对抗烟碱样症状，碘解磷定 400～500 mg 加入 5% 葡萄糖或生理盐水中静脉滴注，直至肌肉松弛。

　　反拗危象：停用一切胆碱酯酶抑制药，至少 3 天后从原药量的半量开始给药，同时改用或并用糖皮质激素。

　　（1）保持呼吸道通畅。如果有呼吸肌无力，应给予呼吸机辅助呼吸。

　　（2）重症肌无力危象容易合并肺部感染，一旦出现体温升高、痰多、白细胞增多等呼吸道感染症状，应及时给予抗感染治疗。

　　（3）给予糖皮质激素冲击治疗。

　　（4）有条件的医院也可以使用血浆置换、丙种球蛋白注射等方法。

　　（5）停用胆碱酯酶抑制药。

　　（6）给予留置胃管保证病人营养供应，加强呼吸道护理，防止气道阻塞。

　　2. 护理措施

　　（1）病情观察

　　1）意识状态、呼吸频率、节律、呼吸音、心率等。

　　2）有无肌无力加重，吞咽、视觉障碍程度。

　　3）自理能力和健康需要，有无担忧、焦虑、自卑等异常心理。

　　（2）环境管理：保持病室安静、整洁，避免一切不良刺激，保持室温 20～22 ℃，湿度 60%～70%，提高空气湿化效果。

　　（3）功能锻炼：指导并协助病人正确摆放体位，保持各关节功能位，每日定时按摩肢体，并做肢体的被动运动，防止关节畸形及失用性肌萎缩。

　　（4）饮食护理：应给予高热量、高蛋白、高维生素、富含钾和钙的软食或半流质饮食，不能进食者应给予鼻饲流质，鼻饲前后及留置胃管者按常规护理。

　　（5）用药护理：准确、按时用药，并坚持做到服药到口对重症肌无力的治疗非常重要，胆碱酯酶抑制药及糖皮质激素都是治疗重症肌无力重要且有效的药物。密切观察病人服药后的不良反应具有重要意义。

　　（6）机械通气护理

　　1）重症肌无力危象病人急救早期宜行气管切开和辅助正压通气，确保病人的呼吸功能，保证有效的通气量。充分利用呼吸机管路支架将呼吸机管路置于恰当的位置，更换体位时应及时调整。固定导管的系带松紧适宜，以能放入一指为宜，切口周围的纱布每 6 h 更换一次，必要时随时更换，保持局部清洁干燥。经口气管插管的病人要经常检查牙垫的位置是否合适，固定牢固。经鼻气管插管的病人要防止压迫上唇。同时，插管病人都必须对插管深度明显标记，并交班。

　　2）气管套管气囊充气适宜，气囊压力应维持在 25～30 cmH₂O，并每 4 h 测量压力一次，确保气囊压力在正常范围。

　　3）清理呼吸道分泌物：①深呼吸和有效咳嗽、咳痰。适用于神志清醒能咳嗽的病人。有效咳嗽、咳痰的方法为：病人取坐位，双足着地，身体稍微前倾，双手环抱一个枕头，有助于膈肌上升；进行数次深而缓慢的腹式呼吸，于深吸气末屏气。然后缩唇，缓慢地通过口腔尽可能地呼气；再深吸气后屏气 3～5 s，从胸腔进行 2～3 次短促有力的咳嗽，张口咳出痰液，咳嗽时收缩腹肌，或用自己的手按压上腹部，帮助咳嗽。或病人取俯卧屈膝位，可借助膈肌、腹肌收缩增加腹压，有效咳出痰液。经常变换体位也有利于痰液咳出。对胸痛的病人，为避免因咳嗽而加重疼痛，可指导病人用双手或枕头轻压伤口的两侧，起固定或扶持作用，咳嗽时从两侧按压伤口，以避免咳嗽所致的伤口局部牵拉。护士应定时指导病人进行深呼吸和有效的咳嗽、咳痰，保证呼吸道的通畅，防止肺不张等并发症。②胸部叩击与胸壁震荡：适用于久病体弱、长期卧床、排痰无力者，禁用于未经引流的气胸、肋骨骨折及有病理性骨折史、咯血、低血压及肺水肿等病人。③湿化和雾化疗法：其目的是湿化呼吸道、稀释痰液，适用于痰液黏稠而不易咳出者。常用湿化剂有蒸馏水、生理盐水、低渗盐水（0.45% 氯化钠注射液较常用）。常在湿化剂中加入药物（如痰溶解剂、支气管舒张剂、糖皮质激素等）以雾化的方式吸入，以达到祛痰、消炎、止咳、平喘的作用。

4）如病人呼吸困难明显改善，自主呼吸频率恢复至 18～30 次 /min，可考虑短时间停用呼吸机。停用时间可根据病人的耐受力、潮气量等决定，防止病人产生呼吸机依赖。一般可在病人服药后、特殊检查、卫生处置时适当停用呼吸机 30～40 min，并逐渐延长日间的停用时间，最后逐渐缩短夜间使用时间，直至完全停用。根据病人情况采取半坐卧位、坐位等有利于肺扩张。

（7）卧位的舒适护理：重症肌无力危象的病人由于肌无力及行机械通气等，需长期卧床，卧位的舒适就显得尤为重要。予以气垫床，并定时翻身，每 2～3 h 一次，或根据病人需要。侧卧位时背部垫软枕，侧翻的肢体及腘窝处也均应放软枕。由于气管插管或气管切开的缘故，枕头不宜过高，一般以 10 cm 左右的海绵枕为宜。并经常帮助病人活动肢体，减轻病人长期卧床的不适感。保持床单位的平整、干燥，及时更换湿污的床单，使病人处于舒适卧位。

（8）减轻病人的社会不适感：重症肌无力病人大多有一个反复发作的过程，多次住院抢救使病人往往因家庭经济、医疗费用、家庭关系等原因而变得焦虑、烦躁、紧张不安。护士应针对不同病人的心理状态，与其进行充分的心理沟通，增强其战胜疾病的信心。同时做好病人家属的思想工作，争取家属的理解和支持，为病人创造一个良好的外部环境，收到满意的效果。

（9）健康指导：禁忌饮酒，加强营养，增强机体免疫力。讲解正确服用胆碱酯酶抑制药的重要性，遵医嘱正确服药，避免漏服、自行停药或更改剂量。鼓励病人积极配合治疗，增强其治疗疾病的信心，同时积极预防肌无力危象的发生。

（林陶玉）

数字课程学习

📥 教学 PPT　　　📝 自测题

第十章

休克的救护

【学习目标】

知识：

1. 掌握各休克类型的定义、临床表现；休克的分期及临床表现。

2. 能准确概述各类休克的评估方法与护理要点。

3. 熟悉各类型休克常用药物治疗。

4. 了解各类型休克的诱发因素。

技能：

1. 正确运用所学知识对各类型休克病人进行有效的病情评估与判断。

2. 正确运用所学知识对各类型休克病人开展有效的救治与护理。

3. 学习过程中培养警觉意识、批判性思维、创新性思维以及应对突发情况的应变能力。

素质：

1. 能够快速评估、有效判断、及时发现病人病情变化，提高抢救质量。

2. 善于与病人及家属做好沟通，做好具有疾病特色的健康宣教。

人类对休克的认识经历了一个由浅入深、从现象到本质的认识过程，即由整体到组织（微循环学说）、细胞（休克细胞）、分子水平。有效循环血量明显降低和器官组织低灌注是休克的血流动力学特征，组织缺氧是休克的本质，其最终结果是多器官功能障碍综合征。休克的本质决定了休克复苏的根本目标是纠正组织缺氧，防止多器官功能障碍综合征的发生。

第一节 概 述

一、定义

休克是指机体由于受到内在或外在的强烈致病因素打击或两者共同作用，引起的全身有效循环血容量急剧减少，导致器官和组织微循环灌注不足，致使组织缺氧、细胞代谢紊乱和器官功能受损的综合征。休克发病急骤，发展迅速，若未能及时诊治，则可发展至不可逆阶段而引起死亡。

近年来，人们对休克的认识有了不断的提高。对休克认识的进步，实际上反映在对休克发病机制和病理生理的认识进步。1773年，法国首次描述了枪伤后休克病人的临床特征，认为休克是由于中枢神经系统功能紊乱而导致循环及其他器官功能衰竭的一种危重状态。1895年，Warren将创伤病人休克的临床表现描述为"大汗淋漓、面色苍白或发绀，四肢湿冷，脉搏细速，尿少和神志淡漠等"。20世纪60年代，通过大量实验，观察了休克时器官血流量和血流动力学状态，认识到休克是一个以急性微循环障碍为特征的临床综合征，提出了休克的微循环学说。该学说认为休克的本质为有效循环血量减少，导致机体微循环障碍和重要器官灌注不足，引起组织细胞功能紊乱。由于微循环障碍的学说的提出，医学界对休克发病机制的认知得到了进一步发展：休克时交感 - 肾上腺髓质强烈兴奋，致微循环障碍，回心血量减少，血压下降。根据微循环的改变可将休克分为3个阶段，即微循环缺血期、微循环淤血期和弥散性血管内凝血期。以此理论为基础，临床上开始以升高血压为主转变为改善微循环为主的治疗措施。20世纪90年代，发现炎症介质的超常释放引起的炎症过度反应，是导致休克及多器官功能不全的重要原因。现在，随着生物化学和病理生理学的发展，人们对休克的机制和发生过程的研究将迈向新的阶段。

二、病因与发病机制

（一）病因

1. 失血及失液

（1）失血：大量失血可引起失血性休克。常见于外伤出血、胃溃疡出血、食管曲张静脉破裂出血及产后大出血等。失血后休克是否发生，不仅取决于失血量，还取决于失血速度。一般15 min内失血量少于全身血量10%时，机体可通过自身代偿使血压和组织灌流量保持稳定；当快速、大量失血，失血量超过总血量的15%～25%，而又得不到及时补充，即可发生休克；失血超过全血量的45%～50%，可迅速导致死亡。

（2）失液：剧烈呕吐、腹泻、肠梗阻、大量出汗、糖尿病时的多尿等，均可导致大量体液丢失。失液使有效循环血量锐减而发生休克，也称为虚脱。现在认为，虚脱与失血性休克的本质和表现相似，都是由于低血容量所致。

2. 烧伤　大面积烧伤，常伴有血浆大量丢失，使有效循环血量急剧减少，组织器官灌流量严重不足，可引起烧伤性休克。休克早期，与烧伤引起的疼痛及低血容量有关，后期易继发感染而发展为感染性休克。

3. 感染　细菌、病毒、真菌、立克次体等病原微生物的严重感染，均可引起感染性休克的发生，最常见的原因是革兰阴性细菌感染。

4. 严重创伤　严重创伤，常因疼痛、大量失血、大面积组织坏死而引起创伤性休克，尤其在战时（战伤休克）或自然灾害、意外事故中多见。

5. 心脏功能障碍　大面积急性心肌梗死、急性心肌炎、心脏压塞、严重的心律失常、心脏破裂等心脏病变，可引起原发性心脏功能障碍，使心排血量急剧降低，导致有效循环血量和组织灌流量显著减少，引起心源性休克。主动脉瓣狭窄、肺动脉高压等可增加心脏的射血阻力，心脏压塞、张力性气胸、肺栓塞等可阻碍心室舒张期充盈，均使心排血量减少，有效循环血量下降，引起心源性休克的发生。

6. 过敏　见于给过敏体质的人注射某些药物（如青霉素）、血清制品或疫苗后，或进食某些食物（如牛奶、虾）、接触某些物质（如花粉）等，可引起过敏性休克。

7. 强烈的神经刺激　剧烈疼痛、过深的全身麻醉、高位脊髓麻醉或损伤、脑干损伤等，均可引起神经源性休克。其发生与血管运动中枢抑制、阻力血管扩张、循环血量相对不足有关。但此时的血压下降往往是短暂的，组织的血液灌流也不一定明显减少，并且预后较好，常不需治疗而自愈。

（二）发病机制及分期

休克的发病机制尚未完全阐明。尽管休克的原始病因不同，但有效循环血量减少所致的微循环障碍是多数休克发生的共同基础。根据微循环的变化，可将休克大致分为3个阶段。

1. 缺血性缺氧期（休克早期、代偿期）

（1）微循环变化特点：休克早期全身小血管持续收缩，总外周阻力升高。其中毛细血管前阻力增加显著，使大量毛细血管网关闭，以致微循环灌流量明显减少，微循环处于少灌少流、灌少于流的状态。

（2）微循环变化的机制：交感 – 肾上腺髓质系统兴奋、儿茶酚胺释放量增加是休克早期器官血流动力学和微循环变化的基本机制。不同的病因可通过不同的机制兴奋交感 – 肾上腺髓质系统。例如，低血容量性休克、心源性休克由于血压降低，减压反射抑制，引起心血管运动中枢及交感 – 肾上腺髓质兴奋；感染性休克内毒素具有拟交感作用；烧伤、创伤时疼痛能直接兴奋交感神经。儿茶酚胺大量释放，既刺激 α 受体，造成皮肤、内脏血管明显收缩，又刺激 β 受体，引起动 – 静脉短路开放，使微循环血液灌流量锐减。

（3）微循环变化代偿的作用

1）有利于维持动脉血压：①回心血量增加。儿茶酚胺等缩血管物质大量释放，使微静脉、小静脉等容量血管收缩，迅速而短暂地增加回心血量，以利于维持动脉血压，这种代偿机制起到"自身输血"的作用，是休克时增加回心血量的"第一道防线"。由于毛细血管前阻力比后阻力增加显著，使毛细血管内压降低，因而就有较多的组织间液进入毛细血管，致使回心血量增加，起到"自身输液"的作用，这是休克时增加回心血量的"第二道防线"。通过这一途径增加回心血量虽然比较缓慢，但其增加量较为可观。②心排血量增加。除心源性休克外，休克早期心肌一般未发生明显损伤，因此，在交感兴奋和儿茶酚胺释放量增加时，心率加快，心肌收缩力增强，加之回心血量增加，紧接着心排血量相应增加。③外周血管阻力升高：休克早期，由于大量缩血管物质的作用使总外周阻力升高。上述环节的变化均有利于动脉血压的调节、维持，因此，休克早期病人的血压无明显降低。

2）有利于心脑重要器官的血液供应：由于不同器官对儿茶酚胺的反应性不同，皮肤、腹腔内脏和骨骼肌的血管 α 受体密度高，对儿茶酚胺的敏感性高，因而明显收缩，血流量减少。同时，冠状动脉由于局部代谢产物的作用，脑血管因交感缩血管纤维分布少，α 受体密度低，两者血流量均无明显改变。机体的这种血液重分布在全身循环血量减少的条件下，有利于保证重要生命器官心、脑的血液优先供应。

（4）临床表现：休克早期病人主要表现为面色苍白、四肢冰冷、出冷汗，脉搏细速、尿量减少，病人烦躁不安，但此时血压变化不明显。缺血性缺氧期是抢救的最佳时期，如能及时采取输血、输液等措施，则休克可停止发展，逐渐恢复。如病人得不到有效治疗，则很快进入休克期。

2. 淤血性缺氧期（休克期、失代偿期）

（1）微循环变化的特点：微动脉、后微动脉、毛细血管前括约肌扩张，微静脉持续收缩，致使毛细血管前阻力小于后阻力，毛细血管开放数目增多，微循环灌而少流、灌大于流，血液淤滞。同时，毛细血管内压显著升高，微血管壁通透性升高，血浆外渗，血液浓缩，黏滞性升高，血流速度缓慢，组织缺氧加剧。故此期称为淤血性缺氧期。

（2）微循环变化的机制

1）乳酸性酸中毒：在休克早期，由于微动脉、后微动脉、毛细血管前括约肌强烈收缩，致使组织微循环持续缺血缺氧，因此，这些部位细胞无氧酵解增强，乳酸大量堆积，引起代谢性酸中毒。在酸性环境中，微动脉、后微动脉和毛细血管前括约肌的耐受性较差，对儿茶酚胺的反应性降低，以致收缩逐渐减弱，甚或扩张。与前阻力血管的变化相比，微静脉在酸性环境中的耐受性较强，因而继续收缩，于是毛细血管网大量开放，血液淤滞在微循环中。

2）内毒素：除感染性休克外，其他类型休克的病人肠道细菌产生的内毒素可通过缺血的肠黏膜吸收入血。内毒素通过激活激肽系统，间接引起血管扩张、血管壁通透性增高；同时，内毒素又能激活补体系统，促使肥大细胞、血小板、白细胞等释放组胺，促进微循环淤血的发生。

3）血液流变学改变：休克期白细胞贴壁，黏附于内皮细胞上，加大了毛细血管的后阻力，同时，红细胞发生聚集，血小板黏附聚集，加之血浆外渗，血液黏滞性增加，都造成微循环血流缓慢、淤滞，使毛细血管后阻力明显增加，加剧微循环的淤血状态。

（3）休克期变化对机体的影响：休克期属于失代偿期，酸中毒可导致微循环淤血，而微循环淤血又可加重酸中毒，两者互为因果，形成恶性循环，大量血液淤滞在内脏器官，使回心血量减少，自身输血停止。由于毛细血管前阻力小于后阻力，血管内流体静压升高，血管壁通透性增加，自身输液也停止，血浆外渗到组织间隙，有效循环血量锐减，心排血量和血压进行性下降，组织缺氧加剧，休克恶化。

（4）临床表现：休克期病人的主要临床表现为：血压进行性降低，神志淡漠，尿量减少或无尿，皮肤出现花斑、发绀。休克期微循环的变化仍然处于"可逆性"阶段，只要得到及时、正确的救治，病人仍可康复。否则，病情进一步恶化，进入休克晚期。

3. 休克晚期（休克难治期）

（1）微循环变化的特点：此期随着缺氧和酸中毒的进一步加重，微血管麻痹、扩张，对血管活性物质失去反应，微循环处于不灌不流的状态，故此期又称为微循环衰竭期。因血流缓慢，血液浓缩，黏滞度高，容易发生弥散性血管内凝血（DIC）。

（2）休克晚期合并 DIC 的机制

1）休克晚期由于血液进一步浓缩，血液黏滞性升高，红细胞聚集，血液处于高凝状态，加之血流速度缓慢，极易导致 DIC。

2）缺氧、酸中毒和内毒素都可使血管内皮细胞损伤，通过激活ⅫⅡ因子，启动内源性凝血系统，导致 DIC 的发生。

3）烧伤、创伤等原因引起的休克，由于组织受损释放出大量组织因子，可激活外源性凝血系统导致 DIC。

4）异型输血等情况所致的休克中，红细胞大量破坏，释放出磷脂和腺苷二磷酸（ADP），促进凝血过程。

5）休克时，体内生成大量促凝物质可促进血小板和红细胞聚集，加速 DIC 形成。值得注意的是，并不是所有休克病人都会发生 DIC，且不同休克病人和休克病人的不同器官中，DIC 形成的时间早晚不同；但 DIC 一旦发生，必将进一步加重休克的病情，使其进入难治阶段。

（3）休克合并 DIC 对机体的影响

1）微血栓形成阻塞微循环通道，进一步减少回心血量。

2）DIC 时由于大量凝血因子的消耗及继发性纤溶亢进，病人易发生出血，使血容量减少，加重微循环障碍。

3）凝血和纤溶过程的某些产物如纤维蛋白降解产物和某些补体成分，增加了血管通透性，加重了微血管舒缩功能紊乱。

4）器官栓塞、梗死，加重器官功能障碍，甚至发生多器官功能衰竭。

（4）临床表现：休克期的症状进一步加重，可出现 DIC 的表现，如皮下出血、凝血异常和重要器官功能衰竭的表现。

三、休克的评估

（一）一般情况观察与评估

1. 精神状态　病人的意识情况是反映休克程度的一项敏感指标。一旦脑组织血流灌流不足，就会出现意识改变。此时可能心率、血压等都还正常。在治疗中，若病人神志清楚，对外界的刺激能正常反应，则提示病人循环血量已基本足够。相反，若病人表情淡漠、不安、谵妄或嗜睡、昏迷，则提示脑组织血液循环不足，存在不同程度的休克。

2. 皮肤温度、色泽　是体表血管灌流情况的标志。如病人的四肢温暖，皮肤干燥，轻压指甲或口唇时，局部暂时缺血呈苍白，松压后色泽迅速转为正常，表明末梢循环已恢复、休克好转；反之则说明休克情况仍存在。感染性休克者，有时会表现为四肢温暖，即所谓"暖休克"，对此要有足够的认识，不要因此而疏漏诊断。

3. 脉率　增快多出现在血压下降之前，是休克的早期诊断指标。休克病人治疗后，尽管血压仍然偏低，但若脉率已下降至接近正常且肢体温暖者，常表示休克已趋向好转。

4. 血压　是机体维持稳定循环状态的三要素之一，与其他两个要素（心排血量和外周阻力）相比，血压值的获得要容易得多。因此血压是休克治疗中最常用的监测指标。临床上收缩压 < 90 mmHg、脉压 < 20 mmHg 是休克存在的表现，血压回升、脉压增大则是休克好转的征象。

5. 尿量 是反映肾血流灌注情况的指标。少尿通常是早期休克或休克复苏不全的表现。对休克者，应留置导尿管并连续监测其每小时尿量。尿量 < 25 mL/h 且比重增加者表明仍然存在肾血管收缩和血容量不足。血压正常但尿量仍少且比重偏低者，提示有急性肾衰竭可能。若尿量稳定维持在 30 mL/h 以上，则提示休克已被纠正。

（二）特殊观察指标与评估

1. 中心静脉压（CVP） 代表右心房或胸段腔静脉内的压力变化，在反映全身血容量心功能状态方面早于动脉压。CVP 的正常值为 0.49 ~ 0.98 kPa（5 ~ 10 cmH$_2$O）。CVP < 0.49 kPa（5 cmH$_2$O）表示血容量不足；> 1.47 kPa（15 cmH$_2$O）提示心功能不全、静脉血管床过度收缩或肺循环阻力增高；若 CVP > 1.96 kPa（20 cmH$_2$O），则表示存在充血性心力衰竭。临床上强调对 CVP 进行连续测定，动态观察其变化趋势，较单次测定的价值大。

2. 动脉血气分析 动脉血氧分压（PaO$_2$）正常值为 10 ~ 13.3 kPa（75 ~ 100 mmHg），动脉血二氧化碳分压（PaCO$_2$）正常值为 5.33 kPa（40 mmHg），动脉血 pH 正常为 7.35 ~ 7.45。休克时，由于过度换气，PaCO$_2$ 一般都较低或在正常范围内，如 > 5.9 ~ 6.6 kPa（45 ~ 50 mmHg）而通气良好，往往是严重肺功能不全的征兆。PaO$_2$ < 8.0 kPa（60 mmHg），吸入纯氧后仍无明显升高，常为呼吸窘迫综合征的信号。通过血气分析，还可了解休克时代谢性酸中毒的演变。

3. 凝血功能检测 对疑有弥散性血管内凝血的病人，应测定血小板的数量和质量、凝血因子的消耗程度及反映纤溶活性的多项指标，包括：①血小板计数；②凝血酶原时间；③血浆纤维蛋白原；④ 3P（血浆鱼精蛋白副凝）试验；⑤血涂片中破碎红细胞。在上述五项检查中若有三项以上出现异常，临床上又有休克及微血管栓塞症状和出血倾向，便可诊断 DIC。

4. 心排血量和心脏指数 心排血量（CO）是每搏排出量与心率的乘积，用 Swan-Ganz 导管由热稀释法测出，成人 CO 正常值为 4 ~ 6 L/min。休克时，CO 值均有不同程度降低，但有些感染性休克者 CO 值却可能正常或增加。

除此之外，还有肺动脉楔压、氧输送及氧消耗、动脉血乳酸盐测定、胃肠黏膜内 pH 的监测，可以用于评估病人休克所处阶段及严重情况。

（彭 琳）

第二节 各类休克的救护

在临床上，引起休克的原因很多，休克按病因分类可分为：低血容量（出血）性、感染性、神经性、过敏性、心源性、血流阻塞性、内分泌性和创伤性。有时同时存在 2 种或以上休克，临床上称为复合性休克。现将临床上常见休克救护分述如下。

一、低血容量性休克的救护

情境导入

病人，男，29 岁。30 min 前因车祸伤收入急诊科。病人来时腹部有大量血迹，疑为车祸导致腹部外伤，病人诉腹痛，由 "120" 送到急诊。

既往体健。体格检查：T 35.6℃，P 142 次/min，R 31 次/min，BP 80/50 mmHg。神志清醒，烦躁口渴，皮肤湿冷，平卧位，衣物血染，估计 100 mL 左右。腹部脐左侧可见 4 cm 长伤口，有少量活动出血，速度慢。腹部平坦，无明显肌紧张。身体其他部位未见明显外伤。

请思考：

1. 该病人是否处于休克？如果是，属于哪一型休克？该型常见原因是什么？
2. 这类病人的应急处置包括哪些内容？
3. 该病人的初步诊断和依据是什么？
4. 该病人的液体治疗策略有哪些？
5. 此类休克病人的护理重点是什么？

（一）定义

低血容量性休克包括失血性休克和体液丧失所致休克。失血性休克是指人体内较大的血管破裂出血，全身血容量急剧减少致急性贫血和循环衰竭的临床现象。体液丧失性休克往往与感染中毒、电解质紊乱联系或合并在一起，比如烧伤、急性胃肠炎、剧烈呕吐和腹泻、过度利尿、脱水，以及其他原因所致。本节主要讨论失血性休克。

（二）病因

1. 消化道出血　如消化性溃疡、胃炎或急性胃黏膜出血、胃肠道肿瘤、各种原因肝硬化等。
2. 呼吸系统疾病所致大咯血　如支气管扩张、肺结核、肺癌等。
3. 心血管疾病所致大咯血　如重度二尖瓣狭窄、主动脉夹层、肺动脉高压、肺栓塞等。
4. 凝血机制障碍引起的出血　如血友病、白血病、再生障碍性贫血等。
5. 其他因素导致的出血　女性异位妊娠破裂出血。

（三）临床表现

1. 有原发病史及体征。
2. 出血征象　依不同病因可表现为呕血或（和）便血、咯血，腹膜腔积血等。
（1）上消化道出血：多为呕血和（或）黑便及暗红色便，下消化道出血多为便血。
（2）呼吸道及多数心脏病（二尖瓣病变、肺动脉高压、肺栓塞、左心衰竭等）多为咯血，伴有心跳、气促、咳嗽、呼吸困难、发绀等。
（3）心包、胸腹腔急性出血需注意主动脉夹层。
3. 休克征象和急性贫血征　临床症状与出血量一般成正比，且与出血速度密切相关。
（1）成人短期内小量出血（失血量 800~1 000 mL）：面色苍白、口干、出汗、烦躁、心悸、心率 100 次 /min，收缩压（SP）降至 80 ~ 90 mmHg。

（2）成人短期内中量出血（失血量 1 200 ~ 1 700 mL）：除上述症状加剧外，表情淡漠，四肢厥冷、尿量减少明显，心率 100 ~ 120 次 /min，SP 降至 60 ~ 70 mmHg，脉压小。

（3）成人短期内大量出血（失血量 1 700 ~ 2 000 mL）：面色苍白、四肢冰冷、表情极度淡漠或嗜睡、呼吸急促、发绀、心率 > 120 次 /min，SP 降至 40 ~ 60 mmHg。

（4）成人短期内极大量出血（失血量 > 2 000 mL）：神志不清或昏迷，无尿，脉搏快而弱或扪及不到，SP 降至 40 ~ 30 mmHg 或 30 mmHg 以下或测不到。另外，同等出血量情况下，出血速度愈快，则休克症状愈严重。

4. 辅助检查　血常规检查、各种腔镜检查、造影、X 线、超声、CT 或 MRI，以及心电图、凝血机制、腔膜穿刺等检查。

（四）治疗

休克的治疗原则首先是稳定基本生命指征，关键在于及早去除病因、尽快补充有效血容量，改善组织血液灌注和氧供，恢复细胞功能。休克治疗过程中最重要的措施之一就是容量管理，应始终注意动态、准确评估病人的前负荷（静态和动态指标），根据每一位病人病情的不同阶段确立不同的容量复苏目标。

1. 原发病治疗　积极治疗导致休克的病因是治疗的关键之一。

2. 补充血容量、改善灌注　遵循"需要多少，补充多少"，据临床表现及监测指标而定。一般复苏液体有 3 种。

（1）晶体溶液（生理盐水和林格氏液）：补充水分和电解质。

（2）胶体溶液（羟乙基淀粉、右旋糖酐、血浆和白蛋白等）：提高血液的胶体渗透压，维持血容量。

（3）携氧溶液（全血、红细胞浓缩液）：提高血液的携氧能力，改善组织细胞缺氧。

3. 纠正酸碱平衡　如存在代谢性酸中毒，需使用碱性药物，临床上通常使用 5% 碳酸氢钠；用药 30 ~ 60 min 后，动态监测动脉血气变化，调整用药方案。

4. 血管活性药的使用　在充分扩充血容量的基础上使用血管扩张药，当效果不佳时，可以加用适当剂量的血管收缩药，提高血管张力、维持足够的灌注压。常用药物有：①多巴胺：主要是利用其强心和扩张内脏血管的作用：5 ~ 20 μg/（kg·min）静脉滴注，多用于轻、中度休克；重度休克 20 ~ 50 μg/（kg·min）。②多巴酚丁胺：常用于心源性休克，2.5 ~ 10.0 μg/（kg·min）静脉滴注。③去甲肾上腺素：适用于重度、极重度感染性休克，用 5% 葡萄糖或葡萄糖氯化钠注射液稀释，0.1 ~ 2.0 μg/（kg·min）静脉滴注。④肾上腺素：应用于过敏性休克，小儿 0.01 mg/kg，最大剂量 0.5 mg/ 次，皮下注射，必要时每隔 15 min 重复一次；成人首次 0.5 mg，皮下或肌内注射，随后 0.025 ~ 0.050 mg 静脉注射，酌情重复。⑤异丙肾上腺素：0.5 ~ 1.0 mg 加 5% 葡萄糖液 200 ~ 300 mL 静脉滴注，速度为 2 ~ 4 μg/min，适用于脉搏细弱、少尿、四肢厥冷的病人或心率缓慢（心动过缓、房室阻滞）或尖端扭转型室性心动过速的急诊治疗。

5. DIC 治疗　失血性休克病人出现 DIC 时需要抗凝。一般使用肝素或低分子右旋糖酐、阿司匹林等。必要时可以使用抗纤溶药物，如氨甲苯酸、氨基己酸等。

6. 糖皮质激素的使用　糖皮质激素对失血性休克的主要作用有：①增强心肌收缩力，增加心排血量；②扩张血管、降低外周血管阻力，改善微循环；③促进糖异生，促使乳酸转化为葡萄糖，减轻代谢性酸中毒；④保护细胞功能，防止细胞内溶酶体破裂。对于充分扩容、血管活

拓展阅读 10-1
创伤失血性休克诊治
中国急诊专家共识

性药治疗效果欠佳的难治性失血性休克，可以在短时间内大剂量使用糖皮质激素，如使用地塞米松静脉滴注，剂量为 1～3 mg/kg，一般使用 2～3 天。

7. 其他　细胞保护药物，如三磷腺苷（ATP）等。

（五）护理

1. 绝对卧床　保持环境安静，病人头偏向一侧，防止窒息，取平卧位或中凹卧位，即抬高头胸部 10°～20°，抬高下肢 20°～30° 以促进静脉回流，增加回心血量，但脊柱损伤者禁用此体位。

2. 维持气道畅通和吸氧　可鼻导管吸氧（3～6 L/min）或面罩供氧，必要时使用呼吸机辅助呼吸。如有痰液及时吸痰，及时清除口腔和咽部的血块、黏液以及异物，保持呼吸道通畅。如果阻塞不能清除，或者病人昏迷，则行气管插管或气管切开。

3. 合理补液　对既有低血压又有出血的病人，可快速大量补液。补液种类选择以胶体液为主，必要时补充血液。输血时要严密观察输血速度。多种液体输注时，可选择多通路同时输入。

4. 观察病情，严密观察病人生命体征　做好保暖。严重休克常伴有顽固性高热或严重低体温、严重酸中毒和凝血障碍。失血性休克合并体温过低是一种疾病严重的临床征象。体温过低（<35℃）可影响血小板的功能、降低凝血因子的活性和影响纤维蛋白的形成。体温过低增加创伤病人严重出血的危险性，是出血和病死率增加的独立危险因素。要及时观察病人意识状态、面唇色、肢端温度，尿量等。唇色红润、肢端转暖或尿量＞30 mL/L 提示休克好转。

5. 动态的血压监测　病人卧位的改变对血压的影响十分明显。仰卧位且血压正常的老年病人改为直立位时，常常会出现直立性低血压。因此，对于神志清楚的早期休克病人，护士要做好健康宣教强调卧位改变的风险。

6. 出入量记录　及时记录病人入量（如液体种类、数量及速度）及出量（如出血量、引流量和尿量）。

二、感染性休克的救护

情境导入

病人，男，68 岁。间断腹痛 5 天，发热 3 天入急诊。病人 5 天前无明显诱因腹痛，右下腹明显，一度自行缓解，后又出现并持续加重。3 天前起间断发热，体温最高 38.5℃，无寒战。发病后饮食减少，精神萎靡。既往：糖尿病史，饮食控制，不规律口服二甲双胍片。

查体：T 38.0℃，P 130 次/min，R 29 次/min，BP 80/40 mmHg。神志淡漠，呼之能应，反应迟缓，口唇、指端发绀，腹平，右下腹有明显压痛和反跳痛，轻度肌紧张，可触及一 10 cm×10 cm 左右的包块，边界不清，活动度不好，触痛明显。

请思考：

1. 该病人是否处于休克？如果是，属于哪一型休克？

2. 该类休克的发生原因有哪些？

3. 该类休克的临床表现有哪些？

4. 该类休克病人的治疗和护理重点是什么？

（一）定义

感染性休克是由一种或多种致病菌及其中间产物通过一或多途径进入血液循环，引起的低血压和（或）多器官功能衰竭综合征。

感染性休克如得不到及时纠正，进一步发展即可导致多器官功能障碍综合征（multiple organ dysfunction syndrome，MODS），多发于老年人，婴幼儿，慢性疾病、长期营养不良、免疫功能缺陷及恶性肿瘤病人等。临床常见如革兰阴性菌败血症、厌氧菌败血症、中毒性菌痢、中毒性肺炎、暴发型流行性脑脊髓膜炎、化脓性胆管炎、腹腔感染、急性腹膜炎、肠梗阻、重症坏死性胰腺炎、多发性创伤、器官移植或重大疑难复杂手术后病人等。

（二）病因

1. 感染或全身炎症反应 起病急、畏寒/寒战、高热，伴急性病容、多器官功能障碍症状等。

2. 有明确感染灶或呼吸道、胃肠道、泌尿道等感染史。

3. 发现致病菌 血、尿、粪、脑脊液等发现阳性致病菌。

（三）治疗

1. 抗感染治疗 治疗原发病，积极抗感染治疗。抗生素仍旧是能够降低感染性休克病死率的治疗药物之一。应用抗生素的时机应选择在确诊为脓毒症后 2 h 内。

2. 液体复苏 感染性休克虽然心排血量显著增加，但血管过度扩张和全身性血管阻力降低，因此液体复苏是治疗的重要步骤。复苏的液体包括晶体溶液和胶体溶液。

（1）早期液体复苏治疗（最初 6 h）：在发现病人低血压或组织低灌注时立刻进行，不应忽视早期复苏机会。

（2）使用晶体溶液或胶体溶液。

（3）如果病人血流动力学出现改变，使用容量负荷试验：30 min 内输入 1 000 mL 晶体溶液或 300～500 mL 胶体溶液，观察循环变化。在全身感染所致的组织低灌注中，可能需要更多或更快的液体输入。

（4）在病人心脏充盈血压增加但血流动力学并无改善时，应下调输液速度。

3. 糖皮质激素 对于顽固性低血压的感染性休克病人，可选择使用低剂量糖皮质激素。感染性休克病人优先使用的糖皮质激素是氢化可的松，因为它与皮质醇的活性分子最为接近，作为皮质醇替代物并不需要代谢转化。此外，对于绝对性原发肾上腺功能不全病人，氢化可的松是唯一有内在盐皮质激素活性的类固醇。

4. 营养支持治疗 由于感染性休克病人处于高分解代谢状态，因此休克复苏后血流动力学稳定者应尽早进行营养支持，一般在 48 h 内就可开始，首选肠内营养。

（四）护理

1. 密切观察

（1）意识：其改变可以反映脑血液灌流情况。休克代偿期由于脑血供尚可维持，病人表现为兴奋、烦躁，以后随脑缺血、缺氧的加重，逐渐进入淡漠、迟钝，甚至昏迷状态。反之，病人意识逐渐恢复正常，说明脑缺氧改善。

（2）皮肤和黏膜的色泽、温度：可以反映周围组织循环情况。当发现皮肤出现瘀点、瘀斑时要警惕弥散性血管内凝血的发生。

（3）脉搏：每 15～30 min 测一次。休克早期即可出现脉搏增快，且往往早于血压的改变，脉搏增快常提示心功能代偿，注意观察脉搏的速率、节律改变，警惕心功能不全的发生。休克纠正过程中，有时血压虽低，但脉搏清楚有力，表示病情有所好转。

（4）血压：每 15～30 min 测一次。血压的变化是相对于个体正常时而言，因此必须综合其他监测指标来衡量血容量的情况。如有些高血压病人，收缩压下降到 120 mmHg 时就已出现组织灌注不足的现象。

（5）呼吸：休克早期有过度呼吸现象，这是因组织缺氧、二氧化碳蓄积、代谢性酸中毒刺激呼吸中枢所引起。应采取措施确保病人呼吸道通畅，在观察呼吸时要注意频率、节律，有无呼吸困难的表现。有时急性呼吸窘迫综合征在休克好转后出现，要引起重视。发现病人呼吸困难时，是否咳粉红色泡沫痰，以防止因输液过多导致心功能不全、肺水肿。

（6）体温：定时测量。低血容量性休克病人因外周血管收缩，体温可以偏低，而感染性休克病人往往会有高热，严重时体温不升。

（7）尿量：其多少直接反映肾血液灌流情况，间接提示全身血容量充足与否，是一项敏感的指标，在临床上有重要意义。休克时须留置导尿，观察每小时尿量。尿量减少除提示血容量不足还须考虑有无肾衰竭的发生，两者应区别对待。

2. 保持呼吸道通畅

（1）未使用人工通气者：加强呼吸道管理，清除呼吸道分泌物并注意呼吸道湿化。

（2）使用人工通气者：做好呼吸机参数（潮气量、吸入氧浓度及呼吸频率等）的监测和记录；观察有无人工气道阻塞、管路衔接松脱、皮下气肿、通气不足或通气过度等现象。

3. 保持水、电解质平衡　合理补充液体，保持水、电解质平衡。

4. 加强基础护理　做好生活护理，定期翻身预防压力性损伤。

5. 药物的观察　观察抗感染药物的作用和副作用。

三、心源性休克的救护

（一）定义

心源性休克是严重心力衰竭的表现，是由于心搏量严重降低导致血压下降、周围组织供血严重不足、重要器官进行性衰竭的临床综合征。心源性休克是心血管疾病中最为凶险的一种，病死率极高。

（二）病因

1. 心肌舒缩功能极度降低　如急性大面积心肌梗死（含急性右心室心肌梗死等）、急性暴发型和（或）重症心肌炎、重症原发性或继发性心肌病（包括扩张型、限制型、肥厚型等）、重度或晚期心力衰竭等，但以急性心肌梗死最常见。

2. 心室射血障碍　如大面积肺梗死、急性严重的主动脉瓣或二尖瓣关闭不全、室间隔穿孔等。

3. 心室充盈障碍　如急性心脏压塞，严重快速性心律失常，严重二尖瓣狭窄、左心房黏液瘤、球瓣样血栓堵塞二尖瓣口、心室内占位性病变等。

4. 心脏直视手术后低心排血量综合征。

5. 混合型　2 种或 2 种以上原因，如急性心肌梗死并发乳头肌功能不全或断裂，或室间隔穿孔，其心源性休克预后差，死亡率极高。

（三）临床表现

1. 具有明确的严重心脏病病史　如大面积心肌梗死或严重病毒性心肌炎病史。

2. 症状　病人早期烦躁不安、面色苍白，诉口干、出汗，但神志清楚，之后逐渐表情淡漠、意识模糊、神志不清直至昏迷。

3. 体征

（1）血压变化

1）收缩压 < 80 mmHg，或原有高血压病人收缩压 < 90 mmHg，或较基础血压下降 > 80 mmHg，低血压持续时间超过 0.5 ~ 1 h。

2）排除其他原因所致的血压下降：如低血容量、严重心律失常、剧烈疼痛、代谢性酸中毒、心肌抑制药物或血管扩张药作用等。

（2）组织和器官灌注不足的表现：心率逐渐增快（ > 120 次 /min），脉快而弱；神志呆滞或不清，或烦躁不安，大汗淋漓，四肢厥冷，发绀或呼吸促；少尿（ < 20 ~ 30 mL/h）甚至无尿，高乳酸血症。

（四）治疗

心源性休克的及早发现和及早治疗，是降低死亡率的关键。一旦怀疑心源性休克发生，应及时将病人转入 CCU 或 ICU 治疗，主要监测指标包括心电、血压、尿量、血清乳酸盐水平及血流动力学参数等。对原已实施重症监护的急性心肌梗死等病人，应密切观察相关监测指标的变化，早期发现，及时处理。

1. 供氧　心源性休克病人时常伴有严重的低氧血症，缺氧可加重心肌缺血，使其心功能进一步损伤，并易诱发心律失常；故应常规供氧，可采用鼻导管或面罩给氧，必要时可采用气管插管或机械辅助呼吸。

2. 心电、血压和尿量监测　持续进行心电监测，以掌握心率及节律变化，发现严重心律失常时予以及时处理。血压监测推荐动脉内插管直接测量血压，同时也便于进行动脉血气分析。放置 Foley 导管可准确了解每小时尿量。

3. 补充血容量　心源性休克时，心脏泵功能及外周循环功能衰竭并存，此时补液虽无绝对禁忌，但应严格掌握补液量及补液速度，最好在血流动力学监测下，根据 PAWP 和 CVP 的变化指导补液。若 PAWP 和 CVP 提示血容量不足且有相应的临床表现时，可选用生理盐水、5% 葡萄糖盐水等晶体溶液，低分子右旋糖酐、羧甲淀粉（代血浆）和稀释的白蛋白等胶体溶液适当补充血容量。

4. 纠正酸中毒和水、电解质紊乱　休克时组织无氧代谢所致乳酸等酸性物质堆积和肾排 H^+ 作用下降，引起代谢性酸中毒，造成心肌收缩力抑制、心律失常及心脏对血管活性药的反应性减低。此时常用碳酸氢钠和乳酸钠溶液，但后者不宜用于乳酸性酸中毒。根据酸中毒的程度决定用药量，如轻度酸中毒每日需 5% 碳酸氢钠 250 ~ 400 mL，重度酸中毒需 600 ~ 800 mL，可分 2 ~ 3 次使用。

5. 应用血管活性药　多数心源性休克需要在补充血容量的基础上合理应用血管活性药。

（1）拟交感神经药

1）多巴胺：为心源性休克首选的兼具正性肌力作用的血管活性药。其作用性质具有明显的剂量依赖关系，小剂量 [1~3 μg/（kg·min）] 兴奋多巴胺Ⅰ型（DA1）受体，改善肾、脑、冠状血管的血流量，同时兴奋突触前膜多巴胺Ⅱ型（DA2）受体，减少内源性去甲肾上腺素的释放。中剂量 [3~10 μg/（kg·min）] 可兴奋 β_1 受体，使肾血流量持续增加的同时，心肌收缩力增强，心率加快，心排血量增加，总外周阻力变化不一。大剂量 [>20 μg/（kg·min）] 时能兴奋大多数动、静脉的 α 受体，导致血管收缩，血压升高。心源性休克时宜选择中等剂量，在此范围内逐渐递增剂量直至血压回升、尿量增多等效果满意。若剂量达 20 μg/（kg·min）仍不能使血压恢复，可加用间羟胺 10~30 mg 联合静脉输注。多巴胺的使用方法：在 5% 葡萄糖液 100 mL 中加入所需用量的多巴胺，先以每分钟 20 滴左右静脉输入，以后根据血压与临床症状调整滴速。

2）间羟胺：药效学与去甲肾上腺素相似，但较之弱而持久，不良反应较少。除对 α 受体的兴奋作用外，对 β 受体也有一定的兴奋作用。心源性休克时可用于协同多巴胺的升压作用。

3）其他：去甲肾上腺素、异丙肾上腺素因不良反应多见，已很少用于心源性休克，只在血压极低或其他升压药无效的情况下使用。

（2）血管扩张药：心源性休克病人使用血管扩张药的目的在于降低心脏前、后负荷，改善心脏工作环境及微循环灌注。但若使用不当，可能造成血压难以回升，或因降低灌注压而加重心肌缺血及梗死范围。故在心源性休克时不作首选。常用药物之一为硝普钠，系强效、快速、作用短暂的非特异性血管扩张药。用法：在 5% 葡萄糖溶液 100 mL 中加入硝普钠 5~10 mg。其他扩血管药如硝酸甘油或酚妥拉明亦可供选择。

6. 应用正性肌力药物　加强心脏泵功能显然是心源性休克的重要治疗措施。此时理想的正性肌力药物应作用温和，不增加或少增加心肌耗氧量，能维持动脉血压而不加快心率或引起心律失常。

（1）强心苷：具有可靠的正性肌力作用，但由于心源性休克时缺血与正常心肌在交感神经和儿茶酚胺的作用下呈现出极强的电不稳定性，加之损伤心肌对正性肌力药物反应性差，且使洋地黄类的毒性敏感性增加，由此造成苷类强心药的应用在心源性休克时更加受到限制。目前仅在多巴胺等治疗无效或伴有快速性室上性心律失常时使用。宜选用快速制剂如毛花苷 C 或毒毛花苷 K，剂量为常用量的 1/2~1/3。

（2）多巴酚丁胺：能选择性激动心脏 β_1 受体，增强心肌收缩力，相对较少增加心肌耗氧量。因能保持主动脉舒张期灌注压，有利于冠状动脉灌注，故常用于急性心肌梗死、肺梗死所致的心源性休克。一般使用剂量为 5~15 μg/（kg·min）加入 5% 葡萄糖溶液 250 mL 中静脉输注，逐渐调整滴速直到出现有益的血流动力学效果。但连用 72 h 以上常因 β_1 受体下调而失效，故主张间歇给药。

7. 溶栓治疗　可显著降低急性心肌梗死病死率，但对已发生心源性休克的病人进行静脉内溶栓的效果尚不确定。有人认为，心源性休克时影响再通率的主要因素是冠状动脉灌注压降低和酸中毒。

（五）护理

1. 活动和休息　据病情安排休息及活动，保证充分睡眠。心绞痛发作时应立即停止一切活动，视情况选择坐位或卧床休息。保持环境安静，严格控制探视；急性心肌梗死病人遵医嘱卧床休息 1~3 天，并落实病人生活护理。

2. 吸氧　病人喘憋或呼吸困难时可给予氧气吸入（2~3 L/min），以改善心肌缺氧，缓解疼痛。

3. 用药护理

（1）使用硝酸酯制剂时应避光，并严密监测病人血压、心率等变化；根据医嘱严格控制输液速度，及时巡视病人，观察有无不良反应（面部潮红、头晕、搏动性头痛、心动过速、低血压、晕厥）。

（2）需要长期服用抗血小板药（阿司匹林肠溶片、氯吡格雷等）的病人，使用前应询问有无出血病史、消化性溃疡或肝功能不全等。使用过程中注意监测凝血指标，定期采血化验。教会病人自我观察有无牙龈出血、皮下出血、血尿等出血倾向。听取病人主诉，并根据情况给予相应处理。

4. 心理护理　症状发作时病人多感到紧张、焦虑，甚至有濒死感。护士应主动及时听取病人主诉，给予病人安抚和心理支持，指导病人放松、缓解和消除紧张情绪。必要时遵医嘱予以镇静镇痛药。

5. 保持大便通畅，避免排便用力，可适当使用轻泻药。

四、过敏性休克的救护

情境导入

病人，男，56 岁，75 kg。食管中段癌。行食管癌根治术（三切口），既往有吸烟史 30 年，戒烟后 2 周，轻度高血压史，长期口服珍菊降压片，血压控制好。青霉素皮试阴性。

病人入手术室后经过进一步检查，无麻醉禁忌证，BP 140/75 mmHg，行硬膜外穿刺，穿刺顺利。手术开始后，病人 BP 120/68 mmHg，给予头孢替安 4.0 g 加入生理盐水 200 mL 中静脉滴注。进胸后手术医生准备开始分离食管，突然病人血压渐渐下降，最低为 30/20 mmHg，HR 为 90 次/min，先予麻黄碱 10 mg 静脉注射 3 次，无效后予去氧肾上腺素 0.1 mg 2 次，无效。检查发现病人面部、胸壁有大片隆起，皮肤发硬，完全没有弹性，耳后有大块皮疹。

请思考：

1. 该病人属于哪一型休克？该型常见原因是什么？

2. 该类休克与其他类型休克在治疗上最显著的区别是什么？

3. 该类休克的护理重点有哪些？

（一）定义

过敏性休克是由于致敏原与相对应抗体相互作用所引起的一种全身性即刻反应，导致全身毛细血管扩张，循环血容量迅速减少而致心排血量急剧下降，危重者可危及生命。主要表现为皮肤瘙痒、荨麻疹、呼吸困难、胸闷、咳嗽、腹痛、恶心、呕吐、头晕、面色苍白，严重者迅速进入休克状态。如不及时抢救，常可在 5~10 min 内死亡。

（二）病因

1. 引发过敏性休克的致病因素很多，大致归纳为 3 类：药物性、动物性、植物性。

2. 进入人体的途径有 3 种。

（1）注射药物，如血清及造影剂。

（2）口服某种 / 类药物或进食某些食物。

（3）皮肤或黏膜被昆虫或毒蛇咬伤或接触植物。

3. 临床上以注射药物引起的过敏性休克为最多见。青霉素、头孢类抗生素可在长期用药过程中突然发生过敏性休克。

4. 引发过敏性休克除致敏物外，还和个人过敏体质有关。

5. 用药方式及途径与过敏性休克的发生有关系，注射（静脉注射、肌内注射，腔内注射）引起严重反应可能性最大，口服次之，局部用药（喷雾、贴剂、栓剂或滴眼、喷喉、口含、药膏外用等）引起严重反应可能性较小，但需注意个体差异。

（三）临床表现

1. 起病特点

（1）大都突然发生，病人接触抗原后极快出现过敏反应，一般发生在几分钟内，甚至不到 1 min。

（2）在休克出现之前或同时，常有一些与过敏相关的症状。随即出现休克表现，即血压急剧下降到 80/50 mmHg 以下。

2. 过敏性休克的常见表现

（1）皮肤黏膜表现：往往是过敏性休克最早且最常出现的征兆，包括皮肤潮红、瘙痒，继以广泛的荨麻疹和（或）血管神经性水肿；还可出现打喷嚏、水样鼻涕、声嘶，甚而影响呼吸。

（2）呼吸道阻塞：为最常见表现，也是最主要死因。由于气道水肿、分泌物增加，加上喉和（或）支气管痉挛，病人出现喉头堵塞感、胸闷、气急、喘鸣、憋气、发绀，最后因窒息而死亡。

（3）循环衰竭表现：病人先有心悸、出汗、面色苍白、脉速而弱，然后发展为肢冷、发绀、血压迅速下降，脉搏消失，乃至测不到血压，最终导致心搏停止。

（4）意识方面的改变：往往先出现恐惧感，烦躁不安和头晕；随着脑缺氧和脑水肿加剧，可发生意识不清或完全丧失；还可以发生抽搐、肢体强直等。

（5）其他症状：比较常见的有刺激性咳嗽，连续打喷嚏、恶心、呕吐、腹痛、腹泻，最后可出现大、小便失禁。

（四）治疗

1. 一旦确认病人发生过敏性休克，立即停用或消除引起过敏反应的物质。

2. 就地抢救，将病人平卧。

3. 立即皮下或肌内注射 0.1% 肾上腺素 0.5 ~ 1 mg，小儿酌减。症状不缓解，遵医嘱隔 20 ~ 30 min 再皮下或静脉注射 0.5 mg。

4. 建立静脉通路。保暖，防止寒冷加重循环衰竭。

5. 吸氧，改善缺氧状况。呼吸抑制时，遵医嘱注射尼可刹米、洛贝林；如呼吸停止，行人工呼吸；喉头水肿或明显呼吸困难者可行气管切开。

6. 遵医嘱予以地塞米松 5 ~ 10 mg 静脉注射或氢化可的松 100 ~ 200 mg 加入 500 mL 葡萄糖溶液中静脉滴注；抗组胺药如异丙嗪、苯海拉明；血管活性药，如多巴胺、间羟胺等。

7. 心搏骤停者，应立即给予心肺复苏术。

8. 评估病人生命体征、尿量，并记录。

（五）护理

1. 一旦确认病人发生过敏性休克，立即停用或消除引起过敏反应的物质。

2. 就地抢救，立即平卧病人，保暖，防止寒冷加重循环衰竭；并对其病情进行动态评估，稳定循环及呼吸系统功能，降低病死率。

（1）仔细评估病人的生命体征、神志、尿量。

（2）评估病人精神状况，皮肤的色泽、温度和湿度，了解微循环灌注的情况。

（3）吸氧，改善缺氧状况。评估病人呼吸道情况，观察有无支气管痉挛、脑水肿、肺水肿等；如喉头水肿或明显呼吸困难，可行气管切开；呼吸停止者应立即行人工呼吸或呼吸机辅助呼吸。

3. 药物治疗

（1）立即遵医嘱予以皮下或肌内注射 0.1% 肾上腺素 0.5 ~ 1 mg，小儿酌减。症状不缓解，遵医嘱隔 20 ~ 30 min 再皮下或静脉注射 0.5 mg。

（2）建立静脉通路。

（3）抗组胺药：一般使用盐酸苯海拉明和雷尼替丁静脉注射，也可使用异丙嗪肌内注射或静脉注射 10% 葡萄糖酸钙注射液。

（4）糖皮质激素：如果休克持续不见缓解，可考虑使用地塞米松 10 ~ 20 mg，或琥珀酸氢化可的松 200 ~ 400 mg 或甲泼尼龙 120 ~ 240 mg 静脉滴注，每 6 h 重复一次。

（5）血管活性药：如重复使用肾上腺素和抗组胺药仍低血压，应尽早使用升压药，可考虑使用多巴胺、去甲肾上腺素、间羟胺。

（6）支气管扩张药：可考虑静脉滴注氨茶碱或奥西那林雾化吸入。呼吸抑制时，遵医嘱注射尼可刹米、洛贝林。

4. 心搏骤停者，应立即给予心肺复苏术。

5. 动态评估及观察病人的生命体征、尿量等，并记录。

五、神经源性休克的救护

（一）定义

神经源性休克是指在创伤、剧痛等的剧烈神经刺激下，引起血管活性物质（如缓激肽、5-羟色胺等）释放，导致周围血管扩张、微循环淤血、全身有效血容量突然减少所产生的休克。发生神经源性休克时，全身性血管阻力降低，而静脉容量增加，使心脏的输入和输出量减少，而导致血压下降。其临床特点是发生迅速，且能很快纠正逆转，一般不会出现严重的组织灌注不足。

（二）病因

1. 脊髓高位麻醉或损伤。

2. 药物应用 ①过快静脉注射巴比妥类药物（如硫喷妥钠）。②过量使用神经节阻滞剂降压药物。

3. 深度麻醉或强烈疼痛刺激。

4. 剧烈的精神刺激　如恐惧、悲伤、兴奋过度等所致面色苍白、肢冷、脉弱、血压下降、意识改变，这种一时性血管舒缩功能障碍，与休克在本质上是不同的，应加以鉴别。

（三）临床表现

1. 有明确诱发因素　①外伤所致脊髓损伤；②脊髓麻醉后。

2. 低血压（收缩压 < 80 mmHg，脉压 < 20 mmHg）伴有心动过速。

3. 神志异常。

4. 脉搏细速，> 100 次 /min 或不能触及；四肢湿冷，皮肤花白，黏膜苍白或发绀，尿量 < 30 mL/h 或无尿。

5. 无神经支配区域皮肤温暖及潮红。

（四）治疗

1. 病因治疗，去除神经刺激因素，立即平卧。

2. 补充血容量，建立良好的静脉通路，补充循环血量。

3. 建立静脉通路，进行液体复苏，迅速补充有效血容量。

4. 药物治疗　如果输液不能恢复血压，可以使用血管活性药维持血压，通常选用多巴胺或间羟胺；还可以使用 0.1% 肾上腺素 0.5 ~ 1 mL 皮下注射；如果是疼痛引起的休克根据情况使用吗啡 10 mg 或哌替啶 50 ~ 100 mg 肌内注射。

5. 纠正代谢紊乱。

（五）护理

1. 体位　休克体位，即头和腿各抬高 30°。

2. 解除疼痛，注意保暖。

3. 保持呼吸道通畅　必要时行气管插管或气管切开。

4. 吸氧　给予鼻导管吸氧，流量为 4 ~ 6 L/min。并以动脉血气作为监测指标。

5. 密切观察生命体征的变化　每 15 min 监测一次血压和脉搏的变化，特别是观察神志变化。

数字课程学习

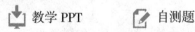

　　教学 PPT　　　　　　　自测题

第十一章

创伤的救护

【学习目标】

知识：

1. 掌握创伤、严重创伤、多发伤等概念。

2. 掌握多发性创伤的病情评估方法与救治程序。

3. 掌握常见的创伤救护技术。

4. 熟悉创伤严重度评分系统的分类、评分方法与严重程度。

5. 熟悉多发性创伤的病因与临床特点。

6. 了解创伤的分类与致伤因素。

技能：

1. 正确运用所学知识对多发性创伤病人进行初级评估与进一步评估。

2. 正确运用所学知识对多发性创伤病人开展有效的救治与护理。

3. 正确运用所学知识为创伤病人进行创伤严重度评分，有效进行病情评估与判断。

素质：

1. 创伤救护时具有发散思维以及应对突发情况的应变能力，能够从全局考虑。

2. 创伤救护时具备高度的责任感、同情心、团结协作精神和慎独精神。

创伤是世界卫生领域面临的重大难题，全球约 10% 的死亡病人和 16% 的致残病人因创伤所致，是 40 岁以下人群的首位死亡原因。在我国，交通伤等意外事故造成的死亡率远高于欧美发达国家。提高院前急救水平，规范院内救治流程是有效降低创伤死亡率和伤残率的有效途径，积极开展创伤救治与预防是急救医学和急救护理学的重要任务。

第一节 概 述

情境导入

高速公路上发生一起三车追尾的交通事故，导致其中一辆客运大巴车侧翻，车上载有 20 名乘客与 1 名司机，其余两车上分别有 2 名伤者。

情境一：

事故现场一片混乱，其中一辆小轿车司机当场死亡，3 名伤者从轿车中逃出但伴有不同程度创伤。大巴车中 12 名伤者能自行走至车外，3 名严重创伤病人昏迷不醒，6 名伤员由于下肢骨折或重物砸伤无法活动，仍困在大巴车内。

请思考：

1. 何谓创伤？何谓严重创伤？

2. 创伤致死亡有哪几个高峰时间段？该死亡病人属于哪个高峰时间段？其可能的致死原因是什么？

创伤的含义可分为广义和狭义两种。广义的创伤，也称为损伤，是指人体受外界某些物理性（如机械性、高热、电击等）、化学性（如强酸、强碱、农药及毒剂）或生物性（虫、蛇、犬等动物咬螯）致伤因素作用后所出现的组织结构的破坏和（或）功能障碍。狭义的创伤是指机械性致伤因素作用于机体造成组织结构完整性的破坏和（或）功能障碍。严重创伤是指危及生命或造成肢体残疾的创伤，它常为多部位、多器官的多发性损伤，病情较为危重，伤情变化迅速，死亡率高。

目前认为创伤死亡具有 3 个高峰时间段：第 1 个死亡高峰为伤后数分钟内，往往死于现场，死亡原因多为严重的脑或脑干损伤、心脏破裂、大出血等，约占死亡人数的 50%。第 2 个死亡高峰为伤后 6~8 h，多数死于急诊科，死因多为颅内血肿、血气胸、肝脾破裂、骨盆骨折伴大出血，约占死亡人数的 30%。第 3 个死亡高峰在伤后数天至数周，此阶段主要在重症监护室，死因主要为严重感染和多器官功能不全。第 2 个死亡高峰受院前急救和医院急诊科救治的影响较大，此阶段的救治质量和速度将直接关系病人的生死存亡。因此，伤后 1 h 被称为挽救生命、减少致残的"黄金时间"。近年来，又提出"新黄金时间"，是指把重度创伤病人从院外转运至急诊科，到出现生理极限之前的一段时间，其终极目标是缩短创伤至手术时间或被送到 ICU 的时间，实现"早期确定性救治"。因此，充分发挥急救医疗服务体系的作用尤为重要。

一、创伤分类

情境二:

急救护士到达现场,发现一名女性病人,冲破挡风玻璃被抛甩至车外。头部可见一10 cm 大小创口,伴新鲜渗血。下颌畸形伴出血,呼吸费力。双下肢被重物压迫,左大腿骨折外露,伴新鲜渗血。

请思考:

1. 该病人的致伤因素是什么?损伤部位有哪些?

2. 根据创伤分类,该病人属于何种损伤?

创伤所涉及的范围很广,可累及各种组织和器官,部位可遍及全身,故须从不同角度对创伤进行分类。

1. **按致伤原因分类** 可分为刺伤、挫伤、坠跌伤、挤压伤、烧伤、冻伤、火器伤、冷武器伤、化学伤、放射伤及多种因素所致的复合伤等。

2. **按损伤类型分类** 根据伤后皮肤或黏膜是否有伤口分为开放性损伤和闭合性损伤。

(1)开放性损伤:是指皮肤或黏膜表面有伤口,伤口与外界相通。常见如擦伤、撕裂伤、切割伤、砍伤、刺伤、贯通伤(既有入口又有出口)、盲管伤(只有入口没有出口)、开放性骨折、火器伤等。

(2)闭合性损伤:是指皮肤或黏膜表面完整,无伤口。常见如挫伤、扭伤、挤压伤、震荡伤、关节脱位或半脱位、闭合性骨折、闭合性内脏损伤等。

3. **按损伤部位分类** 可分为颅脑伤、颌面颈部伤、胸部伤、腹部伤、骨盆部伤、脊柱脊髓伤、上肢伤、下肢伤、多发伤等。

4. **按损伤严重程度分类**。

(1)轻伤:指无生命危险,现场无须特殊处理的伤情。

(2)重伤:指暂时无生命危险,生命体征稳定,可严密观察,力争尽早处理的伤情。

(3)危重伤:指有生命危险,需紧急处理的伤情。

二、创伤评分系统

情境三:

急救护士测量该病人生命体征:P 118次/min,BP 89/48 mmHg,R 30次/min;查体发现病人意识障碍,不能言语,疼痛刺激下能睁眼,查体不配合。左侧瞳孔 4 mm,对光反射迟钝,右侧瞳孔 3 mm,对光反射灵敏。病人呼吸困难,可见三凹征,面色发绀。左侧胸壁可见反常呼吸运动,呼吸音低。检查腹部膨隆,腹肌紧张,移动性浊音阳性。左大腿畸形,未见肢体活动。

请思考:

1. 请简述常见的院前创伤评分方法有哪些?

2. 计算该病人的 CRAMS 评分为多少分?TS 评分为多少分?

创伤严重程度评分简称创伤评分，是将创伤病人的生理指标、解剖指标、诊断名称等作为参数予以量化和权重处理，通过记分的形式对病人损伤的严重程度、损伤类型、创伤预后等属性进行定量记录和描述的方法。根据创伤评分的适用范围，可分为院前创伤评分和院内创伤评分两大类。

（一）院前创伤评分

1. CRAMS 评分 以循环（circulation）、呼吸（respiration）、腹部（abdomen）、活动（motor）和言语（speech）5 个指标所构建的一种院前创伤评分方法。每个项目按正常、轻度异常和严重异常分别赋值 2 分、1 分和 0 分。通常 CRAMS 总分越小，伤情越严重，分值≤8 为重度创伤，分值＞8 为轻度创伤。具体记分内容与标准见表 11-1。

表 11-1 CRAMS 评分

指标	记分		
	2	1	0
循环	毛细血管充盈正常或收缩压≥100 mmHg	毛细血管充盈延迟或收缩压 85~100 mmHg	无毛细血管充盈或收缩压＜85 mmHg
呼吸	正常	呼吸困难或呼吸浅	无呼吸
胸腹部	腹部或胸部无触痛	腹部或胸部触痛	连枷胸或腹部紧张、胸/腹穿透伤
活动	正常	只对疼痛刺激有反应	无反应
言语	正常	言语错乱	言语不能理解或只能发声音

2. 创伤记分法（trauma score，TS） 是以格拉斯哥昏迷评分为基础，结合心血管和呼吸情况评定的方法，主要指标包括呼吸频率、呼吸幅度、收缩压、毛细血管充盈、格拉斯哥昏迷评分。对上述 5 项指标进行评分赋值后相加，其总分为 1~16 分，分值越低，伤情越重。一般认为 TS≤12 分为重伤标准，需将此类伤员送至创伤中心进行救治。具体记分内容与标准见表 11-2。

表 11-2 创伤记分法（TS）

指标	记分					
	5	4	3	2	1	0
呼吸频率（次/min）	—	10~24	25~5	＞35	＜10	无
呼吸幅度				—	正常	浅或困难
收缩压（mmHg）		＞90	70~90	50~69	＜50	0
毛细血管充盈		—	—	正常 *	迟缓 **	不充盈
GCS	14~15	11~13	8~10	5~7	3~4	—

注：* 前额、口唇及甲床再充盈时间≤2 s。** 前额、口唇及甲床再充盈时间＞2 s。

（二）院内创伤评分

情境四：

该病人被急救人员护送至创伤中心，急诊科医护人员为其进行初步急救及辅助检查，急诊 CT 提示该病人：左侧硬膜下血肿，下颌骨骨折、左侧第 4—7 肋多发肋骨骨折，脾挫裂伤伴腹腔积液，左侧股骨骨折。

请思考：

这种病人该用什么方法简明表达损伤严重程度？

1. 简明损伤评分（abbreviated injury scale，AIS） 是以解剖损伤为基础进行的编码和分级评分，由诊断编码和损伤评分两部分组成，计分形式为"××××××.×"，小数点前 6 位数为损伤的诊断编码，小数点后 1 位数为伤情评分。左起第 1 位数表示身体区域，用 1~9 分别代表头部（颅和脑），面部（包括眼和耳），颈部，胸部，腹部及盆腔器官，脊柱（颈椎、胸椎、腰椎），上肢，下肢、骨盆和臀部，体表（皮肤）和热损伤及其他损伤。左起第 2 位表示解剖结构的类型，用 1~6 分别代表全区域、血管、神经、器官（包括肌肉 / 韧带）、骨骼、头部——意识丧失（loss of consciousness，LOC）。左起第 3、4 位数表示损伤的具体解剖结构或在体表损伤时表示具体的损伤性质，该区各个器官按照对应的英文名称第一个字母排序，序号为 02~99。左起第 5、6 位数表示具体的损伤类型、性质或程度（按轻重顺序），从 02 开始，用 2 位数字顺序编排以表示具体的损伤，同一器官或部位，数字越大代表伤势越重。左起第 7 位（即小数点后面一位）是 AIS 评分值，表示组织损伤的严重程度："1"为轻度伤；"2"为中度伤；"3"为较严重伤；"4"为重伤；"5"为危重伤；"6"为极重度伤。在已知有损伤发生，但器官 / 部位不明确损伤编码为"9"。AIS 以解剖学损伤为依据，每一处损伤都应有一个 AIS 评分，是目前使用最为广泛的解剖性创伤评分定级系统，已经成为规范化创伤研究和治疗必不可少的工具。具体评分编码规则见图 11-1。

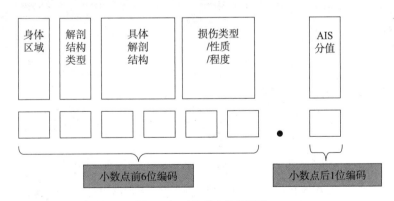

图 11-1　AIS 数字编码规则

2. 损伤严重度评分（injury severity score，ISS） 是基于损伤解剖标准的重要评分，主要针对严重创伤特别是多发伤的伤情评估。ISS 将 AIS 对伤情描述的九个部位改为头和颈部、面部、胸部、腹部和盆腔、四肢和骨盆及体表 6 个区域，对其进行编码。ISS 评分是将身体 3 个最严重损伤区域的最高 AIS 值的平方相加而成，即 $ISS = A^2 + B^2 + C^2$，其中 A、B、C 分别是伤员身体 3 个最严重的损伤区域中各自的最高 AIS 评分的分值。ISS 分值范围为 1~75 分，当病人存在 1 处或多处 AIS = 6 分损伤时，直接确定为 ISS 最高值 75 分。ISS 分值越高，创伤越严重，死亡率越高。一般将 ISS = 16 分作为重伤的解剖标准，<16 分为轻伤，16~25 分为重伤，>25 分为严重伤。ISS 是目前临床上广泛应用于严重多发伤评定的标准，具体分区和内容见表 11-3。

表 11-3 ISS 的区域内容与编码

编码	区域	内容
1	头和颈部	脑或颈椎损伤、颅骨或颈椎骨折
2	面部	眼、耳、鼻、口和颌面骨损伤
3	胸部	胸腔器官、膈肌、肋骨、胸椎损伤
4	腹部和盆腔	腹部和盆腔器官、腰椎损伤
5	四肢和骨盆	四肢、骨盆和肩胛带损伤
6	体表	任何部位的体表擦伤、裂伤、挫伤和烧伤

（金倩倩）

第二节 多发性创伤

情境导入

张某，男，39 岁。因车祸 1 h 由救护车送入急诊。病人痛苦貌明显，诉颈部、胸部及左下肢疼痛明显，左下肢开放性伤口伴明显渗血。

情境一：

该病人自诉骑电瓶车与汽车相撞后摔倒，现颈部、胸部及左下肢疼痛明显，双手感麻木。

请思考：

1. 该病人考虑什么诊断？
2. 何谓多发性创伤？
3. 多发性创伤病人临床特点有哪些？

多发性创伤简称多发伤，指的是同一致伤因素作用下，导致人体同时或相继有两处或两处以上解剖部位的损伤，其中至少一处损伤危及生命。多发伤需要与以下概念相区别。①多处伤：是指同一解剖部位或器官发生两处或两处以上的创伤。②复合伤：是指 2 种以上的致伤因素同时或相继作用于人体所造成的损伤。可发生于战时或平时，如原子弹爆炸产生物理、化学、放射等因子所引起的创伤。

一、病因与临床特点

（一）病因

多发性创伤的病因多种多样，常见的有机械性损伤，如重力挤压、钝器打击、子弹或弹片穿透伤等；物理性损伤，如烧伤、冻伤、高压高气流所致的冲击伤等；化学性损伤，如强酸、强碱、毒气等所致的损伤；生物性损伤，如蛇咬、兽咬以及细菌和毒素等所致的损伤。多发性创伤以机械性损伤最多见，如交通事故，高处坠落，还有塌方、挤压伤、刀伤等。

（二）临床特点

多发性创伤常常病情隐匿，不是简单各部位创伤的叠加，而是存在伤情掩盖、互相作用的综合征。其主要临床特点如下。

1. 病死率高　多发性创伤常伴有严重生理紊乱和病理变化，机体对这些严重紊乱代偿能力弱，每一部位的伤情重，创伤反应强烈且持久，早期出现多器官功能不全或衰竭。因此，创伤早期病死率高，受伤部位越多，病死率越高。据统计，多发性创伤有2处、3处、4处和5处伤者，其病死率分别为49.3%、58.3%、60.4%和71.4%。

2. 休克发生率高　多发性创伤常损伤范围广、出血部位多，休克发生率高且出现早；多发性创伤导致的休克发生率通常不低于50%，且多为中、重度休克，以低血容量性休克最常见，尤其是胸腹联合伤的休克发生率高；严重心、胸外伤时，低血容量性休克与心源性休克常同时存在，后期多为感染性休克。

3. 低氧血症发生率高　多发性创伤早期低氧血症发生率高达90%，对于颅脑伤、胸部伤伴有休克或昏迷者，PaO_2可降至30～40 mmHg。严重创伤可直接导致或继发急性肺损伤，甚至急性呼吸窘迫综合征。部分病人缺氧表现不明显，仅有烦躁不安，容易忽视；还有些病人给予强镇痛药，容易导致呼吸抑制。

4. 容易发生漏诊和误诊　多发性创伤受伤部位多，如果未能按多发性创伤急救程序进行伤情评估容易造成漏诊。多数情况下多发性创伤是开放伤与闭合伤共存，医护人员将注意力集中在开放性外伤或易于察觉的伤情上，而忽视了隐蔽的甚至更严重的创伤，加之部分病人由于耐受力很强或有意识障碍，容易造成医护人员的忽略，从而发生漏诊或误诊。

5. 感染发生率高　开放性损伤、消化道或呼吸道等闭合性损伤一般都有污染，如污染严重，处理不当，加上免疫力低下，易发生局部感染，重者迅速扩散致全身感染。如果是创伤部位较深且污染较重，还应注意合并厌氧菌感染可能。

6. 多器官功能障碍发生率高　创伤时多伴有组织的严重损伤，存在大量坏死组织，可造成机体严重而持续的炎症反应，加之休克、应激、免疫功能紊乱及全身因素的作用，极易引起急性肾衰竭、ARDS甚至是多器官功能衰竭。衰竭的器官数目越多，病死率越高。

7. 并发症发生率高　多发性创伤所累及组织或器官多，应激性溃疡、凝血功能障碍和MODS等并发症发生率明显增高。

二、病情评估与判断

> **情境二：**
> 急诊护士立即评估病人，查体发现该病人头顶部有一约 3 cm 伤口，略渗血；后颈部压痛，双手感麻木；胸部挤压疼痛；左小腿畸形，肿胀明显，伤口纱布包扎伴渗血。既往体健。
> **请思考：**
> 1. 多发性创伤病人如何评估？
> 2. 多发性创伤病人如何进行病情判断？

创伤的急诊处理强调时效性，伤后得到确切治疗的时间间隔与病人的预后直接关联。快速规范地进行创伤评估并做出准确的病情判断是急诊护士必须具备的基本能力。

（一）病情评估

初步评估的目的是：①确认是否存在致命性损伤并需要处理；②明确潜在的损伤；③判定处理病人的优先次序；④根据评估实施恰当的救护，以降低病死率及伤残率，改善预后。

初步评估包括 ABCDE，即气道及颈椎保护（airway with simultaneous cervical spine protection，A）、呼吸（breathing，B）、循环（circulation，C）、神经系统（disability，D）及暴露与环境控制（exposure and environmental control，E）。

进一步评估遵循"全面不遗漏"原则，在初级评估完成后且病人的情况得到初步稳定时可开始进行进一步评估，即从头到足的评估，评估过程中始终保持颈椎固定，评估内容包括病史、体格检查、进一步的影像资料等。

（二）病情判断

在初级评估及进一步评估中，需要重点关注是否存在危及生命的情况：①严重颅脑损伤；②张力性气胸与大量血胸；③连枷胸与反常呼吸；④外伤性主动脉破裂；⑤腹部内脏器官破裂出血；⑥血流动力学不稳定性骨盆骨折及股骨骨折。同时在评估过程中，如果病人病情不稳定或由稳定转为不稳定，重新评估 ABCDE。

三、救治与护理

> **情境三：**
> 护士协助医生快速完成病人的整体评估及血液、心电图、创伤重点超声评估（FAST）等辅助检查，FAST 显示胸腔积液、腹水，医疗初步诊断为多发性创伤。
> **请思考：**
> 1. 该病人的救治原则是什么？
> 2. 如何进行急救护理？

（一）救治原则

面对创伤病人的处理需要遵循时间原则，争分夺秒。首先保障气道、呼吸、循环的安全，若有问题立即处理。手术治疗是严重多发性创伤救治的决定性措施，手术控制出血是最有效的复苏措施，且应抢在伤后黄金 1 h 内尽早手术治疗。

（二）护理措施

1. 现场救护

（1）尽快脱离危险环境：尽快将病人脱离危险环境，排除可能继续造成伤害的原因。

（2）保护脊柱脊髓：对已存在脊柱骨折、脊髓损伤或怀疑有脊柱损伤者应立即予以制动、颈托保护，避免脊柱及脊髓继发性损伤而造成瘫痪，确保有效气体交换。在不影响急救的前提下，救护人员要协助病人，将其置于舒适安全的体位。

（3）注意保暖：对已经体温过低或伴有明显出血、休克的病人要积极采取被动加温如毛毯、棉絮等保暖，对静脉液体或血液制品进行加温输注等方法。

（4）保护好离断肢体：病人离断的肢体应先用无菌敷料或干净纱布包好后置于无菌或洁净的无漏孔塑料袋内，扎紧袋口，再放入注满冰水混合液的塑料袋内低温（0～4℃）保存。以减慢组织的变性和防止细菌繁殖，冷藏时防止冰水浸入离断创面，切忌将离断肢体浸泡在任何液体中。离断肢体应随同病人一起送往医院，以备再植手术。

（5）伤口处理：保护伤口，压迫止血，减少污染，骨折固定。不要随意去除伤口内异物或血凝块；创面中有外露的骨折断端、肌肉、内脏等，严禁现场回纳伤口；脑组织脱出时，应先在伤口周围加垫圈保护脑组织，不可加压包扎。

2. 转运途中的救护　根据病人伤情的轻重缓急有计划地进行转运，危重病人有望存活者首先转送，确保转运安全。决定病人转运的基本条件是搬动及运送途中，确保病人不会因此而危及生命或使病情急剧恶化。

3. 院内救护

（1）创伤气道的建立：低氧血症和失血是创伤病人早期死亡的最常见原因。气道损伤或梗阻与创伤病人低氧血症的发生密切相关。在创伤救治中，应注意保持气道通畅，确保有效的氧供，目标氧饱和度达到 94%～95%。若气道已出现局部或全面阻塞，则在保护病人颈椎的同时开放气道，并清除口鼻腔异物或呕吐物，尽量避免刺激呕吐；创伤病人且 GCS < 8 分者，建议行气管插管；严重创伤病人无法插管、无法通气的上气道梗阻可行环甲膜穿刺术。

（2）控制出血、循环支持：大部分多发性创伤病人都存在不同程度的休克，尤其当病人出现血压偏低，应尽快进行液体复苏以恢复有效血容量。迅速用 16～18 G 留置针建立 2 路及 2 路以上静脉通路，常选用肘前静脉、颈外静脉，注意避免在受伤肢体建立静脉通路，导致补充的液体进入损伤区内；无法快速建立静脉通路的，可以建立骨髓腔通路。对于大出血病人应在伤后 3 h 内使用氨甲环酸钠，首剂 1 g 静脉给药持续大于 10 min，后续 1 g 持续静脉输注超过 8 h。积极的液体复苏疗法是多发伤早期救治的关键环节，但对于胸腹部活动性内出血尚未得到控制的病人，则不主张快速提升血压至正常水平，即所谓的"限制性液体复苏"策略，使血压维持在相对较低水平，即允许性低血压，限制收缩压在 80～90 mmHg；但对于严重颅脑损伤的失血性休克病人（GCS ≤ 8 分），则需要平均动脉压维持在 ≥ 80 mmHg，直至彻底止血。

此外，对大血管损伤经压迫止血后应迅速做好手术止血的准备。尽快备血及输血，补充有效循环血量。若病人出现创伤性心搏骤停，立刻行心肺复苏，并尽快找出原因，必要时协助进行床旁开胸开腹手术。若发现心脏压塞，协助进行心包穿刺。

（3）保温和复温：体温过低、凝血功能障碍、酸中毒是导致严重创伤病人死亡的三大主要原因，其中体温过低在很大程度上将导致或加重凝血功能障碍和酸中毒的发生，是创伤病人一个重要的损伤机制，往往会增加其病死率。对高风险或已经体温过低病人除进行被动复温外，应积极采取被动复温与主动复温相结合的综合性复温方法，帮助病人恢复到正常体温。

（4）监测生命体征，关注辅助检查：密切监测病人的血压、脉搏、呼吸频率、氧饱和度和体温参数，配合医生进行诊断性操作或辅助检查，最大限度降低创伤病人的病死率，同时描记心电图、抽血化验、配血、育龄妇女妊娠试验等。必要时，留置胃管预防呕吐等。

（5）注重人性化关怀：无论病人是否清醒，在评估护理中均应注重病人疼痛及内心感受。疼痛是创伤征兆的一部分，如处理不当会引发心率加快、浅表血管收缩、面部肌肉收缩、恶心、呕吐等。护士应观察病人的体征、面部表情、流泪等情况，及时发现病人不适及不安情绪并予以处理，评估及了解家庭成员的需求和愿望。

（6）防治感染：严格遵循无菌操作原则，按医嘱使用抗菌药物。开放性创伤需加用破伤风抗毒素治疗。

（7）支持治疗：主要是维持水、电解质和酸碱平衡，保护重要器官功能，并给予营养支持。

4. 严重危及生命的创伤救治与护理

（1）严重颅脑损伤

1）临床表现：常伴有颅底骨折、颅内出血、血肿形成等，容易出现颅内压增高表现以及昏迷、瞳孔散大和生命体征急剧变化，脑疝。

2）救护措施：护士应严密观察病人意识、瞳孔、生命体征变化，保持呼吸道通畅，防止误吸；若发现病人发生脑疝，遵医嘱快速静脉滴注高渗性降颅内压药物，根据病情迅速完成开颅术前准备，尽快手术去除病因，必要时给予高级气道支持，病因无法去除时选用姑息性手术，以降低颅内高压治疗。

（2）气管或支气管破裂

1）临床表现：严重的钝伤或穿透伤会造成气管或支气管破裂，破裂后在颈部、胸部、背部形成皮下气肿，表现为呼吸困难、声嘶、咯血、皮下气肿、呼吸音变小或消失，通过 X 线及气管镜检查可确诊。

2）救护措施：评估病人气道及呼吸情况，给予适当的氧气支持，严密监测生命体征，随时准备气管切开，立即做好术前准备，争取尽早手术治疗。

（3）张力性气胸

1）临床表现：严重呼吸困难、胸痛、气管向健侧移位、心动过速、颈静脉扩张、低血压及发绀等，若未及时有效处理，可迅速危及生命。

2）救护措施：吸氧，密切观察病人生命体征，协助医生做好紧急减压，快速在锁骨中线第2肋间行胸腔穿刺抽气或胸腔闭式引流。

（4）大量血胸

1）临床表现：大量血胸（超过 1 500 mL 或超过病人循环血容量的 1/3），可出现面色苍白、脉搏细速、呼吸急促、血压逐步下降等低血容量性休克症状，如不及时处理，可迅速危及生命。

2）救护措施：立即放置胸腔闭式引流管并给予静脉液体复苏及大剂量输血；若胸管引流量 > 1 500 mL 或 200 mL/h，做好急诊开胸手术准备，并密切关注有无出现心脏压塞。

（5）连枷胸

1）临床表现：表现为严重呼吸困难、反常呼吸、胸痛、发绀、低氧血症等。可导致严重的肺通气、换气功能障碍，引起或加重休克，常合并有肺挫伤，是诱发急性呼吸窘迫综合征的重要因素，随时有生命危险。

2）救护措施：卧床，吸氧，严密监测生命体征，有效镇痛，胸部固定，消除反常呼吸；建立人工气道，维持呼吸功能；保持呼吸道通畅，防止感染，必要时行急诊开胸手术。

（6）外伤性主动脉破裂

1）临床表现：病人伴随胸痛、气管偏向右侧、低血压、纵隔变宽等，应高度怀疑主动脉损伤或破裂。一旦破裂，立即危及生命。

2）救护措施：一旦确诊，绝对卧床休息，严密监测生命体征，保持静脉通路顺畅。控制血压：目标收缩压控制在 100~120 mmHg；控制心率：目标心率控制在 60~80 次/min；尽快完善术前检查、备血等，必要时行急诊手术。

（7）腹部内脏器官破裂出血

1）临床表现：实质器官或大血管损伤主要表现为腹腔内（或腹膜后）出血，肝、脾被膜下破裂等，病情可迅速进展，发生低血容量性休克或感染性休克、多器官功能衰竭甚至死亡。

2）救护措施：立即禁食禁饮，减少病人搬动，严密观察生命体征及腹部体征变化，慎用镇痛药，除抗休克、抗感染治疗外，做好紧急手术准备。对所有明显出血倾向的病人，在伤后 3 h 内遵医嘱尽早使用止血药。

（8）血流动力学不稳定骨盆骨折

1）临床表现：是各种高能量损伤导致死亡的主要原因之一，出血量可达 2 000 mL 以上，甚至可达 5 000 mL。由钝性外力所致且合并有低血压（收缩压≤90 mmHg）。病死率高达 40%~65%，早期快速有效处理非常重要。

2）救护措施：尽量减少搬动，禁忌行骨盆挤压分离试验，并尽早使用骨盆带固定。开放 2 路以上 18 G 静脉通路，早期损伤控制，止血、镇痛、备血，在大量快速输血、输液的条件下，如病人出现不能解释的低血压，即应高度警惕胸、腹、腹膜后有大出血的可能，一旦明确胸腔、腹腔内存在活动性出血，应创造条件尽快行手术探查止血。密切观察下肢皮温、动脉搏动等，如怀疑动脉性出血，应早期行血管造影及栓塞治疗。

拓展阅读 11-1 杂交急诊室（HER）

（王钰炜）

第三节　创伤救护技术

情境导入

李某，男，57 岁。因"1 h 前不慎自 4 m 高的阳台坠落"，由救护车送入急诊。

预检分诊护士查体发现该病人面色苍白，痛苦貌，胸廓不对称，呼吸费力，双下肢畸形肿胀。测量生命体征提示病人 HR 137 次/min，BP 81/42 mmHg，R 28 次/min，T 35℃。

请思考：

1. 该病人考虑什么诊断？如何评估？

2. 该病人考虑什么类型的休克？如何液体复苏？

3. 体温过低如何处理？

4. 该病人如何搬运？

全世界每年超过 500 万人死于创伤，创伤也是 40 岁以下人群首要的死亡原因，其中失血性休克是创伤病人的主要死亡原因，同时体温过低、代谢性酸中毒和凝血功能障碍是创伤病人的死亡三联征，因此创伤失血性休克的救治目标是积极控制出血、重视液体复苏、提高创伤救护水平。

一、液体复苏技术

拓展阅读 11-2
复苏性主动脉球囊阻断术（REBOA）

（一）创伤失血性休克的判断

创伤失血性休克是急诊外科常见的病症，病死率极高，30%~40% 的病人因失血过多死亡，急性失血是创伤首要的可预防性死因。在临床上可以根据病人的症状、体征进行判断，包括收缩压下降、脉压缩小、CVP 下降或 PAWP 下降、皮肤湿冷、尿量下降、心率加快、精神状态改变、口渴等指标进行综合判断。休克常合并低血压，一般认为收缩压低于 90 mmHg 或者脉压低于 20 mmHg，对于高血压病人当收缩压下降≥40 mmHg 时也可诊断。其实在循环血容量丢失时，外周血管会保证血压处于暂时的稳定，所以当休克发生时，血压并不能准确反映休克的情况，需要从血流动力学、组织灌注和细胞代谢 3 个方面结合加以判断。

（二）休克治疗的液体复苏

一旦创伤失血性休克诊断明确，立即开始液体复苏。迅速建立有效的静脉通路进行液体复苏，对于困难静脉病人，紧急情况下建立骨髓腔输液，目的是改善机体的组织灌注。对不能控制的活动性出血病人，原则上给予限制性液体复苏。

1. 早期复苏液体选择　复苏液体主要有晶体溶液和胶体溶液，晶体溶液主要包括生理盐水、葡萄糖、林格液和乳酸钠林格液、高渗盐水等。胶体溶液主要包括人工胶体溶液（羟乙基淀粉、明胶、右旋糖酐）和天然胶体溶液（白蛋白、全血、血浆、红细胞）。复苏时首选晶体溶液，主张使用氯离子浓度接近生理水平的乳酸钠林格液，但对于合并严重颅脑损伤者因为渗透压低而不适用。此外，大量晶体溶液给药会增加肺水肿、间隔室综合征、酸中毒和脑水肿的发生率。胶体溶液是由增加渗透压的蛋白质组成，因此在血管系统中停留的时间更长，与晶体溶液相比只需要更低的体积，但胶体溶液也会增加病死率和（或）肾替代治疗率。因此要选择合适的液体进行创伤复苏。

创伤失血性休克病人，通常出血量较大，应及早进行快速输血维持血容量，改善微循环灌注，保证主要器官的氧供。对于成人进行输血治疗时，血浆与红细胞的比例为 1:1。对于儿童血浆与红细胞的比例仍为 1:1，但是要基于儿童的全身血容量进行计算。

2. 限制性液体复苏治疗　对于活动性出血，在实施确定性止血治疗之前进行"允许性低血压"的液体复苏，确切止血后才积极复苏。这种"延迟复苏"可以明显减少病人的失血量与并发症，提高救治成功率。一般以维持收缩压 80 mmHg 或者可触及桡动脉搏动为目标。如果达不到，可降至触及颈动脉搏动或者维持伤者基础意识。通常情况下收缩压达到 60 mmHg 可触及颈动脉，70 mmHg 可触及股动脉，80 mmHg 可触及桡动脉。针对失血性休克和创伤性脑损伤并存病人，如失血性休克为主要问题，应持续进行限制性液体复苏；如创伤性脑损伤为主要问题，则进行相对宽松的限制性容量复苏以维持脑血流灌注。具体控制目标：对于无脑损伤的病人，在大出血控制之前实施可允许性低血压，应将收缩压维持在 80 ~ 90 mmHg；对于合并严重颅脑损伤（GCS≤8 分）的病人，应维持平均动脉压在 80 mmHg 以上。液体复苏时，通常首先给予 1 ~ 2 L 的晶体溶液（儿童 20 mL/kg），具体容量及进一步治疗与诊断根据液体复苏期间病人的反应性而定（表 11-4）。

表 11-4　病人对早期液体复苏的反应性

指标	快速反应	暂时反应	反应低或无
生命体征	恢复正常	暂时改善，但出现血压下降，心率增加	异常
估计失血量	少（10% ~ 20%）	中等，持续出血（20% ~ 40%）	严重失血（>40%）
需要更多的晶体溶液	少量	少量至中等量	中等量（输血过渡）
需要输血	少量	中等至大量	立即
备血	血型与交叉配血	血型鉴定	紧急备血
需要手术	可能需要	很可能	高度可能
外科会诊与评估	是	是	是

二、体温管理技术

创伤病人体温过低发病率为 10% ~ 65%，重度创伤病人体温过低发病率为 30% ~ 50%，因此病人创伤后体温过低管理显得尤为重要。

（一）创伤后体温过低的概念及其程度分级

创伤后体温过低指继发于严重创伤后的体温过低，区别于某些病理状态下（如甲状腺功能减退或肾上腺功能不全）的体温过低，也区别于某些亚低温治疗状态。将创伤病人体温 34 ~ 36℃称为轻度体温过低，32 ~ 34℃称为中度体温过低，低于 32℃称为重度体温过低。

（二）创伤病人体温过低的原因

1. 创伤　创伤并发体温过低有两种假说。一种为"休克代偿假说"，是指创伤后由于低氧血症、脑部缺血和低血压等原因使下丘脑体温调节中枢的体温调定点下移，抑制了寒战反应等耗氧产热活动，是机体对创伤的适应能力；另一种为"代谢衰竭假说"，机体在创伤后早期是抑制期，因组织的低灌注、低氧血症，特别是组织的摄氧、耗氧能力明显下降，使机体的代谢下降到极限，不能产生足够的热量以维持体温。

2. 暴露　严重创伤病人入院前在外界环境暴露时间过长，衣物潮湿、大的开放伤口、入院后过早脱去衣物或多次查体等医源性暴露时间过长等均可导致热量丢失，体温下降。

3. 液体复苏　严重创伤病人因失血性休克复苏时需快速输入未加温的大量液体或血液制品，可使核心温度下降，造成不可逆的体温过低。

4. 麻醉　创伤病人开胸开腹手术全身麻醉诱导时，由于麻醉药物的作用直接扩张血管，而肌肉松弛药对寒战反应抑制，引起病人核心体温有不同程度下降，导致体温过低的发生。

（三）体温过低的处理措施

对创伤病人体温过低的管理必须早期识别预防。对创伤失血性休克病人，应尽量保温以减少持续的热量丢失。创伤病人体温过低的复温方式可分为自然复温和积极复温。

1. 自然复温　又称为被动复温，是指不从外部给予热量，而是通过完善环境设施，靠机体自身产生的热量使体温逐渐恢复，同时注意保暖，防止热量的继续丢失。但自然复温会导致显著的无氧代谢和乳酸性酸中毒，仅用于轻度低温、平时健康并有完整热调节反应的创伤病人。

2. 积极复温　又称为主动复温，是从体外提供热源，使过低的体温得以恢复，包括体表复温法与中心复温法。体表复温法是使用热源使体表温度升高的方法，常用的热源有加温毯、控温毯等。中心复温法是采用各种方式使机体中心温度先恢复正常，特别是使心脏的温度和功能先恢复正常，是目前复温速率最快且较安全的复温方式。中心复温方法包括体外循环复温技术、体腔灌洗复温技术、加温输液输血技术等。由于体外循环与体腔灌洗复温操作复杂、设备昂贵，所以并不常用于早期急诊创伤的复温。加温输液输血是指从静脉输入加热的液体或血液的方法，该方法在预防围手术期体温过低的发生中应用较广泛，同时，也是目前在临床上行之有效的复温方式，尤其适用于需要大量液体复苏的病人。常见的复温装置见图 11-2。

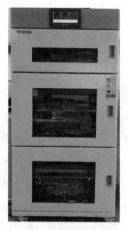

恒温箱

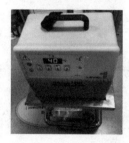

加温毯

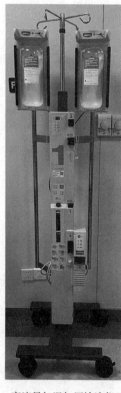

高流量加温加压输液仪

图 11-2　常见的复温装置

三、常用创伤救护技术

（一）颈椎保护与头盔移除

1. 适用范围　创伤病人佩戴头盔者均先移除头盔。只要怀疑有脊柱损伤就应按脊柱损伤情况处理，钝性创伤者出现下列情况，应行脊柱固定并保护：①脊柱疼痛或触痛；②出现神经性缺损主诉或体征；③脊柱结构变形。

2. 操作流程与步骤　需要脊柱保护的可使用脊柱固定担架、固定带、颈托、头部固定器等。若病人仰卧位，头部、颈部、躯干、骨盆应为中心直线位，脊柱不能屈曲或扭转。

（1）头盔移除：当发生交通事故伤、运动类损伤时，病人可能会佩戴各种不同类型的头盔，如果不移除头盔，最佳的气道管理必然受到限制，而且也很难进行颈部的制动，因此要先移除头盔，移除时需要受过训练的救护人员团队合作，共同完成。

（2）颈椎固定：对于创伤病人在整个评估与复苏过程中，应重视颈椎的保护，尽早对可疑颈椎损伤者实施颈托固定。搬运病人时应注意先用颈托固定颈部，选择大小合适的颈托单页插入病人颈后部，盖上颈托上页，并粘贴固定，让病人平躺于硬质木板面上。保护病人颈椎的手法有以下几种。

1）头锁法：主要用于固定头部。病人仰卧位，固定者双膝站在病人头顶部位置，与病人身体成一直线，先固定自己的双手手肘（放在床的硬板上），双掌放在病人头两侧，拇指轻按额头，示指和中指固定其面颊，环指及小指放在耳下，不可盖住耳。协助者示指在胸骨正中，以便固定者调整颈部位置。

2）头胸锁法：适用于仰卧位换锁时的过渡。抢救者两腿分开站或跪于病人头肩部，一手肘及前臂放在病人的胸骨上，手掌放在其面部，拇指及示、中指放在病人两侧颧骨上，手掌向上翘起，以免遮盖病人的口鼻；另一手肘放在床上或膝部后，手掌固定病人前额。

3）斜方肌挤压法：又称双肩锁法，适用于病人仰卧位时身体上、下、左、右平移。抢救者两腿分开站或跪于病人头侧（与病人身体成一直线），拇指放在病人的两侧锁骨上，其余四指放在背部，双手挤压病人两肩顶的斜方肌，双臂贴近病人紧贴头部使其固定。

4）改良斜方肌挤压法：又称头肩锁法或长短锁，为轴线翻身时固定头颈部的手法之一。抢救者两腿分开站或跪于病人头侧，一侧肘部放在转向侧床上或膝上，然后如肩锁般挤压其斜方肌（长锁）；另一手如头锁般固定其头部（短锁），手掌及前臂向内压将头部固定；当转动病人时，长手肘部固定在床上或膝上，短手肘部升离床或膝部时，尽量将该手臂紧贴自己的身体。

（二）止血

创伤后根据出血量的多少，病人可出现头昏、眼花、面色苍白、出冷汗、四肢发凉、呼吸急迫、口唇发绀、心悸等症状，甚至可能陷入休克状态；脑缺血、缺氧重者表现为烦躁不安。

根据损伤的血管分为：①动脉出血。血呈鲜红色，压力高，因此呈喷射状、血柱有力，随心脏搏动向外射出。②静脉出血。血呈暗红色，不间断、均匀、缓慢地向外流出。③毛细血管出血。很微小的血管出血，血液在整个创面外渗，创面上出现许多细小血滴，不易找到出血点，常能自己凝固。

1. 简易止血法

（1）一般止血法：创口小的出血，局部可用生理盐水冲洗，然后盖上消毒纱布，用绷带缠紧后包扎即可。

（2）指压止血法：用手指或手掌压住出血的血管近心端，阻断血流。采用此法救护人员必须熟悉各部位血管出血的压迫点，此法只适用于紧急救护，压迫时间不宜过长。常用的压迫血管如面动脉、颞浅动脉、颈动脉、肱动脉、桡动脉、尺动脉、股动脉、腘动脉等。

（3）填塞止血法：用无菌棉垫或纱布填塞在创口内，再用纱布绷带、三角巾或四头带等做适当包扎，松紧度能达到止血目的为宜。

（4）抬高肢体止血法：抬高出血的肢体为止血的临时应急措施，效果不可靠，尤其是动脉出血，常不能达到止血目的。

2. 止血带止血法　一般适用于四肢较大的血管出血，采用加压包扎不能有效止血的情况下，选用止血带。止血带的种类有很多，最常见的是充气式、卡带式、布条式及旋压式。卡带式、布条式以及旋压式止血带常用于院前止血，充气式止血带是院内急救和骨科手术时的标准止血带，操作方法以充气式止血带为例介绍（图11-3）。

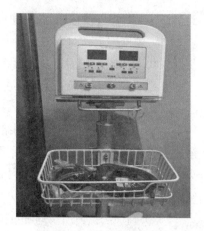

（1）操作流程：使用止血带前，先将受伤的肢体抬高2 min，使血液尽量回流，选择合适的止血带，掌握"宁宽勿窄"的原则，止血带最佳宽度是 10～15 cm，然后在扎止血带的局部裹上垫布；确定止血带绑扎的位置：上肢出血应置于上臂中上 1/3 处，下肢出血置于大腿近腹股沟处，避免置于前臂、小腿、肘关节、膝关节或被刺穿的部位；充气：上肢压力设置高于收缩压 70 mmHg，下肢压力设置高于收缩压 100 mmHg，压力恰好能彻底止血即可，并注明上止血带的时间，防止时间过长肢体发生缺血性坏死。

图 11-3 充气式加压止血器

（2）止血带注意事项：止血带应避免缠绕在伤口上，必须要衬垫。"高而紧"的原则，高：上肢尽量靠近腋下，下肢尽量靠近腹股沟；紧：松紧合适，以出血停止，远端摸不到动脉搏动为宜；上止血带的时间要适当，原则上应尽量缩短，最长使用时间不应超过 2 h。

（三）固定与搬运

1. 适用范围　所有四肢骨折均应进行固定，脊柱骨折、骨盆骨折在急救中也需要固定。所有活动受限的创伤病人转移均涉及搬运。

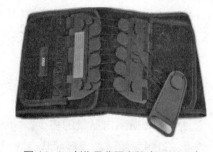

固定器材最理想的是夹板或支具。紧急情况下应注意因地制宜，就地取材，选用竹板、树枝、木棒等代替，还需另备绷带、绳子、衣物等；在院内固定器材有不同部位的支具及骨盆带（图11-4）等。担架、气悬浮转运垫、转移车等是搬运伤病员的专用工具，紧急情况下多为徒手搬运，或用临时制作的替代工具，但不可因寻找搬运工具而延误搬运时机。

图 11-4 创伤骨盆固定器（T-POD）

2. 操作流程

（1）夹板固定

1）四肢骨折固定：临时可用木夹板固定，上臂、前臂小腿骨折均可使用，使用前有创口者须预先妥善包扎，固定部位局部裹上衬垫，而后用绷带自上而下地缠包伤肢夹板。

2）脊柱骨折固定：颈椎骨折固定：紧急情况下颈后枕部，垫以软垫，头的两旁再用软垫固定，头部用绷带轻轻固定平卧在担架上，或者夹板固定颈部，并使夹板与双肩绑扎固定；在院内或院前急救中使用颈托固定更方便、快捷。胸腰椎骨折固定：病人要平卧在垫有软垫的板床上，不宜用高枕，腰椎骨折要在腰部垫以软垫，使病人感到舒适，没有压迫感，预防压迫性损伤。

（2）搬运

1）担架搬运法：这是最常见的搬运方法，适用于病情较重的病人。由 3～4 人组成一组，将病人移到担架；病人头部向后，足部向前，以便后面的担架员随时观察病情变化；担架员脚步行动要一致，均为外侧腿下蹲，面部朝病人头部。

2）徒手搬运法：适用于现场无担架、转运路途较近、病人病情较轻的情况。①单人搬运法：其中背负法较常见，搬运者站在病人一侧，一手抓紧伤员双臂，另一手抱其腿，用力翻身，使其负于搬运者的背上，然后慢慢站起。②双人搬运法：包括椅托式搬运法、拉车式搬运法、平台或平抱搬运法。椅托式搬运法：一人以左膝、另一人以右膝跪地，各用一手伸入伤员的大腿下，另一手彼此交叉支持病人的背部，慢慢将病人抬起；拉车式搬运法：一人站在病人的头侧，以两手插至病人的腋下，将其抱在怀里，另一人跨在其两腿之间，抬起双腿，两人同方向，步调一致将病人平抬起；平台或平抱搬运法：两人并排将病人平抱，或者一左一右、一前一后将其平抬起。③多人搬运法：三人可并排将病人抱起，齐步一致向前。第四人可负责固定头部。多于四人，可面对面，将病人平抱进行搬运。

3）特殊病人搬运法：①腹部内脏脱出的病人。先用大小合适的替代物固定住内脏，有条件者用腹部三角巾包扎法包扎。病人取仰卧位，下肢屈曲，并注意腹部保暖，以防肠管过度胀气，然后再行搬运。②脊柱、脊髓损伤的病人。搬运此类病人时，应使脊柱保持伸直。对于颈椎损伤的病人，一般应由四人一起搬运，一人负责头部的制动固定，保持头部和躯干成一直线，其余三人蹲于病人的同一侧，两人托躯干，一人托下肢，四人一起将其抬起放在硬质担架上，并用带子分别将病人胸部、腰部、下肢与担架固定一起。对于胸、腰椎损伤的病人，可由三人于病人身体一侧搬运，方法与颈椎损伤病人的搬运法相同。③身体带有刺入物的病人。应妥善固定好刺入物方可搬运。搬运途中避免震动、挤压、碰撞，防止刺入物脱出或继续深入。刺入物外露部分较长时，应有专人负责保护。

搬运转送病人时，要根据病人具体病情选择合适的搬运方法和工具，现在临床上还使用气悬浮转运垫搬运法（图11-5）、医用转移床等更好的转运工具进行院内转运。

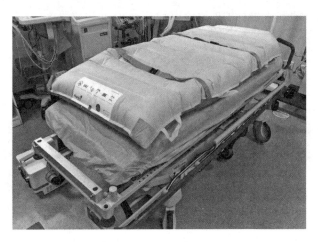

图 11-5 气悬浮转运垫

（王钰炜）

数字课程学习

⬇ 教学 PPT　　　✍ 自测题

第十二章

急性中毒的救护

【学习目标】

知识：

1. 熟悉急性中毒的概念、病因及发病机制。

2. 熟悉急性中毒的病情评估，急性中毒的处理原则，特殊解毒剂的应用。

3. 掌握常见急性中毒的临床表现和救护方法。

技能：

1. 能对急性中毒病人进行护理评估。

2. 能对各种急性中毒病人进行救护。

素质：

1. 护理危重病人的过程中，护士要善于观察，保护病人隐私，注重人文护理。

2. 形成时间就是生命的概念，有分秒必争的急救意识。

生活中的中毒有意外中毒、他杀中毒（投毒）、自杀中毒、滥用药物导致的中毒及环境污染导致的中毒。在临床上可以分为急性中毒（毒物进入体内后 24 h 内发病）和慢性中毒。其中急性中毒起病突然，病情发展快，可以很快危及病人生命，必须尽快甄别并采取紧急救治措施。

第一节 概 述

情境导入

李某，男，24 岁。因恶心、呕吐，腹痛、腹泻 1 h 急诊入院。入科时，病人痛苦貌明显，诉脐周及下腹部阵痛。

急诊分诊护士立即迎接病人，该病人主诉曾食用隔夜的剩饭剩菜。急诊经过给病人洗胃、抗菌、补液、对症等治疗，病人病情好转。

请思考：

1. 何谓中毒？
2. 急性中毒的原因有哪些？
3. 急性中毒急诊处理的关键是什么？

一、定义

中毒是由于某种物质接触或进入机体后，在效应部位积累到一定量，产生损害全身性的疾病。毒物是指在一定条件下，不论以何种方式，小剂量作用于机体，引起生物学系统有害反应或能危及生命、严重损害机体功能，导致机体发生病理变化的任何物质。毒物的概念是相对的，如某种物质在小剂量时有一定的治疗作用，大剂量进入机体则产生严重毒性作用。根据接触毒物的量和时间不同，将中毒分为急性中毒和慢性中毒两类。大量或毒性较剧的毒物突然进入机体，迅速引起症状，甚至危及生命称为急性中毒；慢性中毒是指机体长时间或反复接触小量毒物，且在体内积累到一定的量后才出现症状。

二、救治原则

（一）立即终止接触毒物

1. 吸入性中毒 应立即使病人撤离中毒现场，呼吸新鲜空气或吸氧，注意保暖，防止受凉，保持呼吸道通畅，必要时进行气管插管。

2. 接触性中毒

（1）皮肤染毒：应立即脱去污染衣物，用大量清水反复冲洗，特别注意毛发、甲缝及皮肤的皱褶部位。冲洗用水温度一般不超过 37℃，以免体表血管扩张，促进毒物吸收。有些毒物遇水发生反应使毒性增强，应先将毒物蘸吸干净后，再用水冲洗。腐蚀性毒物可选择相应的中和液或解毒药液冲洗。冲洗时间不少于 30 min。

（2）眼染毒：用清水或生理盐水冲洗眼球，冲洗时间不短于 5 min。

（3）伤口染毒：立即在伤口上方结扎止血带，再彻底清洗伤口、清创。

（二）清除尚未吸收的毒物

对于胃肠道内尚未吸收的毒物，可通过催吐、洗胃、导泻、灌肠、药用炭吸附等方法清除。

1. 催吐　适合神志清醒、中毒时间小于 2~4 h 的服毒者。

（1）催吐方法：嘱病人饮清水或生理盐水 300~500 mL，然后用压舌板、筷子等硬物刺激病人咽后壁或舌根处诱发呕吐，如此反复，直至呕出液体澄清为止；也可用药物诱吐，如吐根糖浆、阿扑吗啡等。

（2）催吐禁忌证

1）昏迷、惊厥状态。

2）服腐蚀性毒物，催吐可引起消化道出血、穿孔。

3）原有主动脉瘤、食管静脉曲张、溃疡病出血等。

4）石油蒸馏物如汽油、煤油、柴油等中毒，催吐时如误吸入肺可导致肺炎。

5）体弱、高血压、休克、冠心病、妊娠应慎用催吐。

2. 洗胃　为迅速清除胃内毒物的有效办法。洗胃的原则为快进快出，先出后入，出入量基本相等，反复清洗，直到水清、嗅之无味为止，一般洗胃液总量为 2 万~5 万 mL。

（1）适应证：洗胃应尽早进行，一般在服药后 6 h 内洗胃有效。有些情况超过 6 h 仍可洗胃，如胃排空慢（有机磷中毒）、毒物量大、毒物颗粒小（易嵌入黏膜皱襞内）、有机磷农药中毒、砷中毒、有肠衣的药片或酚类中毒、服药后曾进食大量牛乳、蛋清者等。

（2）禁忌证：基本同催吐的禁忌证，但禁忌证不是绝对的，应针对个别情况酌情处理。

（3）洗胃液的选择：毒物不明时可用 37℃ 清水或生理盐水洗胃；若毒物明确，则根据具体毒物选用不同的洗胃液。洗胃液的温度一般为 35~37℃，每次灌液量为 300~500 mL，小儿可根据年龄决定入量，每次 50~200 mL，不宜使用洗胃机。

1）保护剂：吞服腐蚀性毒物者，可口服牛奶、蛋清、米汤等保护胃肠道黏膜。

2）溶剂：饮入脂溶性毒物如汽油、煤油时，可先注入液状石蜡 150~200 mL，使毒物溶解而不被吸收，然后进行洗胃。

3）中和剂：吞服强酸时可用弱碱，如镁乳、氢氧化铝凝胶等中和，忌用碳酸氢钠，因其遇酸后生成二氧化碳，使胃肠道充气膨胀，有穿孔危险；强碱可用弱酸，如稀醋、果汁等；碘中毒用淀粉溶液如面糊、米汤、1%~10% 淀粉中和。

4）解毒药：解毒药可通过与体内存留的毒物起中和、氧化、沉淀等作用，使毒物失去毒性，如 1:5 000 高锰酸钾可使生物碱、毒蕈类毒物氧化解毒。但切勿使用高锰酸钾结晶直接接触口腔及胃黏膜。

5）沉淀剂：有些化合物与毒物作用后，通过物理作用、化学反应可使毒物变成溶解度低、毒性小的沉淀。如乳酸钙或葡萄糖酸钙与氟化物或草酸盐可生成氟化钙或草酸钙沉淀；2%~5% 硫酸钠与可溶性钡盐可生成不溶性硫酸钡；生理盐水与硝酸银可生成氯化银；30%~50% 鞣酸能沉淀阿扑吗啡、藜芦碱、辛可芬、士的宁、铅、铝和银盐等。

6）吸附剂：药用炭是一种吸附剂，颗粒微小，可吸附食入的有机毒物和无机毒物（除对氰化物中毒无效）。用法：取药用炭 20~30 g，加入 200 mL 温开水，调拌成混悬液，让中毒者吞服或由胃管灌入胃内，随后用催吐法或洗胃法，将吸附毒物的炭末排出，或再给予导泻药，加速已进入肠内的毒物从肠道排出，此法可反复使用以促进毒物排出，但可导致便秘。

3. 导泻及灌肠 是催吐和洗胃后的辅助措施。

（1）导泻：可减少肠道毒物的停留和吸收，常用硫酸镁、硫酸钠等盐类和山梨醇类口服或胃管注入。昏迷、肾衰竭者，不宜用硫酸镁等含镁化合物，因镁离子吸收过多，对中枢神经系统有抑制作用。

（2）灌肠：是一种快速有效的肠道毒物去除法，适用于吸收缓慢、中毒严重、中毒时间超过 4 h 者。灌肠时，可用 1% 的微温皂水（约 5 000 mL）做高位连续冲洗；在灌肠液中加入药用炭，可促进毒物吸附后排出；也可用高分子聚乙二醇等渗电解质溶液，以 2 L/h 的速度灌洗。

临床常见毒物中毒的洗胃液、导泻药的应用见表 12-1。

表 12-1 临床常见化学中毒时洗胃液、导泻药的应用

中毒物质	洗胃溶液	导泻药及对抗剂	禁忌药物
农药（DDT、1605、DDVP、666、1509、美曲膦酯）	生理盐水、2%~4% 碳酸氢钠溶液	硫酸镁 30 g 加水 500 mL	禁用油性泻剂，美曲膦酯中毒禁用碱性，1605 中毒禁用高锰酸钾
强酸	—	稀粥、牛奶、橄榄油、鸡蛋清	禁洗胃
强碱	—	牛奶、1% 醋酸或果汁、蛋白质	禁洗胃
催眠药（巴比妥、苯巴比妥、异戊巴比妥等）	高锰酸钾溶液（1∶10 000）	硫酸钠 10~15 g	碳酸氢钠、硫酸镁
甲醇及乙醇中毒	生理盐水、温开水、2% 碳酸氢钠	浓咖啡	
重金属盐类（汞、砷、磷、铅、卤盐等）	生理盐水、2%~4% 碳酸氢钠、汞中毒可用蛋白溶液、磷中毒可用 1% 硫酸铜溶液	牛奶、豆浆、稀粥、蛋白质	磷中毒禁用高锰酸钾
酚类（甲酚、苯酚）	植物油	牛奶或橄榄油、蛋白水	

（三）特殊解毒药的应用

诊断明确者，应及时采用特殊解毒药。常见特异性解毒药见表 12-2。

表 12-2 常用解毒药

毒物	解毒药
药物中毒	
苯二氮䓬类	氟马西尼
镇痛药	纳洛酮
苯海索	新斯的明
三环类抗抑郁药	碳酸氢钠
抗胆碱药	毒扁豆碱
β 受体阻滞药	高血糖素

续表

毒物	解毒药
钙通道阻滞药	钙
异烟肼	维生素 B_6
有机磷	碘解磷定、阿托品
氰化物	亚硝酸钠、亚硝酸异戊酯、硫代硫酸钠
硫化氢	亚硝酸钠
亚硝酸盐	亚甲蓝
甲醇、乙二醇	乙醇、叶酸、甲吡唑
铅	依地酸钙钠
砷、汞、金、锑	二巯丙醇

（四）促进已吸收毒物的排出

1. 利尿　大多数毒物由肾排泄，因此积极利尿是促进毒物排出的重要措施。具体措施如下。

（1）积极补液是利尿排毒的最简单措施。补液速度可每小时 500~1 000 mL，但脑水肿病人需减慢速度。补液内加适量氯化钾，同时给予呋塞米 20~80 mg 静脉注射。

（2）碱化尿液：碳酸氢钠与利尿药合用可碱化尿液，使尿液 pH 达 8.0 而加速毒物的排出。常用于弱酸性毒物如苯巴比妥类、水杨酸类中毒。

（3）酸化尿液：维生素 C 或氯化铵静脉注射，能使尿液 pH 达 5.0，从而加速毒物排出。常用于碱性毒物如士的宁、苯丙胺等中毒，但急性肾衰竭病人不宜使用此法。

2. 血液净化疗法　是中毒的重要措施之一。目前常用的血液净化疗法有以下几种。

（1）透析疗法：包括血液透析和腹膜透析等，可清除机体内源性或外源性毒物，纠正内环境紊乱。

（2）血液灌流（hemoperfusion, HP）：将中毒病人的血液引流出体外并通过灌注器，通过灌注器中药用炭或树脂的吸附作用来清除血液中的毒物，再将血液回输到病人体内，从而达到净化的目的。

（3）血浆置换术：利用血细胞分离机，换出病人 60%~70% 的血浆，并以新鲜血浆代替，从而达到净化的目的。

（4）换血疗法：此法适用于各种毒物所致的高铁血红蛋白症及严重的巴比妥类、水杨酸类、一氧化碳中毒。具体方法为：选择两侧对称血管，一侧放血，另一侧输入同型血（最好是新鲜血），放血量与输血量相等，一般每 20~30 min 换血 500 mL。如此反复进行，以达到排出血中毒物的目的。

（五）对症支持和预防并发症

很多急性中毒并无特殊解毒方法，因此，对症治疗非常重要。急性中毒者，应立即开放静脉通路，吸氧，及时清理呼吸道分泌物，保持呼吸道通畅，进行心电监测。烦躁、惊厥者给予止惊、镇静治疗。肺水肿、脑水肿、昏迷、抽搐、呼吸、循环衰竭者积极给予相应处理。昏迷者常规留置导尿，加强基础护理，定期翻身拍背，以免发生坠积性肺炎及皮肤压力性损伤。给予高热量、高维生素、易消化的食物，昏迷者给予鼻饲，以保证充足的营养。

第二节　常见急性中毒的救护

一、常见农药中毒的救护

情境导入

　　张某，男，37 岁，农民。因大汗淋漓、流涕、呕吐、浑身颤抖 2 h 急诊入院。主诉上午在菜园喷洒农药。

　　急诊入院查体：T 37.6℃，P 124 次 /min，R 32 次 /min，BP 150/100 mmHg，神志清楚，急诊分诊护士立即迎接病人，急诊经过给病人洗胃、抗菌、补液、对症等治疗，入急诊 ICU 监护病房。

请思考：

1. 何谓农药中毒？

2. 急性农药中毒的原因有哪些？

3. 急性农药中毒的救护措施是什么？

（一）有机磷类杀虫药中毒

有机磷类杀虫药是我国目前使用广泛的一类高效杀虫药，多呈油状或结晶状，色泽由淡黄至棕色，有大蒜样臭味，一般难溶于水，易溶于有机溶剂，故易经皮肤吸收中毒，但乐果、美曲膦酯等易溶于水，而在有机溶液中的溶解度小（不易经皮肤吸收中毒），稍有挥发性（品种不同挥发性差异较大），如甲拌磷和敌敌畏等挥发性很大，易经过呼吸道吸入中毒。在碱性条件下易分解失效，但美曲膦酯遇碱变为毒性更强的敌敌畏。

1. 分类　我国生产的有机磷的毒性按大鼠急性经口 LD50（半数致死量）可分为 4 类。

（1）剧毒类：如对硫磷（1605）、内吸磷（1059）、甲拌磷（3911）。

（2）高毒类：如敌敌畏、甲胺磷、甲基对硫磷、氧化乐果。

（3）中度毒类：如美曲膦酯、乐果、乙硫磷。

（4）低毒类：如马拉硫磷等。

2. 病因与发病机制

（1）病因：职业性中毒，见于生产、运输及使用过程中操作错误或防护不当，多为慢性中毒；生活性中毒，主要由于自服、误服或摄入被药物污染的蔬菜、水源或食物；也可见于接触灭虱、灭虫药液浸湿的衣服、被褥等。多为急性中毒。

（2）毒物的吸收和代谢：有机磷类杀虫药可经消化道、呼吸道、皮肤黏膜吸收。吸收后迅速分布于全身各器官，尤其以肝浓度最高，肝对毒物进行氧化和水解，一般氧化后产物毒性增强，水解后毒性降低。有机磷类杀虫药的代谢产物主要经尿排出，少量通过粪便、肺等排出，排泄极快，一般 24 h 内排出。

（3）中毒机制：有机磷类杀虫药的主要中毒机制是抑制体内胆碱酯酶的活性。正常情况下，胆碱能神经兴奋所释放的递质——乙酰胆碱在胆碱酯酶的作用下水解为乙酰和胆碱而失活去活性，而有机磷类杀虫药与体内胆碱酯酶迅速结合，使其成为磷酰化胆碱酯酶，从而失去水解乙酰胆碱的能力，导致使组织中的乙酰胆碱过量蓄积，产生胆碱能神经功能紊乱，先出现兴奋，后转为抑制，严重者可致昏迷死亡。

3. 病情评估与判断

（1）病史：职业性中毒，有明确的接触史；生活性中毒，多为误食或自服，均应详细询问病人或知情者，如病人近来生活、工作情况、情绪变化，以及现场有无药瓶或其他可疑物品，注意病人呕吐物、呼出气体有无大蒜臭味。

（2）临床表现：有机磷类杀虫药中毒的表现与毒物品种、剂量、侵入途径等密切相关。经皮肤吸收中毒，一般在 2~6 h 发病，大量口服 5~10 min 发作。主要症状分 3 类。

1）毒蕈碱（M）样表现：出现最早。主要表现是副交感神经兴奋所致的平滑肌痉挛和腺体分泌增多。表现为：①腺体分泌亢进，可表现为多汗、流涎、流泪、口吐白沫、肺水肿等。②平滑肌痉挛，可表现为瞳孔缩小、恶心、呕吐、腹痛、大小便失禁、气管、支气管痉挛导致呼吸困难等。③血管功能受抑制，可表现为心动过缓、血压下降、心律失常。

2）烟碱（N）样表现：因乙酰胆碱在横纹肌神经肌肉接头处蓄积，使横纹肌运动神经兴奋，表现为肌纤维颤动，常先自小肌群如面、舌、眼睑肌开始，逐渐发展至四肢、全身横纹肌抽搐，病人常有全身紧缩和压迫感，继而发生肌力减退和瘫痪，如发生呼吸肌麻痹可引起呼吸衰竭。交感神经节后纤维兴奋释放儿茶酚胺使血管收缩，可导致血压升高、心动过速。

3）中枢神经系统（CNS）表现：可出现头晕、头痛、疲乏、共济失调、烦躁不安、抽搐和昏迷（表 12-3）。

表 12-3 有机磷类杀虫药中毒的主要表现

M 样作用（出现最早）	N 样作用	CNS 症状
腺体分泌亢进（多汗、流涎、流泪、肺水肿）	全身横纹肌纤维颤动	早期：头晕、头痛、乏力
平滑肌痉挛［瞳孔缩小、视物模糊、恶心、呕吐、腹痛、支气管痉挛（呼吸困难）］	继而发生肌力减退和瘫痪（呼吸衰竭）	后期：烦躁不安、抽搐、意识不清、谵妄、昏迷
血管功能受抑制（心动过缓、血压下降）	血压升高、心动过速	

急性中毒分为轻、中、重 3 度，见表 12-4。

表 12-4 有机磷类杀虫药中毒分度

	轻度	中度	重度
症状	头痛、头晕、乏力、视物模糊、多汗、恶心、呕吐、胸闷、麻木、瞳孔缩小	说话困难、不能行走、流涎、腹痛、腹泻、瞳孔明显缩小、肌束纤颤、轻度呼吸困难、意识清楚	除轻、中度中毒表现加重外，尚有惊厥、昏迷、呼吸麻痹、肺水肿、脑水肿
	（M）	（M+N）	（M+N+CNS）
胆碱酯酶活性	70%~50%	50%~30%	<30%

急性中毒病人，经急救后临床症状好转，但数日至 1 周后突然出现病情反复，甚至发生肺水肿或突然死亡，此为中毒后"反跳"现象。这种现象可能与残留在皮肤、毛发和胃肠道的有机磷类杀虫药重新吸收或解毒药停用过早有关。

个别病人在急性中毒症状消失后 2 ~ 3 周可发生迟发性脑病，主要累及四肢末端，并可发生下肢瘫痪、四肢肌萎缩等神经系统表现。目前认为此病变可能是由于有机磷类杀虫药抑制胆碱酯酶并使之老化所致。

少数病例在急性中毒症状缓解后、迟发性脑病发生前，在急性中毒后 24 ~ 96 h 突然出现呼吸困难，并进行性加重，甚至死亡，称"中间型综合征"（IMS），其发生与胆碱酯酶受到长期抑制，影响神经肌肉接头处突触后膜的功能有关。死亡前可先有颈、上肢和呼吸肌麻痹，累及脑神经的病人可出现上睑下垂、眼外展障碍和面瘫。

（3）实验室检查

1）全血胆碱酯酶活力测定：全血胆碱酯酶（CHE）活力是诊断有机磷类杀虫药中毒的重要指标。正常人全血胆碱酯酶活力为 100%，有机磷类杀虫药中毒时该值下降，低于 80% 则属异常。

2）尿中有机磷类杀虫药分解产物测定：对硫磷和甲基对硫磷在体内氧化分解生成对硝基酚由尿排出，美曲膦酯中毒后，尿中可检测到三氯乙醇含量增高。有助于有机磷类杀虫药中毒的诊断。

4. 救护措施　有机磷类杀虫药中毒的救护，关键在于彻底清除毒物、消除乙酰胆碱的蓄积和恢复胆碱酯酶活力。有机磷类杀虫药中毒病情变化快且易反复，因此应密切监测病情变化，特别是要注意有无"反跳"与猝死的发生；尤其对自杀者，观察病人的情绪反应，做好心理护理。

（1）紧急复苏：首先使病人脱离中毒现场。保持气道通畅并给氧，清除气道内分泌物，必要时气管插管或气管切开。心搏骤停者应立即行体外心肺复苏，同时建立呼吸、循环功能支持。

（2）迅速清除毒物：脱离中毒现场后，脱去污染衣服，用清水或肥皂水反复清洗污染皮肤、头发、指甲、趾甲等；口服中毒者可用清水、生理盐水、2% 碳酸氢钠溶液（美曲膦酯禁忌）或 1 : 5 000 高锰酸钾溶液（对硫磷禁忌）反复洗胃，直至洗出液澄清为止，然后再给硫酸钠导泻。

（3）解毒剂的应用

1）胆碱酯酶复能剂：该类药物能分解磷酰化胆碱酯酶，恢复胆碱酯酶活力，且能解除烟碱样症状如肌束颤动，但对治疗毒蕈碱样症状和防止呼吸中枢的抑制效果差。此类药物包括碘解磷定（PAM-I）、氯解磷定（PAM-Cl）、双复磷（DMO4）和双解磷（TMB4）。中毒 48 ~ 72 h 后，磷酰化胆碱酯酶"老化"，而胆碱酯酶复能剂对已老化的胆碱酯酶无复活作用，因此，应及早足量使用，其使用足量的指征是：肌颤消失和全血胆碱酯酶活力恢复至正常的 50% 以上。

2）抗胆碱药：最常用的药物为阿托品。阿托品能阻断乙酰胆碱对副交感神经和中枢神经的 M 受体作用，能缓解毒蕈碱样症状，兴奋呼吸中枢；但对烟碱样症状和胆碱酯酶活力恢复无效。阿托品应及时、足量、反复使用，以达到"阿托品化"，而又避免过量中毒为原则。严重心动过速和高热者应慎用。阿托品首次剂量主要根据中毒程度和病情（临床症状和体征）每 10 ~ 30 min 或 1 ~ 2 h 给药一次（表 12-5）。

密切监测阿托品化的表现，注意避免阿托品中毒（表 12-6）。应注意，瞳孔扩大和颜面潮红不是阿托品化的可靠指征，如眼部染毒时瞳孔缩小，给予超大剂量的阿托品，瞳孔也不一定明显扩大。所以，目前一般认为"阿托品化"可靠的指征是：口干、皮肤干燥和心率 90 ~ 100 次 /min。

表 12-5 阿托品用药剂量

用药阶段	轻度中毒者	中度中毒	重度中毒
开始	1~2 mg 皮下注射，每 1~2 h 重复一次	2~4 mg 立即静脉注射；然后 1~2 mg，每 30 min 一次，静脉注射	3~10 mg 立即静脉注射；然后 2~5 mg，每 10~30 min 一次，静脉注射
阿托品化后	0.5 mg 皮下注射，每 4~6 h 一次	0.5~1 mg 皮下注射，每 4~6 h 一次	0.5~1 mg 皮下注射，每 2~6 h 一次

表 12-6 阿托品化与阿托品中毒的表现

临床表现	阿托品化	阿托品中毒
神经系统	意识清楚或模糊	谵妄、幻觉、昏迷等
瞳孔	由小扩大后不再缩小	极度扩大
心率	增快≤120 次/min 脉搏快而有力	心动过速、甚至心室颤动发生
颜面	潮红	干燥
体温	正常或轻度升高	紫红
皮肤	干燥	高热（体温≥40℃）
肺部	湿啰音消失	

中、重度中毒时，最理想的治疗是联合应用阿托品和胆碱酯酶复能剂，此时应适当减少阿托品用量；轻度中毒可单独应用胆碱酯酶复能剂。

（4）对症处理：有机磷类杀虫药中毒的死因主要为呼吸衰竭，其原因是肺水肿、呼吸肌麻痹或呼吸中枢抑制所致，维持呼吸功能极为重要，及时给氧、吸痰，保持呼吸道通畅，必要时气管插管或气管切开应用人工呼吸机。肺水肿用阿托品，脑水肿用脱水剂和糖皮质激素、冬眠降温等，休克用升压药。为防止病情反复，症状消失后停药至少观察 3~7 天。一旦症状重现，应及时抢救。同时，对自杀病人应给予精神支持，关心体贴病人，不歧视病人，为病人保密，让家属多陪伴病人，使病人得到多方面的情感支持。

（二）百草枯中毒

急性百草枯中毒是一种较常见农药中毒。百草枯又称对草快、一扫光，其 20% 的溶液又称克无踪，其成分一般为二氯化物。本品为白色结晶，不易挥发，易溶于水，微溶于醇类，不溶于烃类溶剂。遇碱水解，酸性条件下稳定，进入泥土很快失活，无残留，也不污染环境，是目前使用最广泛的除草剂之一。可经皮肤、呼吸道、消化道进入人体引起中毒，我国报道中以口服中毒多见。

1. 中毒机制 百草枯有明显的局部刺激、腐蚀作用。吸收后几乎不与血浆蛋白结合，以原形经肾排出。进入体内的百草枯经血液循环至肺组织后，能产生过氧化物离子损害 I 型和 II 型肺泡上皮细胞，引起肿胀、变性和坏死，抑制肺泡表面活性物质的产生。百草枯中毒可引起肾小管坏死，肝中央小叶细胞损害、坏死，心肌炎，肺动脉中层增厚，肾上腺皮质坏死等。

2. 临床表现

（1）局部症状：皮肤污染可发生接触性皮炎、灼伤、水疱、溃疡和坏死。眼污染出现流泪、眼痛、结膜充血及结膜、角膜灼伤、溃疡等症状。

（2）消化系统：口服中毒者有口腔烧灼感，舌、咽、食管及胃黏膜糜烂、溃疡，表现为恶心、呕吐、腹痛、腹泻、吞咽困难，甚至出现肠麻痹、消化道出血，部分病人常在中毒后 2 ~ 3 天出现肝损害，严重者可致急性肝萎缩。

（3）呼吸系统：肺损伤是最突出和最严重的改变。大剂量服毒者可在 24 ~ 48 h 出现呼吸困难、发绀、肺水肿或出血，常在 1 ~ 3 天内因急性呼吸窘迫综合征死亡。小剂量中毒者早期可无呼吸系统症状，少数表现为咳嗽、咳痰、胸闷、胸痛、呼吸困难、发绀，双肺可闻及干、湿啰音。经抢救存活者，部分病人经 1 ~ 2 周可发生肺间质纤维化，肺功能障碍导致顽固性低氧血症，呈进行性呼吸困难，导致呼吸衰竭死亡。

（4）心肾系统：少数可发生心肌损害。肾损害常发生于第 1 ~ 3 天，可出现蛋白尿、血尿、少尿，血肌酐及尿素升高，严重者发生急性肾衰竭。

（5）中枢神经系统：表现为头痛、头晕、抽搐、幻觉等。亦有部分病人神志较清楚。

3. 辅助检查　临床各项化验检查及胸片、血气分析、肺功能等检查，但无诊断特异性。

4. 救护措施

（1）百草枯无特效解毒剂：必须在中毒早期控制病情发展，组织肺纤维化的发生。一经发现，立即用 15% 白陶土溶液或 20% 药用炭悬液进行胃管灌入，并进行催吐。若无白陶土，也可服用普通黏土经纱布过滤后的泥浆水。

（2）尽快送医院处理。

（3）阻止毒物继续吸收：尽快脱去污染的衣物，用肥皂水彻底清洗污染的皮肤、毛发。眼部受污染时立即用流动水冲洗，时间 > 15 min。对口服中毒者尽快洗胃，用碱性液体洗胃，洗胃后全肠灌洗并口服吸附剂白陶土及膨润土、药用炭和泻剂。

（4）加速毒物排出：利尿及血液透析、血流灌注，后者效果较好，应尽早使用，直至体液中不能测到百草枯为止。

二、急性一氧化碳中毒的救护

一氧化碳（CO）俗称煤气，为无色、无臭、无味、不溶于水的窒息性的气体。急性一氧化碳中毒是指吸入高浓度一氧化碳所致的急性缺氧性疾病。

（一）病因与发病机制

1. 病因　一氧化碳中毒的主要原因是环境通风不良或防护不当，以致空气中 CO 浓度超过允许范围。空气中 CO 浓度达 12.5% 时，有爆炸的危险。人体吸入空气中 CO 含量超过 0.01% 时，即有急性中毒的危险。

（1）生活性中毒：家用煤炉产生的气体中 CO 浓度高达 6% ~ 30%，若室内门窗紧闭，火炉无烟囱或烟囱堵塞、漏气、倒风，以及在通风不良的浴室内使用煤气热水器都可发生 CO 中毒；每日吸烟一包，可使血液碳氧血红蛋白（COHb）浓度升至 5% ~ 6%；失火现场空气中的 CO 浓度可高达 10%，也可发生急性中毒。

（2）职业性中毒：煤气发生炉中 CO 的浓度高达 30% ~ 35%，水煤气含 CO 30% ~ 40%。在炼钢、炼焦、烧窑等工业生产中，煤炉或窑门关闭不严，煤气管道泄漏及煤矿瓦斯爆炸等均可产生大量 CO。化学工业合成氨、甲醛、丙酮等都要接触 CO。

2. 中毒机制　空气中 CO 浓度愈高，肺泡气中 CO 分压愈大，血液中 COHb 饱和度愈高。

CO 与血红蛋白的亲和力比氧气与血红蛋白的亲和力大 240 倍，同时碳氧血红蛋白的解离速度较氧合血红蛋白的解离速度慢 3 600 倍，易造成碳氧血红蛋白在体内的蓄积。因此，吸入较低浓度的一氧化碳即可产生大量的碳氧血红蛋白，使红细胞失去携氧功能。而且 COHb 还使血红蛋白氧解离曲线左移，使氧不易释放到组织中，从而导致组织和细胞的缺氧。此外，一氧化碳还可与肌红蛋白结合，抑制细胞色素氧化酶，这些因素更会加重组织、细胞缺氧。

COHb 形成引起动脉血氧量降低，导致对缺氧最敏感的中枢神经系统能量供应障碍，使大脑基底核，尤其是苍白球和黑质发生变性、软化或坏死，出现以中枢神经系统损害为主伴不同并发症的症状与体征。主要表现为剧烈的头痛、头昏、四肢无力、恶心、呕吐；出现短暂昏厥或不同程度的意识障碍，或深浅程度不同的昏迷，皮肤黏膜呈樱桃红色。重者并发脑水肿、休克或严重的心肌损害、呼吸衰竭。一氧化碳中毒可出现以锥体系或锥体外系症状、精神意识障碍为主要表现的神经精神后发症或迟发性脑病。

（二）病情评估与判断

1. 病史　特别注意中毒所处环境，病人停留时间及同室人有无中毒。

2. 临床表现

（1）轻度中毒：病人可有剧烈头痛、头晕、心悸、恶心、呕吐、乏力、意识模糊、嗜睡、谵妄、幻觉、抽搐等，原有冠心病者可出现心绞痛。血 COHb 浓度 10%～30%。脱离中毒环境并吸入新鲜空气或氧气后，症状很快可以消失。

（2）中度中毒：除上述症状加重外，可出现口唇黏膜呈樱桃红色、呼吸困难、多汗，血压、脉搏可有改变，甚至出现浅昏迷。血 COHb 浓度 30%～40%。若能及时脱离中毒环境，积极抢救，可恢复正常且无明显并发症。

（3）重度中毒：病人出现深昏迷、抽搐、呼吸困难、脉搏微弱、血压下降、四肢湿冷、全身大汗。长时间昏迷者常有心律失常、肺炎、肺水肿等并发症，最后可因脑水肿、呼吸循环衰竭而危及生命。血 COHb 浓度 40% 以上。病死率高，抢救能成活者可留有神经系统后遗症。

（4）迟发性脑病（神经精神后发症）：急性一氧化碳中毒病人经抢救复苏后经 2～60 天的"假愈期"，可出现下列表现之一：

1）精神意识障碍：如幻视、幻听、烦躁等精神异常，甚至出现谵妄、痴呆或呈现去大脑皮质状态。

2）大脑皮质局灶性功能障碍：如失语、失明、不能站立及继发性癫痫等。

3）锥体外系神经障碍：出现帕金森病。

4）锥体系神经损害：如偏瘫、病理反射阳性或大小便失禁等。

3. 实验室检查

（1）血 COHb 测定：血 COHb 测定是诊断 CO 中毒的特异性指标。采用加碱法和分光镜检查法可有阳性反应。加碱法：取病人血液 3～4 滴，用蒸馏水 3～4 mL 稀释，再加 10% 氢氧化钠溶液 1～2 滴后混匀，血液中碳氧血红蛋白增多达 50% 时，混液保持淡红色不变，正常血液则呈绿色。分光镜检查法：取血数滴加入蒸馏水 10 mL，分光镜检查时可见一氧化碳特殊吸收带。

（2）动脉血气：急性一氧化碳中毒病人 PaO_2 和 SaO_2 降低，中毒时间较长者常呈代谢性酸中毒，血 pH 和剩余碱降低。

（3）脑电图检查：可见弥漫性低波幅慢波，脑电图表现与临床病变程度不一定呈平行关系，其改变常晚于临床症状。

（4）头部CT：脑水肿时可见病理性密度减低区。

（三）救护措施

1. **立即脱离中毒环境**　立即将病人转移到空气新鲜处，并开窗通风；松开病人的衣领、裤带，保持呼吸道通畅，注意保暖。呼吸、心搏停止的应立即进行心肺复苏。

2. **迅速纠正缺氧**　氧疗能加速COHb解离，增加CO排出。呼吸新鲜空气时，CO由COHb释放出半量约需4 h；吸入纯氧时可缩短至30~40 min，吸入3个大气压纯氧可缩短到20 min。因此，有条件者最好尽快行高压氧治疗。高压氧舱治疗能增加血液中溶解氧，提高动脉血氧分压，可迅速纠正组织缺氧。高压氧治疗应在早期，最好在4 h内进行，如病人昏迷或碳氧血红蛋白>25%，即使病人未发生昏迷，均属于高压氧治疗的适应证。如无高压氧设备，应采用高浓度面罩给氧或鼻导管给氧，流量8~10 L/min，以后则根据病情采用持续低流量吸入，清醒后改为间歇给氧。对呼吸停止者，应及时行人工呼吸或用呼吸机维持呼吸。危重病人可采用血浆置换。

3. **积极防治脑水肿**　重度中毒后可出现脑水肿，常24~48 h达高峰。应及早进行脱水、激素治疗及降温等措施。脱水最常用的是20%甘露醇快速静脉滴注或甘油果糖静脉滴注，也可用呋塞米（速尿）、布美他尼（丁尿胺）等。脱水过程中注意水、电解质平衡，适当补钾。糖皮质激素能降低机体的应激反应，减少毛细血管通透性，可缓解脑水肿，常用地塞米松或氢化可的松静脉滴注。对于抽搐频繁，首选地西泮10~20 mg静脉注射，也可选用苯巴比妥钠、水合氯醛等制止抽搐，但禁用吗啡；高热病人可进行物理降温，使体温保持在32℃左右，必要时可采用冬眠疗法，以减少脑代谢率，增加脑对缺氧的耐受性。

4. **促进脑细胞代谢**　应用能量合剂，如辅酶A、ATP、细胞色素C、大量维生素C，还可用甲氯芬酯（氯酯醒）、脑蛋白水解物（脑活素）等。

5. **防治并发症和后发症**　昏迷病人应保持呼吸道通畅，必要时气管切开、鼻饲营养、定时翻身拍背以防发生肺炎和压疮，必要时给予抗生素抗感染。密切监测有无神经系统和心脏并发症的发生。若一旦发生后发症，应及时给予治疗。

三、急性镇静催眠药中毒的救护

镇静催眠药是中枢神经系统抑制药物，在治疗剂量下有镇静催眠作用，但在大剂量下可产生麻醉作用。镇静催眠药包括苯二氮䓬类（BZD）、巴比妥类和非苯二氮䓬非巴比妥类。一次服用大剂量可引起急性镇静催眠药中毒（acute poisoning of sedative hypnotic drugs），主要表现为中枢神经系统受抑制。如果长期应用突然停药或减量可引起戒断综合征。常用镇静催眠药见表12-7。

表12-7　常用镇静催眠药

类别	常用药物
苯二氮䓬类（BZD）	地西泮（安定）、氟西泮（氟安定）、氯氮䓬（利眠宁）、奥沙西泮（去甲羟安定）
巴比妥类	长效类：巴比妥、苯巴比妥；中效类：异苯巴比妥；短效类：司可巴比妥；超短效：硫喷妥
非苯二氮䓬非巴比妥类	水合氯醛、甲丙氨酯（眠尔通）、格鲁米特、甲喹酮

（一）病因与发病机制

1. 病因 用药不当或服药自杀造成体内药物过量。

2. 发病机制

（1）苯二氮䓬类：临床主要用于镇静、催眠及对抗癫痫。主要作用于边缘系统，其次是间脑，对网状结构作用不大，却对杏仁核的作用与人的情绪和记忆密切相关。大剂量时能抑制中枢神经及心血管系统，一次误服或长期内服较大剂量，可引起毒性反应。

（2）巴比妥类：能抑制丙酮酸氧化酶系统，从而抑制神经细胞的兴奋性，阻断脑干网状结构上行激活系统的传导功能，使整个大脑皮质产生弥漫性的抑制，出现催眠和较弱的镇静作用，大剂量可直接抑制延髓呼吸中枢，导致呼吸衰竭；抑制血管运动中枢，使周围血管扩张，发生休克。

（3）非苯二氮䓬类非巴比妥：对中枢神经系统作用与巴比妥类相似。

（二）病情评估

1. 病史 有确切的服用镇静催眠药史，了解所用药物名称剂量、用药时间，服药前后是否饮酒，病人近来精神状况。

2. 临床表现 主要是中枢神经系统、呼吸及心血管受抑制的表现。

（1）苯二氮䓬类中毒：中枢神经系统抑制较轻，主要症状是嗜睡、头晕、言语含糊不清，意识模糊、共济失调。同服其他中枢抑制药或酒精、存在基础心肺疾病人或老年人可发生长时间昏迷，致死性呼吸抑制或循环衰竭。

（2）巴比妥类中毒：根据药物种类、剂量和给药途径分为以下几种。①轻度中毒：口服 2~5 倍催眠剂量。表现为嗜睡、发音不清、记忆力减退，有判断及定向力障碍。②中度中毒：口服 5~10 倍催眠剂量。由嗜睡进入浅昏迷，不能言语，呼吸变慢，眼球震颤，强刺激可有反应。③重度中毒：口服 10~20 倍催眠剂量。逐渐进入深昏迷，出现潮式呼吸、脉搏细速、血压下降、少尿、昏迷，早期有张力增高、反射亢进，当抑制程度进一步加深时，表现为肺水肿、肺不张、坠积性肺炎，继而呼吸衰竭、循环衰竭、肾衰竭。昏迷早期有四肢强直，锥体束征阳性，后期全身弛缓，各种反射减弱或消失，瞳孔缩小，无对光反应。

（3）非苯二氮䓬类非巴比妥中毒：症状与巴比妥类中毒相似，但也各自有些特点。

1）水合氯醛中毒：可有心律失常、肝肾功能损害。

2）格鲁米特中毒：意识障碍有周期性波动，有抗胆碱能神经症状，如瞳孔散大等。

3）甲喹酮中毒：可有明显的呼吸抑制，出现锥体束征如肌张力增强，腱反射亢进，抽搐等。

4）甲丙氨酯中毒：常有血压下降。

3. 实验室检查

（1）药物浓度测定：取病人的胃内容物、尿、血样做定性或定量检测，有助于确诊。

（2）其他检查：对严重中毒者，应检查动脉血气、血糖、电解质和肝肾功能等。

（三）救护措施

早期救护重点是进行洗胃、药用炭吸附、导泻等以清除胃肠内的毒物，并注意呼吸支持、抗休克和加速毒物排泄；后期重点是防治因长时间昏迷所致的各类并发症。

1. 紧急处理 对重症者首先应保持气道通畅、给氧，必要时行气管插管或气管切开，并行机械通气。低血压或休克者首先建立静脉通路补液，血压仍不恢复时，静脉给予多巴胺或去甲肾上腺素等，维持收缩压在 90 mmHg（12 kPa）以上。

2. 催吐、洗胃或导泻　清醒者可先用催吐法清除胃内容物，再进行洗胃，对深昏迷者在洗胃前应行气管插管。还可以用药用炭吸附消化道中的镇静催眠药。同时，可灌入 50% 硫酸镁 60 mL 或 25% 甘露醇 100 mL 导泻。

3. 促进排泄　静脉输注 5%～10% 葡萄糖液及生理盐水 3 000～4 000 mL/d，稀释血液中毒物的浓度并促进排泄，可用利尿药，也可快速静脉滴注 25% 甘露醇。利尿时注意监测钾的变化，可静脉滴注 5% 碳酸氢钠碱化尿液。严重病例可进行透析和血液灌流。

4. 特效解毒药使用　目前巴比妥类中毒无特效解毒药。苯二氮䓬类中毒的特效解毒药是氟马西尼，此药能通过竞争抑制苯二氮䓬受体而阻断苯二氮䓬类的中枢神经抑制作用，但不能改善遗忘症状，可用 0.2 mg 缓慢静脉注射，需要时重复，总量可达 2 mg。

5. 中枢神经系统兴奋药的应用　可对抗镇静催眠药中毒引起的意识障碍、反射减弱或消失、呼吸抑制等症状。①首选药物为纳洛酮：0.4 mg 静脉注射后再用 0.4～0.8 mg 加入葡萄糖液 250 mL 静脉滴注；②贝美格（美解眠）：50～100 mg 加入葡萄糖液 500 mL 静脉滴注，根据病人的反应决定是否继续用药及维持剂量；③尼可刹米、洛贝林：多用于呼吸抑制病人，可静脉滴注也可静脉注射。

6. 对症支持　可用抗生素预防感染，对昏迷者加强监护，使用利尿药和脱水剂，以减轻脑水肿，及时发现并处理各种并发症，如肺炎、胃肠道出血、肾衰竭等。

四、急性酒精中毒的救护

急性酒精中毒或急性乙醇中毒，俗称酒醉，是指一次饮入过量酒类饮料或酒精（乙醇）引起的中枢神经系统先兴奋后抑制的状态。

（一）病因与发病机制

1. 病因　工业上乙醇为重要的溶剂，酒是含乙醇的饮品。酒是人们经常食用的饮料，过量饮用烈性酒或误服误用酒精均可引起酒精中毒。

2. 发病机制

（1）中枢神经系统抑制作用：乙醇具有脂溶性，可迅速透过脑神经细胞膜，使大脑皮质功能受抑制，皮质下的中枢失去皮质层的控制，病人表现为兴奋。随着血中浓度的增加，可作用于小脑，引起共济失调；作用于网状结构，引起昏睡和昏迷；影响延髓、脊髓时，可引起呼吸、循环功能衰竭。

（2）代谢异常：乙醇进入人体后经胃和小肠在 0.5～3 h 完全吸收，分布于体内所有含水组织和体液中，包括脑和肺泡气中，血中乙醇浓度可直接反映全身的浓度。有 90% 在肝内代谢、分解，大部分氧化成二氧化碳和水，10% 可经尿液、汗液、唾液及呼吸道排出。如短时间内大量饮酒常致酒精中毒，可造成严重的肝毒性。大量乙醇在肝内代谢后可导致乳酸增高、酮体蓄积导致代谢性酸中毒、糖异生障碍出现低血糖。同时乙醇的代谢产物乙醛在体内与多巴胺缩合成内源性阿片肽，直接或间接对中枢神经系统产生抑制作用。

（二）病情评估与判断

1. 病史　注意询问饮酒的种类、饮用量及饮用时间，病人当时的心情、平素酒量，有无长期酗酒史，并注意有无服用其他药物或醒酒物质。

2. 临床表现　主要表现为中枢神经系统症状，与饮酒量、血乙醇浓度及个体耐受性有关，常分为 3 期。

（1）兴奋期：表现头昏、无力、兴奋、自感欣快、颜面潮红、口若悬河、夸夸其谈，举止轻浮，有的表现粗鲁无礼，感情用事，打人毁物，喜怒无常。绝大多数人在此期都自认没有醉，继续举杯，不知节制。有的则安然入睡。血酒精浓度达到 11 mmol/L 时，驾车易发生车祸。

（2）共济失调期：当血酒精浓度达到 33 mmol/L 时，表现视物模糊、言语不清、眼球震颤，出现动作笨拙，步态不稳，精神错乱，明显共济失调，并伴有恶心、呕吐、困倦。

（3）昏迷：血酒精浓度达到 54 mmol/L 时，病人进入昏迷期。表现为面色苍白、皮肤湿冷、口唇微紫、昏睡、瞳孔散大、血压降低、心动过速、体温降低、呼吸变慢并有鼾音，严重者出现呼吸、循环麻痹而死亡。

老年人因肝功能减退，酒精在肝内代谢减慢，所以更易引起中毒，并易诱发心脑血管疾病。小儿过量摄入酒精，一般无兴奋过程，很快沉睡甚至昏迷，可发生低血糖、惊厥、休克、脑水肿等。

3. 辅助检查　血中酒精浓度升高，轻度代谢性酸中毒、低血糖症、低钾血症、低镁血症、低钙血症，心电图可见心律失常和心肌损害表现。

（三）救护措施

急性酒精中毒时，轻度中毒者，首先要制止其继续饮酒；其次可用梨、马蹄、西瓜等水果解酒；有学者认为，用咖啡和浓茶解酒并不合适，喝浓茶（含茶碱）、咖啡能兴奋神经中枢，虽有醒酒的作用，但由于咖啡和茶碱都有利尿作用，可能加重急性酒精中毒时机体的脱水，而且有可能使乙醇在转化成乙醛后来不及再分解就从肾排出，从而对肾起毒性作用；另外，咖啡和茶碱有兴奋心脏、加快心率的作用，与酒精兴奋心脏的作用相加，可加重心脏的负担；咖啡和茶碱还有可能加重酒精对胃黏膜的刺激。也可以通过催吐法，将酒等胃内容物吐出（对于已出现昏睡的病人不适宜用此方法），注意卧床休息、保暖，避免呕吐物阻塞呼吸道；观察呼吸和脉搏的情况，如无特别，一觉醒来即可自行康复。若病人兴奋躁动、共济失调时，应加以约束，防止发生外伤。

重者应迅速送医院急救，并应用纳洛酮逆转酒精所致的呼吸抑制作用，同时促进乙醇氧化代谢。

1. 维持生命器官功能

（1）维持气道通畅，供氧充足，必要时人工呼吸，气管插管或切开，并行机械通气辅助呼吸。

（2）维持循环功能，注意血压、脉搏，静脉输入 5% 葡萄糖氯化钠溶液。

（3）心电监测心律失常和心肌损害。

2. 清除毒物　清醒者可迅速催吐，但禁用吗啡，以免抑制呼吸中枢。乙醇吸收快，一般洗胃意义不大，饮酒 2 h 内者可考虑选用 1% 碳酸氢钠或 0.5% 药用炭混悬液、生理盐水等洗胃。剧烈呕吐者可不洗胃。对昏迷、休克时间长，呼吸抑制等严重病例，应尽早行透析治疗。

3. 应用纳洛酮　纳洛酮能较好地解除呼吸抑制及其他中枢抑制症状，可缩短重度酒精中毒病人苏醒时间，降低病死率。用 0.4～0.8 mg 加入 25% 葡萄糖液 20 mL 中缓慢静脉注射，必要时 20 min 重复一次；也可用 1.2～2 mg，加入 5%～10% 葡萄糖液中持续静脉滴注。

4. 促进乙醇氧化代谢

（1）可给予 50% 葡萄糖 100 mL，同时肌内注射维生素 B_1、维生素 B_6 和烟酸各 100 mg，以加速乙醇在体内的氧化代谢。

（2）通过血液透析促使体内乙醇排出。透析指征：血酒精含量 > 108 mmol/L（500 mg/dL），伴酸中毒或同时服用甲醇或其他可疑药物时。

5. 对症支持　迅速纠正低血糖，维持水、电解质和酸碱平衡，血镁低时补镁，注意保暖，维持正常体温。预防感染，严密监测各项生命体征。

五、强酸强碱中毒的救护

（一）强酸中毒

1. 中毒机制　常见强酸有硫酸、硝酸、盐酸等，具有强烈的刺激和腐蚀作用。强酸主要经呼吸道、消化道及皮肤接触吸收，对组织的局部损害为强烈的刺激性腐蚀，不仅创面被烧，并能向深层侵蚀，可造成局部组织细胞蛋白被凝结，造成凝固性坏死。作用于局部如皮肤、口腔、食管、支气管、肺泡等可引起充血、水肿、坏死、溃疡，严重者可导致受损器官穿孔、瘢痕形成、狭窄及畸形。肝、肾发生脂肪变性和坏死。

2. 病情评估与判断

（1）病史：有强酸类毒物接触史或误服史。

（2）临床表现

1）皮肤接触后发生灼伤、腐蚀、糜烂、溃疡出血等。不同酸引起损害不一。硫酸烧伤的伤口溃疡界限清楚，溃疡面上覆以灰白色或棕褐色痂皮，疼痛难忍。盐酸、石炭酸烧伤的伤口呈白色或灰黄色。硝酸烧伤的伤口呈黄褐色，烧伤局部疼痛剧烈，皮肤组织溃烂。盐酸接触皮肤易出现红斑和水疱。

2）酸雾刺激或直接溅入眼部，可引起结膜炎症，角膜灼伤、浑浊甚至穿孔，严重时引起全眼炎以至失明。

3）口服酸、碱类毒物后，消化道出现剧烈灼痛，反复恶心、呕吐，表现为口渴、喉头水肿、喉头痉挛、吞咽困难甚至窒息，甚至发生食管壁穿孔和胃壁穿孔，严重烧伤可引起病人休克。大量强酸入血后，可发生酸中毒及肝、肾损害。后期可发生食管、幽门和肠狭窄性梗阻。

4）强酸烟雾吸入后能引起上呼吸道刺激症状，轻者引起鼻炎、喉炎及支气管炎，严重者喉头水肿甚至肺水肿。

3. 救护措施

（1）紧急处理

1）皮肤灼伤：强酸烧伤，立即用大量流动清水冲洗烧伤局部，冲洗时将病人被污染的衣服脱去。局部给予 2%～5% 碳酸氢钠或 1% 氨水或肥皂水中和酸，再用水冲洗。眼受伤，立即用大量清水或生理盐水冲洗，然后给予可的松及抗生素眼药水交替滴眼，疼痛明显时可滴 0.5% 丁卡因溶液。

2）口服中毒：可服用蛋清、牛奶、豆浆、黏稠米汤或服用氢氧化铝凝胶保护口腔、食管、胃黏膜。严禁洗胃。不能服用碳酸氢钠，以免造成肠胀气甚至穿孔。

3）立即静脉输液：每日输液量 1 500～2 000 mL。静脉滴注 0.16 mol/L 乳酸钠 500 mL，以纠正酸中毒。氢氟酸或草酸中毒时，应用 10% 葡萄糖酸钙 10 mL 缓慢静脉注射。

4）吸氧：必要时气管切开，并针对喉头痉挛和肺水肿进行处理。

5）止痛：吗啡 10 mg 皮下注射或哌替啶 50～100 mg 肌内注射。

（2）防止肺水肿：及早应用糖皮质激素，可预防性口服泼尼松，每次 5～10 mg，每日 3 次。

（3）应用抗生素预防继发性感染。

（4）有瘢痕性食管狭窄者应考虑食管扩张术。

（二）强碱中毒

1. 中毒机制　强碱类物质接触皮肤或进入消化道后，可与组织蛋白结合形成可溶性、胶样碱性蛋白盐，并可皂化脂肪，使组织脱水，造成严重组织坏死。吸收后可引起碱中毒和肝、肾脂肪变性坏死。腐蚀作用较强的物质主要有氢氧化钠、氢氧化钾、氧化钠和氧化钾等，碳酸钠、氢氧化钙等腐蚀作用弱。

2. 病情评估与判断

（1）病史：有强碱类毒物接触史。

（2）临床表现

1）皮肤黏膜受强碱腐蚀后发生充血、水肿、糜烂，局部先白色，后变为红色和棕色，形成溃疡。严重者可造成休克。

2）眼部接触强碱，可发生角膜炎和角膜溃疡。

3）口服强碱与强酸相似同样可造成消化道腐蚀和灼伤。呕吐、腹痛、腹泻及血性黏液便，严重可造成消化道穿孔。存活者常食管狭窄。

4）氢氧化铵可释放氨。吸入氨后引起呼吸道刺激症状，可咳出大量痰和坏死组织，并可发生肺水肿。少数病例可因反射性声门痉挛而发生呼吸骤停。

3. 救护措施

（1）紧急救护

1）皮肤接触者，大量流水冲洗，至少 15～30 min，然后涂以 1% 乙酸中和剩余碱。

2）眼部接触者，立即清水反复冲洗，然后滴入 1% 硫酸阿托品。

3）口服强碱者，禁忌催吐和洗胃。立即用食醋、橘汁或柠檬汁中和，服用蛋清、牛奶。碳酸盐中毒禁用酸中和，以免穿孔。早期应用糖皮质激素预防消化道瘢痕狭窄。

4）吸入性氨中毒者，给予吸氧，保持呼吸道通畅。

5）补液纠正电解质紊乱，防止休克。

6）止痛。

（2）防治肺水肿。

（3）预防感染发生。

4. 护理要点

（1）严密观察病情

1）注意观察生命体征。

2）并发症的观察，观察有无纵隔炎、腹膜炎的表现，防止发生呼吸性窘迫综合征；观察有无腹痛、腹肌紧张等情况，及早发现穿孔。

（2）营养支持：静脉补充营养，恢复期流质饮食，逐渐过渡。较早发生吞咽困难，留置胃管鼻饲饮食。

（3）口腔护理：动作轻柔，避开创面。

（4）心理护理：尤其要注意面部皮肤灼伤造成毁容或食管狭窄不能进食者，应加强对病人的心理疏导，鼓励病人战胜疾病。

六、食物中毒的救护

食物中毒指摄入了含有生物性或化学性有毒有害物质的食物，或把有毒有害物质当做食物摄入后出现的非传染性疾病。食物中毒属于食源性疾病，是食源性疾病中最为常见的。食物中毒既不包括因暴饮暴食引起的急性胃肠炎、寄生虫病、经饮食肠道传染的疾病，也不包括因一次大量或长期少量多次摄入某些有毒、有害物质而引起的以慢性损害为主要特征的疾病。

（一）发病特点

引起食物中毒的原因不同，但是其发病有以下共同特点。

1. 发病潜伏期短，呈暴发性　短时间内可能有多数人发病，发病曲线呈上升趋势。

2. 发病与食物有关　病人有食用同一有毒食物史，流行波及范围与有毒食物供应范围相一致，停止该食物供应后，流行即告终止。

3. 中毒病人有相似的临床表现　以恶心、呕吐、腹痛、腹泻等消化道症状为主。

4. 人与人之间无直接传染性。

（二）流行病学

1. 发病的季节性特点　细菌性食物中毒主要发生在6—10月份，化学性食物中毒全年均可发生。

2. 发病的地区性特点　绝大多数食物中毒的发生有明显的地区性，如肉毒中毒主要发生在新疆等地区，霉变甘蔗中毒多见于北方地区，我国沿海省区多发生副溶血性弧菌食物中毒，农药污染食品引起的中毒多发生在农村地区等。但由于近年来食品的快速配送，食物中毒发病的地区性特点越来越不明显。

3. 导致食物中毒原因的分布特点　在我国引起食物中毒的原因分布不同年份均略有不同。根据近年来卫生部的通报资料，2008—2010年，微生物引起的食物中毒事件报告起数和中毒人数最多，其次为有毒动植物引起的食物中毒，再次为化学性食物中毒。微生物导致的食物中毒事件中，主要是由于沙门菌、副溶血性弧菌、蜡样芽孢杆菌引起；植物导致的食物中毒事件主要为毒蘑菇、菜豆等；化学性食物中毒主要为污染了亚硝酸盐、农药/鼠药的食品引起；动物性食物中毒主要为河豚。

4. 食物中毒病死率特点　食物中毒的病死率较低。2010年全国发生食物中毒事件病死率为2.4%。死亡人数以有毒动植物食物中毒最多，其次为化学性食物中毒。

5. 食物中毒发生场所分布特点　食物中毒发生的场所多见于集体食堂、饮食服务单位和家庭。

（三）分类

一般按病原物分类，可将食物中毒分为5类，即细菌性食物中毒、真菌及其毒素食物中毒、动物性食物中毒、植物性食物中毒和化学性食物中毒。食物中毒最多见的是细菌性食物中毒。

1. 细菌性食物中毒　是指因摄入被致病性细菌或其毒素污染的食物而引起的中毒。其致病菌主要是沙门菌、变形杆菌、金黄色葡萄球菌、副溶血性弧菌等。根据病原和发病机制的不同，将细菌性食物中毒分为感染型、毒素型和混合型三类。

（1）病因及发病机制

1）细菌污染食物：食物腐败变质、交叉感染、食品运输、储藏、销售等过程中被污染。

2）贮藏方式不当：被致病菌污染的食物在适宜的温度、水分、pH 及营养条件下，细菌急剧大量繁殖或产生毒素。

3）烹调加工不当：进食前食物加热不充分，未能杀灭细菌或破坏其毒素，或煮熟后被食品加工工具、从业人员带菌导致食物再次污染。

（2）病情评估

1）病史：细菌性食物中毒全年均可发生，但以夏、秋季高发。多有不洁饮食史。

2）临床表现：主要为急性胃肠炎，表现为恶心、呕吐、腹痛、腹泻等。沙门菌引起的食物中毒者可有发热、腹部阵发性绞痛和黏液脓血便。葡萄球菌食物中毒者呕吐较明显，腹痛以上腹部和脐周多见，腹泻频繁，多为黄色稀便或水样便。

3）辅助检查：对中毒食物、病人样品及与中毒有关的物品进行检验，资料包括可疑食物、病人的呕吐物、粪便进行细菌学及血清学检查（血清学凝集试验、菌型的分离鉴定）。若怀疑细菌毒素中毒，可通过动物实验检测细菌毒素是否存在。

（3）救护措施

1）现场急救：将病人按病情轻重分类，轻者可在原单位集中治疗，重症者积极送往医院治疗；同时收集资料，进行流行病学调查及病原学的检验，以便明确病因。

2）对症治疗：通过催吐、洗胃、导泻等方法迅速排出毒物，同时治疗腹痛、腹泻，纠正代谢性酸中毒和水电解质紊乱，抢救呼吸衰竭，保护重要器官。

3）特殊治疗：对于细菌性食物中毒一般不用抗菌药物，经对症治疗可治愈。重症者、感染性食物中毒或侵袭性腹泻者，应积极选用抗菌药物。金黄色葡萄球菌引起的中毒，以补液、调整饮食为主。肉毒毒素中毒者，应尽早使用多价抗毒素血清。

（4）预防措施：定期对发酵豆制品进行监测；指导群众安全制酱；食品生产加工全过程卫生管理；肉制品不宜堆积，以防厌氧环境；消灭毒素，可加热到 80℃，消毒 30 min 或 100℃，消毒 10～20 min；防止婴儿中毒。

2. 河豚毒素中毒　河豚又名河鲀，在淡水和海水中均能生活，属于无鳞鱼的一种，在我国沿海各地和长江下游均有出产。河豚毒素中毒是指食用了含有河豚毒素的鱼类引起的食物中毒，属于有毒动物性中毒。

（1）病因及发病机制

1）病因：食用了含有河豚毒素的鱼类，引起中毒的河豚有鲜鱼、内脏及冷冻的河豚及河豚干。引起人中毒的河豚主要来源于市售、渔民自己捕获及捡拾的。

2）发病机制：引起中毒的河豚毒素是一种神经毒素，主要存在于除了鱼肉之外的所有组织中，以卵巢毒性最强，肝次之。春季为河豚卵巢发育期，毒性强，故春季发生中毒的次数、人数最多，死亡人数也最多。

河豚毒素可直接作用于胃肠道，引起局部刺激；还可选择性阻断细胞膜对钠离子的通透性，使神经传导阻断，呈麻痹状态。依次作用于感觉神经、运动神经引起麻痹，严重者引起脑干麻痹，最后出现呼吸中枢和血管运动中枢麻痹，导致急性呼吸衰竭而危及生命。

（2）病情评估

1）病史：有食用河豚病史，同食者也有类似发作。发病急，潜伏期为 0.5～3 h，一般 10～45 min。

2）临床表现：起初感觉手指、口唇、舌尖麻木或有刺痛感，然后出现恶心、呕吐、腹痛、腹泻等消化道症状。同时伴有四肢肌肉麻痹，身体摇摆、共济失调，甚至全身麻痹、瘫痪，最后出现言语不清、血压和体温下降。常因呼吸麻痹、循环衰竭而死亡。一般情况下，病人意识清楚，死亡通常发生在发病后 4~6 h，最快 1.5 h。河豚毒素在体内排泄较快，中毒后若超过 8 h 未死亡者，一般可恢复。

3）辅助检查：①心电图呈现不同程度的房室传导阻滞。②动物实验取病人尿液 5 mL，注射于雄蟾蜍的腹腔内，于注射后 1/2、1、3、7 h 分别观察其中毒现象，可做确诊及预后诊断。

（3）救护措施：河豚毒素中毒尚无特效解毒药，一般以排出毒物和对症处理为主。

1）催吐、洗胃、导泻，及时清除未吸收毒素。

2）大量补液及利尿，促进毒素排泄。

3）早期给予大剂量糖皮质激素和莨菪碱类药物。减少组织对毒素的反应和改善一般情况，并兴奋呼吸循环中枢，改善微循环。

4）支持呼吸、循环功能。必要时行气管插管，心搏骤停者行心肺复苏。

（4）预防措施

1）加强卫生宣传教育，不要食用野生河豚。

2）水产品收购、加工、供销等部门应防止鲜野生河豚进入市场或混进其他水产品中。

3）采用河豚去毒工艺：活河豚加工时先断头、放血（尽可能放净）、去内脏、去鱼头、扒皮，肌肉经反复冲洗，经专职人员检验，确认无内脏、无血水残留，做好记录后方可食用。

3. 毒蕈中毒　毒蕈又称毒蘑菇，属于真菌植物，我国可食用蕈 300 多种，毒蕈 80 多种，其中含剧毒能致人死亡的有 10 余种。毒蕈中毒多发生于春季和夏季，在雨后，气温开始上升，毒蕈迅速生长，常由于不认识毒蕈而采摘食用，引起中毒。毒蕈中毒在云南、广西、四川三省区发生的起数较多。毒蕈中毒属于有毒植物性中毒。

（1）病因及发病机制

1）病因：因毒蕈与食用蕈不易区别，常因误食而中毒。

2）中毒机制：毒蕈的有毒成分十分复杂，一种毒蕈可含有几种毒素，而一种毒素又可存在于多种毒蕈之中。有毒成分为：①胃肠毒素，含有这种毒素的毒蕈很多，毒性成分可能为类树脂物质、苯酚、类甲酚、胍啶或蘑菇酸等。②神经、精神毒素，存在于毒蝇伞、豹斑毒伞、角鳞灰伞、臭黄菇及牛肝菌等毒蘑菇中。③溶血毒素，鹿花蕈含有马鞍蕈酸，属甲基联胺化合物，有强烈的溶血作用。④肝、肾毒素，引起此型中毒的毒素有毒肽类、毒伞肽类、鳞柄白毒肽类、非环状肽等。此类毒素为剧毒，危险性大，病死率高。⑤类光过敏毒素，在胶陀螺（又称猪嘴蘑）中含有光过敏毒素。

（2）病情评估

1）病史：有食用毒蕈病史，同食者也有类似发作。

2）临床表现：一般分为以下几类。①胃肠型：主要刺激胃肠道，引起胃肠道炎症反应。一般潜伏期较短，多为 0.5~6 h，病人有剧烈恶心、呕吐、阵发性腹痛，以上腹部疼痛为主，体温不高。经过适当处理可迅速恢复，一般病程 2~3 天，很少死亡。②神经精神型：潜伏期为 1~6 h，临床症状除有轻度的胃肠反应外，主要有明显的副交感神经兴奋症状，如流涎、流泪、大量出汗、瞳孔缩小、脉缓等。少数病情严重者可有精神兴奋或抑制、精神错乱、谵妄、幻觉、呼吸抑制等表现。误食牛肝蕈者，除胃肠炎症状外，多有幻觉（小人国幻视症）、谵妄等，部分病例有迫害妄想，类似精神分裂症。③溶血型：中毒潜伏期多为 6~12 h，红细胞大量破坏，引起急性溶血。主要表现为恶心、呕吐、腹泻、腹痛。发病3~4天后出现溶血性黄疸、肝脾大，少数病人出现血红蛋白尿。病程一般2~6天，病死率低。④肝肾损害型：此型中毒最严重，可损害人体的肝、肾、心脏和神经系统，其中对肝损害最大，可导致中毒性肝炎。病情凶险而复杂，病死率非常高。按其病情发展一般可分为6期：潜伏期、胃肠炎期、假愈期、内脏损害期、精神症状期、恢复期。⑤类光过敏型：误食后可出现类似日光性皮炎的症状。在身体暴露部位出现明显的肿胀，疼痛，特别是嘴唇肿胀外翻。另外还有指尖疼痛，指甲根部出血等。

3）实验室检查：①化验血、尿常规，肝、肾功能，电解质，心电图等；②检测毒蕈的毒物成分。

（3）救护措施：及时催吐、洗胃、导泻、灌肠，迅速排出毒物。根据不同症状和毒素情况采取不同治疗方案

1）胃肠炎型可按一般食物中毒处理。

2）神经精神型可采用阿托品治疗。

3）溶血型可用糖皮质激素治疗，同时给予保肝治疗。

4）肝肾型可用二巯丙磺钠治疗，可保护体内含巯基酶的活性。

5）对症治疗和支持治疗。

（4）预防措施

1）预防毒蕈中毒最根本的方法是不要采摘自己不认识的蘑菇食用，毫无识别毒蕈经验者千万不要自采摘蘑菇食用。

2）毒蕈与可食用蕈很难鉴别，民间百姓有一定的实际经验，如在阴暗肮脏处生长的、颜色鲜艳的、形状怪异的、分泌物浓稠易变色的、有辛辣酸涩等怪异气味的蕈类一般为毒蕈。但以上经验不够完善，不够可靠。

（张春梅）

数字课程学习

 教学 PPT   自测题

▶▶▶ 第十三章

器官衰竭的救护

【学习目标】

知识：

1. 掌握各个器官衰竭的临床表现、救治原则、护理措施。

2. 熟悉各个器官衰竭发病机制、病情评估。

3. 了解各个器官衰竭辅助检查手段及意义。

技能：

1. 运用所学知识对器官衰竭病人开展有效的救治与护理。

2. 运用所学知识对病人及家属进行出院后指导。

素质：

1. 护理人员具备良好的心理素质、职业素质，能沉着应对器官衰竭病人。

2. 对于多器官衰竭、临终病人及家属给予人文关怀。

机体在创伤、休克、感染等损伤因素的打击下，可出现器官功能的改变。损伤因素及其作用时间不同，机体反应也各有差异。本章将对各器官衰竭救治与护理进行叙述。

第一节 急性心力衰竭

情境导入

李某，70岁，3天前受凉后出现咳嗽、咳痰，痰为白色黏痰，1天前咳嗽、咳痰加重并出现喘憋，不能平卧，在家中自服感冒药未见好转，家人呼叫"120"急诊送入医院救治。

情境一：

病人急性面容，情绪紧张，HR 133次/min，R 30次/min，BP 151/96 mmHg，血氧饱和度93%，口唇发绀，端坐卧位下呼吸急促，三凹征明显，床旁可闻及哮鸣音，听诊两肺可闻及大量湿啰音，心脏听诊未闻及瓣膜杂音。腹软，四肢活动可，双下肢轻度水肿。

请思考：

1. 病人可能的诊断是什么？
2. 该疾病的诱因一般是什么？

心力衰竭是各种心脏疾病的严重表现或晚期阶段，病死率和再住院率居高不下。急性心力衰竭（acute heart failure，AHF）是由多种病因引起的急性临床综合征，心力衰竭症状和体征迅速发生或急性加重，常危及生命，需立即进行医疗干预。急性心力衰竭是年龄 > 65岁病人住院的主要原因，其中15%~20%为新发心力衰竭，大部分则为原有慢性心力衰竭的急性加重，即急性失代偿性心力衰竭。急性心力衰竭预后很差，住院病死率为3%，6个月的再住院率约50%，5年病死率高达60%。

（一）病因与发病机制

急性心力衰竭通常由一定的诱因引起急性血流动力学变化，应积极查找病因和诱因。急性心力衰竭分为急性左心衰竭和急性右心衰竭，以前者最常见。

1. 病因与诱因

（1）病因：急性心力衰竭一般是因心脏解剖或功能的突发异常，使心排血量急剧降低和静脉压突然升高引起。常见病因包括急性心肌坏死和或损伤（如急性冠脉综合征、重症心肌炎）、急性血流动力学障碍（如急性瓣膜关闭不全、高血压危象、心脏压塞）等。

（2）诱因：急性心力衰竭的常见诱因包括手术、快速大量输液、酗酒、吸毒、贫血、高血压危象、急性心律失常、哮喘等。慢性心力衰竭急性失代偿病人常有一个或多个诱因，如血压显著升高、急性冠脉综合征、心律失常、感染、急性肺栓塞、贫血、慢性阻塞性肺疾病急性加重、围手术期、肾功能恶化、甲状腺功能异常、药物（如非甾体抗炎药、糖皮质激素、负性肌力药物）等。

2. 发病机制　心脏收缩力突然明显降低引发泵衰竭，或左心室瓣膜急性反流，心排血量急剧减少，左室舒张末压迅速升高，导致肺静脉回流不畅，肺静脉压快速升高，肺毛细血管压随之升高使血管内液体渗入到肺间质和肺泡内，出现肺淤血或急性肺水肿。肺水肿早期可因交感神经兴奋，使得血压升高；但随着病情逐渐加重，血压将逐渐下降。

> **情境二：**
>
> 病人半小时后呼吸费力加重，烦躁不安，口唇发绀，大汗淋漓，皮肤湿冷，两肺布满湿啰音，频繁咳嗽咳痰，咳出粉红色泡沫痰。血气分析：pH 7.32，PaO_2 55 mmHg，$PaCO_2$ 58.5 mmHg，脑钠肽 10 500 pg/mL，超声心动图示：心脏收缩和舒张功能减低，射血分数降低（<27%）。
>
> **请思考：**
>
> 1. 该病人的病情评估与判断内容有哪些？
> 2. 判断依据是什么？

（二）病情评估与判断

急性心力衰竭评估应根据基础心血管疾病、诱因、临床表现（病史、症状和体征）及各种检查（心电图、胸片、超声心动图、脑钠肽）做出急性心力衰竭的诊断，并评估严重程度、分型和预后。

1. **评估与判断流程** 根据典型的症状和体征，如突发极度呼吸困难，烦躁不安，口唇发绀，大汗淋漓，端坐呼吸、咳粉红色泡沫痰，皮肤湿冷，尿量显著减少。听诊两肺布满湿啰音和哮鸣音，心率加快，心尖部可闻及舒张期奔马律，肺动脉瓣第二心音亢进。通过进一步了解病人的基础疾病与诱因，结合辅助检查和化验结果进行判断。若出现意识模糊，提示病情恶化。

（1）院前急救阶段：尽早进行无创监测，包括经皮动脉血氧饱和度、血压、呼吸及连续心电监测。若SpO_2<90%，给予常规氧疗。呼吸窘迫者可给予无创通气。根据血压和或淤血程度决定应用血管扩张药和（或）利尿药。尽快将病人转运至最近的大中型医院（具备心脏专科心脏监护室/重症监护室）。

（2）急诊室阶段：到达急诊室时，应及时启动查体、检查和治疗。应尽快明确循环呼吸是否稳定，必要时进行循环或呼吸支持。迅速识别出需要紧急处理的临床情况，如急性冠脉综合征、高血压急症、严重心律失常、心脏急性机械并发症、急性肺栓塞，尽早给予相应处理。

2. **临床表现** 急性心力衰竭的临床表现是以肺淤血、体循环淤血及组织器官低灌注为特征的各种症状及体征。

（1）病史、症状及体征：大多数病人既往有心血管疾病及心血管病危险因素。原心功能正常病人出现原因不明的疲乏或运动耐力明显减低，以及心率增加20次/min以上，可能是左心功能降低的最早期征兆。呼吸困难是最主要的表现，根据病情的严重程度表现为劳力性呼吸困难、夜间阵发性呼吸困难、端坐呼吸等。查体可发现心脏增大，舒张早期或中期奔马律，肺动脉瓣第二心音亢进，肺部干、湿啰音，体循环淤血体征（颈静脉充盈、肝颈静脉反流征阳性、下肢和骶部水肿、肝大、腹水）。

1）劳力性呼吸困难：是左心衰竭较早出现的主要症状，最先仅发生在重体力活动时的劳力性呼吸困难，休息时可自行缓解。

2）阵发性呼吸困难：常发生在夜间，出现咳嗽，咳出白色浆液性泡沫痰液，坐位或立位时咳嗽可减轻或停止。

3）端坐呼吸：当病人突发严重呼吸困难时，出现极度烦躁不安、恐惧，有窒息感，呼吸频率可达 30 ~ 50 次 /min，端坐呼吸，频频咳嗽，咳出大量白色或粉红色泡沫痰。

（2）急性肺水肿：突发严重呼吸困难、端坐呼吸、烦躁不安，并有恐惧感，咳嗽并咳出粉红色泡沫痰，心率快，心尖部常可闻及奔马律，两肺满布湿啰音和哮鸣音。

（3）心源性休克：在血容量充足的情况下存在低血压（收缩压 < 90 mmHg），伴有组织低灌注表现，尿量 < 0.5 mL/（kg·h）、四肢湿冷、意识状态改变、血乳酸 > 2 mmol/L、代谢性酸中毒（pH < 7.35）。心排血量不足，器官、组织灌注不足及代偿性心率加快所致乏力、疲倦、心悸等症状；随着外周循环血容量的减少，肾血流量会明显减少，病人可出现少尿或肾功能异常。

3. 辅助检查

（1）床旁心电图：了解有无急性心肌缺血、心肌梗死和心律失常等，可为明确急性心力衰竭病因提供依据。

（2）超声心动图和胸部超声：用于快速判断是否存在左室收缩功能不全、急性二尖瓣反流、严重主动脉瓣狭窄、肺水肿等情况。对血流动力学不稳定的急性心力衰竭病人，推荐立即进行超声心动图检查；对心脏结构和功能不明或临床怀疑自既往检查以来可能有变化的病人，推荐在 48 h 内进行超声心动图检查。床旁胸部超声检查可发现肺间质水肿的征象。

（3）血气分析：视临床情况而定，不能通过指脉氧仪监测氧合情况，需要明确酸碱状态和动脉二氧化碳分压情况时可进行检测，尤其是伴有急性肺水肿或有慢性阻塞性肺疾病者。确定呼吸衰竭的诊断，对于酸碱平衡失调与心力衰竭病情严重程度的意义特别重要。

（4）脑钠肽监测：有助于急性心力衰竭诊断和鉴别诊断。所有急性呼吸困难和疑诊急性心力衰竭病人均推荐检测血浆脑钠肽水平。血清中脑钠肽水平可持续升高，为急性心力衰竭的危险分层提供信息，有助于评估其严重程度和预后。

（三）救治与护理

情境三：

病人见痰中带血，更加恐惧紧张；家属也非常害怕、慌张。监护仪显示：HR 132 次 /min，R 38 次 /min，BP 188/110 mmHg，经皮血氧饱和度降至 85%，责任护士在病人身边，手握住病人，使用缓慢肯定的语气进行沟通解释。并有条不紊地遵医嘱立即予呼吸湿化治疗仪。病人情绪逐渐稳定，经皮血氧饱和度回升至 95% 以上。

请思考：

1. 急性心力衰竭的护理要点是什么？

2. 针对病人出现的心理变化，临床护士应如何给予心理支持？

1. **急性心力衰竭的救治** 急性心力衰竭治疗目标：稳定血流动力学状态，纠正低氧，维护器官灌注和功能；去除急性心力衰竭的病因和诱因，预防血栓栓塞；改善急性心力衰竭症状；避免急性心力衰竭复发；提高生活质量，改善远期预后。治疗原则为减轻心脏前、后负荷，改善心脏收缩和舒张功能，积极治疗诱因和病因。

急性心力衰竭危及生命，对疑诊急性心力衰竭的病人，应尽量缩短确立诊断及开始治疗的时间，在完善检查的同时即应开始药物和非药物治疗。在急性心力衰竭的早期阶段，如果病人存在心源性休克或呼吸衰竭，需尽早提供循环支持和（或）通气支持。应迅速识别威胁生命的临床情况（急性冠脉综合征、高血压急症、心律失常、急性肺栓塞等），并给予针对性治疗。在急性心力衰竭的早期阶段，应根据临床评估结果（如是否存在淤血和低灌注）选择最优化的治疗策略。

（1）调整体位：静息时呼吸困难明显者，应半卧位或端坐位，双腿下垂以减少回心血量，降低心脏前负荷。

（2）吸氧：无低氧血症的病人不应常规吸氧。当 $SpO_2 < 90\%$ 或动脉血氧分压（PaO_2）< 60 mmHg 时应给予氧疗，使病人 $SpO_2 > 94\%$（伴 COPD 者 $SpO_2 > 90\%$）。氧疗方式包括：①鼻导管吸氧，低氧流量（1~2 L/min）开始，若无二氧化碳潴留，可采用高流量给氧（6~8 L/min）。②面罩吸氧，适用于伴呼吸性碱中毒的病人。③严重者，采用面罩呼吸机持续气道正压通气（CPAP）或双相气道正压（BIPAP）通气。

（3）镇静：阿片类药物如吗啡可缓解焦虑和呼吸困难。应密切观察疗效和呼吸抑制的不良反应。伴明显和持续低血压、休克、意识障碍、COPD 等病人禁忌使用。苯二氮䓬类药物是较为安全的抗焦虑和镇静药。

2. 护理措施

（1）体位护理：立即取坐位，两腿下垂，以减少静脉回流，减轻心脏负荷。急性心力衰竭病人比较躁动，应注意防止坠床发生。

（2）液体管理：迅速开放两条静脉通路，合理控制输液速度，严格限制钠和水的摄入，准确记录 24 h 出入量。肺淤血、体循环淤血及水肿明显者应严格限制饮水量和静脉输液速度。无明显低血容量因素者（如无大出血、严重脱水、大汗淋漓等），每天摄入液体量一般宜在 1 500 mL 以内，不超过 2 000 mL，保持每天出入量负平衡约 500 mL，严重肺水肿者水负平衡为 1 000~2 000 mL/d，甚至可达 3 000~5 000 mL/d，限制钠摄入 < 2 g/d，以减少水钠潴留，缓解症状。在负平衡下应注意水、电解质平衡，防止低血容量、低血钾和低血钠等。

（3）用药护理：遵医嘱及时给予吗啡镇静、快速利尿、血管扩张药及正性肌力药等治疗，并密切观察疗效与不良反应。血管活性药应使用微量泵，根据血压、心率变化，及时调整给药速度。

（4）病情监测：严密观察病人意识、精神状态，心率、心律、血压、血氧饱和度变化。听诊肺部啰音，观察呼吸频率和深度、皮肤颜色及温度、尿量变化。及时抽血检查血气分析、电解质、心肌酶等指标变化，根据病情及时记录。

1）无创监测：急性心力衰竭病人需严密监测血压、心率、心律、呼吸频率、血氧饱和度，监测出入量及每日体重，每日评估心力衰竭症状和体征变化。根据病情的严重程度及用药情况决定肝肾功能和电解质监测频率。

2）血流动力学监测：分为无创性和有创性两类。有创性血流动力学监测包括动脉内血压监测、肺动脉导管、脉搏指示连续心排血量等，主要适用于血流动力学状态不稳定，病情严重且治疗效果不理想的病人；存在呼吸窘迫或低灌注，但临床上不能判断心内充盈压力情况的病人；急性心力衰竭病人经治疗后仍有症状，并伴有以下情况之一者：血管容量、灌注或肺血管阻力情况不明，持续低血压，肾功能进行性恶化需血管活性药维持血压，考虑机械辅助循环或心脏移植者。

（5）心理护理：急性心力衰竭发作时病人有濒死感及窒息感，伴有焦虑、恐惧，可导致交感神经系统兴奋性增高，进而加重呼吸困难。临床护士应保持镇静，操作熟练，应用语言与非语言性沟通技巧，支持病人并增强其信心；必要时留一位亲属陪伴病人，做好亲属交流，协同安抚病人，给予情感支持；同时注意保持环境安静，减少不良刺激。

（6）皮肤护理：心力衰竭病人常因呼吸困难而被迫采取半卧位或端坐位，骶尾部及坐骨结节部受压时间长，容易发生压力性损伤。临床上要注意用减压敷料保护局部皮肤，并保持会阴部清洁干燥；保持床单位整洁干燥，病人穿着柔软、宽松的衣服；严重水肿者可使用气垫床；膝部及踝部、足跟处可垫软枕以减轻局部压力；取放便盆动作轻柔，以免损伤局部皮肤。

（7）饮食护理：食盐中钠含量会诱发血压升高，应控制钠盐摄入。在限钠期间，病人可多食喜爱的富含维生素饮食，以增加食欲；指导病人食用富含纤维素的蔬菜，保持大便通畅，切勿用力，必要时给予大便软化剂促进排便。

拓展阅读 13-1
心功能分级决定活动量
拓展阅读 13-2
呼吸湿化治疗仪

（张春梅）

第二节　急性呼吸衰竭

情境导入

赵某，男，32 岁。因"呼吸困难明显 1 h"急诊入院，入科时，病人十分焦虑，紧张不安。

情境一：

急诊分诊护士立即迎接，查体发现病人表情痛苦，语不成句，面色发紫，大汗淋漓，呼吸困难。测量生命体征提示病人 HR 128 次 /min，BP 92/50 mmHg，R 25 次 /min，动脉血氧饱和度为 80%。家属告知护士病人感冒 4 天余，近 1 日气促逐渐加重，伴有咳嗽，同时感觉胸部出现"压迫感"，今晨起床呼吸困难明显加重。

请思考：

1. 该病人最可能的诊断是什么？

2. 为明确诊断，需进一步做什么检查？

（一）病因与发病机制

呼吸衰竭（respiratory failure，RF）简称呼衰，是指各种原因引起的肺通气和（或）换气功能严重障碍，以致在静息状态下亦不能维持足够的气体交换，导致低氧血症伴（或不伴）高碳酸血症，进而引起一系列病理生理改变的临床综合征。呼吸衰竭一种功能障碍状态，而不是一种疾病，可因肺部疾病引起，也可能是其他各种疾病的并发症。

1. 病因　引发呼吸衰竭的病因很多，常见于以下病因。

（1）呼吸道疾病：如慢性支气管炎、支气管哮喘、肿瘤等使气道阻力增加，最终使呼吸肌因长期负荷过重而疲乏无力，发生呼吸衰竭；慢性阻塞性肺疾病、重症哮喘、异物吸入等使气道阻塞导致急性呼吸衰竭。

（2）肺实质疾病：如重症肺炎、肺间质纤维化、放射性肺炎、吸入毒性气体对肺组织的破坏；肺叶切除、肺栓塞、急性肺水肿等使有效的气体交换面积减少导致呼吸衰竭。

（3）神经、肌肉系统疾病：如脑肿瘤、脑血管疾病、脑炎、颅脑外伤、镇静药中毒等直接损伤呼吸中枢，抑制自主呼吸；脊髓灰质炎、急性感染性多发性神经根炎、重症肌无力、高位颈髓损伤、胆碱酯酶抑制药中毒等使呼吸肌失去正常的舒缩功能，通气不足，引起呼吸衰竭。

（4）胸廓与胸膜疾病：大量胸腔积液、气胸、广泛胸膜肥厚粘连、胸廓畸形、外伤、手术等影响肺的扩张。

2. 发病机制

（1）通气功能障碍：各种原因导致的呼吸肌无力导致肺泡通气不足，使肺泡中氧分压降低，二氧化碳分压升高，肺泡毛细血管压力差减小，影响气体的弥散，使流经肺泡毛细血管的血液不能充分动脉化，从而导致缺氧和二氧化碳潴留。

（2）通气血流比例失调：有效的气体交换依赖通气和血流的合理比例。通气血流比例为肺泡通气量与心排血量之比，正常情况下约为 0.8。如果通气血流比例 > 0.8，即通气过度而血流量不足，称为"有气无血"，空气即使进入肺泡也不能与血液发生气体交换，形成无效腔样效应；如果通气血流比例 < 0.8，即有血流灌注而无通气，称为"有血无气"，经过肺泡的血流未经过气体交换就进入肺静脉，形成分流效应。无效腔样效应和分流效应均影响气体交换。

（3）弥散障碍：肺内气体交换是通过弥散实现的。气体弥散的速度取决于肺泡毛细血管膜两侧的气体分压差，膜的面积、厚度，气体的弥散能力等因素，其中气体的弥散能力与其分子量、溶解度有关。当疾病导致肺泡毛细血管膜面积减少、厚度增加，会影响气体的弥散。由于二氧化碳的溶解度高于氧气，弥散速度比氧气快，两者弥散速度相差 20 倍，所以弥散功能障碍主要表现为低氧血症。

（二）病情评估与判断

1. 病因与诱因

（1）病因

1）气道阻塞性病变：慢性阻塞性肺疾病（chronic obstructive pulmonary diseases，COPD）、重症哮喘等引起的气道阻塞和肺通气不足，或伴有通气血流比例失调，导致呼吸衰竭。

2）肺组织病变：肺炎、肺气肿、肺水肿等因肺泡减少、有效弥散面积减少，肺顺应性减低、通气血流比例失调，导致呼吸衰竭。

3）肺血管疾病：肺栓塞、肺血管炎等可引起通气血流比例失调，或部分静脉血未经氧合直接流入肺静脉，导致呼吸衰竭。

4）胸廓及胸膜病变：胸廓畸形、大量胸腔积液或伴有广泛胸膜增厚与粘连、严重的气胸、胸外伤造成的连枷胸等。

5）神经肌肉病变：脑血管疾病、颅脑损伤、脑炎以及镇静催眠药中毒，可直接或间接抑制呼吸中枢。

（2）诱因：上呼吸道感染、创伤、手术、麻醉、中毒、休克等均为本病的诱发因素。

2. 评估与判断流程　评估急性呼吸衰竭病人的病情时，首先应迅速评估病人生命体征，简要收集临床病史，判断是否有危及生命的情况。然后详细询问病史，配合体格检查和辅助检查，评估病人呼吸及心搏是否停止、气道是否梗阻、是否为张力性气胸，进行综合分析与判断，详细的评估与判断流程见图 13-1。

3. 临床表现　除原发病表现外，低氧血症和高碳酸血症所引起的症状和体征是急性呼吸衰

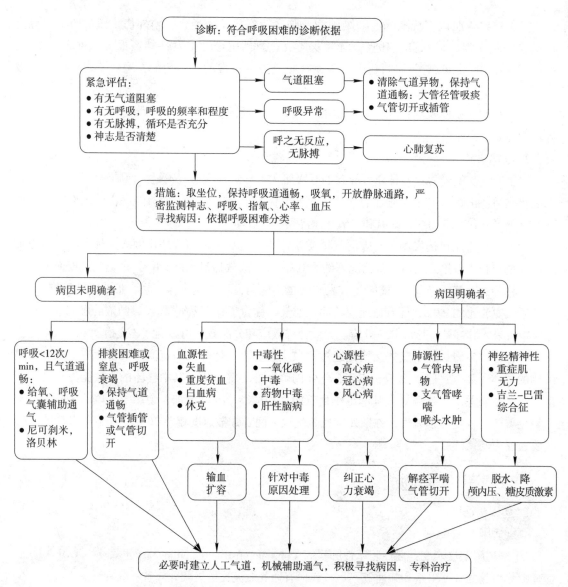

图 13-1 急性呼吸衰竭评估与判断流程

竭时最主要的临床表现。

（1）低氧血症

1）呼吸系统：是急性呼吸衰竭的主要症状，表现为鼻翼扇动、呼吸急促、点头呼吸、三凹征等。重者呼吸节律失常，呼吸逐渐变浅、变慢，以至呼吸停止。中枢性呼吸衰竭或周围性呼吸衰竭发展至肺性脑病时，常表现为呼吸频率、节律和深度的改变。

2）循环系统：轻者表现为心率增快、血压升高，严重者表现为各种类型的心律失常，随着病情进展心率变缓，周围循环衰竭，四肢厥冷，甚至出现心搏骤停；当肺组织缺氧时，肺血管收缩，肺动脉压升高，右心负荷增加，从而导致右心衰竭。

3）中枢神经系统：急性缺氧可导致脑功能障碍，出现烦躁、谵妄、抽搐、意识模糊，甚至昏迷等症状。

4）皮肤黏膜：缺氧可导致发绀，受缺氧程度、血红蛋白水平、心脏功能等多种因素的影响，当 SaO_2 低于85%时，病人口唇、甲床等部位出现发绀现象。

（2）高碳酸血症：二氧化碳蓄积影响中枢神经系统的功能，出现头痛、头晕、反应迟钝、神志不清等症状，以及扑翼样震颤等典型体征。轻度二氧化碳潴留多表现为失眠、烦躁等兴奋症状，若二氧化碳进一步升高，则出现神志淡漠、嗜睡、昏迷等"肺性脑病"表现。循环系统常有球结膜充血水肿、颈静脉充盈、血压下降等。

（3）水、电解质紊乱和酸碱平衡失调：通气过度可发生急性呼吸性碱中毒；急性二氧化碳潴留可表现为呼吸性酸中毒。严重缺氧时无氧代谢引起乳酸堆积，肾功能不全使酸性物质不能排出体外，两者均可导致代谢性酸中毒。代谢性和呼吸性酸碱平衡失调也可同时存在，表现为混合性酸碱平衡失调。酸碱平衡失调的同时，还可发生水和电解质的代谢障碍。

（4）其他改变：缺氧和二氧化碳潴留对胃肠道、肝功能、肾功能均会产生影响，可引起消化道出血、转氨酶升高、蛋白尿、血尿素氮升高等，但以上均具有可逆性，随着呼吸衰竭的纠正各项指标趋于正常。

5. 辅助检查

（1）血气分析：在静息状态下，若氧分压（PaO_2）< 8.0 kPa（60 mmHg），二氧化碳分压（$PaCO_2$）正常或低于正常，即为低氧血症型或 I 型呼吸衰竭；当 PaO_2 < 8.0 kPa（60 mmHg），$PaCO_2 \geq 6.7$ kPa（50 mmHg）时，则为高碳酸血症型或 II 型呼吸衰竭。

（2）电解质测定：呼吸性酸中毒合并代谢性酸中毒时，常伴有高钾血症。

（3）影像学检查：胸部 X 线、胸部 CT 和放射性核素肺通气 / 灌注扫描等可协助分析呼吸衰竭的病因。

（4）其他检查：肺功能的检测能够判断通气、换气功能障碍。纤维支气管镜检查对于进一步明确诊断、取得病理学证据有重要意义。

（三）救治与护理

情境二：

分诊护士立即将该病人带入抢救室，协助医生快速完成血气分析相关检查，血气分析结果为：$PaCO_2$ 60 mmHg，PaO_2 38 mmHg，pH 7.35，临床诊断为急性呼吸衰竭。

请思考：

1. 急性呼吸衰竭院前急救的重点有哪些？

2. 急性呼吸衰竭氧疗的护理要点有哪些？

1. 救治原则　急性呼吸衰竭病情变化迅速、对救治时间依赖性强，处理原则为首先迅速识别急性呼吸衰竭，给予积极对症救治，保持呼吸道通畅，选择适当的氧疗方式，然而呼吸衰竭的最终纠正还需依靠病因的解除，积极治疗原发病，恢复正常气体交换，维持正常的 PaO_2、$PaCO_2$ 及 pH。

（1）院前急救：迅速将病人安置于舒适体位；保持呼吸道通畅；给予吸氧，必要时使用简易呼吸器辅助呼吸。尽快将病人转运至医院，并注意加强途中监护。

（2）院内救治

1）保持呼吸道通畅：清理呼吸道分泌物及异物；采用祛痰药、雾化吸入、支气管扩张药或糖皮质激素等缓解支气管痉挛，必要时行气管插管或者气管切开，以缓解气道梗阻，改善氧合。

2）氧疗：急性呼吸衰竭的给氧原则是在保证 PaO_2 迅速提高到 60 mmHg 或动脉血氧饱和度

（SaO_2）达90%以上的前提下，尽量降低吸氧浓度。Ⅰ型呼吸衰竭给予较高浓度（≥35%）吸氧。Ⅱ型呼吸衰竭可给予低浓度（<35%）持续吸氧。

3）增加通气量、减少二氧化碳潴留：以中枢抑制为主者可给予呼吸兴奋剂。出现严重通气/换气功能障碍时，考虑使用机械通气。

4）纠正酸碱平衡失调：急性呼吸衰竭较易出现酸中毒，如病人出现代谢性酸中毒，应及时给予5%碳酸氢钠加以纠正；但不宜用于合并呼吸性酸中毒的病人，因碳酸氢钠中和酸中毒后生成碳酸，而碳酸分解后形成二氧化碳，可使$PaCO_2$进一步增高。呼吸性酸中毒主要措施是改善通气，促进二氧化碳排出。

5）病因治疗：引起急性呼吸衰竭的病因很多，应针对不同病因采取针对性的治疗措施。如急性上呼吸道阻塞时治疗的关键是建立人工气道；严重肺部感染或全身感染者，应尽早给予有效抗生素治疗；哮喘持续状态时给予支气管扩张药和糖皮质激素；心源性肺水肿所致者，可给予硝酸甘油、利尿药或正性肌力药；气胸或大量胸腔积液者，应行胸腔穿刺或胸腔闭式引流。

6）支持治疗：重症病人需转入ICU进行积极抢救和监测，尤其要注意防治多器官功能障碍综合征（MODS）。

2. 护理措施

（1）急救配合

1）保持呼吸道通畅：安置病人于合适体位，及时清除呼吸道分泌物或误吸的呕吐物。对于气道深部积聚大量分泌物排出困难者，可给予吸痰，以保持呼吸道通畅。对呼吸停止者，应立即应用简易呼吸器进行呼吸支持或建立高级人工气道。

2）氧疗护理：通过氧疗提高肺泡内PaO_2，增加氧气弥散能力，使PaO_2和SaO_2升高，改善机体缺氧状态，保护重要器官功能。

① Ⅰ型呼吸衰竭（低氧血症性呼吸衰竭）：早期吸入氧浓度（FiO_2）宜短时间维持在50%，以尽快纠正缺氧。待PaO_2恢复至8.0 kPa（60 mmHg）以上时，应将FiO_2控制在40%以下，防止氧中毒。

② Ⅱ型呼吸衰竭（高碳酸血症性呼吸衰竭）：宜持续低流量吸氧，FiO_2控制在35%以下。单纯吸氧可提高PaO_2，纠正低氧血症，但因解除了缺氧对呼吸中枢的兴奋性刺激，使通气量减少，可加重原有的二氧化碳潴留。因此对Ⅱ型呼吸衰竭的病人，为提高治疗效果，可在低流量吸氧的基础上，辅助使用呼吸兴奋剂，以促进二氧化碳的排出。

（2）病情观察：密切观察病人的呼吸频率、节律和深度，呼吸困难的程度，使用呼吸机辅助呼吸的情况，咳嗽、咳痰的特点。监测生命体征、意识及神经精神症状。观察有无发绀、球结膜水肿、肺部异常呼吸音等。及时了解血气分析、X线检查等结果。危重症病人连接多功能检测仪，及时测量血压、中心静脉压、SaO_2、心率的变化，并做详细的记录。

（3）一般护理

1）环境：病人宜安排单间病房给予加强护理，保持室内空气新鲜，温、湿度适宜，房间定期消毒，防止交叉感染。

2）体位：协助病人取半卧位或端坐位，有利于缓解呼吸困难。如呼吸困难严重者，应绝对卧床休息。

3）饮食护理：应加强营养支持，给予高热量、高蛋白、富含维生素、易消化的流质饮食，必要时给予肠外营养。若经口进食，应少食多餐。急性呼吸衰竭病人宜早期鼻饲，并做好口腔护理，昏迷病人可采用肠外营养或肠外营养加鼻饲等支持措施。

4）口腔护理：长期使用呼吸机的病人不能正常经口进食，加之使用大量抗生素，病人抵抗力下降，容易出现口腔真菌感染，应加强口腔护理。

5）机械通气的护理：妥善固定气管插管，密切观察病人呼吸运动及呼吸机运转情况，保证管路连接紧密，呼吸机一旦报警，立即查找原因并处理。保持呼吸道畅通，做好气管插管或气管切开的护理。

（4）对症护理

1）感染：应保持呼吸道引流通畅，根据痰菌培养和药敏试验结果，选择有效的抗生素控制感染。在实施氧疗、机械通气的过程中，必须严格执行无菌操作，同时注意保暖及口腔清洁，防止感染的发生。

2）体液平衡失调：定时采血进行动态血气分析和血液生化检查，根据检查结果判断体内酸碱平衡失调及电解质紊乱的情况和程度，及时予以纠正。

3）上消化道出血：对严重缺氧和二氧化碳潴留病人，应根据医嘱服用硫糖铝，以保护胃黏膜，预防上消化道出血。注意观察呕吐物和粪便性质、颜色、量等，出现呕血应暂停进食，并及时通知医生。

（5）用药护理：遵医嘱准确给药如茶碱类、β_2受体激动剂、呼吸兴奋剂、镇静药等，注意观察药物的疗效及不良反应。

1）呼吸兴奋剂：尼可刹米通过刺激颈动脉压力感受器，反射性兴奋呼吸中枢，使呼吸加深加快。但用药剂量过大、可出现多汗、呕吐、颜面潮红、面肌抽搐、烦躁不安等反应。洛贝林可刺激颈动脉体化学感受器，反射性兴奋呼吸中枢，用药过量时可致心动过速、呼吸麻痹、血压下降等症状。因此，使用呼吸兴奋剂时，要严格控制用药剂量和滴速，密切观察病人用药后的反应，出现上述症状时，需立即减少用量或减慢输液速度。

2）支气管扩张药：指导病人正确使用支气管解痉喷雾剂，消除支气管痉挛。静脉注射给药时速度不宜过快，浓度不宜过高，否则可出现恶心、呕吐、心律失常，甚至心室颤动。输入速度最好保持在 2～3 mL/min，并注意监测血药浓度的变化。

3）镇静药：原则上呼吸衰竭病人禁止应用镇静药，以防抑制呼吸，加重病情。应用呼吸机实施机械通气的病人若出现烦躁不安、人机对抗，可以适当应用镇静药，但需观察病人自主呼吸情况，以病人能保持情绪安定并配合治疗为宜，不可过量使用。

情境三：

病人目前进行机械通气治疗，带管期间病人紧张不安，痛苦貌明显，存在拔管的风险，采用约束带进行约束。病人家属得知病情状况后，不能理解，找到护士询问病情。

请思考：

假如你是责任护士，该如何回答？如何劝慰病人及家属配合治疗？

（6）心理护理：护士应以高度的责任感和同情心给予病人安慰和鼓励，加强与病人沟通，针对个体差异耐心进行心理疏导，稳定病人情绪。抢救工作中须镇静自若，认真细致、紧张有序给病人以信赖感。加强床旁巡视，通过语言或非语言交流技巧抚慰病人。指导病人自我放松等各种缓解紧张、焦虑的方法，以同情、关切的态度和有条不紊的工作状态给病人以安全感，取得病人的配合。同时做好病人家属的工作，进行必要的讲解和健康宣教，鼓励家属帮助病人

拓展阅读 13-3
体外膜式氧合

树立战胜疾病的信心。

（宁艳娇）

第三节 肾 衰 竭

情境导入

刘某，男，55 岁。9 天前因骑自行车摔倒，右上肢着地；因右上肢肿胀，伴有尿量减少甚至无尿 4 h，考虑外伤后上肢肌肉挤压出现横纹肌溶解，急诊入院。

情境一：

入院时检查：血肌酐 2 166 μmol/L，血钾 7.6 mmol/L，肌酸激酶 42 640 U/L，肌红蛋白 > 3 000 ng/mL，pH 7.22。

请思考：

1. 该病人属于肾衰竭的哪一类？

2. 该病人属于肾衰竭的哪一期？为什么？

（一）病因与发病机制

肾衰竭分为急性肾损伤和慢性肾衰竭两类。

急性肾损伤（acute kidney injury，AKI）是由各种病因引起短时间内肾功能快速减退而导致的临床综合征，表现为肾小球滤过率下降，伴有氮质产物如肌酐、尿素氮等潴留，水、电解质紊乱和酸碱平衡失调，重者出现多系统并发症。

慢性肾衰竭（chronic renal failure，CRF）是各种慢性肾疾病（chronic kidney disease，CKD）持续进展至后期的共同结局。它是以代谢产物潴留，水、电解质紊乱及酸碱平衡失调和全身各系统症状为表现的一种临床综合征。

1. 病因

（1）急性肾衰竭：引起急性肾衰竭的原因可以概括为肾前性、肾性、肾后性三部分。

1）肾前性：肾脏无器质性病变，因大出血、脱水、大量腹水、严重水肿、心功能衰竭等肾前因素导致机体血管内有效血容量不足，肾血流灌注减少，肾小球滤过率降低而诱发急性肾衰竭。此种情况肾本身结构、功能正常，如能及时去除病因，肾功能可迅速恢复，否则，若致病因素持续存在，可导致肾结构发生损害，则成为肾性肾衰竭。

2）肾性：由于肾实质损伤引起，常见于肾缺血或肾毒性物质损伤肾小管上皮细胞。主要见以下情况：①急性肾小管坏死，是急性肾衰竭的主要病因。缺血缺氧、肾毒性药物、异型输血、高钙血症等均可损伤肾小管，引起急性肾衰竭。②肾小球和肾小血管病变，见于各型急进性肾小球肾炎、急性弥漫性狼疮性肾炎等。③肾间质病变等。

3）肾后性：各种原因引起的急性尿路梗阻所导致，压迫肾实质使肾功能急剧下降，多为可逆性。可见于结石、肿瘤、血块、坏死肾组织、前列腺增生引起的尿路梗阻，以及输尿管外肿瘤压迫、纤维组织粘连引起的梗阻。

（2）慢性肾衰竭：各种原发性和继发性肾疾病均可导致慢性肾衰竭。其中常见病因有原发性和继发性肾小球疾病、梗阻性肾病、慢性间质性肾炎、肾血管疾病、先天性和遗传性肾病等。我国常见的病因为肾小球肾炎、糖尿病肾病、高血压肾病、多囊肾、梗阻性肾病等。

2. 发病机制

（1）急性肾衰竭：发病机制至今未完全阐明，认为不同的病因有不同的始动机制和持续发展因素。对于肾缺血导致的发病机制，目前认为有以下机制。

1）肾血流动力学改变：主要表现为肾血流量下降，肾内血流重新分布，表现为肾皮质血流量减少、肾髓质充血等。引起的最主要的机制是交感神经和肾内肾素 – 血管紧张素系统兴奋引起的肾内舒张血管性前列腺素（主要为 PGI_2、PGE_2）合成减少，缩血管性前列腺素（主要为 TXA_2）产生增多，血管收缩因子（内皮素）产生过多，舒张因子（一氧化氮）产生过少，进而导致管球反馈过强，造成肾血流及肾小球滤过率进一步下降。

2）肾小管上皮细胞代谢障碍：细胞缺血缺氧使 ATP 含量明显下降，导致钠钾 ATP 酶、钙 ATP 酶活力下降，细胞内外离子梯度丧失，线粒体水肿，能量代谢异常，进而导致细胞膜上磷脂酶大量释放，进一步促使线粒体及细胞膜功能失常，细胞酸中毒，最终细胞死亡。

3）肾小管损伤学说：肾小管损伤严重时，上皮细胞脱落，在管腔中形成管型，管腔被堵塞，压力升高，一方面妨碍肾小球滤过，另一方面使管腔内液体经过受损的细胞间隙反漏入间质，造成肾间质水肿，进一步加重缺血，降低肾小球滤过。

（2）慢性肾衰竭：发病机制存在多种学说。

1）健存肾单位学说：肾实质疾病导致部分肾单位破坏，剩下的"健存"肾单位为了代偿而发生肥大，使肾小球滤过功能和肾小管功能增强，以维持机体正常的需要，但随着肾实质的进一步破坏，健存肾单位逐渐减少至无法代偿时，便会出现肾衰竭的症状。

2）矫枉失衡学说：由于肾小球滤过率下降，造成体内代谢失衡，残余肾单位进行了代偿性调节，在这些调节过程中机体产生的有毒性作用体液因子导致了新的不平衡，即矫枉失衡。

3）肾小管高代谢学说：残余肾单位的肾小管代谢亢进，致氧自由基产生增多，引起肾小管损害、小管间质炎症、增生和肾单位功能丧失。

4）肾小球高压力、高灌注和高滤过学说：随着肾单位的破坏增加，残余肾单位的代谢负荷增加，发生肾小球毛细血管的高灌注、高压力和高滤过，导致肾小球毛细血管壁损伤，大分子物质沉积，肾小球硬化。

5）其他：脂类代谢紊乱、肾内凝血异常、细胞因子和多肽生长因子等也被认为与慢性肾衰竭发生有密切关系。

（二）病情评估与判断

1. 急性肾损伤评估要点

（1）临床病程分期评估：AKI 典型临床病程可分为 3 期，即起始期、进展期和维持期、恢复期。

1）起始期：肾受到缺血或中毒影响而发生损伤，但尚未发生明显肾实质损伤。因此，如果能及时采取有效措施，在该阶段 AKI 常可预防。

2）进展期和维持期：该期一般持续 7～14 天，但也可短至数天或长至 4～6 周。肾小球滤过率（GFR）进行性下降并维持在低水平。病人可有少尿或无尿表现，随着肾功能减退，临床上会出现尿毒症毒素潴留和水、电解质紊乱及酸碱平衡失调。

3）恢复期：GFR 逐渐升高，并恢复正常或接近正常。少尿型病人开始出现尿量增多，继而出现多尿，再逐渐恢复正常。与 GFR 相比，肾小管上皮细胞功能恢复相对延迟，常需数个月后才能恢复。部分病人最终遗留不同程度的肾结构和功能损伤。

（2）AKI 风险评估：通过测量血清肌酐水平并与基线时进行比较，患有急性疾病的成年人存在以下任一情况，则具有 AKI 风险。

1）既往有 AKI 病史。

2）伴有心力衰竭、肝疾病、糖尿病、慢性肾衰竭。

3）低血容量、少尿，尿量 $< 0.5 \, \mathrm{mL/}$（$\mathrm{kg \cdot h}$）。

4）脓毒症。

5）早期预警性评分恶化。

6）年龄≥65 岁。

7）在过去 1 周内使用过可导致或加重肾损伤的药物（如非甾体抗炎药、氨基糖苷类等），尤其是在低血容量的情况下。

（3）病人容量状态的评估：液体不足和超负荷均增加 AKI 病人的病死率。因此，对 AKI 病人的容量状态做出准确地评估，并及时做好容量管理至关重要。通过临床指标监测和血流动力学指标监测来进行评估。

1）临床指标：病人出入量正 / 负平衡，眼窝、皮肤、口渴情况，有无外周水肿、肺水肿、颈静脉扩张、心功能不全等。

2）血流动力学指标：中心静脉压、心排血量等。

（4）实验室及其他检查：病人尿液和肾功能检查指标对病人疾病诊断、分期、严重程度评估十分重要。详见第八章第五节。

2. 慢性肾衰竭评估要点

（1）临床病程分期评估：目前国际公认的慢性肾疾病分期依据肾疾病预后质量倡议制定的指南分为 1 ~ 5 期。1 期：GFR 正常或升高，$\mathrm{GFR} \geq 90 \, \mathrm{mL/}$（$\mathrm{min \cdot 1.73 \, m^2}$）；2 期：GFR 轻度降低，$60 \, \mathrm{mL/}$（$\mathrm{min \cdot 1.73 \, m^2}$）$\leq \mathrm{GFR} \leq 89 \, \mathrm{mL/}$（$\mathrm{min \cdot 1.73 \, m^2}$）；3 期：3a 期为 GFR 轻度到中度降低，$45 \, \mathrm{mL/}$（$\mathrm{min \cdot 1.73 \, m^2}$）$\leq \mathrm{GFR} \leq 59 \, \mathrm{mL/}$（$\mathrm{min \cdot 1.73 \, m^2}$），3b 期为 GFR 中度到重度降低，$30 \, \mathrm{mL/}$（$\mathrm{min \cdot 1.73 \, m^2}$）$\leq \mathrm{GFR} \leq 44 \, \mathrm{mL/}$（$\mathrm{min \cdot 1.73 \, m^2}$）；4 期：GFR 重度降低，$15 \, \mathrm{mL/}$（$\mathrm{min \cdot 1.73 \, m^2}$）$\leq \mathrm{GFR} \leq 29 \, \mathrm{mL/}$（$\mathrm{min \cdot 1.73 \, m^2}$）；5 期：终末期肾疾病，$\mathrm{GFR} < 15 \, \mathrm{mL/}$（$\mathrm{min \cdot 1.73 \, m^2}$）或透析。

（2）病史评估

1）患病及治疗经过：首次起病有无明显的诱因，病程长短、病程中出现的主要症状、特点，既往有无病情加重及其诱因。既往治疗及用药情况。

2）目前病情与一般状况：目前主要不适及症状特点，伴随症状及并发症。

3）心理 – 社会状况：评估病人的社会支持情况，包括家庭经济情况、是否有医疗保险及类型、家庭成员对该疾病的认识及态度。病人及家属的心理变化，是否有抑郁、焦虑、恐惧、绝望等。

（3）身体评估：CFR 病人的身体评估包括精神意识状态，生命体征，有无贫血貌，皮肤有无出血点、瘀斑和色素沉着，有无水肿及其部位、程度与特点，有无心力衰竭征象等。

（4）实验室及其他检查：了解病人血、尿常规检查结果，红细胞计数及 Hb 水平，血尿素氮及血肌酐水平，GFR 水平，血清电解质和二氧化碳结合力的变化，肾小管功能，肾影像学检查结果。

（三）救治与护理

> **情境二：**
> 病人由急诊收入 ICU，立即行重症监护、无创呼吸机通气、碳酸氢钠碱化尿液、连续床旁血液滤过等治疗。经过 5 天的治疗与护理，病人上肢肿胀已基本消退，肾功能逐渐好转。
> **请思考：**
> 1. 该病人诊断为急性肾损伤，有哪些治疗措施？
> 2. 该病人高钾血症的处理措施有哪些？
> 3. 该病人少尿期主要的护理措施有哪些？

1. 急性肾损伤救护措施

（1）急性肾损伤治疗措施：AKI 总的治疗原则是尽早识别并纠正可逆病因，及时采取有效措施避免肾进一步受损，维持水、电解质和酸碱平衡，适当营养支持，积极防治并发症，适时进行肾替代治疗。

1）早期病因干预治疗：在 AKI 起始期进行干预可最大限度地减轻肾受损，促进肾功能恢复。强调尽快纠正可逆性病因和肾前性因素，包括扩容、维持血流动力学稳定、改善低蛋白血症、降低后负荷以改善心排血量、停用影响肾灌注药物、调节外周血管阻力至正常范围等。

2）营养支持治疗：维持机体营养状况有助于损伤细胞修复和再生，提高病人存活率。可优先选择肠内营养途径，酌情限制水分、钠盐和钾盐摄入，若无法选择肠内营养途径的病人需要静脉营养，营养支持总量与成分应根据临床情况增减。AKI 任何阶段总能量摄入为 20~30 kcal/（kg·d）。

3）液体管理：观察每日出入量与体重变化，每日补液量应为显性失液量减去内生水量，每日大致补液量可按前一日尿量加 500 mL 计算，肾替代治疗时补液量可适当放宽，高热伴大汗病人可适当增加补液量。

4）并发症治疗：AKI 主要并发症包括高钾血症、代谢性酸中毒、心力衰竭和感染等。①高钾血症是 AKI 的主要死因之一，当血钾 > 6 mmol/L 或心电图出现 T 波高尖、Q-T 间期缩短等早期高钾表现或有神经、肌肉症状时需紧急处理。具体措施包括：停用一切含钾的药物和食物；10% 葡萄糖酸钙稀释后静脉推注对抗钾离子对心肌毒性；50% 葡萄糖 50~100 mL 或 10% 葡萄糖 250~500 mL，加胰岛素 6~12 U 静脉输注，转移钾离子至细胞内；利尿、血液透析、离子交换树脂等措施清除钾。②及时纠正代谢性酸中毒，选用 5% 碳酸氢钠 125~250 mL 静脉滴注。对严重酸中毒病人，如 $HCO_3^- < 12$ mmol/L 或动脉血 pH < 7.20 时，纠酸同时紧急透析治疗。③ AKI 心力衰竭病人对利尿药反应较差、对洋地黄制剂疗效也差，易发生洋地黄中毒。药物治疗以扩血管为主，减轻心脏前负荷。④感染也是 AKI 常见并发症及死亡主要原因之一。根据细菌培养和药物敏感试验选用对肾无毒或低毒作用的抗生素进行治疗，并按肌酐清除率调整用药剂量。

5）肾替代治疗：是 AKI 治疗的重要组成部分，包括腹膜透析、间歇性血液透析和连续肾替代治疗（CRRT）等。目前腹膜透析较少用于危重 AKI 治疗。肾替代治疗模式的选择以安全、有效、简便、经济为原则。血流动力学严重不稳定或合并急性脑损伤病人，CRRT 更具优势。

6）恢复期治疗：AKI恢复期早期，威胁生命的并发症依然存在，治疗重点仍以维持水、电解质和酸碱平衡，控制氮质血症，治疗原发病和防止各种并发症为主。部分病人多尿期持续较长，补液量应逐渐减少，以缩短多尿期。

（2）急性肾损伤护理措施：AKI病人在疾病不同阶段，实施不同的护理措施。

1）少尿期

① 病情观察：密切观察病人生命体征、心电图变化。观察病人各项血生化指标的动态变化，尤其是有无高钾血症、代谢性酸中毒、电解质紊乱等。记录尿液的颜色、性状及量。注意病人意识瞳孔变化，发现意识障碍或抽搐现象时，应采取措施保护病人安全。

② 休息与体位：应绝对卧床休息以降低新陈代谢，减轻肾脏负担。若有肢体肿胀者，予以抬高。

③ 饮食：尽量选择肠内营养途径补充营养，宜选择清淡、低盐、低脂、低磷、高钙、优质低蛋白饮食，少食动物内脏，酌情限制水分。

④ 维持体液平衡：准确记录病人24 h出入量及每小时尿量，严格控制补液的速度和总量。每班观察病人肢体肿胀情况。

⑤ 预防感染：每日2~4次口腔护理，不能活动的病人每2 h翻身拍背一次，保持皮肤清洁，减轻瘙痒不适。密切关注感染指标变化，如C反应蛋白、降钙素原、白细胞计数及中性粒细胞计数等。

⑥ 对接受肾替代治疗病人的专科护理见第七章第九节。

2）多尿期

① 病情稳定后可开展床上及床旁早期活动，根据病人耐受程度调整活动水平。

② 准确记录24 h出入量，适量补充液体，保持液体出入量平衡。

③ 监测生化指标动态变化，及时发现水、电解质紊乱。

④ 给予高糖、高维生素、高热量食物。

2. 慢性肾衰竭救护措施

> **情境三：**
> 病人出院4个月后肾功能一直未恢复正常，近期出现双下肢水肿，眼睑及颜面部无水肿。复查肾功能示：GFR 85 mL/（min·1.73 m^2），尿素 34 mmol/L，肌酐 616 μmol/L，尿酸 473 μmol/L，血红蛋白 87 g/L。
> **请思考：**
> 1. 该病人属于慢性肾衰竭哪一期？
> 2. 该病人主要的治疗措施有哪些？
> 3. 该病人主要的护理措施有哪些？

（1）慢性肾衰竭治疗措施

1）早期防治对策和措施：早期诊断，积极有效治疗原发疾病，避免和纠正造成肾功能进展、恶化的危险因素，是CFR防治的基础，也是保护肾功能和延缓CKD进展的关键。

2）营养治疗：限制蛋白饮食是治疗的重要环节，能够减少含氮代谢产物产生，减轻症状及相关并发症，甚至可能延缓病情进展。CKD 1~2期病人，无论有无糖尿病，推荐蛋白摄入量为 0.8~1 g/（kg·d）。CKD 3期及以上没有进行透析治疗的病人，推荐蛋白摄入量为 0.6~0.8 g/

（kg·d）。血液透析及腹膜透析病人蛋白质摄入量为 1.0 ~ 1.2 g/（kg·d）。

3）纠正酸中毒和水、电解质紊乱：纠正酸中毒主要为口服碳酸氢钠，轻者 1.5 ~ 3.0 g/d 即可；中、重度病人 3 ~ 15 g/d，必要时可静脉输注。为防止出现水钠潴留需适当限制钠摄入量，不应超过 6 ~ 8 g/d。高钾血症的防治：首先应预防高钾血症的发生，CKD 3 期以上的病人应适当限制钾摄入。当 GRF < 10 mL/min 或血清钾水平 > 5.5 mmol/L 时，则应严格限制钾摄入。

4）高血压治疗：对高血压进行及时、合理的治疗，不仅是为了控制高血压的症状，也是为了保护心、肾、脑等靶器官。

5）贫血治疗：如排除失血、造血原料缺乏等因素，透析病人若 Hb < 100 g/L 可考虑应用重组人促红素（rHuEPO）治疗，避免 Hb < 90 g/L；非透析病人建议基于 Hb 下降率，评估相关风险后，个体化决定是否开始使用 rHuEPO 治疗。

6）高脂血症的治疗：非透析病人与一般高脂血症病人治疗原则相同，应积极治疗，但应警惕降血脂药所致疾病。对 50 岁以上的非透析 CFR 病人，即使血脂正常，仍可考虑服用他汀类药物预防心血管疾病。对维持透析病人，高脂血症的标准宜放宽，以血胆固醇水平保持在 6.5 ~ 7.8 mmol/L，血三酰甘油水平保持在 1.7 ~ 2.3 mmol/L 为宜。

7）肾替代治疗：对于 CKD 4 期以上或预计 6 个月内需要接受透析治疗的病人，建议进行肾替代治疗准备。

8）其他治疗：①糖尿病肾衰竭病人随着 GFR 下降，因胰岛素灭活减少，需相应调整胰岛素用量，一般应逐渐减少。②皮肤瘙痒。可口服抗组胺药，控制高磷血症及强化透析。

（2）慢性肾衰竭护理措施

1）休息与活动：CFR 病人应卧床休息，能起床活动者，鼓励其适当床上或床旁活动，避免过度劳累。对病情较重或心力衰竭者，应绝对卧床休息。

2）皮肤护理：不能活动病人每 2 h 翻身拍背一次，可用中性肥皂和沐浴液进行皮肤清洗，并涂抹润肤剂，以避免皮肤干燥瘙痒。

3）饮食护理：饮食治疗在 CFR 的治疗中具有重要意义。CFR 病人应限制蛋白质的摄入。低蛋白饮食中，约 50% 的蛋白质为高生物价蛋白，如蛋、瘦肉、鱼、牛奶等。每天为 CFR 病人供应的热量为 30 ~ 35 kcal/kg，主要由碳水化合物和脂肪供给，以减少体内蛋白质的消耗。

4）改善病人食欲：根据病人病情，适当增加活动量，每天 2 ~ 4 次口腔护理，提供整洁、舒适的进食环境，提供色、香、味俱全的食物，烹调时可加用醋、番茄汁、柠檬汁等调料以增强病人食欲。

5）用药护理：为病人补充必需氨基酸时能口服者以口服为宜，静脉输注时应注意输液速度，如有恶心、呕吐应及时减慢输液速度。积极纠正病人贫血，遵医嘱应用 rHuEPO，皮下注射时注意更换注射部位，治疗期间注意严格监测血压。观察药物疗效、有无高血压、头痛、血管通路栓塞、癫痫、高血压脑病等不良反应。

6）监测肾功能和营养状况：定期监测病人体重、血尿素氮、血清肌酐、GFR、内生肌酐清除率、血清白蛋白和 Hb 水平。

7）预防感染：监测感染征象，病人有无体温升高，密切关注感染指标变化，如 C 反应蛋白、降钙素原、白细胞计数及中性粒细胞计数等。有条件时将病人安置在单间，各项侵入性检查治疗严格无菌操作。

（张川林）

第四节 肝 衰 竭

情境导入

陈某，女，48岁。2周前无明显诱因出现皮肤黄染，极度乏力，伴恶心、呕吐等消化道症状。既往史：抗结核药治疗1个月余。

情境一：

急诊实验室检查：血胆红素214 μmol/L，谷丙转氨酶213 U/L，谷草转氨酶514 U/L。超声提示肝病变。医生以"急性肝衰竭"收治急诊留观室。

请思考：

何谓急性肝衰竭？

肝衰竭是由多种病因所致的，以凝血功能障碍、黄疸、肝性脑病和腹水等为主要表现的一种临床综合征，其临床表现复杂，病死率高。急性肝衰竭（acute liver failure，ALF）是由多种因素引起的肝细胞大量坏死或肝细胞功能损害，导致肝功能迅速恶化的临床综合征。ALF的临床特征是起病急，进展迅速，其表现除肝性脑病外，还有进行性加深的黄疸、严重的出血倾向、代谢紊乱等肝衰竭表现，肝性脑病常在黄疸出现数天至8周内发生，病人发生危重症风险较高，一旦出现危重症，病死率极高，肝移植通常是最终的治疗方法。本节主要介绍ALF。

（一）病因及发病机制

1. 病因　引发ALF有多种病因，包括药物毒性、病毒感染、自身免疫和遗传性疾病、血栓形成、恶性肿瘤、发热性肝损伤和缺血性肝损伤，代谢紊乱疾病如Wilson病、Reye综合征、半乳糖血症、遗传性果糖不耐症、血色素沉着症、α_1-抗胰蛋白酶缺乏症和酪氨酸血症也可引起ALF。

（1）病毒性肝炎：发展中国家的ALF病因学主要是病毒性感染，如乙型和戊型肝炎病毒感染被认为是主要病因。在我国，ALF主要由病毒性肝炎引起。其中乙型病毒性肝炎约占7%，甲型病毒性肝炎约占3%。

（2）药物性肝损伤：指化学物质或药物经静脉、消化道或呼吸道等途径进入人体而导致的肝损伤。发达国家的ALF常发生在没有肝病的年轻病人中，药物诱导的肝损伤是主要原因。在国外，抗生素、对乙酰氨基酚是引起药物性肝损伤的主要药物，而国内占首位的是抗肿瘤药和抗结核药。

（3）自身免疫性肝炎：大部分自身免疫性肝炎病情进展缓慢，小部分病人病情进展迅速引起ALF。

（4）毒物中毒：种类也很多，如毒蕈、四氯化碳、磷等。每年都有业余蘑菇采集者因毒蕈中毒引起急性肝衰竭而死亡，这类毒素最常见的毒蘑菇是鳞柄白毒鹅膏和条纹毒鹅膏，前者也被称为"致命小天使"，后者被称为"死亡菌盖"，一般难以对其进行毒素的血样检测，根据有食用菌类史并在数小时或一天内出现消化道症状（如恶心、呕吐、腹泻、腹痛等）可以予以诊断。

（5）代谢异常：如肝豆状核变性、Reye 综合征、妊娠急性脂肪肝等均可导致急性肝衰竭。当初次妊娠晚期出现子痫或先兆子痫症状且血清转氨酶中度或明显增高时，应考虑急性肝衰竭。Reye 综合征为遗传性代谢疾病，以脂肪代谢紊乱为主，肝豆状核变性在少数青少年病人常以急性肝衰竭为首发症状，伴有血清铜离子显著增高，并出现血管内溶血。

（6）急性缺血性损害：肝血流急剧减少并且不能及时纠正可导致急性肝衰竭，常见于低血容量性休克、心肌梗死、心脏压塞、肺栓塞、严重心律失常所致的急性心力衰竭等。

（7）其他：转移性肝癌、重症感染、体温过高或体温过低、肝移植后排斥反应都可以导致 ALF。

2. 发病机制 急性肝衰竭的发病机制非常复杂，多种因素互相影响，具体机制尚不十分清楚。目前认为造成肝衰竭的发病机制主要两方面：一种是药物、病毒等对肝细胞直接破坏，造成肝细胞不同程度坏死；另一种则为通过细胞因子或内毒素等介导的免疫损伤。

（二）病情评估与判断

> **情境二：**
>
> 病人全身乏力进行性加重，恶心、呕吐及腹胀明显，全身皮肤黄染逐渐加深。实验室检查：血胆红素呈进行性增高达到 320 μmol/L，谷丙转氨酶升高至 312 U/L、谷草转氨酶升高至 600 U/L，血浆凝血酶原时间 18.2 s。医生认为病人出现胆酶分离，考虑 ALF。
>
> **请思考：**
>
> 1. ALF 最重要的临床表现是什么？
> 2. 什么是"胆酶分离"现象？

目前常根据出现黄疸至肝性脑病的时间将急性肝衰竭划分为急性型、亚急性型和慢加急性型。但另外一种分型方法也被广泛接受，即分为暴发型急性肝衰竭及非暴发型急性肝衰竭。在国内，将 ALF 分为急性肝衰竭、亚急性肝衰竭、慢加急性肝衰竭。慢加急性肝衰竭（acute-on-chronic hepatic failure，ACLF）表现为急性发作的慢性肝病，如乙型肝炎或自身免疫性肝炎，具有与 ALF 很难区分的临床特征（表 13-1）。

表 13-1 急性肝衰竭的分类及定义

分类	定义
急性肝衰竭	急性起病，无基础肝病史，2 周内出现以 II 度以上肝性脑病为特征的肝衰竭
亚急性肝衰竭	起病较急，无基础肝病史，2~26 周出现肝衰竭的临床表现
慢加急性肝衰竭	在慢性肝病基础上，短期内出现急性肝功能失代偿的肝衰竭临床表现

1. 临床表现

（1）症状与体征：进行性加重的全身乏力、恶心、呕吐和明显腹胀。黄疸迅速出现逐渐加深，出现肝臭及肝进行性缩小。

（2）肝性脑病表现：肝性脑病是 ALF 最重要的表现，是指肝病进行性发展，肝功能严重减退毒性代谢产物在血液循环内堆积所引起意识障碍、智能损害、神经肌肉功能障碍等。主要表现为意识障碍，行为异常和昏迷。神经精神症状是急性肝衰竭最突出的症状之一。

（3）肾功能障碍：表现为少尿或无尿、血尿素氮和肌酐升高、高钾血症等，也称为肝肾综合征。肝衰竭治疗好转后，肾功能改善。

（4）心肺功能不全：病人出现呼吸窘迫、低氧血症和肺水肿。

（5）严重出血倾向：全身出血倾向主要是肝功能损害凝血因子合成减少所致，常见皮肤、牙龈、口腔黏膜和鼻腔黏膜及内脏广泛出血，约 70% 病人出现消化道出血。

2. 辅助检查

（1）血清胆红素迅速增高或平均每日上升超过 17.1 μmol/L，由于肝细胞的大量坏死，对胆红素的处理能力进行性下降，因此出现胆红素上升。同时病情初期显著增高的转氨酶因进行性耗竭而出现明显下降，即出现"胆酶分离"现象，提示病情加重。

（2）有出血倾向，排除其他原因后凝血酶原活动度（PTA）明显下降，凝血酶原活动度 < 40%，国际标准化比值（INR）≥1.5，胆碱酯酶也明显降低。

（3）血氨值升高，血支链氨基酸 / 芳香族氨基酸比例由 3 ~ 5 下降至 1 以下。

（4）血清白蛋白开始可正常，约发病 10 天动态下降。血糖、血胆固醇、血钾可降低。

（5）血清肝炎病毒标志物检测：相关病毒抗原抗体或核酸阳性，但暴发性肝衰竭，因体内发生快速消除病毒所致强烈免疫应答，HBsAg 可为低滴度，HBeAg 及 HBV-DNA 检出率低，甚至抗 HBs 可呈阳性。

3. 评估与判断　ALF 有许多预后评估工具，但最常见的是 CTP 评分、King's College 标准和终末期肝病模型（model for end-stage liver disease，MELD）评分（表 13-2）。

表 13-2　MELD 评分和相关病死率

MELD 评分	病死率 /%
≤9	1.9
10 ~ 19	6.0
20 ~ 29	19.6
30 ~ 39	52.6
≥40	71.3

注：初始 MELD 值（initial MELD）计算，MELD（i）评分 =0.957 × ln（Cr）+0.378 × ln（胆红素）+1.120 × ln（INR）+ 0.643，然后，舍入到小数点后十位并乘以 10。最大 MELD 评分为 40 分。如 MELD（i）>11：MELD 评分 =MELD（i）+ 1.32 ×（137−Na）−［0.033MELD（i）×（137−Na）］。

CTP 评分是将肝性脑病分期（0、1 ~ 2、3 ~ 4）、腹水程度（无、少量 / 中量、大量）、胆红素水平（< 34.2 μmol/L、34.2 ~ 51.3 μmol/L、> 51.3 μmol/L）、凝血酶原时间（< 4 s、4 ~ 6 s、> 6 s）、白蛋白水平（> 35 g/L、28 ~ 35 g/L、< 28 g/L）5 个因素给予相应的分值（1、2、3 分），总分最低 5 分，最高 15 分，得分越高，病情越严重。CTP 评分的优点：①相关指标为常规检查，数据易获得，计算方法简便；②考虑了门静脉高压并发症对病情的影响。不足：①分值范围较窄，区分力不强；②主要适用于肝硬化病人，其中使用了腹水、肝性脑病等主观性指标，分值随判断变化较大。因 CTP 评分存在上述问题，目前较少用于肝衰竭预后评估。

King's College 标准被广泛应用于暴发性肝衰竭的预后判断，是目前最广泛使用的 ALF 病人预后评估工具，也是急性肝衰竭最常用的肝移植标准之一，共纳入了以下几个指标：年龄、

INR、肝性脑病、血清胆红素、肾功能和乳酸。King's College 标准对预测病死率特异性高，但其敏感性和阴性预测值低。

MELD 评分常用于急性和慢性肝衰竭病人的评估，能较准确地判断终末期肝病病人疾病的严重程度，并能预测 3 个月后病死率。MELD 评分亦被用于评估病人血浆置换等人工肝治疗效果。MELD 评分对酒精性肝病的肝储备功能的评估比 CTP 分级更有价值。MELD 评分已经被国内外广泛应用。但 MELD 评分仍有不足：①该分值计算公式中的胆红素、INR 和血清肌酐在不同实验室尚存在一定差异，且血清肌酐容易受血流动力学、利尿药等非肝因素的影响；②该评分未涉及临床指标，如腹水、腹膜炎、肝性脑病、消化道出血等。

（三）救治与护理

情境三：

病人出现神志模糊，呼吸偏费力。查体：极度消瘦，巩膜及全身皮肤黄染，腹部膨隆胀满，腹壁静脉曲张，有明显的移动性浊音。扑翼样震颤阳性，双下肢出现轻度压凹性水肿。测量生命体征提示：HR 118 次 /min，R 28 次 /min，BP 98/61 mmHg，经皮血氧饱和度 94%。

请思考：

1. 如何评估扑翼样震颤？
2. ALF 病人的护理要点有哪些？

1. 治疗原则 ALF 的内科治疗目前缺乏特效的药物和手段，强调早诊断、早治疗，针对不同病因采取相应的综合治疗措施，并积极防治各种并发症。

（1）支持治疗

1）绝对卧床休息，减少机体耗氧，减轻肝脏负担。

2）严密监测病情变化。

3）营养支持，保证每日摄入 1 500 kcal 以上总热量。

4）纠正低蛋白血症，静脉补充白蛋白或新鲜血浆，并补充凝血因子。

5）纠正水、电解质紊乱及酸碱平衡失调。

6）落实消毒隔离，预防医院感染发生。

（2）病因和免疫治疗

1）病因治疗：针对不同病因采取不同措施。例如，药物性肝衰竭应停用导致肝损害的药物；对 HBV-DNA 阳性的肝衰竭病人，在知情同意的基础上早期酌情使用拉米夫定等药物。

2）免疫调节治疗：ALF 治疗的关键是减少肝细胞坏死和抑制肝细胞凋亡，促进肝细胞再生。糖皮质激素、胸腺肽制剂能够在一定程度上抑制肝细胞坏死，促进肝细胞再生。

（3）防治并发症

1）肝性脑病：①及早识别及去除肝性脑病发作的诱因，并减少肠内氮源性毒物的生成与吸收，促进体内氨的代谢。如重症感染、消化道出血、电解质紊乱等。②限制饮食中蛋白质摄入。③抑制肠道细菌，根据医嘱使用新霉素、甲硝唑等药物，减少或防止细菌分解肠道内蛋白质而产氨。④使用乳果糖、乳梨醇或益生菌制剂，维护肠道正常菌群，抑制有害菌群，减少肠道氨及其他毒素的吸收，促进血液中的氨从肠道排出。⑤导泻。使用生理盐水或弱酸性溶液灌肠，或者 25% 硫酸镁 30～60 mL 口服或鼻饲。⑥酌情选用鸟氨酸、门冬氨酸，促进体内的鸟氨酸循环从而降低血氨。

2）脑水肿：如出现脑水肿，可使用高渗性脱水剂，如 20% 甘露醇或甘油果糖，但肝肾综合征病人慎用。使用利尿药时，一般选用呋塞米。

2. 护理措施

（1）密切观察病情变化

1）生命体征：动态监测病人体温、心率、心律、血压和血氧饱和度，观察呼吸频率、节律及呼吸的气味等，如闻及病人呼出的气味有肝臭味，常为肝性脑病的先兆，应立即通知医生并及时救治。

2）神志意识：密切观察病人的神志与瞳孔变化，可通过刺激或定期唤醒等方法评估病人意识状态。观察病人有无思维及认知的改变；有无冷漠或欣快；有无理解力和近期记忆力减退，行为异常（哭泣、叫喊、当众便溺）；有无扑翼样震颤，即嘱病人两臂平伸，肘关节固定，手掌向背侧伸展，手指分开时，可见到手向外侧偏斜，掌指关节、腕关节，甚至肘与肩关节出现急促而不规则的扑翼样抖动。

3）黄疸：密切观察病人皮肤、巩膜黄染程度和尿色深浅变化。若出现食欲减退、乏力、高度腹胀、睡眠颠倒、顽固呃逆等表示病情加重，应及时采取治疗措施。

4）腹水及尿量：记 24 h 液体出入量，每班测量腹围及每日测体重，动态观察腹水消长情况；定期复查血氨、肝功能、肾功能、电解质，如出现少尿、无尿等症状，应警惕肝肾综合征的发生。

5）出血：观察病人皮肤瘀斑、牙龈出血、鼻出血、呕吐物、排泄物颜色及量的变化。病人出现胃灼热、恶心等症状，则提示上消化道出血的可能，应立即做好抢救准备工作。

（2）急救护理

1）卧床休息：绝对卧床休息，减少耗氧，减轻肝负担。消化道出血昏迷病人，应去枕平卧，头偏向一侧，防止误吸；有腹水病人协助半卧位；下肢水肿病人协助抬高下肢，减轻水肿。

2）饮食护理：无腹水及食管静脉曲张病人，可进食高热量、高蛋白、高维生素、易消化普通饮食，避免刺激调味品及油腻食物，严禁饮酒；有腹水和肾功能不全的病人应控制钠盐摄入量（≤1 g/d），有肝功能显著减退或肝性脑病先兆者，忌食蛋白质，以防止血氨增高而致昏迷，有消化道出血者应禁食。

3）预防感染：病人免疫功能低下，易合并感染，遵医嘱合理应用抗生素。清醒病人早晚刷牙，牙刷要柔软；昏迷者给予口腔护理。黄疸病人可出现皮肤瘙痒，指导病人穿棉质的内衣裤，修剪指甲，温水擦身，避免抓伤皮肤导致感染。

4）安全防护：肝衰竭病人若出现意识障碍、行为改变，应加强巡视，注意安全防护，及时拉好床档，必要时给予约束，避免坠床发生。

5）肠道护理：保持排便通畅，防止便秘。便秘使含氨、胺类和其他有毒物质的粪便与结肠黏膜接触时间延长，促进毒物的吸收。可采用 100 mL 生理盐水内加白醋 30～50 mL 保留灌肠，以清除肠内积血，保持肠道内酸性环境，减少氨的产生和吸收，肝性脑病者禁用肥皂水进行灌肠。

6）预防压力性损伤：避免长时间局部皮肤受压，要勤翻身，使用气垫床或勤更换水垫，注意按摩局部受压皮肤，改善血液循环，预防压力性损伤发生。

7）人工肝支持治疗：血浆置换是国内最基本、最常用的人工肝技术，可以清除肝性脑病病人血液中部分有毒物质，进而帮助病人维持稳定的内部环境，为肝再生赢取充足的时间。人工肝治疗时的护理要点：①导管维护。防止导管堵塞及血栓形成。置管侧肢体的活动度不应太大，防止因肢体过度屈伸造成导管断裂。②预防感染。注意做好消毒隔离工作，肢体置管处应加强观察，规范消毒与更换敷料。③预防出血。拔管后局部加压 30 min，若无渗血及出血，再用沙袋局部压迫 6 h，嘱病人置管侧肢体制动 6 h，观察局部有无出血及血肿形成。肝衰竭病人常常伴有凝血功能障碍，如有渗血现象，需延长按压时间，必要时加用止血药治疗。

拓展阅读 13-4
人工肝技术
拓展阅读 13-5
肝性脑病的临床分期

（张春梅）

第五节　多器官功能障碍综合征

> **情境导入**
>
> 病人章某，男性，56 岁。因"黄蜂螫伤后嗜睡 6 h"入院。病人被黄蜂攻击后，颜面、躯干、四肢可见螫伤伤口，被救出后开始出现面色苍白，嗜睡，精神状态差，伴头晕，呕吐数次，全身被螫伤处疼痛肿胀。
>
> **情境一：**
>
> 入院后病情持续进展，活化部分凝血活酶时间大于 180 s，浅昏迷状态，HR 156 次 /min，BP 82/42 mmHg，R 33 次 /min，血氧饱和度 70%，全身肿胀，尿量减少伴酱油色尿，四肢冰凉，肢端苍白，化验报告提示：肝衰竭，肾衰竭，血小板下降。
>
> **请思考：**
>
> 1. 该病人考虑何种诊断？
> 2. 其病因和诱因是什么？

多器官功能障碍综合征（multiple organ dysfunction syndrome，MODS）是指机体在遭受严重感染、创伤、烧伤等打击后，相继引发 2 个或 2 个以上器官同时或序贯出现的功能障碍。若 MODS 发展为多器官功能衰竭，病死率可高达 60%～90%，是严重感染、创伤及大手术后最常见的病死原因。MODS 在概念上强调：①发病前器官功能基本正常，或器官功能受损但处于相对稳定的生理状态；②原发致病因素是急性的；③原发致病因素往往不是器官障碍直接损害原因；④器官功能障碍为多发、进行性、可逆的，经过及时治疗，功能有望恢复；⑤病情发展迅速，一般抗感染、器官功能支持或对症治疗效果差，病死率高。

（一）病因与发病机制

1. 病因　常见病因有严重感染、休克、心肺复苏后、严重创伤、大手术、严重（烫、冻）伤、挤压综合征、重症胰腺炎、急性药物或毒物中毒等。在原有慢性心、肾、肝功能障碍等疾病的基础上，遭受急性打击后更易发生 MODS。MODS 诱发高危因素包括高龄（年龄≥55 岁）、慢性疾病、营养不良、嗜酒、创伤及危重病评分增高等。

2. 发病机制　MODS 发病机制目前并未完全阐明。在本质上，MODS 是一个失控的全身自我破坏性炎症反应过程。正常情况下，感染和组织创伤时，局部炎症反应对细菌清除和损伤组织修复都是必要的，具有保护性作用。当炎症反应异常放大或失控时，炎症反应对机体的作用从保护性转变为损害性，导致自身组织细胞死亡和器官衰竭。无论是感染性疾病（如严重感染、重症肺炎），还是非感染性疾病（如创伤、烧伤、休克）均可能导致 MODS。可见，任何能够导致机体免疫炎症反应紊乱的疾病均可引起 MODS。感染、创伤是机体炎症反应的促发因素，而机体炎症反应的失控，最终导致机体自身性破坏，是 MODS 的根本原因。炎症细胞激活和炎症介质异常释放、组织缺氧和自由基释放、肠道屏障功能破坏和细菌/内毒素移位均是机体炎症反应失控的表现，构成了 MODS 炎症反应失控的 3 个互相重叠的发病机制学说——炎症反应学说、自由基学说和肠道动力学说（图 13-2）。

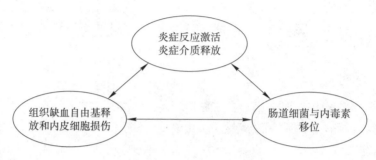

图 13-2　MODS 的发病机制

（1）炎症反应学说：炎症反应学说是 MODS 发病机制的基石。研究表明，感染或创伤引起的毒素释放和组织损伤并不是导致器官功能衰竭的直接原因，细菌/毒素和组织损伤所诱发的全身炎症反应是导致器官功能衰竭的根本原因。

（2）缺血再灌注和自由基学说：缺血再灌注和自由基也是导致 MODS 的重要机制之一。MODS 的自由基学说主要包括 3 个方面：①氧输送不足导致组织细胞直接的缺血缺氧性损害；②缺血再灌注促发自由基大量释放；③白细胞与内皮细胞的互相作用，导致组织和器官损伤，最终发生 MODS。

（3）肠道动力学说：肠道是机体最大的细菌和毒素库，MODS 病人菌血症的细菌往往与肠道菌群一致，肠道有可能是菌血症的来源。在感染、创伤或休克时，即使没有细菌移位，肠道内毒素移位也将激活肠道及其相关的免疫炎症细胞，导致大量炎症介质的释放，参与 MODS 的发病。因此，肠道是炎症细胞激活、炎症介质释放的重要场地之一，也是炎症反应失控的策源地之一。

（二）病情评估与判断

1. 病情评估

（1）病史：评估病人有无感染、创伤、大手术、休克等引起 MODS 的病因，是否存在高龄、慢性疾病、营养不良、大量输血、危重病评分增高等易感 MODS 的危险因素。MODS 病死的相关危险因素有：①病危（急性生理与慢性健康评分 APACHE Ⅱ > 20）。②严重创伤（急性损伤评分 > 25 分）。③年龄 > 65 岁（> 55 岁的创伤病人）。④明确有感染或炎症的重症医学科病人。⑤全身性感染。⑥低血压超过 24 h。⑦休克复苏后血乳酸水平持续升高。⑧重大手术。⑨体外循环中主动脉阻断时间 > 1.5 h。⑩具有肝功能不全病史。⑪长期酗酒。

（2）临床表现：MODS 的临床表现因基础疾病、感染部位、器官代偿能力、治疗措施等的不同而各异。尽管 MODS 的临床表现很复杂，但在很大程度上取决于器官受累的范围及损伤严重程度。MODS 临床表现的个体差异很大，一般情况下，MODS 病程为 14~21 天，并经历 4 个阶段，包括休克、复苏、高分解代谢状态和器官衰竭阶段。每个阶段都有其典型的临床特征（表 13-3），且发展速度极快，病人可能死于 MODS 的任一阶段。

表 13-3　MODS 临床分期及临床表现

临床表现	1 期	2 期	3 期	4 期
一般情况	正常或轻度烦躁	急性病态，烦躁	一般情况差	濒死感
循环系统	需补充容量	容量依赖性高动力学	休克，心排血量下降，水肿	依靠血管活性药维持血压，水肿，SvO_2 升高
呼吸系统	轻度呼碱	呼吸急促，呼碱，低氧血症	ARDS，严重低氧血症	呼酸，气压伤，高碳酸血症
肾	少尿，利尿药有效	肌酐清除率降低，轻度氮质血症	氮质血症，有血液透析指征	少尿，透析时循环不稳定
胃肠道	胃肠道胀气	不能耐受食物	应激性溃疡，肠梗阻	腹泻，缺血性肠炎
肝	正常或轻度胆汁淤积	高胆红素血症，PT 延长	黄疸	转氨酶升高，重度黄疸
代谢	高血糖，胰岛素需求增加	高分解代谢	代酸，血糖升高	骨骼肌萎缩，乳酸性酸中毒
中枢神经系统	意识模糊	嗜睡	昏迷	昏迷
血液系统	正常或轻度异常	血小板减少，白细胞增多或减少	凝血功能异常	不能纠正的凝血功能异常

2. MODS 的诊断　尚无公认的标准，目前多参照 Fry-MODS 的诊断标准表（表 13-4）。器官功能障碍是一个临床动态变化的过程，应进行动态评价（表 13-5），以早期干预。

表 13-4　Fry-MODS 的诊断标准

系统或器官	诊断标准
循环系统	收缩压 < 90 mmHg，并持续 1 h 以上，或需要药物支持才能使循环稳定
呼吸系统	急性起病，动脉血氧分压 / 吸入氧浓度 ≤ 200 mmHg，X 线正位胸片见双侧肺浸润，肺动脉楔压 ≤ 18 mmHg 或无左心房压力升高的证据
肾	血肌酐 > 177 μmol/L 伴有少尿或多尿，或需要血液净化治疗
肝	血胆红素 > 34.2 μmol/L，并伴有转氨酶升高，大于正常值 2 倍以上，或已出现肝性脑病
胃肠道	上消化道出血，24 h 出血量超过 400 mL，或胃肠蠕动消失不能耐受食物，或出现消化道坏死或穿孔
血液	血小板计数 < 50 × 10⁹/L 或降低 25%，或出现弥散性血管内凝血
代谢	不能为机体提供所需的能量，糖耐量降低，需要用胰岛素；或出现骨骼肌萎缩、无力等表现
中枢神经	格拉斯哥昏迷评分 < 7 分

表13-5 MODS评分标准（Marshall评分）

器官	0	1	2	3	4
肺（PaO$_2$/FiO$_2$）	>300	226~300	151~225	76~150	≤75
肾（Cr μmol/L）	≤100	101~200	201~350	351~500	>500
肝（Bil μmol/L）	≤20	21~60	61~120	121~240	>240
心（PAR mmHg）	≤10	10.1~15	15.1~20	20.1~30	>30
血（PLT×10^9/L）	>120	81~120	51~80	21~50	≤20
脑（GCS）	15	13~14	10~12	7~9	≤6

注：PAR：压力校正心率＝心率×右房压（或中心静脉压）/平均动脉压；GCS：如使用镇静药或肌肉松弛药，除非存在内在的神经障碍证据，否则应作正常计分。

Marshall标准中，0分代表器官功能正常，≥3分代表该器官系统衰竭，4分代表器官功能严重损伤。总分0~24分，总分越高，代表病情越重。

（三）救治与护理

情境二：

入ICU后立即气管插管，并予"利奈唑胺联合亚胺培南"抗感染，输冷沉淀、新鲜冰冻血浆、血小板，糖皮质激素抗炎等抢救治疗，同时行血浆置换，连续血液净化治疗。监测肝功能、肾功能并积极预防消化性溃疡出血。

请思考：

1. 该病人目前护理问题有哪些？

2. 该病人目前最主要的护理措施有哪些？

1. **救治原则** MODS发病急，进展快，病死率高，并且缺乏特异性的治疗手段，其重点在于早期预防。MODS病人需要进行多学科协作抢救，才能及时发现和处理治疗中出现的问题。其治疗需要遵循以下原则。

（1）控制原发病：原发病灶是MODS治疗的基础和关键。治疗中应早期去除或控制诱发器官功能障碍的病因，避免机体再受到打击。若为创伤病人，则应积极清创，并预防感染发生。对于存在严重感染的病人，必须注意感染灶的寻找和处理，积极引流感染灶，应用有效抗生素进行治疗。

（2）充分复苏与补液：对于休克病人，应争分夺秒进行休克复苏，尽可能缩短休克时间。复苏过程中应合理安排晶体溶液和胶体溶液，同时注意复苏过程本身增加的耗氧量，适量控制液体的出入量防治肺水肿的发生，达到纠正低血容量、防治休克及缺血再灌注损伤的目的。

（3）器官功能支持：①肺功能：维持呼吸道通畅，纠正病人的缺氧症状，选择合适的氧疗方式，对于严重缺氧的病人应尽早给予气管插管和机械辅助通气治疗，呼气末正压通气是有效的治疗方法。②肾功能：密切监测肾功能变化，准确记录每小时出入量以及尿成分，定期检测水、电解质水平，如出现高钾血症应立即处理。目前连续性血液净化治疗已经被广泛用到急危重症病人的治疗，MODS病人多伴有高分解状态，早期连续性血液净化治疗可以帮助及时纠正水、电解质紊乱，保护细胞、心肺的正常功能，预防各种并发症。③循环功能：维持充足的血容量，保证重要器官的灌注，选择合适的血管活性药和正性肌力药，预防循环衰竭的发生。④胃肠道功能：早期给予 H_2 受体阻滞剂及质子泵抑制剂，保护胃黏膜，抑制胃酸。尽早恢复胃肠道营养，促进胃肠道功能恢复，同时应用氧自由基清除剂维生素 C、维生素 E 等减轻胃肠道出血，防止应激性溃疡的发生。

（4）合理的抗感染治疗：①抗菌药物的使用：由于病人感染严重，因此应尽早经验性选择广谱、强效抗菌药物，而当细菌培养及药敏试验结果出来后及时选择敏感的窄谱抗菌药物。抗菌药物不宜频繁更换，效果评价应于使用 72 h 之后，以免造成使用混乱。对严重感染但抗生素效果不佳怀疑有真菌感染的病人，应及时合理选择抗真菌药。②加强病房管理，减少侵入性操作，医务人员应注意手卫生，遵守无菌操作原则，防止交叉感染。③外科处理：对开放性创伤，早期清创是预防感染最关键的措施。对已有的感染，只要有适应证，外科处理也是最直接、最根本的治疗方法，包括伤口的清创、脓肿的引流、坏死组织的清除、空腔器官破裂的修补或切除等。对 MODS 病人，当感染构成对生命的主要威胁，又具有手术处理适应证时，应当机立断，在加强器官功能支持的同时尽快手术，不可因为病情危重而观望等待，以致丧失最后的机会。

（5）代谢支持与营养治疗：MODS 病人处于全身炎症反应期，机体呈高代谢状态，加上升糖激素分泌亢进及肝功能损伤，容易出现负氮平衡。因此病人需要更多的热量与蛋白质供给，提高氮与非氮量的摄入比，提高支链氨基酸的比例。同时可应用药物干预代谢，以降低代谢率，促进蛋白质合成。

（6）免疫调节治疗：基于炎症反应失控是导致 MODS 的根本原因这一认识，抑制全身炎症反应综合征有可能阻断炎症反应发展，最终可能降低 MODS 病死率。免疫调控治疗实际上就是 MODS 病因治疗的重要方面。

2. 护理要点

（1）紧急护理：首先要保持病人的呼吸道通畅，调节适宜的氧流量，缺氧症状严重者配合医生进行气管插管、机械通气治疗。心力衰竭病人应立即减慢或停止输液，同时吸氧，选择合适的体位，遵医嘱使用强心、利尿、扩血管等药物治疗。休克病人应积极进行抗休克治疗。

（2）一般护理：①将病人安排在重症监护病房，24 h 密切监测生命体征，密切观察疾病的发生、发展情况，发现病情变化及时通知医生，配合处理。②遵医嘱正确给药，严格遵守三查七对、无菌原则，观察有无药物不良反应，及时反馈。③根据病人的病情，正确进行各项护理操作、专科护理及基础护理，如实施口腔护理、机械通气的气道护理、雾化吸入、皮肤护理等，以保证病人的舒适。④准确记录 24 h 的出入量，严密观察痰液、尿量、引流液的颜色、性质，如有活动性出血立即通知医生。⑤根据病人病情提供合适的营养支持，改善营养状况。根据病情选择合适的体位，若无禁忌一般选择床头抬高 30° ~ 45° 半卧位。早期开始物理治疗，争取早日自主活动。⑥对烦躁、昏迷病人应采取保护性措施，如镇静、约束、使用床栏等。保持各种留置管路通畅、妥善固定，防止脱落、堵塞等发生。⑦落实床旁交接班制度。

（3）器官功能观察与护理：①神经系统：严密监测病人的意识、定时观察瞳孔变化，评估四肢肌力、肌张力及躯体活动能力。发现异常及时处理。②循环系统：监测 CVP、血压、心率、脉搏，观察有无心律失常的出现，及时调整输液速度，保证重要器官的灌注。③呼吸系统：观察呼吸的节律、频率、深浅、规则与否，有无呼吸困难、口唇、甲床发绀等症状。同时监测血氧饱和度，定期复查血气分析，酸碱平衡，及时调整呼吸机的参数。保持呼吸道通畅，及时吸痰，注意气道湿化，做好雾化吸入护理。④泌尿系统：监测及检查尿比重、酸碱度和尿素氮、肌酐变化，防止肾衰竭的发生。同时做好导尿管的护理、会阴护理，对发生尿路感染的病人定时尿路冲洗，保持尿路通畅。

（4）心理护理与安全措施：①心理护理：病人由于病情危重，在重症监护室中常有复杂的心理反应，与家属相处的时间很少，护理人员应加强与病人的交流沟通，学会与病人进行语言、眼神、肢体上的交流，疏导病人的焦虑与烦躁情绪，帮助病人树立战胜疾病的信心，给予精神上的支持。同时对病人家属进行心理支持。②安全措施：对于神志不清且烦躁的病人，应采取合适的约束措施，注意定时观察约束处的皮肤变化。由于病人病情危重，各种管路较多，应做好管路固定，预防非计划性拔管。

拓展阅读 13-6
连续性血液净化在
MODS 病人中的应用

（5）预防感染：由于 MODS 机体的免疫功能受损，病人的抵抗力往往很差，很容易发生各种医院感染，常见的有呼吸道、泌尿系统、静脉导管及皮肤的感染。因此应高度警惕，定时翻身、拍背，加强呼吸道管理，防止交叉感染。在加强各项护理操作无菌原则的基础上，定时采集血、尿、痰等标本进行细菌培养，及时更换有效的抗生素来控制感染。

（林浙兵）

数字课程学习

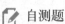 教学 PPT　　　　　 自测题

►►► 第十四章
急危重症病人的营养护理

【学习目标】

知识：

1. 掌握危重症病人的代谢变化。

2. 能准确概述肠内、肠外营养支持的目的、原则、供给途径、供给方式。

3. 熟悉肠内、肠外营养支持供给时机，了解肠内、肠外营养支持的并发症。

技能：

1. 能正确实施肠内、肠外营养支持并提供常规护理措施。

2. 能针对肠内、肠外营养支持的并发症提供相应的护理。

素质：

营养评估时注意运用多种沟通方式有效沟通，综合评估，人文关怀。

疾病的严重状态或疾病阶段不同，具有不同的病理生理改变，对营养支持也有不同的需求。重症病人的临床营养支持，其目的已从单纯的"供给细胞代谢所需要的能量与营养底物，维持组织器官结构与功能"，拓展到调控应激状态下的高分解代谢，改善机体的免疫状态和保护器官功能等，即由"营养支持"向"营养治疗"发展。对于重症病人，熟悉机体疾病状态时代谢、免疫炎症反应及器官功能的变化，适时采用合理、积极的营养支持治疗，已成为重症病人综合治疗策略中的一个重要的组成部分。

第一节 概　述

情境导入

李某，男，75 岁。因"车祸伤致颅骨骨折、双下肢畸形、出血、活动障碍 4 h"，以多发伤收入重症监护室。入院时病人昏迷、气管插管呼吸机辅助通气、APACHE Ⅱ 22 分。现为病人入院第 7 日，病人体重较入院时减轻 6%，白蛋白 27 g/L，血红蛋白 88 g/L。

请思考：

1. 该病人的代谢变化特点是什么？
2. 该病人是否需要进行营养支持？为什么？
3. 对该病人进行营养支持的原则是什么？

一、急危重症病人代谢变化

重症病人处于手术、感染、创伤等应激状态下，除出现心率呼吸增快、体温上升等一系列病理生理反应外，还会出现代谢改变。机体处于高代谢、高分解状态，表现为能量消耗增加与能量代谢障碍、蛋白质分解代谢加速、糖代谢紊乱、脂代谢紊乱、体内激素水平变化等。病人时常迅速出现免疫功能低下、多器官功能障碍及急性蛋白性营养不良。据统计，危重症病人营养不良的发生率达到 30%～50%。

1. 能量消耗增加与能量代谢障碍　研究表明，重症病人经历创伤、感染和大手术后，静息能量消耗增加 20%～50%，同时机体会出现能量代谢障碍，表现为肝细胞有氧代谢障碍，高血糖和糖利用障碍，肝糖原分解消耗增加。

2. 蛋白质分解代谢加速　蛋白质分解代谢高于合成代谢，出现负氮平衡、总体净蛋白的合成降低。

3. 糖代谢紊乱　主要表现为糖异生增加、血糖升高和胰岛素抵抗。

4. 脂代谢紊乱　应激状态下体内脂肪动员加速、生成甘油、三酰甘油和游离脂肪酸，成为机体的主要供能物质。如烧伤和癌症等病人往往出现总胆固醇水平的降低。

5. 体内激素水平变化　交感神经高度兴奋，肾上腺髓质儿茶酚胺大量释放；下丘脑－垂体轴的兴奋，促激素分泌增多，血液循环中糖皮质激素、醛固酮、生长激素、甲状腺激素明显升高。

二、营养支持的目的与营养评估

（一）营养支持的目的

营养治疗虽不能完全阻止和逆转危重病人严重应激状态下的分解代谢和机体自身组织消耗，但合理、有效地提供合适的营养底物，选择正确喂养途径和时机，可降低应激状况下机体分解代谢反应，维护机体重要器官功能，提高危重病人救治成功率。

（二）营养评估

1. 摄入史　摄入情况是危重病人营养状况评估的重要部分，基于此可以判断摄入是否合适，有无营养不足或过剩。摄入情况包括进食量及种类、摄入水量、每日餐次、食欲改变情况等。可通过食谱、24 h 进食记录、食物摄入频率、直接观察病人的摄食情况来获取。

2. 测量人体学

（1）身高、体重：身高测量方法为：将病人摆正使其平直躺卧于病床上，测量头顶至足底的垂直距离。体重测量应尽量去除服饰的重量，若病人存在意识不清、机械通气等情况，则使用家属提供的数值。

标准体重与病人性别、身高及体型有关。可通过公式推算：身高≥165 cm 者，标准体重（kg）=（身高 –100）×0.9；身高 < 165 cm 者，男性标准体重（kg）=（身高 –105）×0.9；女性标准体重（kg）=（身高 –100）×0.9。

（2）体重指数（BMI）：通过测量病人的身高、体重计算体重指数（BMI），BMI= 体重（kg）/ 身高^2（m^2）。中国成人 BMI 正常值为 18.5 kg/m^2≤BMI < 24.0 kg/m^2，BMI < 18.5 kg/m^2 为营养不足，24.0 kg/m^2≤BMI < 28.0 kg/m^2 为超重，BMI≥28.0 kg/m^2 为肥胖。

（3）皮褶厚度：常测量肱三头肌皮褶厚度（TSF）、上臂围（MAC）、上臂肌围（AMC）来判断机体的营养状态。

1）TSF 厚度测量方法：病人取平卧位，将其手臂抬起，标出手臂后面肩峰至尺骨鹰嘴连线的中点处，即肱三头肌肌腹部位。用卡钳夹住皮肤和脂肪，向外拉持续 3 s 并记录读数。成年男性正常值 11.3 mm≤TSF≤13.7 mm，女性 14.9 mm≤TSF≤18.1 mm，测量值 > 标准值的 90% 为营养正常，80%~89% 为轻度营养不良，60%~79% 为中度营养不良，< 60% 为重度营养不良。

2）MAC 测量方法：将病人手臂抬起，标出手臂后面肩峰至尺骨鹰嘴连线中点的位置，用皮卷尺测量该位置的周长。AMC 是反映机体肌蛋白量的良好指标，间接反映体内蛋白质的储备情况。AMC 可由以下公式得出：AMC（cm）=MAC（cm）–0.314×TSF（mm）。成年男性正常值 22.8 cm≤AMC≤27.8 cm，女性 20.9 cm≤AMC≤25.5 cm，测量值 > 标准值的 90% 为营养正常，80%~89% 为轻度营养不良，60%~79% 为中度营养不良，< 60% 为重度营养不良。

3. 实验室检测指标　用于评估营养风险的实验室检测指标较多，如血生化指标、总蛋白（TP）、白蛋白（ALB）、前白蛋白（PA）及血红蛋白（Hb）等。不同实验室检测指标营养风险诊断标准：ALB < 35 g/L 为轻度营养不良，ALB < 30 g/L 为中度营养不良，ALB < 25 g/L 为重度营养不良；男性 Hb < 120 g/L（女性 Hb < 110 g/L）为轻度营养不良，Hb < 90 g/L 为中度营养不良，Hb < 60 g/L 为重度营养不良。

4. 营养风险评估　美国肠外肠内营养学会（ASPEN）《成人危重症病人营养支持治疗实施与评价指南》推荐使用营养风险筛查 2002（NRS 2002）和重症病人的营养风险（NUTRIC）进行营

养风险评估。同时营养评估应当包括并发症、胃肠道功能及误吸风险的评估。

（1）营养筛查评估：使用 NRS 2002（表 14-1）和 NUTRIC（见表 5-8）进行营养风险评估。

表 14-1　营养风险筛查 2002（NRS 2002）

营养状况受损		疾病严重程度（代谢需要量增加）	
无（0分）	正常营养状态	无（0分）	正常营养状态
轻度（1分）	3个月内体重丢失>5%；或前1周的食物摄入低于正常需求的50%~70%	轻度（1分）	髋关节骨折，病人因肝硬化、COPD、血液透析、糖尿病、肿瘤等慢性疾病的并发症收治入院
中度（2分）	2个月内体重丢失>5%；或BMI在18.5~20.5，并伴有一般情况差；或前1周的食物摄入是正常需求的25%~50%	中度（2分）	病人因腹部大手术、卒中、严重肺炎、恶性血液肿瘤等原因绝对卧床
重度（3分）	1个月内体重丢失>5%（3个月内>15%）；或BMI<18.5，并伴有一般情况差；或前1周的食物摄入是正常需求的0%~25%	重度（3分）	头部损伤、骨髓移植术、重症监护病人（APACHE Ⅱ>10）
年龄（1分）	年龄≥70岁		

注：总分 = 营养状况受损得分 + 疾病严重程度得分 + 年龄得分。总分≥3分，说明病人存在营养风险，需要营养支持。

（2）胃肠道功能评估：将急性胃肠损伤按严重程度分成 Ⅰ ~ Ⅳ 级。

Ⅰ级（存在胃肠道功能障碍和衰竭的风险）：有明确病因，胃肠道功能部分受损。常见症状为恶心、呕吐，休克早期肠鸣音消失，肠动力减弱。

Ⅱ级（胃肠功能障碍）：肠道不具备完整的消化和吸收功能，无法满足机体对营养物质和水的需求。常见症状为胃轻瘫伴大量胃潴留或反流，下消化道麻痹、腹泻，胃内容物或粪便中可见出血，存在喂养不耐受。

Ⅲ级（胃肠功能衰竭）：给予干预处理后，胃肠功能仍不能恢复，整体状况没有改善。

Ⅳ级（胃肠功能衰竭并伴有远隔器官功能障碍）：急性胃肠损伤逐步进展，MODS 和休克进行性恶化，病人随时有生命危险。

（3）误吸风险评估：可通过病人自身因素和治疗相关因素两个方面来评估。自身因素包括年龄、格拉斯哥昏迷评分、腹内压、胃残余量、吞咽功能及恶心、呕吐等。治疗相关因素包括病人体位、气管插管、气管切开、机械通气、肠内营养途径、院内转运、镇静镇痛药及肌肉松弛药的使用等。

5. 能量需求与蛋白质供给的评估

（1）能量需求评估：推荐重症病人应采用间接测热法测定病人实际能量消耗值，并以此作为机体能量目标需要量的依据，可获得最理想的临床结局，对于无法实际测定机体能量消耗时，推荐热卡摄入的目标量为 25 kcal/（kg·d）。不同个体、病情及活动状态下能量的需要量差异较大，在进行能量需求评估时宜综合考虑。

（2）蛋白质供给评估：利用氮平衡来评价蛋白质营养状况及蛋白质的需要量。氮平衡（g/d）= 摄入氮量（g/d）–［尿氮量（g/d）+（3~4）］。重症病人蛋白质摄入量一般为 1.2 ~ 2.0 g/

（kg·d）。当蛋白质摄入量 > 1.2 g/kg 时，病死率显著降低，而烧伤或多发伤等高代谢病人可能需摄入更多的蛋白质来满足机体的代谢需要，才能更好地发挥临床营养支持的疗效。

三、急危重症病人营养支持原则

（一）选择适宜的营养支持途径

营养支持治疗途径可分为肠内和肠外两大类。原则上是以肠内营养（enteral nutrition，EN）为主，肠外营养（parenteral nutrition，PN）为辅，先少量开始，再逐渐加量，可为单一的 EN，或是 EN 加 PN，待机体内环境稳定、分解代谢下降后，再达到营养需要的全量。营养支持治疗模式的选择流程见图 14-1。

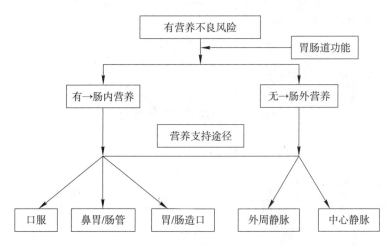

图 14-1 营养支持治疗模式选择的流程

EN 与 PN 均是营养支持治疗的有效方式，并无优劣之分，临床应用中越来越强调两者优势互补、相辅相成，以发挥临床营养的最大疗效。与 PN 相比，EN 可降低感染性并发症的发生率，并且有降低病死率的趋势。对于不能接受 EN、无法耐受 EN 或者是 EN 无法达到目标需要量 80% 以上的危重病人，PN 依然是重要的营养支持方式，通过添加 PN 以达到充分的营养底物供给，促进蛋白质合成，能有效改善病人的营养状况，降低并发症发生率，改善病人的临床结局。

（二）选择适宜的营养支持时机

针对应激状态下机体代谢变化特征实施分阶段营养支持。由于重症病人不同阶段机体代谢特点不同，营养治疗时机和疗效也与病人不同阶段的代谢变化密切相关。在创伤、感染等应激初期，内源性产热增加，此时如果摄入过量的热卡或蛋白质，容易造成过度喂养。应激后期，内源性产热逐渐降低，但机体对能量及蛋白质的需求量并无显著下降，其间的缺口需要提供外源性营养物质进行弥补，以满足机体对能量及蛋白质的需求。

因此，急性期早期应用滋养性 EN。急性期后期，如果 EN 无法达到目标热卡需要量，对于高风险病人应启动补充性肠外营养以提供机体足量的热卡及蛋白质。晚期/慢性期无论营养风险高低，则均需要补充足量的外源性营养物质以满足机体对蛋白质及能量的需求。

（三）控制应激性高血糖

病人在入住 ICU 后或接受营养支持治疗后需要进行血糖监测，初始 2 天需至少每 4 h 测一次，当血糖水平 ≥ 10 mmol/L 时，需使用胰岛素控制血糖。

（四）合理的能量供给

拓展阅读 14-1
重症急性胰腺炎的营养支持

病人能量需求根据疾病状态、时期及个体因素而异。总的来说，应激早期应限制能量和蛋白质的供给量，能量控制在 20 ~ 25 kcal/（kg·d），蛋白质为 1.2 ~ 1.5 g/（kg·d）。对病程较长、合并感染和创伤者，在应激和代谢状态稳定后，喂养目标可达 30 ~ 35 kcal/（kg·d）。应激早期应限制危重症病人能量和蛋白质供给量，控制能量在 20 ~ 25 kcal/（kg·d），蛋白质控制在 1.2 ~ 1.5 g/（kg·d）。对合并感染和创伤、病程较长的病人，待急性期后且代谢状态稳定时，可适当增加能量供给，目标 30 ~ 35 kcal/（kg·d）。

（张川林）

第二节　肠外营养方法

情境导入

王某，男，77 岁。BMI 17.8 kg/m²，因"头痛伴意识丧失 4 h"入院。CT 示：右侧颞叶出血；脑动脉造影示：右侧大脑中动脉多发夹层动脉瘤破裂出血。入院 6 h 后急诊行脑动脉瘤夹闭 + 脑内血肿清除 + 去骨瓣术，术毕病人处于深昏迷状态，经口气管插管，呼吸机辅助通气，SIMV 模式，转入 ICU 治疗后生命体征逐渐平稳。现为 ICU 住院第 6 日，因病人有食管 - 胃底静脉曲张，未放置胃管。实验室检查：血红蛋白 88 g/L，白蛋白 25 g/L。

请思考：

1. 该病人是否需要营养支持？为什么？

2. 根据该病人当前情况，选择哪一种营养支持途径比较恰当？

3. 该营养支持途径有哪些并发症？如何预防护理？

肠外营养（parenteral nutrition，PN）是指通过静脉途径为病人提供全面、充足、机体所需的各种营养物质，以达到预防或纠正营养不足的目的，增强病人对严重创伤的耐受力，促进病人康复的治疗方法。

一、适应证、禁忌证

（一）适应证

1. 胃肠功能障碍的重症病人，如胃肠道梗阻、胃肠道皮肤瘘、胃肠内瘘、短肠综合征等。

2. 因手术或解剖问题胃肠道禁止使用的重症病人。

3. 严重感染：腹腔内或腹膜后严重感染、败血症者。

4. 高代谢状态：严重外伤、烧伤、复杂大手术后。

5. 肿瘤病人接受大剂量放疗或化疗，尤其是化疗，胃肠道反应较重，出现厌食、恶心、腹泻、免疫力下降等。

6. 严重营养不良病人术前准备及术后支持，如食管癌、胰头癌、梗阻性黄疸等。

7. 轻度肝、肾衰竭。

（二）禁忌证

1. 休克。

2. 重度败血症。

3. 重度肝、肾衰竭。

4. 预计发生 PN 并发症的危险性大于其可能带来的益处者。

二、肠外营养喂养途径及护理

（一）肠外营养喂养的途径

1. 输注途径　肠外营养喂养通过静脉输注途径实现，PN 的静脉输注途径分为周围静脉和中心静脉两种途径。周围静脉是肠外营养支持首选输注途径；高渗透压（ > 900 mOsm/L ）或需要长期接受肠外营养（ > 14 天 ）建议通过中心静脉输注。中心静脉导管主要分为经外周静脉置入中心静脉导管（peripherally inserted central catheter，PICC ）、经皮穿刺中心静脉置管（暂时性中心静脉置管，如经锁骨下静脉置管、经颈内静脉置管及经股静脉置管 ）和静脉输液港（永久性中心静脉导管 ）3 种形式。肠外营养不同喂养途径的比较见表 14-2。

表 14-2　肠外营养不同喂养途径的比较

喂养途径	留置时间	操作简易程度	护理	感染率
周围静脉留置针	3 ~ 4 天	较易，护士操作	可相对活动，护理简单	低，不详
经皮穿刺中心静脉置管	7 天 ~ 1 年	盲穿或超声引导，医生操作	护理烦琐，必须确认尖端位置	2% ~ 10%
PICC	1 年	有一定难度，专科护士操作为主	可自由活动，须确认尖端位置	< 2%
静脉输液港	> 1400 次	需手术，医生操作	护理简单，使用前确认尖端位置	< 0.4%

（1）外周静脉途径：经外周静脉肠外营养（peripheral parenteral nutrition，PPN ）支持的导管位于周围静脉，首选上肢静脉，是全肠外营养支持及部分肠外营养支持的方式之一。

PPN 具有以下优势：①能够迅速建立静脉通路输注静脉营养液。②静脉通路的建立不需要经过特殊培训的操作人员，病房护士均可完成。③输注及穿刺部位护理方便、简洁；所需费用较中心静脉途径低。④可避免中心静脉途径所致的导管相关性血行感染、气胸等并发症。

PPN 具有以下适应证：①肠内营养无法给予或通过肠内途径无法给予足够的营养量。② PN 支持时间较短。③轻、中度营养不良或所需热量、氮量不高的 PN。④无法通过中心静脉途径 PN。

（2）中心静脉导管途径

1）经皮穿刺中心静脉置管：经皮直接穿刺中心静脉置管常用的部位包括锁骨下静脉、颈内静脉和股静脉3种。由于锁骨下静脉皮肤出口位置固定，容易护理及感染并发症较少，是中心静脉置管的首选。其次为颈内静脉或颈外静脉置管。最后为股静脉，股静脉是长期卧床病人经常使用的穿刺部位，也可在超声引导下进行，股静脉置管病人血栓和感染的危险性明显增高。使用中心静脉导管的优点包括：①输注高渗透压和非血管相容性药物；②避免多次静脉穿刺的痛苦和不适；③快速输液，纠正容量不足；④保护外周静脉，避免静脉炎；⑤可非手术置管；⑥可长时间留置；⑦部分可进行中心静脉压监测；⑧可减少因重复外周穿刺引起的护理工作等。

2）PICC途径：PICC是指经肘部贵要静脉、正中静脉或头静脉穿刺，将导管尾端送到上腔静脉的穿刺技术。该项技术较为简单，风险小，最长留置导管时间超过1年。与暂时性中心静脉置管相比，其穿刺并发症更少，成功率更高。

3）静脉输液港途径：静脉输液港又称植入式中心静脉导管系统，是一种可以完全植入体内的闭合静脉输液系统。留置的主要步骤包括：①局部麻醉下经皮自锁骨下缘中外1/3处穿刺进入锁骨下静脉或颈内静脉，送入导管，术中X线确定导管末端位于上腔静脉和右心房的交界处；②穿刺座植入的部位一般选择在病人的前胸壁，如锁骨下窝；③切口深达0.5~2 cm，分离出一大小适宜穿刺座的"皮袋"，皮袋应在切口一侧而不是正下方将导管与穿刺座连接并使用导管锁将两者连接固定；④抽回血，确定通畅穿刺座植入囊袋后，用不可吸收缝线与周围组织缝合固定；⑤穿刺座的表面应有完整的皮肤覆盖。静脉输液港的优点包括：①减少护士反复静脉穿刺的难度和给病人造成的痛苦；②防止高渗、有刺激性的药物对外周静脉的损伤；③增加病人日常生活自由度，显著提高生活质量；④为长时间接受静脉输液治疗病人提供了可靠的途径。静脉输液港也可用于PN支持、反复化疗和需要长期输液的居家病人。

2. 肠外营养供给时机　对于存在经口进食或肠内营养禁忌证的病人，需要在3~7天内启动肠外营养。如果单独使用肠内营养7~10天仍不能达到能量或蛋白需求的60%以上，应考虑使用补充性肠外营养。

3. 经肠外补充的主要营养素　常见营养素成分包括糖类、脂肪、氨基酸、电解质、维生素、微量元素等。

（1）糖类：糖类是非蛋白质热量的主要部分，临床常用葡萄糖，其他还有果糖、木糖和山梨醇。

（2）脂肪：创伤应激与感染后，儿茶酚胺水平上升促进体内脂肪分解成三酰甘油、游离脂肪酸和甘油，成为供能的主要物资。

（3）氨基酸：氨基酸构成肠外营养中的氮源。每日提供的氨基酸含量为1~1.5 g/kg，占总能量的15%~20%。

（4）电解质：电解质包括钾、磷、钠、镁、钙、铁和锌等。

1）钾：钾是细胞内的主要离子，PN支持期间，需要量一般在3~5 g/d。

2）磷：磷亦是细胞内主要阳离子，参与骨质形成、细胞膜的组成等。一般补充0.15 mmol/（kg·d），严重分解代谢的病人需要量增加，可达0.5 mmol/（kg·d）。

3）钠：钠是细胞外液主要阳离子，每日需要125~150 mmol。

4）镁：镁对心血管系统和神经系统具有抑制作用，每日需要7.5~10 mmol。

5）钙：钙参与了骨骼构成，卧床病人骨吸收钙增加，每日需要2~5 mmol。

6）铁：铁在体内主要作为血红蛋白、肌红蛋白、细胞色素的组成成分，参与体内氧的运送和细胞呼吸，每日需要 1 mg。

7）锌：锌分布于人体所有组织、器官、体液及分泌物中。每日需要量男性 15.5 mg/d，女性 11.5 mg/d。

（5）维生素与微量元素：维生素包括水溶性和脂溶性两大类，主要参与调节体内物质代谢。微量元素的变化可影响机体的免疫功能、影响糖类、脂肪、蛋白质代谢和肠道形态学改变。

4. 肠外营养液的配制 肠外营养液配制时应在洁净环境和严格无菌操作下进行，其组成包括氨基酸、葡萄糖、脂肪乳剂、电解质、维生素、微量元素和水。具体配制步骤如下。

（1）微量元素和电解质加入氨基酸溶液中。

（2）磷酸盐加入葡萄糖中。

（3）水溶性维生素和脂溶性维生素加入脂肪乳剂中。

（4）将以上混合液注入 3 L 无菌输液袋内。

（5）最后加入脂肪乳剂混合液，摇匀混合物。

（二）肠外营养喂养的护理

1. 常规护理措施

（1）妥善固定各类肠外营养输注导管，给病人翻身、早期活动前注意保护导管，防止脱落。同时做好病人导管相关健康教育，防止非计划性拔管。对烦躁不安、谵妄、不配合的病人给予保护性约束，有人工气道病人给予适当镇静。

（2）正确冲管和封管，保持导管通畅。

1）周围静脉留置导管可选用普通注射器抽取 5 mL 0.9% 氯化钠溶液（NS）或使用含 5 mL NS 的预冲式冲管注射器进行脉冲式正压冲管、封管。

2）中心静脉留置导管可选用 20 mL 注射器抽取 10 mL NS 进行冲管、封管；回抽及冲封管时分离输液器接头。

（3）做好导管穿刺处皮肤护理，防止感染等并发症发生。

（4）严格按照要求配制营养液。

（5）在配制和输注营养液时需严格无菌操作。

（6）每日更换输注管路，营养液需在 24 h 内输注完毕。

（7）尽量使用专用静脉通路输注营养液，避免与其他给药通路混用。

（8）合理调节输注速度：营养液输注可以采用重力输液法和输液泵控制，临床上常采用输液泵，能够对滴数进行精确控制。至于具体输注速度可根据病人病情、24 h 内需要输注营养液的量来计算。

2. 肠外营养支持的评定与监测

（1）常规评定与监测

1）评估病人营养状况改善情况。

2）评估病人每日出入量，监测每日能量和蛋白质平衡状况。

3）严密观察输注导管穿刺部位情况，评估有无红、肿、热、痛和分泌物。

4）严密监测生命体征变化，及时发现有无营养液输注、留置静脉营养导管引起的不良反应和感染并发症。

5）观察病人有无高血糖与低血糖表现，将病人血糖控制在 7.8 ~ 10.0 mmol/L。

6）监测病人血脂、肝功能等变化，及时发现高血脂、肝功能异常等。

7）观察病人消化吸收功能，及时发现有无肠萎缩和屏障功能障碍。

8）其他：监测血常规、血清电解质浓度、氮平衡等。

（2）特殊评定与监测

1）血清渗透压：PN治疗怀疑出现血液高渗情况时，应及时监测血清渗透压（成人正常值285～295 mmol/L）。计算公式如下：血清渗透压（mmol/L）= 2［血清钠（mmol/L）+ 血清钾（mmol/L）］+ 血糖（mmol/L）+ 血清尿素氮（mmol/L）。

2）胆囊超声检查：了解胆囊容积、胆汁稠度、有无胆泥等，结合肝功能检查结果综合评定肝胆系统是否受损和有无胆汁淤积情况。

三、肠外营养并发症预防与处理

肠外营养的并发症主要分为机械性并发症、感染性并发症和代谢性并发症。

（一）机械性并发症

1. 置管操作相关并发症　包括气胸、血胸、皮下气肿、神经与血管损伤等。操作者应熟练掌握置管操作流程与规范，清醒病人置管前应解释置管的目的、意义，取得病人的配合，提高置管成功率。操作过程中应动作轻柔，以减少置管过程中的机械性损伤。若穿刺时或穿刺后病人出现胸闷、咳嗽、发热、呼吸困难，甚至严重缺氧、血压下降、休克，应怀疑气胸的发生，可行胸部X线检查。

2. 导管堵塞　是PN常见的并发症之一。在输注营养液时宜使用输液泵进行匀速输注，避免因输注速度过慢而发生导管堵塞。此外在营养液输注过程中避免导管、输液管路打折、受压，避免在输注营养液的导管处输血、抽血、监测压力等。最后，输注营养液结束时应根据病人的病情及凝血功能选择NS或肝素溶液进行正压封管。

3. 空气栓塞　常见于置管时、输注营养液和拔管过程3个环节。置管时，将病人置于头低位，操作者应熟练掌握置管操作流程与规范，清醒病人置管前解释置管目的，嘱病人屏气，避免空气进入血管。输注营养液过程中，宜使用输液泵进行输注，输注过程中加强巡视，营养液输注完及时补充或封管。导管维护时，每日更换管路系统要夹闭近端和妥善固定各接头，防止空气进入血液循环。拔管时操作者速度宜慢，拔管后应密切观察病人反应。

4. 导管脱落　与病人躁动、导管固定不牢、外力牵拉等有关。置管后应妥善固定导管，为病人翻身时预先保护导管，避免牵拉。不配合、躁动者给予镇静、保护性约束，避免自行拔出。

5. 导管相关性静脉血栓形成

（1）导管相关性静脉血栓形成包括深静脉血栓形成和浅静脉血栓性静脉炎。主要发生在导管置入期间或被移除7天内，导管外壁、导管处静脉和邻近静脉血管内壁血凝块形成，并可延伸扩展至血管腔。主要是因为输注高浓度营养液会增加血液黏稠度；高渗透浓度营养液的输入，会使血浆渗透压升高，血管内壁细胞易脱水、粗糙，血细胞聚集易形成血栓。

（2）预防护理措施：每日观察穿刺点、输注部位是否出现红肿，测量置管侧及对侧肢体的周径，及时发现深静脉血栓形成或血栓性静脉炎的症状及体征并处理，从而确保肠外营养支持的安全实施。

（二）感染性并发症

1. 局部感染和导管性败血症

（1）接受 PN 的病人发生感染性并发症的风险较高，包括局部感染和导管性败血症，常见感染菌包括真菌、革兰阳/阴性杆菌。置管处可出现红、肿、脓液渗出等表现。

（2）预防感染性并发症的护理措施

1）置管前对实施和护理导管的医务人员进行培训，内容主要包括导管及插管部位的选择、导管护理的规范化操作、预防导管相关感染的措施等。

2）置管过程严格遵循无菌操作，建立最大无菌屏障，减少穿刺处病原菌经导管皮肤间隙入侵。

3）用无菌纱布和无菌贴膜覆盖导管穿刺点，保护穿刺部位，预防感染。一般纱布敷料每 48 h 更换一次，而透明敷料则每 7 天至少更换一次。若中途敷料潮湿、松弛或可见污渍时及时更换。

4）应每天观察穿刺部位皮肤，当局部有红肿、疼痛或感染迹象时应移除敷料并观察穿刺部位。

5）连接导管前做好局部消毒，用酒精棉片擦拭大于 15 s，减少导管连接部位感染。

6）营养液的配制与保存：营养液配置时严格无菌操作，遵循现配现用原则，配制好的营养液应在 24 h 输注完毕，备用营养液可放于 4℃冰箱保存，再次使用时提前 1 h 复温。

7）输注营养液过程中病人出现不明原因寒战、高热，体温 > 38.5℃，在排除其他发热原因的基础上，考虑导管感染可能，则应立即停止营养液输注，拔除导管剪取导管尖端 5 cm 送检，并抽取血培养，如果定植菌与血培养为同一菌株即可诊断为导管相关性血流感染。

2. 肠源性感染　接受 PN 治疗时，病人胃肠道黏膜缺乏代谢燃料和食物刺激，导致肠黏膜上皮绒毛细胞萎缩、变稀、皱褶变平，肠黏膜结构和屏障功能受损，通透性增加，引起肠道菌群移位而发生肠源性感染。

（三）代谢性并发症

1. 电解质紊乱　接受 PN 治疗的病人，由于机体对主要营养素的消耗及丢失增加，可导致低钾、低钠、低钙、低磷、低镁血症等，应密切监测血清电解质浓度，及时进行补充。

2. 糖代谢紊乱

（1）糖代谢紊乱主要表现为高血糖和低血糖：病人发生高血糖为开始输注营养液 30 min 后，而发生低血糖多在输完后 30 min 左右。其原因主要为输注葡萄糖后 30 min 左右血糖即升高，若短时间输入过多、输注过快，体内胰岛素生成不足或外源性供给不足则可能出现高血糖。如外源性胰岛素供给过量或输完后尚未暂停胰岛素泵入，则在输完后 30 min 左右易发生低血糖。

（2）预防护理措施：PN 治疗开始输注时速度宜慢，密切监测血糖、尿糖变化，特别在易发生血糖紊乱的时间节点，对高血糖病人必要时泵入胰岛素治疗。若病人血糖 < 3.8 mmol/L 或突然出现饥饿感、软弱无力、心悸、多汗、脉搏快，甚至抽搐、昏迷等低血糖症状，应遵医嘱静脉注射 50% 葡萄糖 40 mL，10% 葡萄糖 500 mL 加胰岛素 8 U 静脉输注维持。

3. 脂肪代谢紊乱　长期接受 PN 治疗的病人容易缺乏必需脂肪酸（essential fatty acids，EFA），EFA 缺乏表现为伤口延迟愈合、皮肤干燥、毛发脱落、肝功能异常等。EFA 包括亚油酸、亚麻酸和花生四烯酸，必须由外界摄入，人体无法合成，因此需要每日补充。

（张川林）

第三节 肠内营养方法

> **情境导入**
>
> 病人，女，55岁。身高160 cm，体重70 kg，突发脑梗死由急诊收治入院。
>
> **情境一：**
>
> 病人神志昏迷，进行性呼吸困难，SpO_2 88%。心电监护示心率增快，血压下降，紧急行气管插管，呼吸机辅助通气，同时留置鼻胃管，入ICU治疗后生命体征平稳。
>
> **请思考：**
>
> 经评估后，该病人营养支持应首选什么方式？

肠内营养是指经消化道提供全面的营养素的营养支持方式。重症病人如果无法保证自主进食，则需给予营养支持，首选肠内营养（enteral nutrition，EN），如果没有禁忌证，应于发病24~48 h内启动，肠内营养支持前应评估胃肠道功能，肠鸣音和肛门排气排便不是启动肠内营养支持的必要条件；血流动力学不稳定的病人在病情稳定后启动肠内营养，血管活性药用量逐步降低的病人可以谨慎地启动或恢复肠内营养支持。由于应激反应，重症病人的代谢会发生一系列变化，如能量消耗增加、糖代谢紊乱、蛋白质分解代谢增加、脂肪代谢紊乱等。营养支持虽不能完全阻止和逆转重症病人的病情转归，但在降低病人并发症的发生率与病死率，促进健康恢复方面，发挥着至关重要的作用。

一、适应证、禁忌证

肠内营养的临床意义及优点包括：①刺激消化液和胃肠道激素的分泌，促进胆囊收缩和胃肠蠕动，防止肠黏膜的萎缩，提高病人的免疫功能。②改善门静脉系统循环，改善肠道血液灌注与氧的供给。③维护肠黏膜屏障功能，减少肠道细菌、内毒素移位。④避免肠道长期处于旷置状态，减少肠源性感染的发生。⑤营养物质的吸收利用更符合生理特点，有利于营养物质的代谢与合成。⑥严重代谢并发症少，操作简单，费用较低。

（一）适应证

胃肠道功能存在（或部分存在），但不能经口正常进食的重症病人，应优先考虑给予肠内营养，只有肠内营养不可实施时才考虑肠外营养。

（二）禁忌证

1. 肠梗阻、肠瘘、吻合口瘘。
2. 胃肠道需要休息或严重吸收不良。
3. 急性重症胰腺炎急性期。
4. 短肠综合征，小肠<60 cm。
5. 处于严重应激状态、血流动力学不稳定。

6. 年龄＜3个月的婴儿不能耐受高张液体膳的喂养。

二、肠内营养喂养途径及护理

（一）肠内营养制剂

1. 氨基酸型制剂　以氨基酸为蛋白质来源，不需消化可直接吸收，用于短肠及消化功能障碍病人，也可用于术前肠道准备及其他需要肠内营养的病人。这类营养制剂主要为低脂肪的粉剂，无渣，对胰腺外分泌系统和消化液分泌的刺激较小，不需要消化液或极少消化液就可以吸收。

2. 短肽型制剂　以短肽为蛋白质来源，简单消化即可吸收，用于胃肠道有部分消化功能的病人，也可作为营养不良病人的围手术期营养支持及肠道准备。该类营养制剂氮源来源于蛋白水解物，较容易被机体利用。此类制剂主要成分为水、麦芽糊精、乳清蛋白水解物、植物油、矿物质、维生素和微量元素等，不含乳糖，可避免因乳糖不耐受而引起腹泻和脂代谢障碍等一系列不良反应。

3. 整蛋白型制剂　以整蛋白为蛋白质来源，用于胃肠道消化功能正常病人。本类营养制剂以整蛋白作为氮源，低聚糖、麦芽糖糊精或淀粉作为碳水化合物的来源，植物油作为脂肪来源，含有矿物质、维生素和微量元素。该型制剂进入胃肠道后，可刺激消化腺体分泌消化液，促进消化吸收，体内消化吸收过程与食物类似，可提供人体必需的营养物质和能量。

4. 特殊疾病配方制剂　适用于某种疾病病人，如糖尿病、肿瘤、肝功能障碍病人等。

（二）肠内营养的喂养途径

根据病人情况可采用鼻胃管、经皮内镜下胃造口（percutaneous endoscopic gastrostomy，PEG）、鼻空肠管、经皮内镜下空肠造口（percutaneous endoscopic jejunostomy，PEJ）、术中胃/空肠造口等途径进行 EN。

1. 经鼻胃管　常用于胃肠功能正常、非昏迷及经短时间（＜4周）管饲即可过渡到经口进食的病人，是最常见的 EN 途径。优点在于无创、简单、经济，胃的容量大，对营养液的渗透压不敏感，适合各种完全性营养配方制剂，缺点是容易造成食物反流，有吸入性肺炎的风险，同时留置时间较长后，会出现鼻咽部刺激、溃疡、出血，管路脱落、堵塞等。

2. 经皮内镜下胃造口（PEG）　在纤维胃镜引导下行经皮胃造口，将营养管置入胃腔。其优点是可减少鼻咽与上呼吸道感染，可长期留置，适用于昏迷、食管梗阻等长时间不能进食，而胃排空良好的危重症病人。

3. 经鼻空肠置管　目前放置鼻空肠管的主要方法包括胃镜引导下或 X 线辅助下置管，超声引导下置管，胃肠手术中留置空肠营养管，但是这类方法存在花费较高、床旁操作不便、设备依赖性高等缺点。近年来床旁盲插鼻肠管技术逐渐得到应用，能明显提高重症病人的置管成功率，且安全性高。即使短期内无法放过幽门，亦可将导管头端放置于幽门口，等待胃自然蠕动将鼻肠管带入十二指肠。优点在于喂养管通过幽门进入十二指肠或空肠，在避免胃潴留及误吸方面优于鼻胃管。开始阶段营养液的渗透压不宜过高。

4. 经皮内镜下空肠造口（PEJ）　在内镜引导下行经皮空肠造口，将喂养管置入空肠上段，其优点为：减少反流与误吸的风险；减少鼻咽与上呼吸道感染；在喂养的同时可行胃十二指肠减压；可长期放置，适用于长期营养支持的病人；病人可同时经口进食。

（三）肠内营养输注途径

1. 肠内营养泵持续输注 通过肠内营养泵于十二指肠或空肠近端喂养的病人，一般开始输注时速度不宜快，浓度不宜高，让肠道有一个适应的过程，推荐鼻饲喂养速率从 15～50 mL/h 开始，每 4～24 h 增加 10～50 mL/h，持续 6 天，然后逐级增加到目标喂养速度，该方式是一种较为理想的营养输注方式。

2. 大剂量定时推注 将营养液用注射器缓慢地注入喂养管内，每次不超过 200 mL，每天 6～8 次。该方法操作方便，但不利于营养液的消化和吸收，易引起胃潴留、腹胀、恶心、呕吐、反流、误吸等，病人不适感明显增加，临床上一般仅用于经鼻胃管或经皮胃造口的病人。

3. 间歇重力输注 将营养液置于输液瓶或袋中，经专用输液管路与喂养管连接，借助重力将营养液缓慢滴入胃肠道内，每天 4～6 次，每次 250～500 mL，输注速度为每分钟 20～30 mL。此方法在临床上使用较为广泛，病人耐受性好。

（四）肠内营养支持的护理

1. 操作前准备及评估

（1）评估病人的合作程度，有无腹部不适、腹泻、胃潴留等情况。

（2）评估病人目前肠内营养支持的途径、喂养管位置及喂养管路通畅情况。

（3）遵医嘱实施肠内营养支持，营养液应现配现用，配制过程中应避免污染。

（4）配制的肠内营养制剂应于 24 h 内输注完毕，24 h 内未用完应丢弃；成品肠内营养制剂应根据产品说明保存。

（5）肠内营养制剂应与其他药物分开存放。

2. 床旁营养液输注

（1）无特殊体位禁忌，喂养时应抬高床头 30°～45°，喂养结束后宜保持半卧位 30～60 min。人工气道病人每 4～6 h 进行口腔护理，做好导管气囊管理和声门下分泌物吸引。

（2）室温下保存的营养液，若病人耐受可以不加热直接使用，在冷藏柜中保存的营养液应加热到 38～40℃后再使用。

（3）一次性输注者，可使用注射器缓慢注入喂养管，根据营养液总量分次喂养，每次推注量不宜超过 400 mL。

（4）间歇重力滴注者，可将肠内营养制剂置于吊瓶或专用营养液输注袋中，通过肠内营养输液器与肠内营养喂养管连接，通过重力滴注方法进行分次喂养。

（5）持续经泵输注者，可在间歇重力滴注的基础上，使用肠内营养泵持续 12～24 h 输注，速度应由慢到快，先调至 20～50 mL/h，根据病人耐受情况逐渐增加。

（6）分次推注和间歇重力滴注时，每次喂养前应检查胃残留量；重症病人持续经泵输注时，应每隔 4 h 检查一次胃残留量。

（7）观察病人进食后有无痉挛性咳嗽、气急、呼吸困难，咳出或吸引出的痰液中有无食物成分，评估病人有无误吸发生。高误吸风险的病人使用幽门后营养供给途径，同时应降低营养输注速度，条件允许时可以使用促胃肠动力药。

（8）按医嘱正确监测血糖，观察病人有无高血糖或低血糖表现。

（9）肠内营养支持过程中应每 4～6 h 评估一次病人肠内营养的耐受性，及时识别并处理并发症。

（五）喂养管的维护

1. 喂养管的固定

（1）经鼻喂养管：宜采用弹性胶布固定喂养管；应每天检查管路及其固定装置是否在位、管路是否通畅、喂养管固定处皮肤和黏膜受压情况；长期置管时，应每隔4~6周更换导管至另一侧鼻腔。翻身、活动前注意保护喂养管，避免管路脱落。

（2）胃造口/空肠造口管：应对造口周围皮肤定期进行消毒和更换敷料，保持周围皮肤清洁干燥。

2. 喂养管的冲、封管

（1）间歇重力滴注或分次推注时，应每次喂养前后用20~30 mL温开水脉冲式冲管。

（2）持续经泵输注时，应每4 h用20~30 mL温开水脉冲式冲管一次。

（3）每次给药前后和胃残留量检测后，应用20~30 mL温开水脉冲式冲管。

（4）对免疫功能受损或危重病人，宜用灭菌注射用水冲管。

（5）经喂养管鼻饲给药时，需将药物研磨成粉末状充分溶解后方可注入，并在注药前后均使用至少20 mL温开水冲洗管路。

（6）喂养时应避免将药物与营养液混合。

3. 标识清晰　应在喂养管外露端和肠内营养输液器上粘贴肠内营养标识，使用专用输液架输注。

三、肠内营养并发症预防与处理

情境二：

病人行呼吸机辅助通气，肠内营养24 h后突发呕吐，呛咳，呼吸急促，脉搏血氧饱和度下降，紧急吸痰，气道内吸出肠内营养液微粒，测气囊压力20 cmH$_2$O。

请思考：

1. 该病人出现何种并发症？

2. 出现该情况可能的原因有哪些？

3. 如何进行处理？

肠内营养的并发症主要分为胃肠道并发症、感染性并发症、机械性并发症和代谢性并发症。

（一）胃肠道并发症

1. 腹泻　腹泻是指排便次数每日超过3次，含水量在80%以上且不成形。腹泻是肠内营养最常见的并发症。

（1）导致腹泻的相关原因：一般情况下，肠内营养相关腹泻并发症由多因素造成，包括病人的病情、营养液的种类、供给营养液的技术、肠道对营养液刺激而发生的分泌反应、低蛋白血症、使用抗菌药物的时间等。

（2）预防及处理措施：营养制剂的储存需提供合适的温度，打开但未使用的营养制剂，放入冰箱2~6℃储存，有效期为24 h；正在使用的营养液，有效期不超过24 h，勿用过期的营养制剂。避免因腹泻而自动终止肠内营养，应继续喂养，同时查找腹泻原因以对因处理，如可改变肠内营养输入速度、调整肠内营养液配方或调整肠内营养液温度等。对于重症病人,应采用肠内营养输注泵匀速输送的方式进行营养制剂喂养。对于有喂养相关性腹泻者的重症病人,实施肠内营养时推荐将营养液温度调节至接近体温;对于老年腹泻病人,营养液的温度以维持于38~42℃为宜。重症病人以低剂量起始喂养(500 kcal/d),5~7天逐渐达到目标喂养量;对于入住 ICU 7~10 天仍未达 60% 目标喂养量者,建议补充肠外营养。实施肠内营养的整个操作过程中,包括肠内营养制剂、输注肠内营养的管路及操作台面等,均要保持清洁。

2. 高水平胃残余量(gastric residual volume,GRV) 当病人连续 2 次监测 GRV > 250 mL 或GRV 监测值超过前 2 h 喂养量的 50% 时,即可视为高水平 GRV。应每 4 h 使用注射器抽吸法或胃超声监测法对误吸高风险的重症病人进行 GRV 监测。对于高水平 GRV 的重症肠内营养支持病人,可使用胃肠动力药物,必要时更换喂养途径,可选择幽门后喂养。

3. 腹胀 是指病人主诉腹部有胀气感,体格检查可见腹部膨隆,叩诊呈鼓音或腹围较鼻饲前增加且腹部触诊较硬、移动度降低、紧张度增高。可采用测量腹围值和腹部深、浅触诊方法对腹胀进行评估。

(1)导致腹胀的相关原因:病人胃肠功能减弱、胃肠道功能紊乱、肠道菌群失调、张口呼吸、无创机械通气、低钾血症等,此外鼻饲方法不当也可导致腹胀。

(2)预防及处理措施:病人发生腹胀时应针对原因采取相应措施,可减慢输注递增速度、抬高床头、给予腹部按摩、肛管排气、遵医嘱用药等干预措施。

(二)感染性并发症

感染性并发症包括误吸和吸入性肺炎。误吸是指进食或非进食时,在吞咽过程中有数量不等的液体或固体的食物、分泌物、血液等进入声门以下呼吸道的过程。吸入性肺炎的主要原因为营养液的误吸,是肠内营养最严重和致命的并发症。

(1)常见原因:胃排空迟缓、喂养管移位、体位不当或灌注速度太快导致营养液反流、咳嗽和呕吐反射受损、精神障碍、应用镇静药及神经肌肉阻滞剂等。

(2)预防及处理措施:肠内营养时需妥善固定喂养管,防止管路移位。床头抬高 30°~45°,尽量减少镇静药的使用,每间隔 4 h 评估一次病人胃残留量,机械通气病人保持气囊压力在25~30 cmH$_2$O,并及时清除声门下分泌物。若病人突然出现呛咳、呼吸急促或咳出类似营养液的痰,应怀疑病人有误吸的可能,立即停止肠内营养,促进病人气道内的液体与食物微粒排出,必要时应通过纤维支气管镜吸出。

(三)机械性并发症

1. 鼻、咽及食管损伤的预防及处理 常见于长期留置喂养管病人,喂养管过粗、质地过硬或管路对局部组织压迫过紧等均可导致病人皮肤黏膜损伤。因此,应选择直径适宜、质地软而有韧性的喂养管,熟练掌握操作技术,置管时动作应轻柔;经鼻喂养管固定时注意经常更换固定位置,避免鼻腔某一部位长时间受压,必要时可改用胃造口或空肠造口。

2. 喂养管堵塞的预防及处理 最常见的原因是膳食残渣或粉碎不全的药片黏附于管腔壁,或药物与膳食不相溶形成沉淀附着于管壁所致。经喂养管给药前需将药物研磨后充分溶解,给药前后使用温开水冲洗管路。鼻饲发生堵塞后可用 20~30 mL 温开水通过抽吸和脉冲式推注的方式冲洗喂养管。若无效,可使用 5% 碳酸氢钠溶液 20~30 mL 冲洗喂养管,必要时也可借助导丝疏通管腔。

3. 喂养管脱出的预防及处理 喂养管固定不牢、暴力牵拉、病人躁动不安和严重呕吐等均可导致喂养管脱出，不仅使 EN 不能顺利进行，而且经造口置管的病人还有引起腹膜炎的危险，因此，置管后应妥善固定导管，加强病人健康宣教，严密护理与观察，严防导管脱出，一旦喂养管脱出应及时重新置管。

（四）代谢性并发症

最常见的代谢性并发症是糖代谢紊乱，表现为高血糖或低血糖。高血糖常见于糖尿病、重症胰腺炎以及感染、创伤等应激后，其他任何原因引起葡萄糖耐量下降的病人。而低血糖多发生于长期应用肠内营养而突然停止时。对于接受 EN 的病人应加强对其血糖监测，出现血糖异常时应及时报告医生进行处理。

拓展阅读 14-2
床旁胃超声监测技术

（曹 娟）

数字课程学习

📥 教学 PPT　　　📝 自测题

第十五章

急危重症病人的镇静镇痛管理

【学习目标】

知识：

1. 掌握常用的危重病人镇静镇痛评估工具。

2. 掌握镇静镇痛原则与治疗策略。

3. 熟悉常见的镇静镇痛药物药理作用。

4. 了解程序化镇静策略。

技能：

1. 正确运用所学知识对危重病人进行有效的疼痛评估。

2. 正确运用所学知识对危重病人开展有效的镇静镇痛护理。

3. 学习过程中培养批判性思维的能力，针对不同病情实施镇静镇痛护理。

素质：

1. 善于正确有效评估、预防减轻疼痛、注意隐私保护，体现人文关怀意识。

2. 提升护士关注、评估、管理危重病人疼痛的意识。

重症医学科的病人往往因病重而难以自理，甚至口不能言，手不能动，但其仍然保留着对外界的感觉、记忆与意识。这一切都使得病人处于极度的"无助"和不断加深的"恐惧"感觉之中，可能构成对病人的恶性刺激，增加病人的痛苦，甚至使病人因为这种"无助与恐惧"而挣扎，危及生命安全。镇痛与镇静治疗是保护重症病人安全的重要手段。重症医学科积极的镇痛与镇静治疗，不仅应该针对临床明显的疼痛与焦虑，还需要及时发现处理各种"隐匿性"的疼痛与焦虑，防患于未然。

镇痛与镇静治疗还是抢救极度重症病人的必备步骤。面对非常顽固的低灌注、低氧合状态，一时很难迅速纠正，也不得不通过强力的镇痛、镇静等措施将病人的代谢消耗降至最低，待其他病理生理因素得到纠之后，再逐渐降低镇痛、镇静强度，直至停止治疗。

第一节　疼 痛 管 理

情境导入

病人，女，20 岁。餐后突发上腹剧烈疼痛，后全腹疼痛 2 h 入院。查体：T 38.6℃，P 106 次 /min，BP 99/60 mmHg，痛苦面容，腹式呼吸消失，全腹板状，明显压痛和反跳痛，肝浊音界消失，移动性浊音阳性。辅助检查：WBC $16\times10^9/L$；腹部平片示膈下有游离气体。

请思考：

1. 病人目前的护理问题是什么？
2. 护士应如何进行疼痛护理？

世界卫生组织将疼痛确定为继血压、呼吸、脉搏、体温之后的"第五大生命体征"。几乎所有的重症监护病人都经历过疼痛，疼痛是重症监护中最常报道的负性刺激。由于镇静、意识水平改变和机械通气等原因，重症病人多无法表达疼痛，且疼痛评估率较低。在重症医学学会（Society of Critical Care Medicine，SCCM）发布的"危重成人疼痛、躁动和谵妄管理临床实践指南"中，建议对所有成人 ICU 病人常规进行疼痛监测。使用可靠的行为疼痛评估工具可以帮助医护人员早期识别危重病人的疼痛，并对疼痛进行早期有效的管理。

一、评估方法

（一）定义

疼痛（pain）是组织损伤或潜在组织损伤所引起的不愉快感觉和情感体验。该定义强调了疼痛是一种主观感受。

（二）疼痛的分类

1. 按程度分类
（1）轻微疼痛：疼痛轻微局限，常可伴有其他不良感觉，如酸麻、沉重、痒等。

（2）中度疼痛：因疼痛比较剧烈，有比较明显的疼痛反应。

（3）剧烈疼痛：疼痛理难以忍受，有强烈疼痛反应。

2. 按病程分类

（1）急性疼痛：发病急，起止时间明确，持续时间短，多为数分钟、数小时或数天，常见于各种创伤、手术、急性炎症或脏器穿孔。

（2）慢性疼痛：发病缓慢或急转缓，持续时间 3 个月以上，如晚期癌症的疼痛等。持续 2 年以上的疼痛可认为是永久性疼痛。国际疼痛研究协会于 1994 年制定了慢性疼痛五轴分类法，从疼痛的部位、病变的系统、疼痛发生的类型及特征、疼痛的强度及持续时间、病因 5 个方面进行综合分类。

3. 按性质分类　可分为锐痛、刺痛、刀割样痛、钝痛、闷痛、压榨样痛等。

4. 按发生状态分类

（1）伤害性痛：生理状态下，伤害性刺激直接兴奋感受器引起的疼痛。可进一步分为：①浅表痛，疼痛部位在体表皮肤和黏膜，程度多较剧烈，定位精确。②深部痛，指肌腱、韧带、骨膜等部位的疼痛，定位模糊、弥散。③内脏痛，具有深部痛的特征，是内脏器官因缺血、牵拉等导致的疼痛，定位模糊。④牵涉痛，脏器官疾病引起疼痛的同时在体表某部位也发生痛感。疼痛部位非病变所在部位，但与病变脏器的感觉来自同一节段的神经纤维。

（2）病理性痛：病理状态下产生的疼痛。可进一步分为：①神经病理痛，由创伤、感染、代谢等因素导致的外周神经、中枢神经系统损伤，表现为针刺样、过电样、烧灼样等疼痛，如糖尿病周围神经病变、带状疱疹后神经病变、脑卒中后疼痛等。②炎症痛，由创伤、微生物感染、免疫应激等导致的疼痛，常伴有局部组织的红、肿、热和功能障碍。③癌症痛，是炎症、神经损伤以及肿瘤组织浸润、放化疗等多种因素所导致的疼痛，机制复杂。④功能痛，没有明确的神经或者外周组织异常情况下神经系统功能和反应异常所引起的疼痛，常见的如纤维肌痛。

（三）危重病人疼痛的评估要素

对危重病人实施疼痛的系统评估有以下优点：①减轻疼痛和躁动程度；②合理使用镇痛剂和镇静剂；③缩短 ICU 住院时间；④减少并发症和不良事件；⑤缩短机械通气持续时间；⑥提高病人满意度；⑦降低死亡率。

1. 感觉和痛苦的情感品质　疼痛是一种内在的个人体验，因此病人自我报告是衡量疼痛的金标准。最常评估的疼痛维度是其感觉强度，反映了疼痛的感觉成分。同时，疼痛评估的另一个重要维度是疼痛影响，即疼痛感觉有多不愉快或令人不安。虽然在大多数情况下，疼痛强度和疼痛影响高度相关，但在某些情况下，这两个疼痛维度可以独立调节。

2. 疼痛的时间特征　疼痛的时间特征较少被系统评估，主要疼痛的持续时间，以及疼痛的时间模式（例如，发作性、慢性复发、持续但强度波动）。评估疼痛的持续时间（如疼痛开始的时间）对于慢性疼痛的分类至关重要。对于具有初始事件（如创伤、手术）的疼痛，病人通常能够准确报告持续时间。然而，对于起病隐匿的疼痛障碍，持续时间可能难以确定。

有效评估疼痛时间特征的一个潜在障碍是病人对疼痛的记忆不准确。例如，"高峰 – 结束现象"已经被很好地记录下来，以至于当被要求报告最近一段时间（如最后一周）经历的疼痛时，病人的回忆会受该时间经历的最严重疼痛（即高峰）和他们最近经历的疼痛（即结束）的影响。

3. 疼痛部位和身体分布　疼痛的位置主要根据身体部位或器官系统对疼痛状况进行分类。疼痛图代表了评估疼痛位置和身体分布的最常见方法。疼痛位置图通常由前后线条图组成，病人被指示画出他们感到疼痛的区域，以及这些区域的疼痛特征（如强度、感知质量）的信息。

4. 刺激和行为疼痛测量　除了病人自我报告外，准确的疼痛评估还需要通过外加刺激进行疼痛测试，或观察病人与疼痛相关的表现，这些通常在体格检查中获得，如疼痛的面部表情和其他痛苦的公开表达，如跛行、支撑。例如，直腿抬高试验对诊断坐骨神经痛具有重要意义。

（四）常用的危重病人疼痛评估工具

疼痛评估是疼痛管理的第一步，病人的主诉是疼痛评估的"金标准"。视觉模拟评分法（verbal analogue scale，VAS）、口头描绘评分表（verbal rating scale，VRS）是最常用的疼痛强度评估工具，另外，数字分级评分法（numerical rating scale，NRS）可量化病人疼痛强度的数值。对于无法交流的危重病人，可使用重症监护疼痛观察工具（critical care pain observation tool，CPOT）。另外，可采用生理或行为量表用于评估对疼痛反应迟钝或昏迷的病人。

1. 重症监护疼痛观察工具　该量表对气管插管和非气管插管病人均适用，共有 4 个测量条目，分为四维度：面部表情、身体活动、肌肉紧张度及发声或呼吸机依从性。前 3 个条目两类病人共用；第 4 个条目，对于气管插管病人观察其通气依从性，对于非气管插管病人观察其发声。每个条目按 0~2 分计分，总分为 0~8 分。分值越高，病人的疼痛程度越高（表 15-1）。

表 15-1　重症监护疼痛观察工具[#]

维度	观察指标	描述	评分	
1	面部表情	观察不到肌肉的紧张	放松、中性的表情	0
		表现出皱眉头、眉毛下垂、眼窝紧缩、轻微的面肌收缩或其他改变（如在伤害性操作过程中出现睁眼或流泪）	表情紧张	1
		出现上述所有面部运动并有眼睑紧闭（可以表现出张口或紧咬气管插管）	面部扭曲表情痛苦	2
2	身体活动	根本不动（不一定是没疼痛）或正常体位（运动不指向疼痛位点或不是为了保护的目的而动）或正常体位	没有活动	0
		缓慢、小心地活动，触摸或摩擦痛处，通过活动获取别人注意	防卫活动	1
		拔管，试图坐起，肢体乱动/翻滚，不听指令，攻击医护人员，试图爬离病床	躁动不安	2
3	肌肉紧张度*	对被动动作无抵抗力	放松	0
		对被动运动的阻力	紧张，僵硬	1
		对被动动作的强烈抵抗或无力完成被动动作	非常紧张或僵硬的	2
4	呼吸机依从性（插管病人）	报警不启动，机械通气顺利	呼吸机耐受	0
		咳嗽，警报可能被激活，但会自动停止	咳嗽但耐受	1
		同步异常：机械通气阻断，警报频繁激活	呼吸机不耐受	2

续表

维度	观察指标	描述	评分	
	或者发声（气管切开病人）	用正常的语调说话或者没有声音	用正常的语调说话或者没有声音	0
		叹息、呻吟	叹息、呻吟	1
		哭泣、抽泣	哭泣、抽泣	2
总分				0~8

注：#Gélinas C，Fillion L，Puntillo KA，et al. Validation of the critical-care pain observation tool in adult patients. Am J Crit Care. 2006，15（4）：420-427.

* 通过病人休息时上肢被动屈伸进行评估，或在病人翻身时进行评估。

2. 行为疼痛量表（behavioural pain scale，BPS） 该量表包括 3 个条目：面部表情、上肢活动、呼吸顺应性。每个条目 1~4 级评分，BPS 量表总分 3~12 分。分数越高，疼痛程度越高。优点是不需要和病人交流，操作简单，使用方便。

3. McGill 疼痛问卷（McGill pain questionnaire，MPQ） 为多因素疼痛测评工具，从疼痛的性质、感觉特征、情感特点程度、特点、程度和伴随状态等方面对疼痛进行评估。测评分为 4 个大类及 20 个亚类别：①描述疼痛感觉特征的词（亚类 1~10），包括时间、部位、强度等；②描述疼痛情绪特征的词（亚类 11~15），包括紧张、恐惧和相关的自主神经活动等；③描述病人对疼痛整体感受评价的词（亚类 16）；④其他描述疼痛细节的词（亚类 17~20）。但问卷设计复杂，费时长，且因某些词语表述比较抽象，对病人的要求高。

简版 McGill 疼痛问卷（short-form MPQ，SF-MPQ）是在 MPQ 的基础上简化而成。由三部分组成：①疼痛评级指数（pain rating index，PRI），由描述疼痛的 11 个感觉类和 4 个情感类词汇组成，要求病人对其疼痛程度进行评级（0= 无，1= 轻度，2= 中度，3= 重度）。②视觉模拟评分 VAS。③即时疼痛强度评分（present pain intensity，PPI），采用 5 级评分法（0= 无，1- 轻微的疼痛，2= 引起不适感的疼痛，3= 具有窘迫感的疼痛，4= 严重的疼痛，5= 不可忍受的疼痛）。问卷总分为 3 个部分之和，分数越高疼痛越重。

4. 视觉模拟评分法 以一条长 10 cm 的直线代表由无痛到剧痛的疼痛程度，左侧起点标有数字"0"，表示"无痛"，右侧终点标有数字"10"，表示"最剧烈的疼痛"。让病人根据自己疼痛的感受在线段上标明相应的点，标记的位置即代表病人的疼痛程度。

5. 口头描绘评分表 用于评定疼痛程度和变化的方法，采用不同程度的形容词描述疼痛程度，如用"无痛""轻微痛""中度痛""重度痛"和"极重度痛"表示，病人根据自身感受选择。该方法表达清楚、具体，但可能会受到病人文化程度和方言等方面的影响。

除此之外，常用的危重症病人疼痛评估量表还包括 Algoplus 观察性疼痛量表，数字分级评分法（numerical rating scale，NRS）、简明疼痛量表（brief pain inventory，BPI）、非言语性疼痛指标量表（checklist for nonverbal pain indicators，CNPI）及多维客观疼痛评估工具（multidimensional objective pain assessment tool，MOPAT）。

拓展阅读 15-1
疼痛评估量表应用的中国专家共识（2020 版）

二、镇痛护理

在所有危重病人中，通常应采用"疼痛优先"的方法，因为疼痛可能是引起躁动和谵妄的主要因素。疼痛管理应始终以提高病人的舒适度为第一目标。虽然在此对疼痛管理进行单独讨论，但在临床实践中，疼痛管理常与镇静的管理相结合。药物干预是危重症病人疼痛管理最主要的方法，非药物治疗如物理、认知－行为疼痛管理等也被证明其有效性。

（一）疼痛的预防

减少疼痛的措施可能需要在产生伤害之前就应开始，以防止疼痛发生。创伤往往是最痛苦的过程，但伤口、排液、吸痰、拔除尿管、中心静脉置管、创面敷料的安置和咳嗽均有可能造成强烈的不适。例如，中心静脉置管时如果切开股鞘再插入中央导管，可以明显降低疼痛程度。这也通常包括一些镇痛措施，如中心静脉置管时，就需要额外局部麻醉来控制疼痛。这种镇痛措施的目标就是（如病人翻身）减轻病人的疼痛经历。

（二）药物镇痛的护理

1. 熟悉镇痛药的药理作用 常见镇痛药包括：①非甾体抗炎药（nonsteroidal anti-inflammatory drug，NSAID），作用于外周疼痛感受器，长期使用无成瘾性。常用药物包括阿司匹林、布洛芬等。②阿片类镇痛药，如吗啡、芬太尼等，通过与阿片受体相结合以改变病人对疼痛的感知，长期使用会产生耐受性和成瘾性。③非阿片类镇痛药，如曲马多，是一种中枢镇痛药，发挥弱阿片和非阿片两重镇痛机制，成瘾性弱于吗啡，呼吸抑制的作用比吗啡轻。④局部麻醉类镇痛药，通常与阿片类药物联用，用于术后硬膜外镇痛，通过抑制神经细胞去极化而发挥作用。主要药物包括利多卡因、布比卡因等。

2. 遵医嘱正确用药 护士根据医嘱正确给药，是保证镇痛效果、减少并发症的重要措施。同时，护士应了解各种镇痛药的代谢周期，严格把握给药的时间间隔。根据病人的具体情况选择合适的给药途径，目前常用的给药途径包括口服、肌内注射、静脉输注、皮下注射、硬膜外和鞘内给药等。其中，硬膜外镇痛在重症护理中最为常见，病人可以根据自身情况选择自控静脉给药镇痛（patient-controlled analgesia，PCA），即当疼痛出现时，由病人自行按压给药按钮向体内注射一定量的镇痛药以达到镇痛效果的方法。

3. 严密观察药物效果 使用药物后，护士应观察药物的起效时间，可借助疼痛评估工具，评价镇痛效果。如效果不理想，应及时报告医生，对药物进行调整。

4. 严密监测药物不良反应 对于使用非甾体抗炎药的病人，护士应注意病人是否出现胃肠道出血，并需监测肝肾功能。使用阿片类镇痛药的病人，应严密监测病人是否出现呼吸抑制、血压下降、过度镇静、胃肠蠕动减弱、尿潴留和恶心、呕吐等不良反应。使用局部麻醉类镇痛药的病人，应注意监测有无嗜睡、呼吸抑制、低血压、心动过缓和心律失常等。一旦病人出现不良反应，应立刻报告医生进行处理。

（三）非药物镇痛的护理

对于危重症病人配合使用非药物的镇痛方法，能降低镇痛药的使用量，减少并发症的发生。非药物镇痛的关键是通过提高舒适性和转移法等干预措施，减轻病人的心理压力。

1. 提升舒适度 可通过调整姿势、口腔护理、按摩、经皮电刺激神经疗法（transcutaneous electrical nerve stimulation，TENS）等方式，提升舒适度，增加疼痛阈值。

2. 转移注意力

（1）分散注意力：通过使用音乐、对话、看电视等方法，尽量使病人不关注疼痛，以达到镇痛效果。

拓展阅读 15-2
预防和管理 ICU 成人
患者疼痛、镇静、谵
妄和睡眠中断的临床
实践指南

（2）视觉意象：指导病人通过想象一些美好的情境而达到镇痛的效果。

（3）呼吸练习和放松法：引导病人先进行深呼吸，降低耗氧量，随后配合肌肉放松练习，以降低心率、血压和肌肉的张力。

（王宗华）

第二节 镇 静 管 理

情境导入

病人，女，57 岁。主诉"受凉后进行性呼吸困难一周，加重 1 天"入院。入院查体：T 38.4℃，R 46 次 /min，BP 140/70 mmHg，血氧饱和度 88%。医嘱予面罩给氧。

情境一：

病人血氧饱和度继续下降，血气分析：pH 7.25，PO_2 36 mmHg，PCO_2 42 mmHg，BE −9.2 mmol/L，HCO_3^- 16.3 mmol/L。医生考虑急性呼吸窘迫综合征，予立即行气管插管术，机械通气。机械通气过程中呼吸机出现频发气道高压报警，人机对抗明显，医嘱予咪达唑仑镇静。

请思考：

1. 该病人镇静的目的是什么？

2. 该病人的镇静原则有哪些？

重症监护病房（intensive care unit，ICU）在抢救生命的过程中，各种操作带来的疼痛、对环境的恐惧都会引发病人的焦虑和躁动，由此会加重病人的病情或影响治疗。因此，要注意尽可能减轻病人的痛苦与恐惧感，使病人不感知、不记忆或遗忘其在危重阶段的各种痛苦，镇痛和镇静应作为 ICU 病人的常规治疗。镇静是指通过使用药物、精神或心理暗示等方法，减轻病人焦虑、躁动和妄想，使其处于安静状态的治疗方法。镇静可提高身体和精神上的舒适性（减少焦虑，促进睡眠，消除不良记忆），提高治疗安全有效性（尤其对接受机械通气和其他高级生命支持病人），减少谵妄和认知功能障碍的发生等，最终目的是最大程度改善危重病人的预后。

一、镇静目的与原则

（一）镇静目的

镇静可以降低 ICU 病人过于严重的应激反应，避免病人因躁动产生的不良后果。病人采取镇静治疗有以下几个目的：①消除或减轻病人的疼痛及躯体不适感，减少不良刺激及交感神经系统的过度兴奋；②帮助和改善病人睡眠，诱导遗忘，减少或消除病人对其在 ICU 治疗期间病痛的记忆；③减轻或消除病人焦虑、躁动和谵妄，防止病人的无意识行为（如挣扎）干扰治疗，保障病人的生命安全；④减轻器官应激负荷，维持机体内环境稳定；⑤降低病人的代谢速率，减轻各器官的代谢负担，减少其氧耗氧需，从而减轻强烈病理因素所造成的损伤，为器官功能的恢复创造条件。

（二）镇静原则

镇静的原则包括：①首先去除焦虑躁动原因，推荐先使用非药物方法进行安抚；②实施有效的镇痛后再考虑镇静，镇痛是镇静治疗的基础，做到"无镇痛无镇静"；③持续监测镇静程度，做到"无监测不镇静"；④根据病人情况，实施合适的目标指导镇静策略。

二、镇静策略

ICU 病人镇静常采用目标指导的镇静策略，即根据病人器官功能状态，个体化确立镇静程度的目标，并根据目标连续评估、随时调整治疗方案，在保证病人器官功能处于适度代偿范围的基础上，调节镇静药剂量，维持病人处于最合适的镇静状态，并尽可能减少镇静的不良反应。根据镇静的深度，常分为浅镇静和深镇静。镇静的深浅程度应该根据病情变化和病人器官储备功能程度而调节变化。浅镇静适用于器官功能相对稳定，恢复期的病人，以减少机械通气时间和住 ICU 时间。深镇静适用于应激急性期，器官功能不稳定的病人，以保护器官功能，这些情况主要包括：①机械通气人机严重不协调者；②急性呼吸窘迫综合征、俯卧位通气、肺复张等；③严重颅脑损伤有颅内压增高者；④癫痫持续状态；⑤外科需严格制动者；⑥任何需要应用神经 - 肌肉阻滞剂治疗时都必须以充分的深度镇痛镇静为基础。

镇静过度会对病人产生以下不利：难以观察病人的意识状态及检查感觉运动和反射；神经肌肉的废用导致神经肌肉突触传导障碍，肌萎缩；深静脉血栓形成；皮肤受压出现压力性损伤；气道自洁能力损害导致支气管、肺部分泌物坠积甚至发生误吸；呼吸机通气时间延长，以及重症医学科留治时间和住院时间延长，医疗费用增加。因此，重症病人的镇静治疗必须时刻强调"均衡适度"的概念，而所谓"度"即是建立在及时、准确评估的基础上，需要我们正确选择适合不同病人的不同的评估标准，随时调整和指导治疗。对疼痛程度和意识状态的评估是进行镇痛镇静的基础，是合理、恰当镇痛镇静治疗的保证。这些评估应该是连续而系统的，贯彻于治疗过程的全程。

浅镇静策略是目前 ICU 危重病人的主要镇静策略，浅镇静是镇静后病人可唤醒并遵嘱完成简单动作的镇静水平。其主要镇静策略包括：①以浅镇静目标为导向，尽可能在早期即达标；②针对有谵妄风险或已经发生谵妄的病人应禁止使用苯二氮䓬类镇静药；③治疗和预防躁动，必要时可以联合使用药物。

三、镇静评估

情境二：
病人转入 ICU 后护士评估发现病人呼之无反应，疼痛刺激下见四肢肌肉收缩，呼吸机监测数据显示为机控呼吸，自主呼吸难以引出。医嘱予实施浅镇静策略，根据镇静评估结果及时调整镇静药剂量。
请思考：
1. 怎么评估镇静程度？
2. 合适的镇静效果应该是怎么样的？

（一）适应证评估

镇静旨在减少机体氧耗及器官代谢负荷，烦躁病人评估是否需要镇静，首先要在去除焦虑、躁动原因后仍不配合治疗的基础上进行。镇静的适应证主要有恐惧、焦虑者，躁动、谵妄者，刺激性诊疗操作前，无法配合治疗者，睡眠障碍者，疾病应激急性期，器官功能不稳定者。

（二）镇静状态评估

定时评估镇静程度有利于调整镇静药及其剂量以达到预期目标。理想的镇静评分系统应使各参数易于计算和记录，有助于镇静程度的准确判断并能指导治疗。目前临床常用的镇静评分系统有 Ramsay 评分、镇静 – 躁动评分（sedation-agitation scale，SAS）、肌肉活动评分法（motor activity assessment scale，MAAS）及 Richmond 躁动 – 镇静量表（RASS）等主观性镇静评分以及脑电双频指数等客观性镇静评估方法。

（1）主观评估：镇静评价量表包括 Ramsay 评分、SAS、MAAS、RASS 等。① Ramsay 评分：总分 1~6 分，分值越高镇静程度越深。②镇静 – 躁动评分（SAS）：根据病人不能唤醒、非常镇静、镇静、安静合作、躁动、非常躁动和危险躁动 7 种不同行为进行评分，总分 1~7 分。分值越低镇静程度越深。③肌肉活动评分法（MAAS）：由 SAS 演化而来，增加目的性运动评价条目，包括无反应、仅对恶性刺激有反应、触摸或叫姓名有反应、安静合作、烦躁但能配合、非常躁动和危险躁动 7 个层级，总分 0~6 分。分值越低镇静程度越深。④ Richmond 躁动 – 镇静量表（RASS）：分为 10 个镇静等级，每个分值对应一种意识状态，医护人员只需要通过简单的观察、交流和刺激就能准确地评估出病人的镇静状态（见表 5-7）。临床实践指南推荐 RASS 作为衡量成人 ICU 病人镇静深度和镇静质量最为有效和可信的主观测量工具。

（2）镇静的客观性评估：客观性评估是镇静评估的重要组成部分。但现有的客观性镇静评估方法的临床可靠性尚有待进一步验证。目前临床可用的方法主要是脑电双频指数。脑电双频指数以 0~100 分表示从深度昏迷到完全清醒的不同程度，一般重症医学科中病人的镇静深度应维持于脑电双频指数值 60~85 分。

重症病人理想的镇静水平是既能保证病人安静入睡又容易被唤醒。应在镇静治疗开始时就明确所需的镇静水平，定时、系统地进行评估和记录，并随时调整镇静药以达到并维持所需镇静水平。

（三）评估实施方法

目前 RASS 在重症病人中应用广泛，护理人员需要从评估频次、目标值及镇静效果观察三个方面入手。

1. 镇静评估的频次　在病人开始使用镇静药或改变镇静药治疗方案后的 1 h 内，每 15~30 min 使用 RASS 评估一次病人的镇静状态，随后每小时评估一次，达到镇静目标后，再动态评估。

2. 镇静评估的目标值　目前尚无统一目标值，主要将浅镇静的 RASS 评分的目标值确定为 –1~0 分，RASS 评分 ≤–3 分定义为深度镇静。镇静过深是机械通气病人脱机时间延长和病死率增加的危险因素。在临床实践中，应根据重症病人的生理状态及系统疾病特点来决定科学合理的目标值，保证病人处于适宜的镇静状态。

3. 镇静效果观察 镇静效果观察是护理工作的重要组成部分，常使用 RASS。依据 RASS 评分结果进行重症病人镇静药剂量的调整。镇静管理方案需要根据流程调整药物滴速，以减少药物在体内蓄积和维持病人最佳镇静状态。

四、镇静护理

情境三：

病人烦躁不安，欲拔除气管插管，RASS +4 分，医嘱予加用丙泊酚注射液后血压下降至 90/52 mmHg。

请思考：

1. 镇静病人应该怎么控制镇静程度？

2. 镇静药使用时护理应注意哪些？

1. 准确评估镇静程度 护理人员应遵循无镇痛无镇静的基本原则，在解除疼痛的情况下再进行镇静，选择合适的镇静评分方法，避免评估误差。镇静过程中大多数病人需实施每日唤醒计划，每日唤醒宜在白天进行，以评估病人的精神和神经功能状态，可减少用药量，减少机械通气时间和 ICU 停留时间，避免过度镇静。镇静治疗是一把双刃剑，在降低应激、保护器官功能的同时，也可能抑制某些器官的重要生理功能（如呼吸、循环）或加重某些器官（如肝、肾）的代谢负担，进而导致器官功能损伤或失衡。在实施镇静之前应对病人的基本生命体征（神志、心率、呼吸、血压、尿量以及体温）进行严密监测，以确定病人能否耐受镇静，选择合适的药物及其剂量，确定观察监测的疗效目标，制订个体化治疗方案，达到最小的不良反应和最佳的效果。

2. 常规护理 护士应遵医嘱给予镇静药，并加强对病人精神、心理的支持和安慰。镇静治疗开始后，应加强基础护理。①确保安全：病人自我防护能力减弱甚至消失，护理人员应谨慎操作，确保病人安全。②做好呼吸道管理：病人咳嗽、排痰能力减弱，尤其是呼吸机支持的病人，应定时评估呼吸道分泌物和肺部呼吸音情况。③预防压力性损伤：病人自动调整体位的能力减弱或消失，应为病人定时翻身，预防压力性损伤。

3. 药物护理

（1）熟悉镇静药的药理作用：常用的镇静药包括：①苯二氮䓬类，通过与中枢神经系统内 γ- 氨基丁酸受体相互作用，发挥催眠、抗焦虑和顺行性遗忘作用。常用药物包括咪达唑仑、地西泮等。②丙泊酚，通过激活 γ- 氨基丁酸受体发挥镇静、催眠、顺行性遗忘和抗惊厥作用，特点是起效快，作用时间短，停药后病人可迅速清醒。③ α_2 受体激动剂，具有很强的镇静、抗焦虑作用，同时具有镇痛作用，可减少阿片类药物的用量，亦具有抗交感神经作用。常用药物有右美托咪定。常用镇静药特点见表 15-2。

（2）遵医嘱正确用药：护理人员应严格根据医嘱正确给药。镇静药的给药途径以持续静脉输注为主，此外，还包括经肠道、肌内注射等。

（3）密切观察药物效果：使用药物后应观察药物的起效时间，持续评估病人的镇静程度。如果镇痛效果不理想应及时报告医生，对药物进行调整。

（4）严密监测药物不良反应：①苯二氮䓬类：负荷剂量可引起血压下降，尤其是对于血流动力学不稳定的病人，护士应严密监测生命体征。同时注意该类药物的作用存在较大个体差异。

表 15-2 常用镇静药特点

药名	首剂起效时间	清除半衰期	药物特点	不良反应
地西泮	2 ~ 5 min	3 ~ 11 h	半衰期长	低血压、呼吸抑制、谵妄
咪达唑仑	2 ~ 5 min	20 ~ 120 h	对循环影响小；可作为酒精、药物戒断反应选择	低血压、呼吸抑制
丙泊酚	约 1 min	34 ~ 382 min	谵妄发生率低；可以降低颅内压	低血压、呼吸抑制、高三酰甘油血症、丙泊酚输注综合征
右美托咪定	5 ~ 10 min	1.8 ~ 3 h	对循环影响小；预防、治疗谵妄	心动过缓、低血压

老年、肝肾功能受损病人药物清除减慢，肝酶抑制剂也会影响其代谢。反复或长时间使用可致药物蓄积或诱导耐药的产生。②丙泊酚：单次注射时可出现暂时性呼吸抑制和血压下降、心动过缓，护理人员应严密监测心脏储备功能差、低血容量病人的生命体征。丙泊酚的溶剂为乳化脂肪，长期或大量使用应监测血脂。③ α_2 受体激动剂：右美托咪定由肝代谢，经肾排出，故肝肾功能障碍的病人应减少使用量。该药作用机制在于迅速竞争性结合并激动 α_2 受体，应注意给药过快会导致 α_2 受体骤然兴奋而产生一过性高血压；其后由于 α_2 受体与儿茶酚胺结合反应性下降可能导致心率和血压下降，应密切监测。

4. 并发症预防

（1）ICU 获得性肌无力：长期深镇静可以导致 ICU 获得性肌无力，是其重要的诱导因素。对镇静后不能自主活动的病人进行四肢全关节被动活动，每个关节重复活动 10 下，每天 2 次。适当打断病人镇静状态，早期康复训练，充足的营养支持等均有助于肌无力的预防及恢复，有助于降低 ICU 获得性肌无力的发生率。

（2）循环功能抑制：对于血流动力学不稳定、低血容量或交感兴奋性升高的病人，镇静治疗容易引发低血压。因此镇静治疗期间应进行循环功能监测，根据病人的血流动力学变化调整给药剂量及速度，并适当进行液体复苏，必要时给予血管活性药，维持血流动力学平稳。

（3）呼吸功能抑制：多种镇静药可以引起呼吸抑制，深度镇静还可以导致病人咳嗽和排痰能力减弱，影响呼吸功能恢复和气道分泌物的清除，增加肺部感染机会。因此实施镇静过程中要密切监测呼吸频率、节律及幅度，并在病情允许的情况下尽可能及时调整为浅镇静。

（4）消化功能影响：深度镇静可抑制肠道蠕动，导致便秘和腹胀。由于镇静药会导致肠道蠕动减慢，因此比较容易出现便秘现象。镇静药在服用期间，除了会对大脑皮质有抑制作用之外，同时人体的一些器官组织活性也会因此受到抑制，并且消化系统的功能也会因此出现障碍，不仅胃对食物的消化会减慢，并且肠道的蠕动速度也会减慢。肠内容物会因为蠕动速度相对缓慢，而不能够及时被排除，这时就会诱发便秘。配合应用胃肠促动药，联合应用非阿片类镇痛药和新型阿片类制剂等措施能减少上述不良反应。

（5）其他：镇静病人自主活动减少，长时间维持于某一体位，容易造成压力性损伤、深静脉血栓形成等并发症，因此对于接受镇静治疗的重症病人在条件允许下应尽量采取浅镇静或间断镇静、定时变换体位、早期活动等方式，以减少上述并发症的发生。

5. 镇静结束　镇静结束时护理人员应严格根据医嘱，有计划地递减镇静药剂量。撤药过程中应密切观察病人的反应，警惕病人出现戒断症状，保护病人安全。在停止镇静时，丙泊酚由于其良好的量效反应曲线，往往较快苏醒，而咪达唑仑等苯二氮䓬类药物由于其脂溶性组织蓄积的特点，在停药时有可能出现躁动，此时可考虑临时追加咪达唑仑，或临时辅以少量丙泊酚，待蓄积的苯二氮䓬类药物清除后停药，使病人安全苏醒。

拓展阅读 15-3
病人自控镇静技术

（林浙兵）

数字课程学习

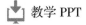 教学 PPT　　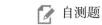 自测题

第十六章

急危重症病人的人文护理

【学习目标】

知识：

1. 掌握对急危重症病人的心理评估方法、器官捐献的伦理原则。

2. 掌握临终关怀的概念及特点。

3. 熟悉家属关怀的重要性及现状。

4. 了解病人权利的内容、病人常见的心理反应与相应心理需求。

5. 了解器官捐献的伦理问题及管理现状。

技能：

1. 能运用所学知识对急危重症病人的心理状态进行评估与判断。

2. 能运用知识对急危重症病人的心理需求给予适当的护理干预。

3. 正确运用所学知识为器官捐献者走出伦理困境提供指导。

素质：

1. 工作中学会有效沟通，体现人文关怀和共情管理。

2. 培养护士生命敬畏感，尊重生命。

3. 学习过程中培养道德自律意识，加强医务人员法律和伦理道德教育。

危重症病人入住 ICU 期间，护理人员要强化人文理念，营造关怀氛围，主动与病人或家属交谈，尊重和保护病人的权利，及时了解病人的心理需求，掌握危重病人人文护理技巧，为病人提供优质护理服务。

第一节　急危重症病人的人文关怀

情境导入

黄某，女，50 岁。因"重症肺炎"转入 ICU 治疗，经 ICU 治疗好转后准备转出，在出科满意度调查中，护士长了解到该病人对其责任护士小李不是非常满意。

情境一：

护士长立即安慰病人，在取得病人信任后，主动向病人了解具体情况，病人的解释是认为在 ICU 住院期间内未得到相应的人文关怀。

请思考：

加强 ICU 病人的人文关怀的重要意义有哪些？

人文关怀是指尊重人的主体地位和个性差异，关心人的丰富多样的个体需求，激发人的主动性、积极性、创造性，促进人的自由全面发展。

一、病人的权利与保护

情境二：

护士长立即表示对该病人的理解，希望能进一步了解情况，为下一步改进护理服务质量提供依据。病人告诉护士长，该责任护士进行操作时没有拉隔帘，认为自己的隐私权未得到保护。

请思考：

1. 何谓隐私保护权？

2. 病人的权利包括哪些？

ICU 是集中收治危重症病人的单元。ICU 病人需实行 24 h 持续监护及治疗，并可能随时发生病情变化进行抢救，各种仪器设备的使用、有创操作的实施等，病人在 ICU 期间经历着诸多不良刺激，自身疾病的伤痛、封闭式的管理、家庭社会因素等带来不同程度的心理压力，病人急需生理、心理、社会支持等方面的关怀需求。如何有效给予危重症病人合适的人文关怀，使其获得良好的心理支持，最大限度树立战胜疾病的信心积极配合治疗，值得 ICU 医护人员关注。

（一）病人的权利

病人的权利是指采取求医行为的人，在医疗卫生中应当享受的权益或利益，是以维护其人格尊严、生命健康为最终目的的权利。提升急危重症病人救治水平，提高急危重症病人服务质量对急危重症病人权利的行使和保护至关重要。急危重症病人常涉及的权利包括平等医疗权、知情同意权、自主决定权等。

1. 平等医疗权 是指每个病人平等享有一切医疗资源的权利，表现在医患关系和医疗规则规定适用上，所有病人一律平等，不因年龄、性别、职业等有所不同，根据医疗需要分配相关资源。

2. 知情同意权 是指在选择和接受治疗的过程中，病人应获得由医生提供全部有关其做出医疗决定所必需的信息的权利，这些信息包括医疗设备、诊疗环境、诊疗技术及可能存在的风险及并发症等必要的医疗背景信息。

3. 自主决定权 是指病人在就医过程中对自身生命、健康相关的事项的自主决定权。具体表现为有决定能力的病人，在获取了足够有关自己病情和治疗信息的前提下，能够独立自主地做出是否接受治疗、接受何种治疗、如何治疗等决定的权利，而无决定能力的病人上述权利由其法定代理人代为行使。对于病人自身正常或非正常的肢体、器官、组织应由病人自己、家属自行决定处理方式。

4. 隐私保护权 是指在医疗过程中，病人对因诊疗需要而被医疗机构及医务人员所获悉的关于病人自身和疾病相关的个人信息进行保护的权利，主要包括病人既往病史、婚育史、家族史、家庭情况、生活经历及身体方面的信息等。

5. 合理医疗权 是指在接受诊疗过程的每一个环节中，病人拥有要求其生命和健康得到最大程度和最合理的尊重与照顾的权利。

6. 人财安全权 是指病人在医疗机构接受医疗服务时，拥有要求医疗机构提供具有安全性的医疗场所、医疗手段、医疗管理，以确保自己人身和财产安全的权利，如医疗机构应保证其建筑物处于安全状态，住院过程中应避免病人感染其他疾病，诊疗过程中应保证其医疗设备的性能良好等。

7. 文书查阅复印权 是指病人拥有查阅复印与自身有关的疾病诊断和治疗等医疗文书的权利。医疗文书包括住院/门诊病历、体温单、医嘱单、化验单、检查报告单、各类知情同意书、手术及麻醉记录单、护理记录单及其他病历资料。

（二）病人权利的保护

随着人们生活水平的不断提高，病人对医疗质量、护理质量、医疗护理安全提出了更高的要求，病人权利保护的意义在于能提高医方对病人的尊重，有助于医患双方的信任的建立，同时增强患方对自身权利的认识，促进双方友好交流和合作共同促进病人健康。

二、病人的心理需求

情境三：

护士长在充分了解具体情况后，组织科室召开会议分享此案例，并对ICU病人的常见心理反应和心理需求进行了分析及总结，鼓励护士及时采取相应措施满足病人心理需求，建立信任和谐的护患关系。

请思考：

1. ICU病人的常见心理反应有哪些？

2. 针对这些心理反应，护士可以采用哪些方法满足病人的心理需求？

（一）概念

心理需求是指个体在其某一特定时间内，希望得到他人或其他社会系统的支持，以满足其在物质方面、感情方面、信息方面和价值方面的需要，进而降低焦虑不安的现状。

（二）常见心理反应

1. 焦虑　指个体对预期将要到来并会对其产生威胁或不良后果的事件的一种负性情绪反应，常发生在病人对疾病的病因、转归、治疗效果不清楚及身处陌生紧张环境中时，尤其是身边环绕着各种抢救设备与监护仪器，高额的医疗费用的支出，以及对自身病情和预后的担忧，均会使病人产生严重的焦虑情绪。

2. 恐惧　大多数急危重症病人认为自身病情危重，随时可能面临死亡威胁，内心常常处于紧张恐惧的状态。另外，特殊治疗的实施如心电监测、气管插管、气管切开、保护性约束等，以及设备警报声和缺乏家属的陪伴都会进一步加剧病人的恐惧。

3. 抑郁　发生的主要原因包括病人与家人分离而感到孤独、对自身病情的不明确与预后缺乏信心及身上留置多种管路和导线导致活动受限、舒适度降低等。

4. 愤怒　急危重症病人常因治疗可能需要留置引流管，为了防止导管脱落通常会采取约束性措施，同时，各种监测导线也会使病人感到不舒适、严重影响病人的活动度，还会使病人有一种被强迫的无力感，在一定程度上使病人心里感到不平衡，从而表现为愤怒时的尖叫、烦躁甚至急于挣脱约束等。

5. 情绪性休克　通常表现为异常的平静与冷漠、表情木然、神志淡漠，对各种医疗操作和医护人员的话语无动于衷。多发生于突发疾病而完全没有做好心理准备的重症病人。

6. ICU综合征　是病人自身疾病和其他多种外界影响因素综合作用引起的大脑认知功能发生障碍，主要表现为思维紊乱、语言行为异常等。

（三）心理需求

1. 生理的需求　一般指对睡眠、饮食与水、排泄、活动等需求。危重病人因病情严重，特别是意识不清、语言障碍的病人，大多数的生理需求都需要依靠护士来满足，护理人员在日常工作中要耐心、细心，准确及时地识别病人的需求并给予满足。

2. 情感的需求　病人的病程和预后严重为情绪所影响，而处于疾病期的病人，情绪也常常表现为不稳定，情感脆弱。由于身处陌生的环境，各种医疗设备的使用，以及严格的限制探视与亲友分离，病人更加需要医护人员的同情与关心。护理人员要在情感上给予病人支持，使他们拥有战胜疾病的信心。

3. 受尊重的需求　病人渴望被认识、被重视、被尊重，尤其是危重病人因疾病严重性常常出现生活无法自理的状况而更加需要护士提供帮助与照护，病人常常感觉没有尊严感，从而对疾病的治愈上报以消极抵抗态度，极大地影响病人的康复和预后。护士在护理病人的日常工作中，要注意关注病人情绪变化，明确病人表达的意图，及时给予帮助，满足需求。

4. 精神上的需求　ICU严格的探视制度和特殊的医疗环境，病人与家人分离，对精神的寄托更为迫切，特别是无法发声的病人，极易发生心理障碍。

5. 提供医疗信息的需求　危重病人的焦虑、抑郁等负性情绪大多来源于对自身疾病缺乏足够的认知，此类病人的心理需求主要为希望能够了解自己的病情，得到医生对自身疾病和预后的确切保证。因此，向病人提供必要的医疗信息，不仅会减少病人的焦虑、抑郁，还会在不同程度上增强其战胜疾病、重获健康的信心。

三、病人的人文护理技巧

情境四：

此事件发生后，该科室经常会分享一些关于 ICU 病人人文关怀的护理技巧。其中，有一名护士提出了她的个人见解，她认为人文护理最重要的是要掌握一些心理评估方法，了解病人各阶段的心理状态，采用适合病人的护理对策。

请思考：

1. 常用的心理评估方法有哪些？
2. 人文关怀常见的护理对策有哪些？

护士可以通过心理评估法了解病人是否存在心理障碍，以此确定心理护理的目标与程序，进而采用适当的护理对策对病人进行心理干预，最后再通过心理评估来评价干预后的效果。

（一）心理评估的方法

心理评估的方法主要分为会谈法和观察法。

1. 会谈法 是心理评估最常用的评估方法。通常采用面对面交谈的方式进行，以获得病人对自身心理状况和现存问题的描述，形式包括自由式会谈和结构式会谈。

（1）自由式会谈：护士事先未固定会谈问题和会谈程序，鼓励病人自由表达自己的看法。自由式会谈常用来描述问题，可以获得如病人的价值观、信念等深层次的比较真实可靠的信息，不足之处在于话题比较分散且费时，需要护士有很强的控制能力。

（2）结构式会谈：护士按照事先确定好的会谈提纲或主题有目的、有计划、有步骤地进行会谈。结构式会谈省时，高效，切题，能获得会谈者所需要的信息，但也容易遗漏一些重要信息，且会谈过程缺乏灵活性，容易给病人一种公事公办的感觉。会谈过程中，护士要耐心倾听病人的表述，必要时可以通过微笑、点头、注视、身体前倾等表情和姿势来表示自己对病人的肯定，鼓励病人继续表达自己的想法。

2. 观察法 是护士用自己的感知觉或辅助工具直接观察、记录病人的行为表现、精神状态、面部表情等从而获得所需要的资料。观察法的优点在于获得资料的真实性和客观性，对于拒绝合作、沟通困难者及精神障碍的病人尤为适用。不足之处在于仅观察到某些病人所表露出来的行为，而对心理活动、认知行为等深层次的想法难以获取。

（1）自然观察：自然条件下护士对病人的言谈、行为举动和表情等进行观察，以了解其心理状态的方法。在日常护理活动中，护士对病人行为和心理状态的观察就是自然观察的一种。自然观察能尽可能多地收集到病人的信息，但对护士的洞察能力要求很高。

（2）控制观察：亦称结构观察，是指护士在一个事先设计模拟好的实验环境下观察病人对某种特定刺激的反应。控制观察的结果较其他方法可比性和科学性更高，但会受实验条件、人为因素等因素所影响。

（3）心理测量法：是指参照心理学理论，依据一定的操作程序，采用标准化的量表或器材等统一测量手段，对被测试者的能力、心理状态等进行记录，了解病人心理活动的规律和特征，并对结果进行分析。此种测量方法应遵循标准化、数量化的原则，避免主观因素的影响。

（二）护理对策

1. 加强沟通与交流　有效的沟通与交流是建立良好护患关系的前提。护士可以通过沟通，了解病人现阶段的心理需求，减轻病人的心理压力，增加对护士的信任感和诊疗过程中的配合度。沟通交流中要善用非语言性动作，如目光的对视、点头示意等鼓励性动作启发病人交谈，增加病人对护理人员的信赖感。

2. 营造良好的环境，改善休息和睡眠　良好的环境不应该仅仅是指 ICU 病房的环境，还应从生物、心理、社会三个方面去综合考虑，给病人营造出安静整洁、温馨舒适的环境。ICU 病房的环境设置应确保其舒适性，选择合适的温湿度，室内尽可能采用柔和的光线并与作息规律保持一致，实现良好的通风。在病房配置如条件限制，多人的病房可用屏风或帘子隔开，以保护病人的隐私和避免相互间消极情绪的传播。日常查房、护理、诊疗过程中，应尽可能保证动作轻柔、根据情况合理调整报警音量，避免在床前讨论病人病情，影响病人的正常休息和睡眠。

3. 做好疼痛评估，及时给予适当干预　研究表明，50%～70% 的危重病人住院期间遭遇过中到重度的疼痛经历，持续性的疼痛会使中枢神经系统致敏，从而降低神经元的疼痛阈值，使疼痛的强度和持续时间增加。因此，早期识别疼痛，并及时给予适当的干预对病人的舒适度和预后都十分重要。

4. 稳定病人情绪　危重病人因病情严重，所承受生理的痛苦与心理的压力相对普通病人更大，情绪也相对更加不稳定。因此，要求护士不仅要有高超的专业技术，能沉着冷静处理各种抢救护理，还要有极强的责任心和同情心，面对病人情绪不稳定、言行不当时，尽力使病人尽快冷静下来，保持心境平和，情绪稳定。

5. 重视个性化护理　护理人员应积极主动地了解病人的性格特征、行为习惯等，根据个体不同为病人提供"量身定做"的个性化护理，让病人充分感受到护理人员的尊重、关心和爱护。

6. 提高病人对疾病的认知水平　危重病人大多都存在不同程度的焦虑、抑郁等情绪，提高病人对疾病的认知，帮助病人客观合理地看待自身疾病，才能建立正确的看法和态度，拥有健康的心理。

第二节　急危重症病人家属关怀

情境导入

病人，男，40 岁。遭遇车祸，诊断：闭合性头部损伤，右股骨、左胫骨和腓骨骨折，肝轻微撕裂伤。到达急诊科时，呼之不应，血流动力学不稳定，行紧急手术后被送入外科重症监护病房。

病人已婚，有两个小孩：一个 5 岁的男孩和一个 3 岁的女孩。他的妻子站在床旁，表达了一种"无助"的感觉。她经常哭，每次房间里的警报响起，她都非常担心。她每次探视几乎不停地看着监视器，反复询问每个波形和数字意味着什么。护士们注意到，她反复问同样的问题，就好像她不记得以前问过他们一样。

请思考：

1. 病人家庭成员面对该病人危重的病情产生了哪些心理应激表现？
2. 护士对这些应激表现可以采取哪些护理措施？

病人病情危重对家属而言是一个巨大的应激源，而医务人员往往容易忽略家属这一群体的身心健康。病人病情危重，通常使病人家属处于一种危急状态，产生焦虑、恐惧等情绪变化。家属是病人的支持者、保护者、利益代言人，他们的情绪和行为无时无刻不在影响着病人，家属在病人住院期间的情绪调适过程和方法都会影响到病人病情的进展。因此，充分了解家属的心理状态并适时进行干预，有利于家属的身心健康和病人的康复。这不仅是对现代护理理念的一种诠释，也体现了生理、心理、社会为一体的现代医学模式。

一、急危重症病人家属心理应激

急危重症病人因随时可能发生生命危险，家属一般需要肩负代理决策的责任，导致该类病人的家属承受极大的心理负担，产生许多负性影响，使整个家庭陷入危机状态，并伴随产生相应的心理创伤。这种对心理造成的破坏性影响甚至可以持续数年。急危重症病人家属也是急性应激障碍和创伤后应激障碍的高危人群。病人家属发生急性应激障碍的风险会随着 ICU 病人住院时间延长而增加，约 1/3 的家属最终会发生创伤后应激障碍。应激状态下，会影响家属对病人的治疗做出理性的判断和选择，可能导致不可挽回的后果。

（一）影响因素

影响急危重症病人家属心理变化的因素有很多，主要包括以下几个方面。

1. 疾病相关因素　包括病种、病情的轻重和疾病发生的快慢等。

2. 信息相关因素　如家属医疗知识的缺乏、与病人家属的沟通交流不充分等。

3. 医院环境因素　监护室内特殊的声光环境、病人呻吟声、抢救时医护人员之间及与家属简短而快速的沟通等，都是造成病人家属心理压力的重要环境因素。

4. 医护人员因素　医护人员因工作繁重所产生的情绪变化，可潜移默化地影响家属的心理状态。

5. 病人家属的社会人口学特征　家庭成员中配偶的精神紧张度更高；单亲家属的危险性更高；女性在遇到心理应激时更易出现心理障碍；不同文化程度的家属面对相同应激源时其心理健康问题有所不同，高文化程度和无文化更容易产生心理问题；经济因素，家属有无经济负担及经济支付能力直接影响其心理反应。此外，年龄也是重要影响因素，病人越年轻，应激导致的心理健康问题的程度越严重。

（二）临床表现

1. 急性应激障碍　急危重症病人家属容易发生急性应激障碍，具体可表现为情感麻木、茫然，对周围认识能力降低，出现现实解体、人格解体、离散失忆症等，一般病程不超过 1 个月。

2. 创伤后应激障碍　病人家属延迟出现和持续存在的精神障碍时间如超过 4 周且影响日常

生活，可考虑发生了创伤后应激障碍。病期在 3 个月以上的称为慢性创伤后应激障碍。

3. 焦虑　病人病情危重且随时可能发生变化，病人家属很容易产生焦虑情绪。家属经常寻求各种途径了解病人的病情是否好转或恶化。然而，由于 ICU 的特殊性，而且多采取封闭式管理，往往造成家属信息来源不畅或难以理解所获信息，加上病人病情的波动及各种不确定性预后更使家属焦虑情绪得以加剧。即便是在病人病情好转转出 ICU 的情况下，家属对未来的不确定感和心理压力仍然会增加。研究表明，家属对未来的不确定性越大，所表现出的焦虑症状越严重。焦虑已成为 ICU 病人家属从病人入院到转出 ICU 直至出院十分普遍的症状。

4. 抑郁　有超过 1/3 的家属在病人收治入 ICU 的 3～5 天就开始出现抑郁症状，且这种症状的出现与其创伤后应激障碍的发生有很强的相关性。即使病人转出 ICU 或出院，家属仍然存在不同程度的抑郁症状。

5. 否认和愤怒　当被告知病人病情严重或下病危通知单时，部分家属常常否认疾病的严重性，或心存侥幸心理。家属常把 ICU 当成抢救急危重症病人生命和治愈疾病的主要场所，并寄予过高的期望，但是当治疗效果与其期望不相符时，常表现为不理解，甚至愤怒而言行过激。

6. 哀伤　急危重症入院的病人，对疾病的预后不良会产生不同程度的哀伤情绪。哀伤情绪可表现为：家属可能表面平静，但内心极度忧虑、害怕、担心或哀伤；对病人的疾病及照顾不周之处感到懊恼及罪恶感；记忆力的衰退，无法记得近期的事与物，或对病人的病情变化无法接受；由于哀伤对家庭及个人的影响，使其对生活失去了决策能力或动力；逃避参加逝者的葬礼或追悼会来逃避自己的哀伤；虽然逝者已经去世一段时间，但哀伤者仍认为死亡似乎发生在昨日，不愿意处理逝者的物品；无法克制自己在谈论死者时的激烈情绪表现，极度的哀伤者可能出现自残行为；儿童可能因成人的离世而产生不安全感，不信任感；儿童可能对环境害怕，夜间需要他人陪伴入眠等。

当急危重症病人是儿童时，家庭所面临的压力是巨大的。父母所承受的痛楚也是无法以言语来表达，孩子的死亡与其他人的死亡带给父母的感受是完全不同的。父母的哀伤是较深的，持续较久，而且心理反应也是较复杂的，父母们或许出现自责，责怪自己没有保护好孩子等心理反应。由于孩子是家庭的希望，也是父母的生活中心，对即将丧失孩子的家庭，哀伤的辅导更需要。

（三）家属需求

急危重症病人家属的需求是指在病人患急危重症疾病期间，家属对病人健康及自体身心支持等相关方面的总体需求。主要表现在病情保障、获取信息、接近病人、获得支持和自身舒适 5 个方面。

1. 病情保障　家属最关注的问题是病人能否得到有效救治，保障病人安全是家属的首要需求。

2. 获取信息　绝大多数家属迫切想得知病人的病情或病情变化与预后情况，并渴望了解病人的治疗计划及检查结果。

3. 接近病人　包括能探视病人及能经常和医护人员保持联系等方面。家属对 ICU 限制陪护制度容易产生不满情绪。家属探视前后的空气采样细菌培养率有显著性差异，家属探视行为会严重污染 ICU 病房的环境质量。尽管其导致发生医院感染的潜在危害性不容忽视，但是探视对病人及家属都是一种迫切的心理需求。家属在短时间的探视中与病人直接交流，让家属确信病人已受到很好的照顾，也会进一步理解和支持护理工作。同时对于濒临死亡的病人，让家属与病人进行近距离的接触，使其心理上得到一些安慰，提高承受能力。护理人员在做好护理工作的同时，还应及时与家属沟通，向家属交代、解释病人的近况，使家属放心。

4. 获得支持 包括表达情感、得到经济和家庭问题的帮助、获得实际的指导以及被关怀等方面。家属的亲友是提供情感支持的主要来源，其次是医护人员。所以，应鼓励家属的亲友倾听病人家属心声，协助其建立并启动有效的社会支持系统。

5. 自身舒适 包括希望有方便的卫生设施、休息室、可口食物及被接受的态度等方面。

二、护理对策

因急危重症病人疾病类型、严重程度不同，其家属其心理感受和需求存在差异，这些复杂的情绪会以不同的形式表现出来。对医护人员而言，是考验其专业素质及能力的重要时刻，处理好病人及家属的心理反应，协助他们应对疾病的过程。支持他们面对疾病治疗的非预期结果，是每个在急重症医疗单元的医护人员所需要具备的专业能力。护士被认为是满足急危重症病人家属需求的主要人员，将病人家属的需求置于与病人同等重要的地位。医护人员在照顾急危重症病人的同时，也应主动关心病人家属，在护理过程中及时给予干预，鼓励家属积极地参与到急危重症病人的护理过程中，而不是单纯地作为旁观者。这对增加病人家属应对能力，提高病人及家属的满意度，加强护患之间的有效沟通，构建和谐的护患关系有重要意义。

1. 良好的沟通 在降低家属心理压力的干预措施中，沟通起着关键性作用。医务人员在第一次与家属接触时详细地向其介绍相关情况，确保家属获取信息的渠道畅通，在同病人家属交流时尽量避免使用难以理解的医学专业术语，可通过口头、书面或多媒体等方式进行介绍。良好的沟通不仅能从病人家属方面收集到更多的与病人相关的信息资料，而且有利于更好地满足病人家属的需要。

2. 家庭参与 鼓励家属共同参与病人的治疗和康复过程，对于预防病人家属心理压力导致不良后果和提高满意度非常重要。ICU 医护人员按时间、有步骤地为病人家属提供人际、信息、参与和归属以及环境等方面的支持和帮助。有研究者提出鼓励病人家属参与部分护理工作，可以向家属示范并鼓励其一起参与病人的护理工作，比如剪指甲，为病人涂抹润肤油，或在工作人员指导下为病人进行一些功能锻炼，这样的互动既有利于促进医护人员与家属之间关系，同时可以提升家属自身的价值感，并让其了解并逐渐适应病人出院后照顾者的角色。其次，在家属参与病人的临床决策时，注意其复杂性和个体化，在参与过程中需要关注决策选择给其带来的心理压力。

3. 服务管理制度人性化 在制订 ICU 服务管理制度时应考虑将病人家属的焦虑、抑郁风险程度降到最低，包括：定时安排家属与医生、护士的谈话交流；设立专门的谈话空间，环境安静温馨；向病人家属提供整洁的休息室；在不增加病人感染率的前提下，适当地延长或灵活安排探视时间。危重病人家属照护项目（critical care family assistance program，CCFAP）模式在以病人为中心的基础上，提出了"以病人及家属为中心"的管理理念，是既有利于危重病人的救治，又能充分发挥家庭及社会支持系统的监护室探视管理制度。强调家属支持的重要性，其目标是通过调查 ICU 病人家属未得到满足的需求，对医护人员进行培训教育并为家属提供支持。因有管理小组的专业人员针对医疗方案、病情变化、疾病预后、监护病房的环境设施、探视要求等与病人家属进行积极有效沟通，故可满足病人家属的知情权，能消除家属的紧张焦虑情绪。

4. 转出和出院后回访 在病人转出 ICU 时给予充分的准备，和转入的病房联系，并与病房医务人员做好详细交班，定期进行回访，时间持续到病人出院后。在英国，约有 30% 的 ICU 病人在出院后得到回访，问卷调查结果显示，病人及家属普遍反映回访对他们非常有帮助。

5. 创伤后成长　创伤会导致负面的影响，但对于很多人来说，这样的经历也可以促使一些积极、正面的心理变化，称作"创伤后成长"。有研究认为，创伤的强度与深度是由于缺乏心理准备而造成的，采取一定的预防性措施、积极地应对创伤事件，可以实现个人心理成长，提升人际关系，促使其正确看待生命价值等。心理损伤和创伤后成长在创伤经历中可同时独立存在，即他们相互独立，无显著相关。

6. 哀伤辅导

（1）哀伤过程：心理学家派克斯将哀伤分四个阶段。

1）麻木：得知亲人去世的消息后，第一反应是震惊和麻木。表现为持久的发呆，甚至发呆持续数天。常常还存在非现实感，不能完全接受亲人已逝的事实，无法安静，就像在寻找去世的亲人。

2）渴望：麻木反应之后就是悲痛，并常常渴望能再见到已逝去的亲人，反复思考逝者去世前的事情，似乎这样做可以发现到底是哪里出了错，现在可以纠正过来。有时候会感觉逝去的亲人就在身边，能看到亲人的影子，或听到亲人的声音。

3）颓丧：悲痛之后变得冷漠，对周围事物、周围的人漠不关心，感觉到人生空虚毫无意义，对周围事物毫无兴趣。

4）复原：随着时间的推移，悲伤减到可以接受的程度，放弃不现实的希望，开始新的生活，为了身边亲人，生活仍然充满希望。

（2）哀伤护理措施

1）生活照护：哀伤初期处于情绪性休克期，缺少自我照顾的能力，因此需要人去照顾基本的饮食起居。安排人员 24 h 陪同，以免发生自杀等意外行为。

2）建立信任关系：与居丧者建立良好的信任关系是开展哀伤辅导的基础。要想办法激发内心的尊严感和价值感，去思考和体验生命的意义和使命。

3）聆听与陪伴：辅导者聆听的时候可以握着他的手，积极认真地听，不要随意加入自己的判断和分析，要边听边点头，以表达自己的同理心。共情式聆听可以使居丧者体验到哀伤辅导人员所感受到的哀伤，体会到辅导人员对他们痛苦的开放、包容和理解。使他能够敞开心扉表达。哀伤抚慰时不要对居丧者讲"请节哀顺变""要勇敢""要坚强""不要哭"。

4）回忆录：鼓励居丧者撰写回忆片段来怀念逝者，可以记录所爱的人的可爱之处、有什么爱好特长、喜欢吃什么、爱看什么节目等，并鼓励他与亲人朋友们分享这些美好的记忆。

5）体验哀伤之痛：鼓励家属释放悲伤情绪和适当哭泣，给予足够的时间去表达，不要急于安慰或递送纸巾。如果哭得太久或太激动要采取适当的安抚行为，平复激动的心情。

6）居丧者使用逝者留下的纪念物品、音频、视频等对于居丧者是十分有益和有效的哀伤抚慰。帮助安宁疗护病人制作录音或视频是一件很有意义的事情。

7）团体辅导：居丧者可以通过团体辅导，分享悲伤，互相学习适应失落的经验。可以让参与者充分表达自己的悲伤，如写日记、给逝者写一封信、群体畅谈、追思会等，引导大家充分表达自己的心情，可以是哀伤，可以是愧疚与自责，也可以是愤怒，然后进行心理疏导、疗伤，最终达到修复心灵上的创伤。允许个体差异存在。

拓展阅读 16-1
家庭关怀度量表

第三节 临终关怀护理

临终关怀是为了满足临终阶段的病人及其家属的需求而产生和发展起来的照护模式，又被称为"善终服务"或"安宁疗护"。长期以来，我国对临终关怀和安宁疗护不区别使用。2017年国家卫生与计划生育委员会颁布的《安宁疗护实践指南（试行）》中确定用词"安宁疗护"。采用"安宁疗护"一词可避免传统文化和生死观对于"临终"和"死亡"的避讳，公众更易接受，目前较多称为"安宁疗护"。

一、安宁疗护

（一）安宁疗护概述

我国《安宁疗护实践指南（试行）》对安宁疗护的定义是：安宁疗护以终末期病人和家属为中心，以多学科协作模式进行实践，主要内容包括疼痛及其他症状控制、舒适照护、心理精神及社会支持等。

安宁疗护是以"维护生命，把濒死认作正常过程""不加速也不拖延死亡""控制疼痛及心理精神问题""提供支持系统以帮助家属处理丧事并进行心理抚慰"为理念。是要达到消除内心冲突、减轻病人痛苦，提高其生活质量，符合人际关系、尊重病人的文化和习俗需求，实现特殊心愿、安排未完成的事业及与亲朋好友道别，减轻丧亲者的负担等目标。

（二）安宁疗护服务对象

2017年国家卫生与计划生育委员会颁发的《安宁疗护实践指南（试行）》明确指出，安宁疗护以终末期病人和家属为中心。

本节以急危重症病人的人文关怀为主，因急危重症病人病情急、危、重等特点，同时治疗护理期间的封闭式管理模式，均会导致急危重症病人及家属承受不同程度的心理压力，甚至加重其面对"临终"的负性情绪，直接影响护理依从性和疗效，为此有必要针对急危重症病人实施个性化安宁疗护。

（三）安宁疗护的服务内容

1. 症状控制　急危重症病人病情变化快，随时有心搏骤停、意识丧失、抽搐等危险，会有疼痛、呼吸困难、濒死感等，身心受到极大的痛苦。

2. 舒适照护　随着临终晚期，急危重症病人的症状更加恶化，会出现各种症状。因此，为病人提供舒适照护是安宁疗护不可缺少的一部分，舒适照护包括以下几个方面。

（1）病室环境的管理：保持病区内安静的环境，为减少报警音造成的情绪恐慌，在夜间调低报警音量，关闭大灯，保持病房内昼夜分明状态，使病人准确感知外界昼夜变化，保持规律作息时间。

（2）床单位的管理：病房内每日通风2次，维持舒适的温、湿度，更换干净柔软的床单，使病人更好地进入睡眠。

（3）做好基础护理：勤翻身，保持皮肤、口腔、会阴清洁、干燥、舒适，避免发生压力性损伤。

3. 人文关怀

（1）沟通、倾听与陪伴：责任护士对每位急危重症病人进行沟通交流，告知病人各种护理操作的目的及重要性，对于无法用语言表达的病人，护理人员可通过纸笔、手势、表情、口形等与病人进行交流。

（2）心理支持：护士应正确区分病人的心理分期，心理状态和行为，了解病人的心理需求和意愿；可通过倾听、同理、冥想等方法缓解病人心理的困扰，帮助病人在临终阶段寻求生命的意义，获得身心的安宁。

（3）哀伤辅导：安宁疗护工作者与家属交流沟通，进行死亡教育，倾听家属的诉说，鼓励和引导其宣泄情感。在病人去世后，可通过电话、邮件或探访的方式，与家属保持联系，通过哀伤辅导技术帮助他们摆脱丧亲痛苦，尽快恢复正常生活。

拓展阅读 16-2
安宁疗护的发展

（四）安宁疗护专科护士应具备的素质

1. 认真履行人道主义原则，尊重人性。
2. 具备安宁疗护专业素质、道德情操。
3. 掌握熟练的操作技能、护理技能。
4. 具备安宁疗护专业知识、心理照护能力。
5. 培养独立的工作能力、团结协作、乐于奉献精神。

安宁疗护是一项多学科团队协作的实践模式，安宁疗护专科护士是安宁疗护实践的协调者，终末期病人的代言者，专科领域的教育者，更是推动安宁疗护学科发展的研究者。

二、生命历程理论

情境导入

病人，女，67岁，退休教师，丧偶，育有子女2人，家庭和谐。病人因丧偶和患病事件的双重打击，导致身心状况渐差，强烈要求离开医院，返乡疗护，早日与老伴"团聚"。

安宁疗护护士通过倾听、同理、冥想等精神抚慰方法缓解病人精神的困扰，包括帮助病人在生命末期寻求生命的意义，唤起病人对生命意义的感知和体悟，终末期尽所能让病人有尊严地离世。

请思考：

1. 生命历程理论的核心内涵是什么？
2. 基于生命历程理论，护士应如何唤起病人应对疾病的能动性？

（一）生命历程理论概述

生命历程理论萌芽于 20 世纪 20 年代，由埃尔德在家庭生命周期理论的基础上提出。生命历程理论关注社会变迁下的个人生活史、社会关系以及生命意义的生成过程，其中家庭扮演着至关重要的角色。生命历程视野的安宁疗护，意味着护士应以临终病人及其家庭在长时段生命跨度上的关键事件为切入点，运用观察、访谈等方法，将事件之间的传承、演变趋势予以梳理，使得生命历程既能用以唤起病人对生命意义的感知和体悟，从而帮助病人正视疾病，克服疾病限制、唤起"求生"的意志，又能帮助终末期病人舒适、平静和有尊严地离世。

生命历程的4个范式性主题：①人的生命历程与历史变迁和社会环境息息相关；②生命事件对于个体发展有影响；③生命存在于相互依赖之中；④个体能够通过自身的选择和行动，从而建构他们自身的生命历程。

（二）生命历程理论的启示

1. 注重从历史背景和社会重大事件入手 生命历程理论强调个人的生命历程是镶嵌一定的时代背景中，受到社会大环境的影响和制约。个体命运和社会变迁是紧密相连的，护士应考虑病人所在的社会环境，梳理病人所经历社会事件的特点、内容及影响，从而提供个性化的安宁疗护。

2. 厘清病人与家属赋予生活转变或生命事件的意义 生命历程理论强调差异化的生命意义涵盖于病人的生命事件之中。护士通过深度访谈病人的生活史，了解病人年龄、职业等社会文化背景，进而考虑病人对安宁疗护具体方式和内容的接受性及理解病人所接纳与认可的生命价值。

3. 调动家庭在急危重症病人安宁疗护中的自主性 生命历程理论强调生命关联，护士应调动家庭在危重症病人安宁疗护的自主性，将家庭从被动角色转变成主动角色，协助唤起病人和家属生命的独特意义。

4. 调动急危重症病人面对历史与社会环境制约的主观能动性 生命历程理论强调个人的能动性，当病人感知到疾病或死亡的威胁时，护士可协助病人反思生命的价值，探索更为精彩的人生。此外，应加强护士安宁疗护知识和技能的系统培训，从而加强病人心灵意义疗法与身体疼痛疗养的相辅相成，协助病人平静、正常面对困境和死亡。

（德 吉）

第四节 器官捐献与伦理

情境导入

王某，女，18岁。因车祸外伤致失血性休克、脾破裂急诊入院。后经抢救无效，宣布临床死亡。

父母遵其生前意愿将器官捐出。共计捐出了肝、肾、角膜等共5个器官。目前，相关6例器官移植手术均告成功，其中一片角膜切割后先后移植给两位病人。一位捐献者，五个器官，六人得救。王某的生命在遭遇不幸之后继续在世间延续，人们在感动的同时，又一次看到了器官捐赠的巨大作用。

请思考：

1. 器官捐赠的伦理问题有哪些？

2. 在进行器官捐赠时，我们应该遵循的伦理原则是什么？

器官移植是人类医学高科技发展史上最有突破性的临床技术，也是 20 世纪最伟大的医学成就之一，成为挽救和治疗致命性疾病病人的最后选择。随着我国活体器官移植技术的逐渐成熟，医学人文的普及和社会法制的不断完善，活体器官移植在器官捐献者和接受人合法权益保障，以及对生命质量的影响等方面存在诸多伦理挑战。

一、器官捐献的伦理原则

伦理难题不断困扰着器官移植事业的快速发展，为了确保器官移植充分发挥征服疾病、造福人类健康的作用，需制订严格的伦理原则。要解决器官捐献面临的具体伦理问题，仍需结合国际和国内法律、道德规范，以及我国的实际情况建立起在器官移植领域具有合理性并有规范意义的道德原则和准则，从而强化供、受体与医务人员内心的道德自律，为走出伦理困境提供根本性指导。

1. 知情同意原则　现代社会中，知情同意是医学伦理学的一个最重要原则，其实质是自主权的重要组成部分，是病人做出决定的前提，也称知情承诺权。

知情同意是指强调捐献者自愿捐赠，这是器官移植供体的最主要来源，也是器官移植首要的原则。除了一些精神类疾病和烈性传染病之外，所有医疗活动都必须建立在知情同意的基础上，这也是医学伦理学一个重要的实践原则。知情同意对于供体来说，就是需要自愿捐献，从尸体上获得器官组织，必须是死者生前没有明确反对捐献器官或死者生前具有自愿捐献的书面文件或近亲属（或监护人）的书面同意；对于活体捐赠者来说，供体与受体双方要充分了解器官移植的相关问题，保证双方对已知的危险和可能的危险做好心理准备，然后做出最终理智的决定。

2. 自愿、无偿 / 禁止买卖原则　无偿捐献原则提倡器官捐献者将身体中部分器官无偿地提供给等待器官移植的病人。每个人都有自主权，这种自主权体现在自身的组织器官捐献领域，也就是对本人器官的支配权，但是这并不意味着他可以随意出售自己的器官。器官商品化并非缓解器官资源稀缺的良方，一方面，会使社会中的弱势群体处于更加危险的境地，滋生犯罪；另一方面，也是对人的物化，挑战了人类的良知。因此，器官捐献也必须遵循无偿捐献的原则。

3. 尊重生命原则　作为医学伦理学、生命伦理学的基本原则，尊重生命是各项原则的基础，体现在对生命本身以及对生命价值的尊重两方面。从浅层次来看，器官移植的诞生及发展体现了救死扶伤、造福人类的宗旨，这也是所有医疗活动的初衷。从深层次来看，这些活动是因为生命的存在，即生命是一切价值活动的客观基础，当一个人的生命丧失了，那么与其相关的价值就无从体现。基于此，一切活动、体系存在的基本原则应是对生命的尊重。

4. 审慎原则　审慎原则，就个人而言，是在为人处世、待人接物中体现出的严谨慎重的态度；就伦理层面而言，则是对待科学的正确认识与对道德伦理的严格自律。

审慎原则在实践中可以具化为两方面，即思想层与行动层。思想层面，医护人员对待客观事物，如当事人面对病人与供体时要谨慎小心、深入细致，面对技术与伦理层面的问题要慎重、严谨，决不能武断、轻率。行动层面，则是在围手术期整个过程都要考虑到可能存在的风险，由于人体器官移植手术本身的复杂性、对环境要求苛刻，对技术要求精湛，如果在手术过程中稍有疏忽，就可能伤及受体甚至是供体的生命安全。

5. 保护弱势群体原则　器官移植中的弱势群体主要包括未成年人、老年人、残疾人、精神疾病病人、贫困人群及其他无自主行为能力的群体，这类人群往往因为先天遗传、后天变故等诸多影响无法做到真正的自主。在器官移植中也要尽力保护妇女的权益，需要社会为此类人群提供保护性政策。

二、器官捐献的伦理问题与监督

依据器官来源的不同，人体器官捐献可以分为活体器官捐献和尸体器官捐献。活体器官捐献由于涉及供体身体健康、生命质量等因素而引发更多伦理道德及法律问题。

（一）活体器官捐献在个体层面的伦理问题

活体器官捐献在个体层面的伦理学问题主要包括供体、受体以及捐献移植过程中相关的医务人员三个层面，主要存在的伦理问题有以下几方面。

1. 知情同意实现 尤其是如何确保供体、受体在充分知情的情况下真正实现理性决策后的同意。

2. 活体器官移植可能带给供体捐献者的道德绑架问题 道德绑架是指用一个很高的道德标准要求不同道德层次（包括道德比较低的群体）的人去做某一件事，不然会受到舆论的谴责。在活体器官捐献实施的过程中，由于供体大部分是亲属，意味着供体有先行的、隐形的捐献义务设定，即亲属间捐献义务的道德绑架。

3. 活体器官手术与捐献的风险与利益权衡 器官捐献和移植的过程当中，人们往往关注接受移植一方的情况，而忽略活体器官捐献者术后的身心恢复情况和生活质量，使得器官捐献者不能得到应有的情感和物质回报。

4. 器官捐献者的撤销权探讨 撤销权是指已经同意进行活体器官捐献的自然人，在真正进行捐献手术实施摘除其活体器官的行为之前，有权根据自己的意愿变更决定，撤销原本捐献活体器官承诺的权利。《人体器官移植条例》第八条规定："公民对已经表示捐献其人体器官的意愿，有权予以撤销。"即规定了公民在器官捐献前享有任意撤销的权利。为避免对受捐人可能造成的身体损害和财产损失，建议在医疗行为正式启动前，再次征询捐献人的捐献意愿。捐献者在此时如果放弃捐献，无须负任何责任。

5. 活体器官的商业化 自愿、无偿是人体器官捐献的基本原则，器官商业化严重违背伦理与道德观念。在活体器官移植中，人体器官买卖可能发生在非亲属之间，也可能发生在亲属之间。非亲属之间的器官买卖主要表现为假冒亲属关系以及非法地下器官移植，亲属间器官买卖的主要情形是通过物质利益诱导供者捐献。

（二）活体器官捐献在机构层面的伦理问题

人体器官移植技术临床应用与伦理委员会（简称人体器官移植伦理委员会）是为了规范和加强器官移植技术的临床应用管理，保障医疗质量和医疗安全、维护器官捐献者、受者、医疗机构及医护人员合法利益建立起来的专业委员会。人体器官移植伦理委员会主要对器官来源的合法性、捐献者和受者的相关临床资料、各项知情同意书进行审查，通过伦理委员会审查会议进行充分讨论并表决。国家卫生健康委员会制定《关于规范活体器官移植的若干规定》，加强对活体器官移植的伦理审查和监管，但目前活体器官移植伦理审查在审查方式、程序、监管、追踪等方面仍面临着一定的问题。

（三）活体器官捐献在社会层面的伦理问题

目前，我国在器官移植的数量上仅次于美国，成为世界第二大器官移植国。但在器官移植事业蓬勃发展的背后仍存在许多有待解决的问题。我国活体器官捐献的伦理问题从社会层面上看，包括现有法律法规不健全、公民的器官移植伦理教育存在缺失、活体器官捐献保障体系不完善及公民捐献意愿不高等。

（四）伦理审查与监督

具有人体器官移植技术资质的医院，都必须成立人体器官移植技术临床应用与伦理委员会。在实施每一例器官移植手术前，都要经过伦理委员会的论证，以审核器官来源的合法性、合理性和手术实施的必要性、可能性，以及捐赠人的真实意愿，是否涉及直接器官买卖、变相器官买卖等行为。

目前对医疗机构开展活体器官捐献的监管制度还有待提高。①我国卫生主管部门对器官移植的行政监管主要是通过诊疗科目登记制度、能力评估制度、定期报告制度来实现的，诊疗科目登记制度和定期报告制度均属于被动监管，卫生行政部门应发挥更主动的监管功能。②除了政府监督，还应充分发挥行业监督和社会监督功能，应成立器官移植医疗护理会，作为行业自律性组织在培训医务人员职业素养、监督医务人员从业行为、规范器官移植事业等方面发挥作用。③成立区域性的人体器官移植伦理审查中心，主要负责器官移植的伦理审查，实现区域内活体器官移植的统筹监管。区域性的伦理审查中心作为非营利性质的公共卫生服务部门可以最大范围的调动各领域的专家，可以更便捷地利用政府资源准确地核对相关材料，实现有效监管，更好地为病人及家属服务。

三、医务人员在器官移植中的道德责任

目前我国尚没有器官移植的统一准则，医务人员在进行器官移植中必须遵循以下的道德责任。

1. 对活体捐赠者，应坚持医学标准证明其身体器官是健康的，是可以作为移植使用的，在移植手术过程中尽量避免或减少并发症。

2. 捐赠者应在无任何压力、明确利弊和出于他利的情况下摘取器官。

3. 应对捐赠者亲属告知实情，坚持亲属的知情同意原则。

4. 应有 2 名以上医生在做出准确无误的死亡判定后，才能摘取捐赠者器官，并且抢救人员不得参与移植手术。

5. 对器官的分配应坚持医学标准和参照社会标准，做到公正、公平地分配，使捐赠的器官能得到最佳的利用。

6. 向接受者告知器官移植手术的风险，但为了保护接受者的利益，医务人员应尽全力争取移植手术的成功。

7. 医务人员不得有意无意地参加有商业行为的器官移植活动。

8. 医务人员应履行职业道德责任，并对供者、受者和社会负责，减少因器官移植而引发的道德问题和医疗纠纷。

拓展阅读 16-3
非亲属间交叉捐献器官

（刘秀梅）

数字课程学习

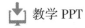 教学 PPT
 自测题

▶▶▶ 参考文献

［1］Andrew Webb，陈尔真，李颖川．重症医学科管理与实践［M］．西安：世界图书出版公司，2020.

［2］翟丽．实用血液净化技术及护理［M］．北京：科学出版社，2018.

［3］狄树亭，万紫旭．急危重症护理学［M］．2 版．北京：人民卫生出版社，2020.

［4］费素定，黄金银．急重症护理［M］．北京：高等教育出版社，2018.

［5］葛均波，徐永健，王辰．内科学［M］．9 版．北京：人民卫生出版社，2018.

［6］胡爱招，王明弘．急危重症护理学［M］．4 版．北京：人民卫生出版社，2018.

［7］胡少华．灾难救援与护理手册［M］．合肥：安徽大学出版社，2019.

［8］金静芬．急诊护理专科实践［M］．北京：人民卫生出版社，2021.

［9］李乐之，路潜．外科护理学［M］．6 版．北京：人民卫生出版社，2018.

［10］李庆印，陈永强．重症专科护理［M］．北京：人民卫生出版社，2018.

［11］李文涛，张海燕．急危重症护理学［M］．2 版．北京：北京大学医学出版社，2016.

［12］李小寒，尚少梅．基础护理学［M］．6 版．北京：人民卫生出版社，2017.

［13］李秀华．灾害护理学［M］．北京：人民卫生出版社，2015.

［14］李勇，俞宝明．外科护理学［M］．3 版．北京：人民卫生出版社，2016.

［15］刘大为，杨荣利，陈秀凯．重症血液净化［M］．北京：人民卫生出版社，2017.

［16］刘大为．实用重症医学［M］．2 版．北京：人民卫生出版社，2017.

［17］龙村，赵举．ECMO 手册［M］．北京：人民卫生出版社，2019.

［18］吕传柱，于学忠．急诊与灾难医学［M］．北京：科学出版社，2020.

［19］彭蔚，王利群．急危重症护理学［M］．北京：人民卫生出版社，2017.

［20］乔萍，狄树亭，储媛媛．急危重症护理［M］．北京：中国科学技术出版社，2018.

［21］邱海波．ICU 监测与治疗技术［M］．2 版．上海：上海科学技术出版社，2018.

［22］邵小平，黄海燕，胡三莲．实用危重症护理学［M］．上海：上海科学技术出版社，2021.

［23］沈翠珍，高静．内科护理学［M］．3 版．北京：人民卫生出版社，2021.

［24］沈洪，刘中民．急诊与灾难医学［M］．3 版．北京：人民卫生出版社，2020.

［25］孙玉梅，张立．健康评估［M］．4 版．北京：人民卫生出版社，2017.

［26］王俊杰，陆海英．外科护理学［M］．3 版．北京：人民卫生出版社，2021.

［27］万学红，卢雪峰．诊断学［M］．9 版．北京：人民卫生出版社，2018.

［28］吴欣娟，谌永毅，刘翔宇．安宁疗护专科护理［M］．北京：人民卫生出版社，2020.

［29］熊云新，叶国英．外科护理学［M］．4 版．北京：人民卫生出版社，2020.

［30］孙承业．实用急性中毒全书［M］．2 版．北京：人民卫生出版社，2020.

［31］杨艳杰，曹枫林．护理心理学［M］．4 版．北京：人民卫生出版社，2017.

［32］尤黎明，吴瑛．内科护理学［M］．6 版．北京：人民卫生出版社，2017.

［33］张波，桂莉．急危重症护理学［M］．4 版．北京：人民卫生出版社，2017.

［34］张春梅，闵小彦．重症血液净化护理［M］．北京：科学出版社，2020.

［35］张海燕，甘秀妮．急危重症护理学［M］．北京：北京大学医学出版社，2015.

［36］张连阳，白祥军，张茂．中国创伤救治培训［M］．北京：人民卫生出版社，2019.

［37］张文武．急诊内科学［M］．4 版．北京：人民卫生出版社，2017.

［38］章桂喜，译．高级创伤生命支持［M］．9 版．北京：人民卫生出版社，2016.

［39］赵志刚，孙树森．急性中毒与解救［M］．北京：人民卫生出版社，2015.

［40］曾红，谢苗荣．灾难医学救援知识与技术［M］．北京：人民卫生出版社，2017.

［41］钟清铃，许虹．急危重症护理学［M］．2 版．北京：人民卫生出版社，2019.

［42］中华医学会重症医学分会．中国成人 ICU 镇静镇痛治疗指南［J］．中华危重病急救医学杂志，2018，30（6）：497–514.

［43］成人住院病人跌倒风险评估及预防（T/CNAS 09–2020）．中华护理学会，2020.

［44］2020 年美国心脏学会心肺复苏与心血管急救指南．美国心脏协会，2020.

［45］血管导管相关感染预防与控制指南（2021 版）．国家卫生健康委员会，2021.

［46］重症医学科建设与管理指南（2020 版）．国家卫生健康委员会，2020.

［47］重症监护病房医院感染预防与控制规范（WS/T 509–2016）.

［48］中华护理学会．护理团体标准 T/CNAS10 — 2020《成人肠内营养支持的护理》.

［49］健康中国行动推进委员会．健康中国行动（2019–2030 年）［Z］．2019–07–09.

［50］国家卫生健康委员会．关于印发进一步完善院前医疗急救服务的指导意见［Z］．2020–09–24.

郑重声明

高等教育出版社依法对本书享有专有出版权。任何未经许可的复制、销售行为均违反《中华人民共和国著作权法》，其行为人将承担相应的民事责任和行政责任；构成犯罪的，将被依法追究刑事责任。为了维护市场秩序，保护读者的合法权益，避免读者误用盗版书造成不良后果，我社将配合行政执法部门和司法机关对违法犯罪的单位和个人进行严厉打击。社会各界人士如发现上述侵权行为，希望及时举报，我社将奖励举报有功人员。

反盗版举报电话　（010）58581999　58582371

反盗版举报邮箱　dd@hep.com.cn

通信地址　北京市西城区德外大街4号　高等教育出版社法律事务部

邮政编码　100120

读者意见反馈

为收集对教材的意见建议，进一步完善教材编写并做好服务工作，读者可将对本教材的意见建议通过如下渠道反馈至我社。

咨询电话　400-810-0598

反馈邮箱　gjdzfwb@pub.hep.cn

通信地址　北京市朝阳区惠新东街4号富盛大厦1座　高等教育出版社总编辑办公室

邮政编码　100029

防伪查询说明

用户购书后刮开封底防伪涂层，使用手机微信等软件扫描二维码，会跳转至防伪查询网页，获得所购图书详细信息。

防伪客服电话　（010）58582300